우리는 왜
잠을 자야 할까

우리는 왜
잠을 자야 할까

수면과 꿈의 과학

매슈 워커 지음 | 이한음 옮김

사람의집

집필에 영감을 준 대처 켈트너에게

차례

1부

잠은 무엇일까

1장

잠이 들다

지난주에 충분히 잤다고 생각하는지? 굳이 카페인이 없이도, 자명종이 없이도 맑은 기분으로 깨어난 적이 언제인지 떠올릴 수 있는지? 이 질문 중 어느 하나에라도 〈아니오〉라고 답한다면? 당신만 그런 것이 아니다. 모든 선진국을 통틀어서 성인 중 3분의 2는 하룻밤 권장 수면 시간인 여덟 시간을 제대로 채우지 못한다.[*]

아마 이 사실에는 놀라지 않을 수도 있지만, 그 결과에는 놀라게 될 것이다. 수면 시간이 으레 예닐곱 시간에 못 미치면, 면역계가 손상되고 암에 걸릴 위험이 두 배 이상 증가한다. 수면 부족은 알츠하이머병에 걸릴지 여부를 결정하는 주요 생활 양식 요인 중 하나다. 수면 부족 — 일주일에 단 한 차례 심하지 않은 수준으로라도 — 은 혈당 수치를 심각하게 교란함으로써 당뇨병 전 단계로 분류되는 상황을 일으킬 수도 있다. 잠을 짧게 자면 관상동맥이 막히고 허약

***

[*] 세계 보건 기구와 미국 국립 수면 재단은 어른이 하룻밤에 평균 여덟 시간을 자야 한다고 말한다.

해져서 심혈관 질환, 뇌졸중, 울혈성 심장 기능 상실로 이어질 수 있다. 〈불안한 마음은 베개를 쉬지 못하게 만든다〉라는 샬럿 브론테Charlotte Brontë의 선견지명이 담긴 지혜가 딱 들어맞듯이, 잠을 설치면 우울, 불안, 자살을 비롯한 모든 주요 정신 질환 증상들이 더 심해진다.

아마 독자는 피곤하면 먹고 싶은 욕구가 더 치솟는다는 점도 알아차렸을지 모른다. 이는 결코 우연의 일치가 아니다. 잠을 너무 적게 자면 포만감을 알리는 호르몬이 억제되고, 대신에 배가 고프다는 느낌을 일으키는 호르몬의 농도가 늘어난다. 배가 부른 상태에서도, 더 먹고 싶어진다. 어른 아이 할 것 없이, 수면 부족에 시달리면 체중이 늘어난다는 것은 검증된 사실이다. 게다가 잠을 충분히 못 자는 상태에서 살을 빼려고 하는 것은 헛수고다. 몸무게가 줄어든다고 해도, 대부분 지방이 아니라 지방을 제외한 부위의 체중이 빠져나가는 것이기 때문이다.

방금 말한 건강에 미치는 영향들에다가, 증명이 된 또 한 가지 연관성을 언급하면 수면 부족의 심각성을 받아들이기가 더 쉬워질 것이다. 잠이 짧아질수록, 수명도 짧아진다는 것이다. 그러니 〈죽는 날이 내가 잠드는 날이다〉라는 오래된 좌우명은 한심스럽기 그지없다. 그런 마음 자세를 지닌다면, 더 일찍 세상을 뜨게 될 뿐 아니라 (가뜩이나 짧아진) 삶의 질도 더 나빠질 것이다. 수면 부족이라는 고무줄은 어느 정도까지만 늘어나다가 뚝 끊어지고 만다. 안타깝게도 사람은 사실상 일부러 자신의 수면 시간을 줄이는 유일한 종이다. 줄이는 데 따른 보상 같은 것은 전혀 얻지 못하면서 말이다. 행복한 삶을 이루는 모든 구성 요소들과 사회 활동이라는 천을 이루는 무수한 솔기들은 애써 줄인 수면 부족 상태 때문에 마모되어 간다. 자기 자신도 자신의 경제적 상황도 마찬가지다. 그러니 세계 보건 기구WHO가 수면 부족을 선진국 전체의 유행병이라고 선언한 것도 이해가 간다.* 미국, 영국, 한국, 일본, 서유럽의 몇몇 국가들 등 지난 세기에 수면 시간이 가장 큰 폭으로 줄어든 나라들이 앞서 말한 몸의 질병들과 정신 질환에 시달리는 환자의 수가 가장 크게 증가한 나라들이기도 하다는 것은 결코 우연이 아니다.

나 같은 과학자들은 심지어 의사들에게 수면을 〈처방하라〉고 압력을 가하기 시작했다. 아마 가장 덜 고역스러우면서 즐겁게 따를 수 있는 의학적 권고가 아닐까? 그러나 이 말을 의사들에게 수면제를 더 많이 처방하라는 청원이라고 오해하지 말기를. 정반대다. 사실 그런 약물들이 건강에 해로운 영향을 미친다는 우려할 만한 증거들이 많이 나와 있다.

하지만 더 나아가 수면 부족이 직접 사람을 죽일 수 있다는 말까지도 할 수 있을까? 그렇다. 정말이다. 적어도 두 가지 상황에서는 그렇다. 첫째, 중년에 들어서 진행형 불면증이 시작되는 아주 희귀한 유전 장애가 있다. 병이 몇 달 동안 진행되면, 환자는 아예 잠을 이루지 못한다. 이 무렵이면 뇌와 몸의 여러 기본적인 기능들이 손상되기 시작한 상태다. 현재 이런 환자의 수면을 도울 약물은 전혀 나와 있지 않다. 환자는 12~18개월을 잠 한숨 못자다가 죽게 된다. 아주 희귀

* 「잠이 없는 미국Sleepless in America」, 내셔널 지오그래픽, http://channel. nationalgeographic.com/sleepless-in-america/episode/sleepless-in-america

하긴 하지만, 이 장애는 수면 부족으로 사람이 죽을 수 있음을 확인해 준다.

둘째, 잠이 부족한 상태에서 운전대를 잡을 때다. 졸음운전은 해마다 수십만 건의 교통사고로 수십만 명의 사상자를 낳는다. 게다가 수면이 부족한 당사자만이 아니라, 주변 사람들의 목숨까지도 위험에 빠뜨린다. 미국에서만 피곤함과 관련된 운전 실수로 생긴 교통사고로 시간당 한 명씩 목숨을 잃는다. 졸음운전으로 일어나는 자동차 사고 건수가 음주와 약물로 일어나는 자동차 사고 건수를 합친 것보다 많다는 사실을 알면 심란해질 것이다.

사회가 수면 문제에 무심한 이유는 어느 정도는 우리에게 잠이 왜 필요한지를 과학이 제대로 설명하지 못해 왔기 때문이기도 하다. 수면은 마지막으로 남은 가장 큰 생물학적 수수께끼들 중 하나다. 과학이 자랑하는 온갖 문제 해결 방법들 — 유전학, 분자 생물학, 첨단 디지털 기술 — 을 동원했어도, 지금까지 수면이라는 튼튼한 금고를 여는 데 실패해 왔다. 비틀린 사다리 모양의 DNA 이중 나선 구조를 추론한 공로로 노벨상을 받은 프랜시스 크릭 Francis Crick, 로마의 저명한 교육자이자 수사학자인 퀸틸리아누스 Quintilianus, 심지어 지크문트 프로이트 Sigmund Freud 등 가장 엄밀한 정신을 지닌 이들조차도 수면이라는 수수께끼 같은 암호를 해독하기 위해 달려들었지만, 모두 헛수고로 끝났다.

예전의 과학적 무지 상태가 어떤 의미인지를 더 쉽게 이해할 수 있도록 사례를 하나 들어 보도록 하겠다. 당신의 첫 아이가 태어나는 순간을 상상해 보자. 의사가 병실로 들어오면서 말한다. 「축하합니다. 아주 건강한 남자 아기예요. 예비 검사 결과를 보니, 아무 문제가 없어요.」 의사는 안도감을 주는 웃음을 띠면서 병실을 나간다. 그러다가 문가에서 몸을 돌리더니, 이렇게 말한다. 「아, 한 가지만요. 지금 이 순간부터 평생 동안, 아기는 언뜻 볼 때 혼수상태에 빠진 것 같은 상태에 빠져들곤 할 거예요. 규칙적으로 되풀이되지요. 때로는 죽은 것처럼 보일 수도 있어요. 그리고 몸이 꼼짝하지 않은 채 누워 있는 동안, 마음속은 때때로 놀랍고도 기이한 환각으로 가득해지곤 할 거예요. 생애의 3분의 1은 그런 상태로 보낼 겁니다. 그런 일이 왜 그리고 무엇 때문에 일어나는지, 저도 전혀 몰라요. 아무튼 행운을 빌어요!」

놀랍게 여겨지겠지만, 아주 최근까지도 실상이 그러했다. 의사도 과학자도 우리가 왜 잠을 자는가라는 물음에 일관적이거나 완벽한 답을 내놓지 못했다. 우리가 삶의 다른 세 가지 기본 욕구 ― 먹고, 마시고, 번식하려는 ― 의 기능은 설령 수백 년 전부터는 아니라고 해도 수십 년 전부터 알고 있었다는 점을 생각해 보라. 그러나 네 번째의 주된 생물학적 욕구이자 동물계 전체에 공통된, 이 잠을 자려는 욕구는 수천 년 동안 과학의 탐구망을 계속 빠져나갔다.

우리가 왜 잠을 자는지를 진화 관점에서 규명하려는 시도는 이 수수께끼를 더 복잡하게 만들기만 한다. 어떤 관점을 취하든 간에, 잠은 가장 미련한 생물학적 현상처럼 보일 것이다. 잠을 자는 동안에는 식량을 모을 수 없다. 사회 활동도 할 수 없다. 짝을 찾고 자식을 낳는 일도 할 수 없다. 자식을 키우고 보호할 수도 없다. 게다가 잠을 자는 동안 자신도 포식자에게 취약한 상태가 된다. 그러니 잠은 인류의 모든 행동 가운데 가장 수수께끼 같은 것에 속한다.

이 중에 어느 한 가지만 따져 보아도 — 결코 전체를 한꺼번에 다 생각하지 말기를 — 수면이나 그와 비슷한 무언가가 출현하는 것을 막는 강한 진화적 압력이 가해졌어야 한다. 어느 수면 과학자의 말처럼 말이다. 〈수면이 생명에 절대적으로 중요한 어떤 기능을 수행하는 것이 아니라면, 그것은 진화 과정이 지금까지 저지른 가장 큰 실수다.〉*

그런데도 우리는 계속 잠을 잔다. 그러니 영웅적인 활동이 아닌가? 사실 지금까지 살펴본 모든 종은 잠을 잔다.** 이 단순한 사실은 수면이 우리 행성에서 생명이 처음 출현할 때 — 또는 그 직후에 — 진화했음을 말해 준다. 게다가 그 뒤로 진화가 죽 이루어지는 동안 수면이 계속 존속해 왔다는 것은 수면이 그 모든 명백한 위험과 피해를 보상하고도 남을 만큼의 엄청난 혜택을 분명히 제공함을 의미한다.

궁극적으로 보면, 〈우리는 왜 잠을 잘까〉라는 질문 자체가 잘못된 것이다. 그 질문에는 잠이 단 하나의 기능만을 지닌다는 생각이 전제로 담겨 있다. 즉 우리가 잠을 자는 이유는 하나라는 것이고, 그래서 우리는 그 성배를 찾아 왔다. 그 결과 논리적인 이유(에너지를 보존할 시간을 얻기 위해)부터 별난 이유(눈동자에 산소를 공급할 기회를 갖기 위해), 정신 분석(의식하지 못하는 상태에서 억압된 욕구를 충족시키기 위해)에 이르기까지 온갖 이론들이 등장했다.

* Dr. Allan Rechtschaffen.

** Kushida, C. *Encyclopedia of Sleep*, Volume 1 (Elsevier, 2013).

이 책에서 밝히려는 진실은 전혀 다르다. 수면은 무한히 더 복잡하며, 대단히 더 흥미롭고, 우려가 될 만치 건강과 더 관련이 있다는 것이다. 우리는 아주 다양한 기능들을 위해서, 밤 시간이 우리의 뇌와 몸 양쪽에 기여하는 풍부하고 다양한 혜택들을 위해서 잠을 잔다. 어떤 하나의 주요 신체 장기나 특정한 두뇌 활동만이 잠을 통해 최적 상태로 복구되는 (그리고 잠이 부족하면 치명적으로 손상되는) 것은 아닌 듯하다. 그러니 매일 밤 잠을 잠으로써 그토록 많은 갖가지 건강 혜택을 얻는다고 해서 놀랄 필요는 없다. 어쨌든 우리는 생애의 3분의 2는 깨어 있는데, 그 기나긴 시간 동안 유용한 혜택을 단하나만 받는 것은 아니다. 우리는 자신의 안녕과 생존에 도움이 되는 수많은 일들을 한다. 그런데도 잠 ─ 그리고 우리 인생에서 평균 25~30년을 차지하는 기간 ─ 이 단 하나의 기능만을 제공한다고 예상할 이유가 어디 있단 말인가?

지난 20년 동안 폭발적으로 쏟아진 발견들 덕분에, 우리는 진화가 잠을 고안한 것이 어처구니없는 실수가 아님을 깨닫게 되었다. 잠은 건강을 돕는 무수한 혜택을 제공하며, 24시간마다 되풀이되면서 당신을 회복시키는 처방전이다. 그러니 그 처방전을 받아라(많은 이들은 받지 않는다).

잠은 학습하고, 기억하고, 논리적 판단과 선택을 하는 능력 등 뇌의 다양한 기능들에 활기를 불어넣는다. 우리의 정신 건강에 유익한 기여를 함으로써, 잠은 우리 감정 뇌 회로를 재조정한다. 그래서 우리는 다음 날 냉철한 머리로 사회적 및 심리적 도전 과제들을 헤쳐나갈 수 있다. 더 나아가 우리는 모든 의식 경험 가운데 가장 난제이면서 논쟁적인 것도 이해하기 시작했다. 꿈 말이다. 인간을 비롯하여 꿈을 꿀 수 있을 만큼 운이 좋은 종들은 모두 꿈꾸기를 통해서 독특한 혜택들을 얻는다. 편안하게 하는 신경 화학 물질에 뇌를 푹 담금으로써 고통스러운 기억을 누그러뜨리고, 과거와 현재의 지식을 뒤섞은 가상 현실 공간을 통해 창의성을 부추기는 것도 잠이 주는 선물 중 하나다.

몸의 더 아래쪽에서 잠은 우리 면역계의 병기고를 다시 채움으로써, 악성 종양에 맞서 싸우고, 감염을 막고, 온갖 질병 요인들을 물리치는 일을 돕는다. 잠은 혈액을 타고 도는 인슐린과 당의 균형을 미세하게 조정함으로써 몸의 대사 상태를 복구한다. 또 잠은 식욕도 조절한다. 무분별한 충동보다는 건강한 음식을 선택하도록 함으로써 체중 조절을 돕는다. 게다가 잠을 충분히 자면, 영양 측면에서 우리 건강의 출발점이 되는 장내 미생물들이 번성할 수 있다. 잠을 충분히 자면 혈압이 낮아지고 심장이 건강한 상태를 유지하므로, 잠은 심혈관계의 건강과도 밀접한 관계가 있다.

물론 균형 잡힌 식단과 운동도 대단히 중요하다. 하지만 현재 우리는 잠이 이 건강 삼인조의 주력임을 안다. 하룻밤 잠을 설쳤을 때 몸과 마음에 생기는 이상들에 비하면, 음식이나 운동을 하루 걸렀을 때 생기는 문제들은 아무것도 아니다. 어느 수준에서 분석을 하든 간에, 수면 부족만큼 심신 건강에 강한 영향을 미치는 상태 — 자연적이든 약물이 관여하든 간에 — 는 상상하기가 어렵다.

잠에 관해 새롭게 과학적으로 밝혀진 많은 내용에 비추어볼 때, 우리는 이제 더 이상 잠이 무엇에 좋은 것인지를 물을 필요가 없다. 대신에 이제는 잠을 푹 잤을 때에도 혜택을 보지 못하는 생물학적 기능이 과연 있는지를 물어야 한다. 지금까지 나온 수천 건의 연구 결과들은 한결같이 말한다. 그런 것은 없다고.

새롭게 쏟아지고 있는 이 풍성한 연구들이 말하는 바는 명확하다. 잠은 매일 우리의 뇌와 몸의 건강을 새롭게 할 수 있는 가장 효과적인 유일한 수단이라는 것이다. 죽음에 맞서서 대자연이 최선을 다해 내놓은 결과물이다. 안타깝게도 잠이 부족할 때 개인과 사회에 어떤 위험이 닥칠지를 명확히 보여 주는 증거들이 있음에도, 그 점이 대중에게 명확히 전달되지 않아 왔다. 오늘날 건강을 논의하는 자리에서 잠이라는 단어는 유독 들리지 않는다. 이 책은 그 빠져 있는 부분을 과학적으로 정확한 내용으로 채울 목적으로 쓴 것이다. 나는 이 책이 독자에게 흥미진진한 발견의 여행이 되기를 바란다. 즉 이 책은 잠의 문화적 가치를 제대로 인식시키고, 잠을 소홀히 하는 태도를 바꾸기 위해 썼다.

내가 개인적으로 잠을 사랑한다는 점도 말해 두어야겠다(물론 나만 그런 것은 아니겠지만, 나는 매일 밤 여덟 시간이라는 수면 시간을 꿋꿋하게 지킨다). 나는 잠의 모든 것과 잠이 하는 모든 일을 사랑한다. 잠에 관해 아직까지 밝혀지지 않은 모든 사항들을 발견하는 일도 사랑한다. 잠의 경이로운 특성을 대중에게 알리는 일도 사랑한다. 인류를 그토록 절실히 필요로 하는 잠과 다시 맺어 줄 모든 방법을 찾아내는 일도 사랑한다. 내가 이 연애를 한 세월은 벌써 20년이 넘었다. 하버드 의대 정신과 교수일 때 시작하여, UC 버클리의 신경 과학 및 심리학 교수로 있는 지금까지 계속하고 있다.

하지만 첫눈에 반한 사랑은 아니었다. 나는 우연한 계기로 수면 연구자가 되었다. 과학의 이 비밀스러운 변방에 거주하려는 의도는 원래 전혀 없었다. 나는 18세에 영국의 퀸스 메디컬센터에 입학했다. 탁월한 뇌 과학자들이 교수진으로 포진하고 있던 노팅엄의 유명한 연구 기관이었다. 하지만 나는 결국 의학이 내 길이 아님을 깨달았다. 의학은 답을 찾는 쪽에 더 관심을 가진 듯했는데, 반면에 나는 언제나 질문 쪽에 더 매료되었기 때문이다. 내게 답이란 그저 다음 질문으로 나아가는 길에 불과했다. 나는 신경 과학을 공부하기로 마음먹었고, 졸업한 뒤에 런던에 있는 영국 의학 위원회로부터 장학금을 받아서 신경 심리학 박사 학위를 땄다.

내가 수면 연구 분야에서 처음으로 진정한 과학적 기여를 하기 시작한 것은 박사 과정에 있을 때였다. 나는 치매 초기 단계에 있는 노인들의 뇌파 활성 양상을 조사하고 있었다. 흔히 믿는 것과 정반대로, 치매는 한 종류가 아니다. 알츠하이머병이 가장 흔하지만, 그 병은 여러 치매 유형 중 하나일 뿐이다. 치료와 관련된 여러 가지 이유들 때문에, 환자가 어떤 유형의 치매에 걸렸는지를 가능한 한 빨리 파악하는 것이 대단히 중요하다.

나는 깨어 있을 때와 잠잘 때 환자들의 뇌파 활성을 조사하기 시작했다. 내가 품은 가설은 이러했다. 각 환자가 어느 치매 유형으로 향할지를 예측할 수 있는 유형별로 독특한 뇌 전기 활동 신호가 있지 않을까? 낮 동안에 측정한 뇌파는 모호했고, 명확하게 차이를 보이는 특성을 전혀 찾을 수가 없었다. 밤에 잠의 바다에 잠겨 있을 때에야 비로소 뇌파는 환자들의 서글픈 운명을 명확히 보여 주는 꼬리표를 드러냈다. 잠을 개인에게 어떤 유형의 치매가 나타날지를 초기에 진단하는 시험 방법으로 쓸 수 있음을 입증한 발견이었다.

그 뒤로 나는 잠에 집착하게 되었다. 모든 좋은 답들이 그렇듯이, 내가 찾아낸 답도 더욱 흥미로운 질문들을 낳을 뿐임이 드러났다. 예를 들면, 이런 질문들이었다. 환자들이 겪는 수면 교란이 그들이 겪고 있는 질병을 사실상 더 악화시키는 것일까? 더 나아가 기억 상실, 공격성, 환각, 착란 같은 끔찍한 증상들을 일으키는 데 얼마간 기여할까? 나는 찾을 수 있는 모든 문헌들을 찾아서 읽었다. 그러자 도저히 믿기 어려운 진실이 드러나기 시작했다. 우리에게 잠이 왜 필요한지, 잠이란 정말로 무엇인지를 명확히 아는 사람이 사실상 아무도 없다는 점이었다. 먼저 이 근본적인 질문의 답을 얻지 못한다면, 치매에 관한 내 질문의 답도 구할 수 없을 터였다. 나는 수면의 암호를 풀어보자고 결심했다.

그래서 치매 연구를 중단하고서, 대서양 건너 하버드에 박사후 연구원 자리를 얻어서 인류의 가장 수수께끼 같은 퍼즐 중 하나를 풀기 시작했다. 역사상 몇몇 최고의 과학자들이 달려들었어도 풀지 못한 퍼즐이었다. 우리는 왜 잠을 자는 것일까? 오만해서가 아니라, 진정으로 소박한 마음에, 나는 2년 안에 답을 찾을 수 있을 것이라고 믿었다. 그때가 20년 전이었다. 어려운 문제들은 누가 어떤 동기를 갖고 달려드는지에 거의 관심이 없다. 그저 어렵다는 똑같은 교훈만을 안겨 줄 뿐이다.

내가 20년 동안 애쓴 연구 성과들, 전 세계의 여러 연구실에서 내놓은 수천 건의 연구 결과들을 종합한 끝에, 지금 우리는 많은 답을 알아낸 상태다. 이런 발견들에 힘입어서 나는 학계 안팎으로 놀라우면서 특권적이면서 뜻밖의 여행을 하게 되었다. NBA, NFL, 영국 프리미어 리그British Premier League 축구팀에서, 픽사 애니메이션Pixar Animation, 정부 기관, 유명한 기술 기업과 금융 기업에 이르기까지, 여러 기관의 수면 자문가로 일하게 되었고, 몇몇 주류 텔레비전 프로그램과 다큐멘터리 제작에 참여하고 돕는 일도 하게 되었다. 이런 발견들과 동료 수면 과학자들이 한 여러 비슷한 발견들은 잠이 대단히 중요하다는 주장을 증명하기를 요구하는 독자에게 모든 증거를 제공할 것이다.

마지막으로 이 책의 구성에 관해 한 마디 하고 넘어가자. 각 장들은 논리적 순서에 따라 놓여 있고, 이야기의 흐름에 따라 4부로 나뉜다.

1부에서는 잠이라는 우리를 미혹시키는 것의 신비를 벗긴다. 잠은 무엇이며 무엇이 아닌지, 누가 잠을 자고, 얼마나 많이 자고, 사람은 어떻게 잠을 자야 하는지(하지만 자지 않는지), 좋든 나쁘든 간에 잠이 독자나 독자 자녀의 평생에 걸쳐 어떻게 변하는지를 밝힌다.

2부에서는 수면과 수면 부족의 좋은 점, 나쁜 점, 치명적인 점을 자세히 설명한다. 여기서는 수면이 뇌와 몸에 주는 온갖 경이로운 혜택들을 살펴봄으로써, 수면이 건강과 행복을 위한 진정으로 놀라운 스위스 만능 칼임을 알게 된다. 그런 뒤 수면 부족이 어떻게 왜 우리를 안 좋은 건강 상태, 질병, 때 이른 죽음이라는 진창 속에 빠뜨리는지를 살펴본다. 수면 부족 증상은 잠을 자라는 일종의 자명종 소리다. 그런 것이 있다면 말이다.

3부에서는 수면에서 과학적으로 설명된 꿈이라는 환상적인 세계로 나아가는 안전한 통로를 제시한다. 꿈꾸는 사람의 뇌를 들여다보는 것에서부터, 세상을 바꿈으로써 노벨상을 안겨 줄 착상에 꿈이 정확히 어떻게 영감을 주는지, 꿈을 실제로 통제하는 것이 가능한지, 그렇다고 한다면 꿈을 통제하는 것이 과연 현명한 일인지에 이르기까지, 온갖 이야기가 펼쳐질 것이다.

4부에서는 먼저 침대 옆에 앉아서 불면증을 비롯한 많은 수면 장애들에 관한 설명을 듣게 된다. 매일 밤 숙면을 취하기가 어려운 이들이 왜 그토록 많은지를 명백한 이유들과 그보다 덜 명백한 이유들을 들어 가면서 설명할 것이다. 이어서 소문이나 광고 내용보다는 과학적 및 임상적 자료를 토대로 수면제를 솔직하게 논의할 것이다. 그런 뒤 약물을 쓰지 않는, 새롭고 더 안전하면서 더 효과적인 숙면 요법을 조언하려 한다. 침대 옆을 떠나 사회의 잠이라는 주제로 넘어가면, 수면 부족이 교육, 의료와 보건, 경제에 심각한 피해를 끼치고 있음을 알게 될 것이다. 이 각 영역에서 잠을 줄이면서 더 오랜 시간 활동하는 것이 목표를 성취하는 효과적이고 안전하며 유리하고 윤리적인 방식이라는 믿음을 산산조각 내는 증거들을 제시할 것이다. 이어서 진정으로 낙관적인 희망으로 마무리를 지으면서, 그토록 내쳤던 수면을 다시금 인류와 맺어 주려면 어떻게 해야 할지 개념상의 일정표를 제시하려 한다. 21세기를 위한 새로운 수면관이다.

여기서 이 책을 군이 4부로 나눈 이야기의 순서대로 읽을 필요는 없다는 점을 말해 두자. 각 장은 대체로 순서에 상관없이 따로따로 읽어도 의미를 대부분 이해할 수 있도록 구성되어 있다. 그러니 취향대로 전체를 다 읽든 일부만 읽든, 순서대로 읽든 원하는 부분을 골라 읽든 상관없으니, 일단 펼쳐 보시라.

한 마디만 더 하고서 서문을 마치기로 하자. 일종의 포기 선언인데, 다른 대부분의 저자들과 달리 나는 독자가 이 책을 읽다가 졸음이 와서 잠에 빠져든다고 해도 실망하지 않을 것이다. 사실, 이 책의 주제와 내용을 고려할 때, 나는 독자가 그런 행동을 하기를 적극적으로 장려하는 바다. 잠과 기억의 관계에 관해 내가 아는 바를 토대로 판단하자면, 독자가 잠이 든다는 것은 내가 이야기하는 내용을 머릿속에 통합하고 기억하려는 충동을 거부할 수 없다는 뜻이니, 나로서는 가장 큰 찬사를 받는 셈이니까. 그러니 이 책을 읽는 동안 의식의 흐름이 출렁이는 대로 마음껏 의식의 안팎을 오가시라. 나는 전혀 기분이 상하지 않을 것이다. 정반대로, 기뻐할 것이다.

2장

카페인, 시차증, 멜라토닌
자기 수면 리듬의 통제력을 잃거나 회복하기

우리 몸은 잠잘 시간이 되었음을 어떻게 알까? 새로운 시간대로 가면 시차증을 겪는 이유가 무엇일까? 시차증은 어떻게 극복할까? 그시간대에 적응하면 집에 돌아왔을 때 더 심하게 시차증을 겪는 이유는 무엇일까? 어떤 이들은 이런 문제에 대처하기 위해 멜라토닌 melatonin을 이용하는데 그 이유가 뭘까? 커피 한잔은 왜 (그리고 어떻게) 잠을 쫓을까? 그리고 아마 가장 중요한 질문은 이것일 텐데, 자신이 잠을 충분히 자고 있는지를 어떻게 알까?

언제 잠을 자고 싶은지, 그리고 언제 깨고 싶은지를 결정하는 주된 요인이 두 가지 있다. 이 대목을 읽을 때, 그 두 요인은 독자의 마음과 몸에 강력하게 영향을 미치고 있다. 첫 번째는 뇌 깊숙이 자리한 24시간 주기의 체내 시계로부터 나오는 신호다. 그 시계는 밤과 낮의 일정한 시간에 피곤하다거나 정신이 또렷하다는 느낌을 생성하는 주기적인, 밤낮의 리듬을 만들어 낸다. 두 번째 요인은 뇌에 쌓여서 〈수면 압력 sleep pressure〉을 가하는 화학 물질이다. 깨어 있는 시간이 길수록, 화학 물질 수면 압력이 더 쌓이며, 그 결과 더욱 졸리게 된다. 낮에 얼마나 정신이 얼마나 또렷하고 주의력이 높은지, 밤에 언제 피곤함을 느끼고 잘 준비를 하는지, 그리고 얼마나 잠을 잘 잘지를 규정하는 것은 어느 정도는 이 두 요인 사이의 균형이다.

리듬을 탄다고?

이 장의 첫머리에서 말한 질문들 중 상당수는 본질적으로 몸의 24시간 리듬이라는 강한 힘과 관련이 있다. 이 리듬은 하루 주기 리듬circadian rhythm이라고도 한다. 누구나 하루 주기 리듬을 생성한다(circa는 〈주위〉, dian은 diam의 파생어로 〈하루〉를 뜻한다). 사실, 수명이 며칠을 넘는 지구의 모든 생물들은 이 자연적인 주기를 생성한다. 우리 뇌의 24시간 체내 시계는 그 하루 주기 리듬 신호를 뇌와 몸의 모든 부위로 전달한다.

우리의 24시간 리듬은 언제 깨고 싶은지, 언제 자고 싶은지를 판단하는 데 도움을 준다. 하지만 그 리듬은 다른 양상의 리듬들도 통제한다. 특정한 때에 먹고 마시고 싶어지는 것, 기분과 감정, 생성되는 소변의 양,* 몸의 중심 체온, 대사율, 다양한 호르몬의 분비 양상 등의 주기적 변화가 그렇다. 올림픽 기록을 깰 확률이 하루 중 몇 시인지와 뚜렷한 관계가 있다는 것은 결코 우연이 아니다. 사람의 하루

---

* 개인 경험에 비추어 볼 때, 이 내용이 저녁 모임이나 가족 모임 같은 자리에서 확실하게 사람들의 외면을 받을 수 있는 화제라는 점을 말해 두련다. 그 뒤로는 모임 내내 어느 누구도 당신에게 접근하거나 말을 걸지 않을 것이고, 아마 두 번 다시 초대를 받지도 못할 것이 거의 확실하다.

주기 리듬에서 신체 활동이 자연적으로 정점에 이르는 이른 오후에 그 확률도 최대가 된다. 탄생과 죽음의 시간조차도 하루 주기 리듬을 보여 준다. 생명이 의존하는 핵심적인 대사, 심혈관, 체온, 호르몬 과정들이 이 조율기 pacemaker의 리듬에 맞추어서 흔들리기 때문이다.

이 생물학적 조율기가 발견되기 오래 전, 한 창의적인 실험을 통해 대단히 놀라운 결과가 나온 적이 있었다. 바로 시간을 멈추는 실험이었다. 적어도 한 식물을 대상으로 말이다. 때는 1729년이었고, 프랑스 지구 물리학자 장자크 도르투 드메랑 Jean-Jacques d'Ortous de Mairan은 이 실험으로 식물이 자체 체내 시계를 지닌다는 증거를 최초로 발견했다.

드메랑은 향일성 heliotropism을 보이는 종의 잎 운동을 연구하고 있었다. 향일성은 낮에 해가 하늘을 지나는 궤적을 따라서 식물의 잎이나 꽃이 움직이는 현상을 말한다. 드메랑은 특히 미모사 Mimosa pudica**라는 식물에 흥미를 느꼈다. 미모사의 잎은 낮에 하늘을 가로지르는 해의 궤적을 따라갈 뿐 아니라, 밤이 되면 마치 시든 것처럼 축 늘어진다. 다음 날이 시작될 무렵이면 잎은 어제처럼 건강하게, 다시 우산인 양 활짝 펼쳐진다. 이런 행동이 매일 아침저녁으로 되풀이된다. 유명한 진화 생물학자 찰스 다윈 Charles Darwin이 〈잠자는 잎〉이라고 부를 정도였다.

드메랑의 실험이 이루어지기 전에, 많은 이들은 미모사의 잎이 펼쳐지고 닫히는 행동이 오로지 해가 뜨고 지는 자연 현상에 따라 정

** 푸디카 pudica는 〈수줍어하다〉 또는 〈부끄러워하다〉라는 뜻의 라틴어에서 나왔다. 잎이 건드리거나 만질 때에도 닫히기 때문이다.

해진다고 믿었다. 논리적인 가정이었다. 햇빛(흐린 날에도)은 잎이 펼쳐지도록 자극하고, 뒤이어 찾아온 어둠은 잎에 가게 문을 닫으라고, 오늘 영업은 끝이라고 지시한다. 그래서 잎이 닫힌다는 것이다. 드메랑은 이 가정을 산산이 부수었다. 첫 번째로 그는 미모사를 탁 트인 곳에 꺼내 놓아서 낮의 햇빛과 밤의 어둠에 노출시켰다. 예상대로, 잎은 낮의 빛 속에서는 펼쳐지고 밤의 어둠 속에서는 닫혔다.

그 다음 단계에서 그의 천재성이 발휘되었다. 드메랑은 미모사를 24시간 동안 밀봉된 상자에 두었다. 밤낮으로 칠흑 같은 어둠 속에 둔 것이었다. 24시간 어둠 속에 둔 상태에서 그는 때때로 살짝 들여다보면서 잎의 상태를 관찰했다. 낮의 빛이 주는 영향을 받지 못하는 상태에서도, 미모사는 여전히 햇빛을 받는 양 행동했다. 잎을 자랑스럽게 활짝 펼쳤다. 반면에 낮이 저물 무렵에는 해가 저무는 신호를 전혀 받지 못했음에도, 마치 그 신호를 받은 양 잎을 닫았다. 그리고 밤새 그 상태로 있었다.

혁신적인 발견이었다. 드메랑은 살아 있는 생물이 나름의 시간에 따라 움직이며, 태양의 리듬에 예속되어 있는 것이 아님을 보여 주었다. 미모사의 몸속 어딘가에 햇빛 같은 바깥 세계에서 오는 단서가 전혀 없이도 시간을 파악할 수 있는 24시간 리듬 생성기가 있었다. 미모사는 하루 주기 리듬을 지녔을 뿐 아니라, 그 리듬을 스스로 생성했다. 즉 그 리듬은 〈내생적〉이었다. 마치 우리 심장이 스스로 생성하는 박자에 맞추어서 쿵쿵거리는 것과 같다. 우리 심장 박동기의 리듬이 훨씬 더 빠를 뿐이다. 우리 심장은 하루 주기 시계처럼 24시간마다 한 번 뛰는 대신에 대개 적어도 1초에 한 번은 뛰니까.

놀랍게도 우리 인류도 체내에서 생성되는 비슷한 하루 주기 리듬을 지닌다는 것이 증명되기까지는 그로부터 200년이 흘러야 했다. 좀 예기치 않게 체내 시계를 이해하는 데 기여를 한 실험이었다. 1938년 시카고 대학교의 너새니얼 클라이트먼Nathaniel Kleitman 교수는 연구 조수인 브루스 리처드슨Bruce Richardson과 함께 더욱 급진적인 과학 연구를 수행하러 나섰다. 오늘날까지도 그에 맞먹거나 비교할 만한 사례가 없다고 할 수 있을 만큼 헌신적인 노력을 요구하는 실험이었다.

클라이트먼과 리처드슨은 스스로 실험 동물이 되기로 했다. 그들은 6주 동안 먹을 식량과 물, 높이가 높은 병원용 침대를 두 개 분해하여 싸놓았다. 그런 뒤 지구에서 가장 깊은 동굴 중 하나인 켄터키의 매머드 동굴Mammoth Cave로 들어갔다. 햇빛이 전혀 들어올 수 없는 아주 깊은 곳이었다. 이 어둠 속에서 클라이트먼과 리처드슨은 놀라운 과학적 발견을 하게 된다. 우리의 생물학적 리듬의 주기가 정확히 하루가 아니라 거의 하루에 가깝다는 발견이었다.

그들은 식량과 물 외에, 체온을 재고, 깨고 자는 리듬을 측정하는 다양한 기기들도 가져갔다. 침대 양쪽으로 이 기록 장치들을 늘어놓은 곳이 그들의 주된 생활 공간이었다. 성을 해자로 두르듯이, 침대다리는 물이 든 양동이 속에 넣었다. 잠잘 때 매머드 동굴 깊숙이 숨어 있는 수많은 작은(또 그리 작지 않은) 벌레들이 올라오지 못하게 하기 위해서였다.

클라이트먼과 리처드슨이 실험을 통해 풀고자 했던 문제는 단순했다. 빛과 어둠의 하루 주기와 단절되었을 때, 수면과 각성 및 체온의 생물학적 리듬은 완전히 제멋대로 변할까, 아니면 햇빛의 주기적인 변화에 노출되는 바깥 세계의 사람들과 동일한 상태로 유지될까? 그들은 총 32일 동안 완전한 어둠 속에서 지냈다. 얼굴에 인상적일 만치 수염이 수북이 자라는 동안, 그들은 두 가지 혁신적인 발견을 했다. 첫 번째는 드메랑의 향일성을 띤 식물처럼, 사람도 태양에서 오는 빛이 없는 상태에서도 자체 내생적 하루 주기 리듬을 생성한다는 것이었다. 즉 동굴로 내려온 뒤 클라이트먼도 리처드슨도 수면 양상이 아무 때나 자고 깨고 하는 식으로 바뀌지는 않았다. 그들은 장시간(약 열다섯 시간) 깨어 있다가 약 아홉 시간을 죽 자는, 예측 가능하면서 되풀이되는 양상을 보였다.

두 번째 발견은 예기치 않았으면서 더욱 심오한 것이었다. 믿을 만하게 되풀이되는 그들의 수면과 각성의 주기가 정확히 24시간이 아니라, 그보다 좀더 길다는 부정할 수 없이 일관된 결과가 나왔다. 20대였던 리처드슨의 수면-각성 주기는 26~28시간이었다. 40대였던 클라이트먼의 주기는 24시간에 좀더 가까웠지만, 그래도 그보다는 길었다. 따라서 햇빛이라는 바깥의 영향을 제거했을 때, 개인의 체내에서 생성되는 〈하루〉는 정확히 24시간이 아니라, 그보다 좀더 길었다. 좀 느리게 가는 부정확한 손목시계처럼, 바깥 세계에서 (실제) 하루가 지날 때마다, 클라이트먼과 리처드슨은 체내에서 생성된 더 긴 시계에 따라서 시간을 덧붙이기 시작했다.

우리가 타고나는 생물학적 리듬이 정확히 24시간이 아니라 그 언저리에 있기에, 그것을 가리킬 새로운 용어가 필요해졌다. 그래서 나온 것이 바로 하루 주기 리듬이다. 즉 길이가 약 하루이지만, 정확히 하루는 아닌 주기이다.* 카이트먼과 리처드슨의 선구적인 실험이 이루어진 지 75년이 지난 지금, 우리는 어른의 내생적 하루 주기 시계의 평균 기간이 약 24시간 15분이라고 본다. 지구의 자전 시간인 24시간과 그리 크게 차이가 나지는 않지만, 자긍심이 있는 스위스 시계 제조공이 받아들일 만큼 정확히 들어맞는 것은 아니다.

다행히도 대부분의 사람은 매머드 동굴 속이나, 그렇게 어둠만이 이어지는 곳에 살지 않는다. 우리는 부정확한, 더 긴 체내 하루 주기 시계로부터 우리를 구조하는 태양의 빛을 으레 받는다. 햇빛은 부정확한 손목시계의 옆에 달린 용두를 조작하는 엄지와 검지 역할을 한다. 햇빛은 매일 우리의 부정확한 체내 시계를 절묘하게 다시 맞춘다. 우리가 약 24시간이 아니라 정확히 24시간 주기에 맞추도록 〈바늘을 감는다〉.**

뇌가 이렇게 햇빛을 시계를 재설정하는 용도로 쓰는 것은 결코 우연이 아니다. 햇빛은 우리 환경에서 우리가 접하는 가장 신뢰할 수 있는 반복되는 신호다. 지구가 탄생한 이래로 단 하루도 빼놓지 않고 태양은 늘 아침에 뜨고 저녁에 져왔다. 사실 대부분의 생물이 똑같이 하루 주기 리듬을 채택한 이유는 자기 자신과 자신의 체내(체온 같은) 및 체외(섭식 같은) 활동을 빛(해를 마주할 때)과 어둠(해를 등질

---

* 부정확한 체내 시계라는 이 현상은 여러 종에서 일관되게 관찰되어 왔다. 하지만 사람에게서처럼 모든 종에게서 일관되게 더 긴 것은 아니다. 햄스터나 다람쥐처럼 완전한 어둠 속에 두었을 때 내생 하루 주기 리듬이 24시간보다 짧은 종도 있다. 물론 사람처럼 24시간보다 더 긴 종도 있다.

** 흐린 날 짙은 구름을 뚫고 들어오는 햇빛조차도 우리의 생물학적 시계를 다시 맞추는 데 도움이 될 만큼 강력하다.

때)이라는 규칙적인 위상을 빚어내는, 지구의 자전이라는 매일 되풀이되는 궤도 역학과 동조시키기 위해서다.

하지만 뇌가 생물학적 시계를 재설정하기 위해 의지할 수 있는 신호가 햇빛만은 아니다. 햇빛이 있을 때 주로 이용하고 선호하는 신호인 것은 맞다. 믿을 만하게 되풀이되는 한, 뇌는 음식, 운동, 온도 변화, 심지어 정기적으로 이루어지는 사회적 상호 작용까지, 외부 단서들도 이용할 수 있다. 이 모든 단서들은 생물학적 시계를 재설정함으로써, 정확히 24시간에 울릴 수 있도록 해준다. 특정한 유형의 시각 장애를 지닌 이들이 하루 주기 리듬을 완전히 잃지 않는 이유도 그 때문이다. 앞을 못 보기에 빛의 단서를 받지 못하지만, 다른 현상들이 시계를 재설정하는 장치 역할을 한다. 뇌가 시계를 재설정할 목적으로 쓰는 모든 신호를 차이트게버zeitgeber라고 한다. 〈시간 제공자〉 또는 〈동조자〉라는 뜻의 독일어에서 나왔다. 따라서 빛이 가장 신뢰할 수 있는, 따라서 주된 차이트게버이긴 하지만, 거기에 덧붙여서 또는 햇빛이 없을 때 쓸 수 있는 다른 단서들도 많다.

우리 뇌의 한가운데에 들어 있는 24시간 생물학적 시계에는 시교차상핵suprachiasmatic nucleus이라는 이름이 붙어 있다. 해부학 용어가 으레 그렇듯이, 이 영어 용어도 발음하기는 무척 어렵지만 많은 것을 설명한다. 수프라supra는 위, 키아즘chiasm은 교차점을 뜻한다. 교차점은 양쪽 눈에서 나온 시신경들이 서로 교차하는 지점을 가리킨다. 두 시신경은 뇌의 한가운데에서 만나서 서로 엇갈린다. 시교차상핵은 이 교차점 바로 위에 있는데, 거기에는 타당한 이유가 있다. 양쪽 눈에서 시신경을 타고서 시각 처리가 이루어지는 뇌 뒤쪽으로 향하는 빛 신호를 〈표본 추출〉하기 위해서다. 시교차상핵은 이 신뢰할 수 있는 빛 정보를 토대로 본래 맞지 않는 시간을 정확한 24시간 주기에 다시 맞춤으로써, 막 나가지 않게 막아 준다.

시교차상핵이 2만 개의 뇌세포, 즉 뉴런(신경 세포)으로 이루어졌다고 말하면, 머리뼈 안의 공간을 많이 차지하는 엄청난 규모라고 생각할지 모르겠지만, 사실은 아주 조그맣다. 뇌는 약 1,000억 개의 뉴런으로 이루어지므로, 대뇌 물질의 규모에 비하면 시교차상핵은 아주 작다. 보잘 것 없어 보이지만, 시교차상핵이 뇌의 나머지 영역들과 몸에 미치는 영향은 결코 약하지 않다. 이 작은 시계는 생물학적 리듬이라는 교향악을 연주하는 수석 지휘자다. 우리뿐 아니라 모든 종들에게서 그렇다. 시교차상핵은 아주 다양한 행동들을 통제한다. 이 장에서 주로 논의할 행동도 그렇다. 언제 자거나 깨고 싶어 하는지다.

사람처럼 낮에 활동하는 주행성 종에서는 하루 주기 리듬이 깨어서 정신을 또렷한 상태로 유지시키는 일을 하는 뇌와 몸의 여러 과정들을 낮 시간에 활성화한다. 이 과정들은 밤이 되면 점점 약해지면서 각성 상태의 영향을 제거한다. 그림 1은 하루 주기 리듬의 사례다. 우리의 체온 주기다. 한 어른 집단의 평균 중심 체온(다시 말하면, 곧은 창자에 체온계를 넣어서 잰)을 나타낸 것이다. 맨 왼쪽 〈낮 12시〉부터 체온은 오르기 시작하여, 오후 늦게 최고점에 도달한다. 그런 뒤 궤적이 변한다. 체온은 다시 떨어지기 시작하여, 잠잘 시간이 다가오면 한낮 체온보다 더 낮아진다.

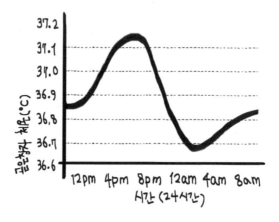

그림 1 전형적인 24시간 하루 주기 리듬(중심 체온)

우리의 생물학적 하루 주기 리듬은 대개 잠자리에 들 시간이 되면 중심 체온을 떨어뜨려서, 잠든 지 약 2시간 뒤 최저점에 이르게 한다(그림 1). 하지만 이 체온 리듬은 우리가 실제로 잠을 자는지 여부에 따라 달라지는 것이 아니다. 당신이 밤새도록 깨어 있다고 해도, 중심 체온은 여전히 동일한 양상을 보여 줄 것이다. 체온이 떨어지는 것이 잠드는 데 도움이 되기는 하지만, 체온 변화 자체는 우리가 깨어 있든 잠을 자든 상관없이 24시간 주기로 오르내린다. 이는 미리 설정된 하루 주기 리듬이 메트로놈처럼 계속 되풀이될 것임을 보여 주는 고전적인 사례다. 체온은 시교차상핵이 통제하는 많은 24시간 리듬의 사례 중 하나일 뿐이다. 각성과 수면도 그렇다. 따라서 각성과 수면이 하루 주기 리듬의 통제를 받는 것이지, 후자가 전자의 통제를 받는 것이 아니다. 즉 우리의 하루 주기 리듬은 우리가 잠을 자든 말든 간에 24시간마다 오르내림을 반복할 것이다. 이런 측면에서 볼 때, 우리의 하루 주기 리듬은 확고하다. 하지만 개인별로 살펴보면, 모든 사람의 하루 주기가 똑같지는 않다는 것이 드러난다.

내 리듬은 당신의 리듬과 다르다

모든 사람이 한결같이 24시간 주기를 드러내긴 하지만, 최고점과 최저점을 찍는 시간은 사람마다 놀라울 만치 다르다. 어떤 이들은 낮에 일찍 각성 상태가 최고에 이르고, 밤이 되면 일찌감치 졸음이 찾아온다. 이들을 흔히 〈아침형〉 인간이라고 하는데, 인구의 약 40퍼센트까지도 차지한다. 이들은 새벽에 깨어서 활동하는 쪽을 선호하며, 그 시간이 즐겁고 하루 중에서 몸 상태도 최고인 때다. 반면에 〈저녁형〉 인간도 있으며, 인구의 약 30퍼센트가 그렇다. 그들은 당연히 늦게 잠자리에 드는 쪽을 선호하고, 다음 날 아침에 늦게, 심하면 오후에 일어나곤 한다. 나머지 30퍼센트는 아침형과 저녁형의 중간 어딘가에 속하는데, 대개 나처럼 약간 저녁형 쪽으로 치우쳐 있다.

흔히 이 두 유형을 〈아침 종다리형 morning lark〉과 〈밤 올빼미형 night owl〉이라고 부르기도 한다. 아침 종다리형과 달리, 밤 올빼미형은 아무리 애를 써도 밤에 일찍 잠이 들기가 불가능할 때가 많다. 올빼미는 새벽이 되어야 잠이 들 수 있다. 늦게까지 잠을 자지 않기 때문에, 올빼미형은 당연히 아침 일찍 일어나는 것을 싫어한다. 이른 아침에는 신체 기능이 원활하게 돌아가지도 않는다. 그 이유 중 하나는 그들이 〈깨어〉 있기는 해도, 그들의 뇌는 이른 아침 내내 잠자는 것과 좀 비슷한 상태로 남아 있기 때문이다. 전전두엽 피질이라는 영역이 특히 그렇다. 눈 바로 위에 있는 이 영역은 뇌의 사령부라고 할 수 있다. 전전두엽 피질은 고등한 생각과 논리적 추론을 담당하며, 감정을 억제하는 일을 돕는다. 밤 부엉이형을 너무 일찍 깨우면, 그들의 전전두엽 피질은 무력한 〈오프라인〉 상태로 있다. 이른 아침에 시동을 건 직후의 차가운 엔진처럼, 냉각수가 작동 온도까지 데워지려면 시간이 걸리며, 그 전까지는 효율적으로 기능을 하지 못할 것이다.

어른이 올빼미형인지 종다리형인지를 시간형 chronotype이라고도 하는데, 이는 주로 유전자에 따라 정해진다. 독자가 밤 올빼미형이라면, 부모 중 한쪽(또는 양쪽)이 밤 올빼미형일 가능성이 높다. 안타깝게도, 사회는 두 가지 방식으로 밤 올빼미형을 좀 부당하게 대한다. 첫 번째는 게으르다는 꼬리표를 붙임으로써다. 그들이 새벽 시간까지 잠은 안 자고 탱자탱자 놀다가, 낮에 더 늦게까지 일어나지 않으려 한다는 이유에서다. 그들(대개 아침 종다리형)은 밤 올빼미형의 그런 행동이 일종의 선택이며, 그런 너저분한 짓거리를 하지 않으면 일찍 일어나는 것이 뭐가 어렵겠냐고 잘못된 가정을 토대로 비난을 한다. 하지만 밤 올빼미형은 스스로 원해서 올빼미가 되는 것이 아니다. DNA에 어찌할 수 없이 새겨져 있기에 하루 시간표가 늦게 시작되는 것이다. 의식적으로 저지르는 잘못이 아니라, 유전자 때문이다.

두 번째는 사회의 업무 일정표를 처음부터 불공정하게 짬으로써다. 올빼미형을 혼쭐내고 종다리형을 편드는 쪽으로, 일찍부터 시작하도록 강하게 편향되어 있다. 상황이 나아지고 있긴 하지만, 일반적인 업무 일정표들은 올빼미형에게 부자연스러운 수면-각성 리듬을 강요한다. 따라서 올빼미형의 업무 성과는 전반적으로 아침에 훨씬 낮으며, 표준 업무 시간이 끝나기 직전인 오후 늦은 시간이나 이른 저녁에야 그들의 진정한 수행 능력이 발휘된다는 점도 그들에게는 더욱 불리하다. 가장 불행한 점은 올빼미들이 종다리형과 함께 일어나야 하면서도 밤에 훨씬 늦게까지 잠이 들 수 없다는 점 때문에 만성적으로 수면 부족에 시달린다는 것이다. 그래서 올빼미형은 영어 속담처럼 양쪽에서 타들어가는 초와 같은 지경에 놓이곤 한다. 우울증, 불안, 당뇨병, 암, 심장 마비, 뇌졸중의 발병률이 더 높은 등 수면 부족으로 생기는 건강 문제에 시달릴 위험이 더 크다.

따라서 다른 신체적 차이(시각 장애 같은)를 보완하기 위해 우리가 제공하는 편의 조치들과 그리 다르지 않은 조치를 취하는 사회적 변화가 필요하다. 우리에게는 어느 한 극단에 있는 시간형만이 아니라, 모든 시간형에 더 잘 들어맞는 더 융통성 있는 업무 일정표가 필요하다.

대자연이 사람들 사이에 왜 이런 차이가 나도록 프로그래밍을 했는지 의아할지도 모르겠다. 우리는 사회적 종이니까, 사람 사이의 상호 작용을 최대화할 수 있도록 모두가 동조하여 동시에 깨어나야 하지 않겠는가? 아마 아닐 것이다. 뒤에서 살펴보겠지만, 사람들은 홀로 또는 쌍으로가 아니라, 가족 단위나 심지어는 부족 전체가 함께 모여서 잠을 자는 쪽으로 진화했을 가능성이 높다. 이 진화적 맥락에서 보면, 수면-각성 시간이 사람마다 다르도록 유전적으로 정해진 것이 어떤 혜택이 있을지 이해할 수 있다. 집단에서 밤 올빼미형은 오전 1~2시가 되어서야 잠이 들었다가, 오전 9~10시나 되어서야 일어날 것이다. 반면에 아침 종다리형은 오후 9시면 잠자리로 들어갔다가 오전 5시에 일어날 것이다. 따라서 집단 전체가 취약해지는 시간(즉 모두가 잠에 빠져 있는)은 여덟 시간이 아니라 고작 네 시간에 불과하다. 집단의 모두가 여덟 시간씩 잘 기회를 얻으면서 말이다. 그러면 생존 적합도가 50퍼센트 높아질 수 있다. 대자연은 생존 안전장치를 강화함으로써 그만큼 종의 적합도를 높일 수 있는 생물학적 형질 — 여기서는 부족 구성원들이 자고 일어나는 시간이 서로 달라지는 유용한 변이 — 을 결코 내버리지 않았을 것이다. 우리는 지금 그 결과를 보고 있다.

멜라토닌

우리의 시교차상핵은 멜라토닌이라는 몸속을 순환하는 전령을 통해 뇌와 몸 사이에 밤낮의 신호를 반복하여 전달한다. 멜라토닌에는 여러 가지 별명이 붙어 있다. 〈어둠의 호르몬〉, 〈뱀파이어 호르몬〉이라는 별명도 있다. 사악해서가 아니라, 그저 멜라토닌이 밤에 분비되기 때문이다. 시교차상핵의 명령을 받아서, 어둑해진 직후 솔방울샘pineal gland에서 혈액으로 분비되는 멜라토닌의 양이 늘어나기 시작한다. 솔방울샘은 뇌 뒤쪽 깊숙이 자리하고 있다. 멜라토닌은 뇌와 몸에 명확한 전갈을 큰소리로 외치는 성능 좋은 확성기처럼 행동한다. 〈컴컴해졌어, 컴컴해졌다고!〉 이 시점에서 우리는 밤의 영장을 받은 것이며, 그와 더불어 잠자리에 들 때라는 생물학적 명령도 전달된다.*

* 박쥐, 귀뚜라미, 반딧불이, 여우 같은 야행성 종은 이 영장에게는 이 소리가 아침에 울려 퍼진다.

이런 식으로 멜라토닌은 몸 전체로 어둠의 신호를 체계적으로 전달함으로써 잠을 잘 시간을 조절하는 데 기여한다. 하지만 멜라토닌은 잠드는 것 자체에는 거의 아무런 영향도 미치지 않는다. 많은 이들이 착각하는 부분이 바로 이것이다. 이 차이를 명확히 설명하기 위해, 잠을 올림픽 100미터 달리기 경기라고 하자. 멜라토닌은 〈선수들, 제자리에〉라고 말하는 심판의 목소리다. 그 뒤에 출발 신호와 함께 경주가 시작된다. 심판(멜라토닌)은 경주(잠)가 시작될 때에는 통제를 하지만, 경주에는 관여하지 않는다. 이 비유를 이어 가자면, 선수들 자체는 잠을 적극적으로 생성하는 다른 뇌 영역들과 과정들이다. 멜라토닌은 이 잠을 생성하는 뇌 영역들을 잘 시간이라는 출발선에 모은다. 멜라토닌은 그저 잠자기라는 경기를 시작하라는 공식 명령을 내릴 뿐이다. 잠 경주 자체에는 관여하지 않는다.

　이런 이유로 멜라토닌 그 자체는 강력한 수면 보조제가 아니다. 적어도 비행 시차를 겪고 있지 않는 건강한 사람에게는 그렇다(비행 시차는 뒤에서 더 살펴보기로 하자. 또 그런 상황에서 멜라토닌이 어떻게 도움이 될 수 있는지도). 알약에 든 멜라토닌이 거의 아무런 효과도 없을 수 있다. 그 말을 뒤집으면 멜라토닌이 상당한 수면 플라세보placebo 효과를 일으킨다는 뜻이기도 하다. 이 점을 과소평가해서는 안 된다. 아무튼 플라세보 효과는 약리학을 통틀어서 가장 믿을 만한 효과이니까. 깨달아야 할 마찬가지로 중요한 점은 처방전 없이 구입할 수 있는 멜라토닌이 대개 미국 식품 의약청 같은 각국 정부 기관의 규제를 받지 않는다는 사실이다. 그런 제품들을 과학적으로 검사해 보니, 멜라토닌 함량이 표기된 것의 83퍼센트에서 무려

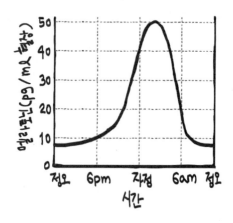

그림 2 멜라토닌 주기

478퍼센트에 이르는 것까지 다양했다.[*]

일단 잠이 들면, 멜라토닌 농도는 밤이 지나고 아침 시간이 찾아올 때까지 서서히 낮아진다. 새벽에 햇빛이 눈(감긴 눈꺼풀을 통해서라도)을 통해 뇌로 들어오면, 솔방울샘에 일종의 제동 장치가 작동하면서, 멜라토닌 분비가 차단된다. 순환하는 멜라토닌이 없어진 것이 뇌와 몸에는 수면의 결승선에 도달했다는 신호가 된다. 이제 수면의 경주를 끝내고, 하루를 위해 활동하는 각성 상태로 돌아갈 수 있다. 이 점에서 우리 인간은 〈태양광으로 작동한다〉고 할 수 있다. 그런 뒤 햇빛이 약해질 때, 멜라토닌을 차단하는 태양 제동 장치도 약해진다. 멜라토닌 농도가 증가할 때, 다시 어둠이 깔린다는 신호가 울려 퍼지고, 다시 잠자기 경주를 위해 출발선에 모인다.

* L. A. Erland and P. K. Saxena, "Melatonin natural health products and supplements: Presence of serotonin and significant variability of melatonin content," *Journal of Clinical Sleep Medicine* 2017;13(2):275-81.

그림 2에서 전형적인 멜라토닌 분비 양상을 볼 수 있다. 멜라토닌은 해가 진 뒤 몇 시간 안에 분비되기 시작한다. 그런 뒤 농도가 빠르게 높아져서 오전 4시 무렵에 최고에 달한다. 그 뒤로는 새벽이 다가옴에 따라 낮아지기 시작하며, 이른 아침이나 오전 중간쯤이면 검출할 수 없는 수준으로 떨어진다.

리듬을 타고, 여행하지 않으려면

제트 엔진의 출현은 전 세계 인류의 대중교통에 혁신을 일으켰다. 하지만 한편으로는 유례없는 생물학적 불행도 낳았다. 제트기 덕분에 우리는 24시간 체내 시계가 따라가거나 맞추어 조정할 수 있는 것보다 더 빨리 시간대를 옮겨갈 수 있게 되었다. 그 결과 제트기는 생물학적 시차를 일으켰다. 바로 비행 시차다. 그리하여 우리는 먼 시간대로 갔을 때 낮 동안 피곤함과 졸음을 느낀다. 우리 체내 시계가 여전히 밤 시간이라고 생각하기 때문이다. 상황 변화를 체내 시계가 아직 따라오지 못한 것이다. 그것으로도 모자라다는 듯이, 밤에는 잠이 들기도 어렵고 도중에 계속 깨곤 한다. 우리 체내 시계가 낮 시간이라고 믿고 있기 때문이다.

사례를 하나 들어 보자. 내가 미국 샌프란시스코에서 영국까지 비행기를 탄다고 하자. 런던은 샌프란시스코보다 여덟 시간 빠르다. 영국에 도착하니, 런던 히스로 공항의 디지털 시계가 오전 9시라고 내게 말하고 있다. 하지만 내 체내 하루 주기 시계는 전혀 다른 시간, 즉 캘리포니아 시간을 가리키고 있다. 내가 꿈나라에 가 있어야 할,

오전 1시라고. 그러니 나는 몹시 몽롱한 상태로 시차에 시달리는 뇌와 몸을 이끌고 런던의 낮을 돌아다닐 터였다. 내 생물학적인 측면들은 모두 잠을 요구하고 있다. 이 시간에 캘리포니아에서는 대다수가 이불 속에 들어가 있을 테니까.

하지만 최악의 영향은 아직 오지 않았다. 런던 시간으로 자정에 나는 지쳐서 잠을 청하면서 침대에 누워 있다. 하지만 런던에 있는 대부분의 사람들과 달리, 나는 도저히 잠을 잘 수가 없는 듯하다. 런던에서는 자정이지만, 내 생물학적 체내 시계는 오후 4시라고 믿고 있다. 캘리포니아의 시간 말이다. 보통 멀뚱멀뚱 깨어 있는 시간이기에, 런던에서 잠자리에 누워 있는 상태에서도 나는 깨어 있다. 내가 자연스럽게 잠에 빠져들려면 대여섯 시간은 더 있어야 할 것이다. 런던이 깨어나기 시작할 무렵에, 강연을 하러 가야 할 시간에 말이다. 너무나 엉망진창이다.

이것이 바로 비행 시차다. 새로운 시간대로 가면, 낮에는 피곤하고 졸리다. 체내 시계 및 그와 관련된 생물학적 기능들은 여전히 밤 시간이라고 〈생각하기〉 때문이다. 한편 밤이 되면, 잠을 제대로 잘 수 없을 때가 많다. 생물학적 리듬은 낮 시간이라고 믿고 있기 때문이다.

다행히 내 뇌와 몸은 이 어긋난 무기력한 상태에 영구히 머물러 있지 않을 것이다. 새 지역의 햇빛 신호를 통해서 런던 시간에 순응할 것이다. 하지만 그 과정은 느리다. 다른 시간대에서 낮에 시교차상핵은 겨우 한 시간쯤을 조정할 수 있을 뿐이다. 따라서 샌프란시스코 시간대에서 죽 지내다가 런던 시간에 맞추어지기까지 약 8일이 걸린다. 런던이 샌프란시스코보다 여덟 시간 빠르기 때문이다. 안타깝게도, 내 시교차상핵의 24시간 시계는 영웅적인 노력을 통해서 스스로 시간을 앞당겨서 런던의 시간에 맞추지만, 그 뒤에 우울한 소식을 접하게 된다. 내가 9일 뒤 다시 샌프란시스코로 돌아가야 한다는 소식이다. 내 딱한 생물학적 시계는 이 모든 고역스러운 일을 거꾸로 다시 해야 한다!

동쪽으로 여행할 때가 서쪽으로 여행할 때보다 새 시간대에 순응하기가 더 어렵다는 것을 알아차렸을지도 모르겠다. 여기에는 두 가지 이유가 있다. 첫째, 동쪽으로 가면 평소보다 더 일찍 잠자리에 들어야 하는데, 그 생물학적 명령은 너무나 어렵기에 마음이 따르기가 쉽지 않다. 정반대로 서쪽으로 가면, 더 늦게까지 깨어 있어야 하는데, 그 일은 의식적으로나 현실적으로나 하기가 더 쉽다. 둘째, 바깥세계의 영향을 차단했을 때 우리의 자연적인 하루 주기 리듬이 본래 하루보다 더 길다는 말을 기억할 것이다. 약 24시간 15분이다. 별 차이 없다고 생각할지 모르지만, 하루를 인위적으로 줄이는 것보다 늘리는 것이 좀 더 쉽다. 서쪽으로 — 타고나 체내 시계를 더 늘어지게 하는 방향으로 — 여행할 때, 〈하루〉는 24시간보다 더 길어지며, 그것이 바로 순응하기가 좀 더 쉽다고 느껴지는 이유다. 반면에 동쪽으로 여행할 때는 〈하루〉가 24시간보다 더 짧아지는데, 그때는 본래 지닌 긴 체내 리듬을 거스르게 된다. 그것이 바로 순응하기가 더 어려운 이유다.

서쪽이든 동쪽이든 간에, 비행 시차는 뇌를 생리적으로 고역스럽게 만들며, 그 때문에 몸의 세포, 기관, 주요 계통들은 심하게 생물학

적 스트레스를 받는다. 그리고 그 영향들이 나타난다. 과학자들은
시차에서 회복될 시간을 거의 못 낸 채 장거리 항로를 자주 비행하는
항공사 승무원들을 조사했다. 두 가지 우려할 결과가 나왔다. 첫째,
그들의 몇몇 뇌 영역, 특히 학습이나 기억과 관련된 영역들이 쪼그라
들었다. 시간대 여행이 주는 생물학적 스트레스로 뇌세포들이 파괴
되었음을 시사한다. 둘째, 단기 기억에 상당한 장애가 나타났다. 그
들은 연령과 생활 환경이 비슷하지만 시간대 여행을 자주 하지 않는
이들에 비해 상당히 더 잘 잊었다. 조종사, 승무원, 교대 근무자를 조
사한 다른 연구들은 일반 집단, 즉 다른 조건들은 거의 동일하지만
여행을 자주 하지 않은 대조군보다 암과 제2형 당뇨병의 발생 위험
이 더 높은 것을 비롯하여, 다른 심란한 영향들도 나타난다는 결과를
내놓았다.

　이런 해로운 영향들에 비추어 보면, 항공기 조종사와 승무원을 비
롯하여 비행 시차를 자주 접하는 이들이 그런 고통을 줄이고 싶어 하
는 이유를 충분히 이해할 수 있다. 그들은 때로 그 문제에 도움을 얻
고자 멜라토닌 알약을 먹곤 한다. 샌프란시스코에서 런던까지 날아
간 내 사례를 다시 떠올려 보자. 도착한 날에 나는 밤에 좀처럼 잠을
청하기가 어려웠고 계속 잠을 설쳤다. 어느 정도는 런던의 밤 시간
에 멜라토닌이 분비되지 않았기 때문이기도 하다. 내 멜라토닌 농도
는 캘리포니아 시간에 따라 몇 시간 더 지난 뒤에야 올라갔다. 그런
데 내가 런던에 도착한 뒤 합법적인 멜라토닌 화합물을 먹었다고 상
상해 보자. 그 멜라토닌은 이런 식으로 작용할 것이다. 런던 시간으
로 오후 7~8시경에 나는 멜라토닌 알약을 먹음으로써, 그 시간에 대

부분의 런던 사람들에게서 자연히 멜라토닌 농도가 치솟는 것과 비슷하게 핏속의 멜라토닌 농도를 인위적으로 높인다. 그 결과 내 뇌는 속아서 지금이 밤이라고 믿게 되고, 화학적으로 유도한 그 속임수에 넘어가서 수면 경주를 할 시간이라고 신호를 보낸다. 이 비정상적인 시간(내게는)에 잠 자체를 생성하기란 여전히 힘들겠지만, 시간이 되었다는 신호는 이 비행 시차를 겪는 상황에서 잠이 들 가능성을 상당히 높인다.

수면 압력과 카페인

우리의 24시간 하루 주기 리듬은 각성과 수면을 결정하는 두 요인 중 첫 번째다. 두 번째 요인은 수면 압력sleep pressure이다. 독자가 이 책을 읽고 있는 바로 지금, 독자의 뇌 속에는 아데노신adenosine이라는 화학 물질이 쌓이고 있다. 깨어 있는 시간 내내 아데노신은 계속 농도가 증가할 것이다. 깨어 있는 시간이 길수록, 아데노신은 점점 더 쌓인다. 아데노신을 오늘 아침 우리가 깨어나 뒤로 시간이 얼마나 지났는지를 계속 기록하고 있는 화학적 압력계라고 생각하자.

　뇌에 아데노신이 쌓일 때 나타나는 한 가지 결과는 자고 싶은 욕구가 커진다는 것이다. 이를 수면 압력이라고 하며, 그것이 바로 언제 졸릴지, 따라서 잠을 자러 가야 할지를 결정하는 두 번째 힘이다. 탁월한 이중 효과를 써서, 고농도의 아데노신은 각성을 촉진하는 뇌 영역들이 내는 〈소리〉를 줄이는 동시에, 잠을 유도하는 영역들의 소리를 키운다. 그 화학 물질 수면 압력 때문에, 아데노신 농도가 정점에 이르면 잠을 자려는 거부할 수 없는 충동이 생길 것이다.* 대부분의 사람들은 깨어난 지 12~16시간이 지나면 그런 상태에 도달한다.

하지만 우리는 정신이 더 또렷하고 깨어 있다고 느끼게 만드는 화학 물질을 써서 아데노신의 수면 신호를 인위적으로 차단할 수 있다. 바로 카페인이다. 카페인은 식품 보충제가 아니다. 오히려 카페인은 세계에서 가장 널리 쓰이는 (그리고 남용되는) 정신 작용제다. 지구에서 석유 다음으로 가장 많이 거래되는 상품이다. 카페인 섭취는 지금까지 인류를 대상으로 가장 오랫동안 가장 큰 규모로 관리 감독 없이 진행된 실험 중 하나라고 할 수 있다. 아마 카페인과 비교할 만한 대상은 술밖에 없을 것이며, 이 실험은 지금까지도 계속되고 있다.

카페인은 뇌에서 아데노신이 결합하는 자리 — 즉 수용체 — 에 들러붙을 특권을 놓고 아데노신과 경쟁하여 이김으로써 효과를 발휘한다. 아데노신은 이 수용체와 결합하면 졸음이 오게 하지만, 카페인은 그렇지 않다. 오히려 카페인은 그 수용체를 차단하여 사실상 불활성 상태로 만드는 차단제 역할을 한다. 귀에 손가락을 꽂아서 소리를 막는 것과 비슷하다. 이 수용체들을 빼앗아 대신 차지함으로써, 카페인은 아데노신을 통해 뇌에 정상적으로 전달되어야 할 졸음 신호를 차단한다. 한 마디로 이렇다. 카페인은 잠을 유도할 아데노신이 고농도로 쌓이고 있어도, 정신이 또렷하고 깨어 있다는 느낌을 갖게 만든다.

* 독자의 하루 주기 리듬이 안정되어 있고, 최근에 긴 시간대를 가로지르는 비행기 여행을 한 적이 없다고 할 때 그렇다. 그런 여행을 하면, 열여섯 시간 동안 깨어 있었다고 해도 잠이 들기가 여전히 어려울 수 있다.

핏속의 카페인 농도는 입을 통해 들어온 지 30분쯤에 최고조에 달한다. 하지만 문제는 카페인이 몸에 지속적으로 남아 있다는 것이다. 약리학에서는 약물의 효과를 이야기할 때 〈반감기half-life〉라는 용어를 쓴다. 몸에 들어온 약물의 50퍼센트가 제거되는 데 걸리는 시간을 가리킨다. 카페인은 반감기가 평균 다섯 시간에서 일곱 시간이다. 오후 약 7시 30분에 저녁 식사를 한 뒤 커피 한잔을 마신다고 하자. 이 말은 오전 1시 30분에도 섭취한 카페인의 50퍼센트가 여전히 뇌 조직 전체를 돌아다니면서 활동할 수 있음을 시사한다. 다시 말해, 오전 1시 30분에도 저녁 식사 후에 마신 카페인을 뇌에서 청소하는 일을 겨우 절반만 끝냈을 뿐이다.

게다가 50퍼센트로 줄었다고 해서 나아진 점은 전혀 없다. 반쯤 남은 카페인도 여전히 매우 강력하며, 카페인이 완전히 사라지려면 밤새도록 훨씬 더 많은 분해 작업을 해야 한다. 뇌가 카페인이라는 반대 세력에 맞서서 전투를 계속 벌이고 있으면, 잠이 쉽게 오지 않거나 밤새도록 잠을 설치게 된다. 대부분의 사람들은 한 차례 마신 카페인의 효과를 극복하는 데 얼마나 오래 걸리는지 깨닫지 못한다. 그래서 잠을 푹 못 자고서 아침에 깨어나는 기분과 열 시간 전에 저녁 식사를 한 뒤 마신 커피 한잔 사이의 관계를 알아차리지 못한다.

카페인 — 커피, 몇몇 차, 많은 에너지 음료에 들어 있을 뿐 아니라, 다크 초콜릿과 아이스크림 같은 식품, 살 빼는 약과 진통제 같은 약물들에도 들어 있다 — 은 쉽게 잠들지 못하게 하고 푹 잠들지 못하게 막는 가장 흔한 범인 중 하나다. 그런 일이 반복되면, 대개 실제 의학적 증상인 불면증으로 이어진다. 또 디카페인de-caffeinated이

무 카페인이라는 뜻이 아니라는 것도 명심하자. 디카페인 커피 한 잔에는 보통 커피의 15~30퍼센트에 해당하는 카페인이 들어 있다. 카페인이 없다는 말과는 거리가 멀다. 저녁에 디카페인 커피를 서너 잔 마시면, 보통 커피 한 잔을 마셨을 때와 똑같이 수면에 지장이 생긴다.

카페인의 〈충격〉은 서서히 사라진다. 카페인은 간 속의 효소를 통해 몸에서 제거된다.* 시간이 흐르면서 서서히 분해되면서다. 유전자에 따라서 크게 달라지는데,** 어떤 이들은 카페인을 분해하는 효소의 효율이 더 뛰어나서, 혈액에 든 카페인을 간이 더 빨리 분해할 수 있다. 이런 희귀한 유전자를 지닌 이들은 저녁 때 에스프레소 한잔을 마시고도 자정에 별 문제 없이 잠이 들 수 있다. 하지만 분해 속도가 더 느린 효소를 지닌 이들도 있다. 그들은 같은 양의 카페인을 분해하는 데 훨씬 더 오래 걸린다. 그 결과 그들은 카페인의 효과에 아주 민감하다. 아침에 마신 차나 커피 한잔의 효과가 하루의 대부분에 걸쳐 지속될 것이고, 이른 오후에라도 또 한잔을 마시면 밤에 잠이 들기가 쉽지 않을 것이다. 카페인 제거 속도는 나이에 따라서도 달라진다. 나이를 먹을수록, 뇌와 몸이 카페인을 분해하는 데 더 오래 걸리며, 따라서 카페인의 수면 교란 효과에 더 예민해진다.

밤늦게까지 깨어 있기 위해 커피를 마신다면, 간이 몸에서 카페

* 연령, 현재 투여받고 있는 다른 약, 기존 수면의 양과 질 등 카페인 민감성에 영향을 미치는 다른 요인들도 있다. A. Yang, A. A. Palmer, and H. de Wit, "Genetics of caffeine consumption and responses to caffeine," *Psychopharmacology* 311, no. 3 (2010): 245–57, http://www.ncbi.nlm.nih.gov/pmc/articles/PMC4242593/.

** 카페인을 대사하는 주된 간 효소는 시토크롬 P450 1A2.

인을 없애는 데 성공했을 때 불쾌한 일을 겪을 준비도 해야 한다. 이 현상을 흔히 〈카페인 허탈감caffeine crash〉이라고 한다. 장난감 로봇의 전지가 방전될 때처럼, 우리의 활력 수준도 급격히 떨어진다. 집중하여 무언가를 하기가 어려워지고, 다시금 강하게 졸음이 찾아온다.

이제 우리는 이유를 안다. 카페인이 몸속에 있는 내내, 카페인이 차단하고 있는 졸음 화학 물질(아데노신)은 계속 쌓여 간다. 하지만 우리 뇌는 졸음을 부추기는 아데노신이 밀물이 되어 밀려오고 있음을 알아차리지 못한다. 우리가 세운 카페인이라는 장벽이 알아차리지 못하게 계속 막고 있기 때문이다. 하지만 간이 카페인이라는 장벽을 해체하면, 우리는 지독한 반발을 느낀다. 커피 한잔을 마시기 전 두세 시간 동안 느꼈던 졸음에다가 카페인이 떠나기를 초조하게 기다리면서 몇 시간 동안 쌓였던 아데노신까지 한꺼번에 우리를 강타한다. 카페인이 분해되어 수용체들의 결합 자리가 비자마자 아데노신들이 밀려들면서 수용체들을 꽉 채운다. 이 일이 일어날 때, 아데노신으로 촉발된 가장 강력한 수면 충동에 휩싸인다. 그것이 바로 카페인 허탈감이다. 아데노신의 압박을 밀어내기 위해 카페인을 더 많이 섭취하지 않는 한, 깨어 있기가 점점 더 어려워질 것이다. 그리고 카페인을 더 많이 섭취하다가는 점점 더 카페인에 의존하게 되는 악순환이 시작된다.

카페인의 효과가 어느 정도인지를 깊이 새길 수 있도록, 1980년대에 미 항공 우주국이 수행한 비밀 연구를 소개하겠다. 해당 연구진은 거미들을 다양한 약물에 노출시킨 뒤, 그들이 짓는 거미집을 관찰했다.* 약물에는 LSD, 필로폰(암페타민), 마리화나, 카페인도 있었다.

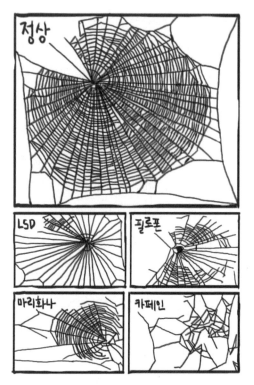

그림 3 다양한 약물이 거미집 짓기에 미치는 효과

그들이 밝힌 연구 결과는 그림 3에 나와 있다. 연구진은 카페인을 주었을 때 거미가 제 기능을 할 만한 정상적이거나 논리적인 거미집과 비슷한 집을 짓지 못하게 되었다고 했다. 다른 강력한 약물들보다도 더 그랬다.

여기서 카페인이 각성제라는 점을 지적할 필요가 있다. 카페인은

* R. Noever, J. Cronise, and R. A. Relwani, "Using spider-web patterns to determine toxicity," NASA Tech Briefs 19, no. 4 (1995): 82; Peter N. Witt and Jerome S. Rovner, *Spider Communication: Mechanisms and Ecological Significance* (Princeton University Press, 1982).

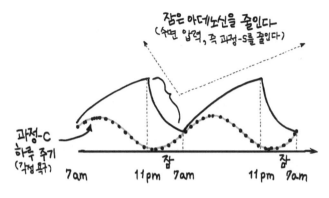

그림4 수면과 각성을 조절하는 두 요인

우리가 아이들과 십대들에게 쉽게 주곤 하는 유일한 중독성 물질이기도 하다. 그런 행동이 어떤 결과를 가져오는지는 뒤에서 논의하기로 하자.

발을 맞추기, 맞추지 않기

잠시 카페인을 옆으로 치워 두자. 독자는 수면을 조절하는 주된 두가지 힘 ─ 시교차상핵의 24시간 하루 주기 리듬과 아데노신의 수면 압력 신호 ─ 이 영향을 통일시키기 위해 서로 의사소통을 할 것이라고 가정했을지도 모르겠다. 실상은 그렇지 않다. 두 힘은 서로를 모르는, 분리된 별개의 체계들이다. 서로 결부되어 있지 않다. 하지만 대개 나란히 나아간다.

그림 4는 48시간을 왼쪽에서 오른쪽으로 펼친 것이다. 이틀 낮과밤이다. 점선은 하루 주기 리듬이며, 과정-C Process-C라고도 한다. 사인파 sine wave처럼, 충실하게 오르내리는 양상을 반복한다. 그림의

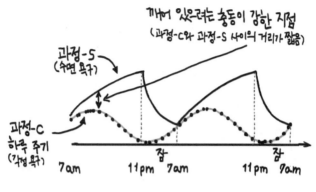

깨어 있으려는 충동이 강한 지점
(과정-C와 과정-S 사이의 거리가 짧음)

과정-S
(수면 욕구)

과정-C
하루 주기
(각성 욕구)

7am   11pm 7am   11pm 9am
        잠   잠

그림 5 깨어 있으려는 충동

맨 왼쪽에서부터 하루 주기 리듬은 우리가 깨기 몇 시간 전부터 활성을 높이기 시작한다. 뇌와 몸에 각성시키는 에너지 신호를 주입한다. 멀리에서 나팔을 불면서 행군해 오는 악단이라고 생각해도 좋다. 신호는 처음에는 약하지만, 시간이 흐르면서 서서히 쌓이고 또 쌓인다. 대부분의 건강한 어른에게서는 이른 오후에 하루 주기 리듬의 활성 신호가 최대에 달한다.

이제 수면을 통제하는 다른 요인에는 어떤 일이 일어나는지 살펴보자. 아데노신 말이다. 아데노신은 수면 압력을 형성하는데, 이를 과정-S라고도 한다. 그림 4에 실선으로 그려져 있다. 깨어 있는 시간이 길수록 아데노신은 더 많이 쌓이면서 잠을 자려는 충동(압력)이 점점 강해진다. 오전 중반부터 늦은 오전까지는 아직 깨어 있는 시간이 몇 시간밖에 안 된다. 그래서 아데노신 농도는 아주 조금만 증가한 상태다. 게다가 하루 주기 리듬은 각성도가 강하게 높아지는 구간에 있다. 하루 주기 리듬이 강한 활성화 구간에 있고 아데노신의 농도가 낮다는 점이 결합됨으로써, 또렷하게 깨어 있는 상쾌한 기분

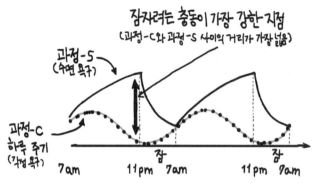

그림 6 잠자려는 충동

이 나온다(적어도 밤에 충분한 시간 동안 푹 잤다면 그래야 한다. 오전 중반에 금방 잠에 빠질 수 있을 것처럼 느껴진다면, 잠을 충분히 자지 못했거나 푹 자지 못했을 가능성이 매우 높다). 위의 두 곡선 사이의 간격이 자고 싶은 욕구를 직접적으로 보여 주는 것이 될 수 있다. 둘 사이의 거리가 멀어질수록, 수면 욕구는 더 강해진다.

예를 들어, 오전 8시에 깬 뒤 오전 11시에는 점선(하루 주기 리듬)과 실선(수면 압력) 사이의 거리가 짧다. 그림 5에서 양쪽 화살표로 표시한 지점이다. 이 좁은 거리는 수면 충동이 약하고, 깨어서 또렷한 정신을 지니려는 충동이 강함을 뜻한다.

하지만 그림 6에 나와 있듯이, 오후 11시에는 상황이 전혀 다르다. 이제는 깨어 있는 기간이 열다섯 시간에 달하고 뇌는 고농도의 아데노신에 잠겨 있다(그림에서 점선이 높이 솟아 있는 부분이다). 게다가 하루 주기 리듬의 점선은 낮아지면서 활동과 각성의 수준을 떨어뜨리고 있다. 그 결과 두 곡선 사이의 간격은 계속 커지고 있다. 그림 6에서 양쪽 화살표로 표시된 지점이다. 고농도의 아데노신(높은 수면 압력)과 낮아지는 하루 주기 리듬(낮은 활동 수준)의 이 강력한 조합은 잠을 자려는 강한 욕구를 불러일으킨다.

잠이 들면, 그 동안 쌓였던 아데노신은 어떻게 될까? 잠자는 동안에는 뇌가 낮에 쌓인 아데노신을 분해하여 제거할 기회가 생기므로, 대량 배출 작업이 진행된다. 밤 동안 잠은 아데노신이라는 짐을 줄임으로써 무거웠던 수면 압력을 걷어 낸다. 어른은 약 여덟 시간 동안 숙면을 취하고 나면, 아데노신 청소가 완벽하게 이루어진다. 이 과정이 끝나갈 무렵, 우연히도 하루 주기 활동 리듬의 행군하는 무리가 돌아오면서, 그 활력이 영향을 미치기 시작한다. 아침 시간에 이 두 과정이 교대할 때, 즉 아데노신이 다 제거되고 하루 주기 리듬의 각성시키는 음량이 점점 커질 때(그림 6에서 두 곡선이 만나는 지점), 우리는 자연스럽게 깨어난다(그림에서 두 번째 날의 오전 7시). 잠을 푹 자고 나면, 활력이 넘치는 몸과 빠릿빠릿하게 돌아가는 뇌를 갖고서 다시금 깨어 있을 열여섯 시간을 대면할 준비가 된다.

꼬박 새기, 그리고 밤

일하느라 〈밤을 꼬박 새운〉 적이 있는지? 즉, 밤에 잠을 전혀 안 자고서 다음 날까지 내내 깨어 있은 적이? 그런 일이 있었고, 당시 어떠했는지 많은 부분을 기억할 수 있다면, 진정으로 몹시 졸리고 괴로운 시간이 찾아왔다가 그 뒤에 더 오래 깨어 있었는데에도 역설적으로 정신이 더 또렷해지는 느낌이 드는 기분이 드는 때도 있었을 것이다. 왜 그럴까? 직접 실험해 보라고 권하지는 않겠지만, 24시간 동안 잠

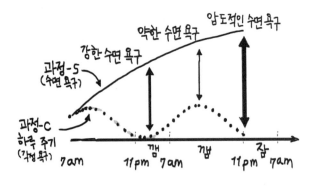

그림 7 수면 결핍의 변동

을 전혀 자지 않았을 때 사람의 각성도를 시간별로 살펴봄으로써, 과학자들은 언제 깨거나 자고 싶은지를 결정하는 두 힘 — 24시간 하루 주기 리듬과 아데노신의 수면 신호 — 이 서로 독립적이며, 평소에 얽혀서 진행되는 양상을 분리할 수 있다는 것을 보여 줄 수 있다.

그림 7을 살펴보자. 똑같이 48시간과 두 요인을 보여 준다. 24시간 하루 주기 리듬과 아데노신의 수면 압력 신호, 그리고 둘 사이의 간격이 얼마나 되는지를 나타낸 것이다. 이 시나리오에서 우리 자원자는 밤낮으로 계속 깨어 있다. 밤에 잠을 계속 안 자고 있을 때, 아데노신의 수면 압력(위쪽 곡선)은 꾸준히 상승한다. 마치 욕조 배수구를 막고서 수도꼭지를 계속 틀어놓았을 때 물이 점점 차오르는 것과 비슷하다. 밤이 깊어져도 줄어들지 않을 것이다. 잠을 자지 않으니, 그럴 수가 없다.

계속 깨어 있음으로써, 잠이 열어 놓을 아데노신 배출구에 접근하지 못하게 막음으로써, 뇌는 화학적 수면 압력을 스스로 제거할 수가 없다. 아데노신 농도는 계속 높아진다. 이는 깨어 있는 시간이 길수록, 졸음을 더 느낀다는 뜻이어야 할 것이다. 하지만 그렇지 않다. 밤을 새는 동안 점점 더 졸음이 느껴지겠지만, 각성도는 오전 5~6시에 최저점에 달했다가 그 뒤로는 두 번째로 높아지게 된다. 아데노신 농도와 그에 따른 수면 압력이 계속 커지는데 어떻게 그럴 수 있을까?

답은 24시간 하루 주기 리듬에 있다. 그 리듬은 짧게나마 졸음을 막아 준다. 수면 압력과 달리, 하루 주기 리듬은 우리가 잠을 자든 깨어 있든 전혀 개의치 않는다. 그 침착하고 느린 리듬은 밤이나 낮의 몇 시쯤 되었는지를 따지면서 엄격하게 계속 오르내린다. 뇌 안에 아데노신 수면 압력이 어떤 상태에 있든 상관없이, 24시간 하루 주기 리듬은 잠이 몹시 부족하다는 사실에 전혀 무심한 채 평소처럼 진행된다.

그림 7을 다시 보자. 오전 6시경에 겪는 땅에 그대로 처박힐 듯한 고역스러운 기분은 고도의 아데노신 수면 압력과 최저점에 이른 하루 주기 리듬의 합작품이라고 설명할 수 있다. 오전 3시에 이 두 곡선 사이의 수직 거리는 크다. 첫 번째 수직 화살표로 표시한 지점이다. 하지만 이 각성도가 최저인 지점을 어떻게든 지날 수 있다면, 활력이 다시 모인다. 아침에 솟아오르는 하루 주기 리듬은 구원자로 등장한다. 아침 내내 각성도를 높임으로써 계속 쌓이는 아데노신 수면 압력을 일시적으로 상쇄시킨다. 하루 주기 리듬이 오전 11시경에 정점에 이르렀을 때, 두 곡선 사이의 간격이 얼마나 줄어들었는지도 그림 7에 표시되어 있다.

그 결과 오전 3시에 비해 오전 11시에는 더 오래 깨어 있었음에도 졸음을 훨씬 덜 느끼게 된다. 안타깝게도 이 두 번째 훈풍은 계속 이어지지 않는다. 오후가 흘러감에 따라, 하루 주기 리듬은 낮아지기 시작하고, 아데노신은 쌓이면서 수면 압력을 더한다. 늦은 오후와 초저녁 무렵에는 일시적으로 높아졌던 각성도는 사라진 상태다. 이제 엄청난 아데노신 수면 압력의 힘을 고스란히 느낀다. 그림 7에서 오후 9시에는 두 곡선 사이의 수직 거리가 대단히 길다. 혈관 속을 돌아다니는 카페인이나 암페타민이 없다면, 이제 잠이 나서서 당신의 뇌를 몽롱한 각성 상태라는 약한 손아귀에서 빼앗아 업어 가도 모를 상태에 빠뜨릴 것이다.

나는 잠을 충분히 자고 있을까?

이제 수면 부족의 극단적인 사례는 제쳐 두고, 자신이 평소에 잠을 충분히 자고 있는지 여부를 어떻게 하면 알 수 있을까? 이 문제를 철저히 살펴보려면 임상에 쓰이는 수면 평가가 필요하겠지만, 손쉽게 쓸 만한 경험 법칙이 있다. 다음의 두 가지 단순한 질문에 대답하면 된다. 첫째, 아침에 일어난 뒤, 오전 10시나 11시에 다시 잠이 들 수 있는가? 답이 〈예〉라면, 수면의 양 그리고(또는) 질이 미흡할 가능성이 높다. 둘째, 정오가 되기 전에 카페인 없이도 심신이 최적 상태로 움직일 수 있는가? 답이 〈아니오〉라면, 만성 수면 부족 상태에 자가 처방을 하고 있을 가능성이 높다.

양쪽 징후를 다 지닌다면, 자신이 수면 부족 상태임을 진지하게 받아들이고 해결책을 찾아야 한다. 이 문제들은 13장과 14장에서 불면증과 그 효과적인 치료법을 비롯하여 수면을 방해하고 해치는 요인들을 논의할 때 더 깊이 살펴보기로 하자. 대체로 이렇게 아침에 상쾌한 기분으로 깨어나지 못하고 오전 중에 다시 잠자고 싶은 욕구를 느끼거나, 카페인의 도움으로 각성도를 높일 필요를 느끼는 이유는 잠을 충분히 잘 시간을 스스로에게 제공하지 않기 때문이다. 적어도 여덟아홉 시간을 주어야 하는데 말이다. 잠을 충분히 자지 못할 때, 많은 이들에게 나타나는 한 가지 징후는 아데노신 농도가 여전히 아주 높은 상태로 남게 된다는 것이다. 갚지 못한 대출금처럼, 아침이 왔을 때 어제의 아데노신 중 일부가 아직 남아 있다. 그러면 그날 내내 조는 모습이 눈에 들어오게 된다. 또 대출금의 상환이 미루어지고 있는 것처럼, 이 수면 부채는 계속 쌓일 것이다. 이 빚은 숨길 수가 없다. 다음 날의 상환 주기로 넘어오고, 그 다음 날, 또 그 다음 날로 계속 넘어오면서 매일 지속되는 만성 수면 부족 증상을 낳는다. 이 뚜렷한 수면 채무는 만성 피로에 시달린다는 느낌을 일으키며, 오늘날 모든 선진국에서 흔히 보는 다양한 정신적 및 신체적 질병들에 기여한다.

수면 부족의 징후가 있는지 파악할 수 있는 질문들이 더 있다. 자명종을 켜고 잤는데, 울리는 소리를 못 듣고 계속 자곤 하는가(그렇다면, 스스로 정한 수면 시간보다 더 오래 자야 한다)? 컴퓨터 화면에서 같은 문장을 읽고 또 읽고 있다는 사실을 문득 깨닫곤 하는가(잠이 부족한 피곤한 뇌가 보이는 징후일 때가 많다)? 운전할 때 조금 전에 지나친 신호등이 무슨 색깔이었는지가 기억이 안 나곤 하는가(그저 주의가 산만해져서 그럴 수도 있지만, 수면 부족이 원인일 가능성도 매우 높다)?

물론 밤 동안 꼬박 눈을 감고 누워서 수면 시간을 충분히 가진다고
해도, 진단을 받지 않은 수면 장애 때문에 다음 날 피곤함과 졸음을
여전히 느낄 수도 있다. 그런 수면 장애는 지금까지 100가지 넘게 파
악되어 있다. 불면증이 가장 흔하고, 그다음이 수면을 방해하는 호
흡, 즉 수면 무호흡증이다. 수면 무호흡증은 심한 코골이를 동반한
다. 자기 자신이나 주변 사람이 수면 장애가 있기 때문에 낮에 피곤
함, 장애, 스트레스에 시달리는 것이 아닐까 의심이 든다면, 즉시 수
면 전문의를 찾아가서 도움을 받도록 하라. 여기서 가장 중요한 사항
은 이것이다. 수면제를 첫 번째 대안으로 삼지 말라는 것이다. 왜 그
런 말을 하는지는 14장에서 자세히 설명할 텐데, 독자가 현재 수면
제를 먹고 있거나 금방이라도 수면제를 먹을 생각을 하고 있다면 지
금 당장 14장의 수면제를 다룬 절로 넘어가도 된다.

도움이 될까 싶어서, 수면 연구자들이 개발한 설문지가 나와 있는
웹사이트를 하나 소개하겠다. 자신의 수면 만족도를 파악할 수 있는
곳이다.* 세이티드SATED라고 하는데, 문항이 다섯 개밖에 안 되고
적기도 쉽다.

* https://www.ncbi.nlm.nih.gov/pmc/articles/PMC3902880/bin/aasm.
37.1.9s1.tif (출처: D. J. Buysse, "Sleep Health: Can we define it? Does it matter?"
SLEEP 37, no. 1 [2014]: 9 – 17).

3장

잠을 정의하고 청하기
시간 확장과 1952년의 한 아기로부터 배운 것

독자가 어느 날 밤늦게 친구와 수다를 떨면서 거실로 들어오는 상황을 가정해 보자. 그런데 동생(제시카라고 하자)이 소파에 꼼짝하지 않고 누워 있다. 실눈을 뜨는 일도 없이, 몸을 구부린 채 고개를 한쪽으로 축 늘어뜨린 채다. 당신은 즉시 친구를 돌아보면서 말한다. 「조용히, 제시카가 자고 있어.」 그런데 당신은 어떻게 알았을까? 1초도 안 되는 시간에 당신은 제시카가 어떤 상태인지, 전혀 의심 없이 판단을 내린다. 왜 제시카가 혼수상태, 또는 심하면 사망한 상태라는 생각은 하지 않는 것일까?

자명한 잠

제시카가 잠을 자고 있다는 번개처럼 빠른 판단은 옳을 가능성이 높다. 그리고 실수로 주변의 무언가를 건드려서 소리를 내어 그녀를 깨움으로써 자고 있었다는 것을 확인할 수도 있다. 시간이 흐를수록,

우리는 남이 자고 있음을 시사하는 많은 징후들을 알아보는 데 놀라울 만치 능숙해진다. 이 징후들이 너무나 믿을 만하기에, 현재 과학자들은 인간과 다른 종들에게서 잠들어 있음을 시사하는 관찰 가능한 특징들의 집합이 있다고 본다.

제시카의 모습은 이 단서들을 거의 다 보여 준다. 첫째, 자는 동물은 전형적인 자세를 취한다. 육상 동물에게서는 이 자세가 수평일 때가 많다. 제시카가 소파에 누워 있는 것처럼 말이다. 둘째, 이와 관련된 징후이기도 한데, 자는 동물은 근육이 축 늘어져 있다. 그중에서도 자세를 유지하는(중력에 맞서서) 골격근의 이완 상태가 가장 두드러진다. 골격근은 몸이 바닥으로 무너져 내리지 않게 곧추 세우는 근육이다. 이 근육들의 긴장이 풀리고 깊은 잠에 빠져들면, 몸은 축 가라앉는다. 잠자는 동물은 속에서 무엇이 지탱하든 간에 축 늘어질 것이다. 제시카의 축 늘어진 머리가 그렇다는 것을 잘 보여 준다. 셋째, 자고 있는 동물은 의사소통이나 반응을 하는 기미를 전혀 보이지 않는다. 당신이 방에 들어왔을 때, 제시카는 깨어 있을 때 으레 하는 식으로 당신을 쳐다보는 행동을 전혀 하지 않았다. 잠을 정의하는 네 번째 특징은 쉽게 깨어날 수 있다는 것이다. 그 점에서 혼수상태, 마취, 겨울잠, 죽음과 다르다. 당신이 방의 물건을 건드려서 소리가 나자, 제시카가 깨어나는 것이 그렇다. 다섯째, 앞장에서 살펴보았듯이, 잠은 뇌의 시교차상핵 조율기에서 나오는 하루 주기 리듬에 맞추어서 24시간 간격으로 충실하게 진행되는 패턴을 따른다. 사람은 주행성이므로, 낮에 깨어 있고 밤에 자는 쪽을 선호한다.

이제 좀 다른 질문을 해보자. 우리는 자신이 잠을 잤다는 것을 어떻게 알까? 우리는 남의 잠보다는 자신의 잠에 대해 이 자기 평가를 훨씬 더 많이 한다. 매일 아침, 다행스럽게도 우리는 자신이 잠을 잤음을 알고서 깨어 있는 세계로 돌아온다.* 수면의 이 자기 평가는 아주 예민해서 한 단계 더 나아가 잠을 잘 잤는지 못 잤는지까지도 파악할 수 있다. 이는 수면을 측정하는 또 한 가지 방식이다. 남의 수면을 판단하는 데 쓰는 징후들과 다른 일인칭 현상학적 평가다.

여기서도 잠잤다는 설득력 있는 결론을 제공하는 보편적인 지표들이 있다. 사실은 두 가지다. 첫째는 외부 인식의 상실이다. 바깥 세계를 지각하는 일을 멈춘다는 뜻이다. 우리는 더 이상 주변 세계를 의식하지 못한다. 적어도 겉으로는 그렇다. 사실 우리 귀는 여전히 〈듣고〉 있다. 우리 눈은 비록 감겨 있긴 하지만, 여전히 〈볼〉 수 있다. 코(후각), 혀(미각), 피부(촉각) 등 다른 감각 기관들도 마찬가지다.

이 모든 신호들은 여전히 뇌의 중심으로 밀려들어 가지만, 우리가 잠을 자고 있을 때는 이곳의 감각 정보들이 모이는 구역에서 차단이 된다. 그 신호들은 시상thalamus이라는 구조물에 설치된 지각 장벽을 통해 차단된다. 시상은 레몬보다 조금 작은 매끄러운 달걀 모양의 기관으로써, 뇌의 감각 관문이다. 즉 어느 감각 신호를 문 안으로 들여보낼지 말지를 결정한다. 통과하는 특권을 얻은 신호는 뇌 겉쪽에 있는 피질로 보내진다. 그러면 우리 의식이 지각하게 된다. 시상은 건강한 잠이 시작될 때 관문을 닫아 잠금으로써, 그 신호들이 피질로

---

* 특정한 유형의 불면증을 앓고 있는 이들은 밤에 자신이 자고 있었는지 깨어 있었는지를 정확히 파악할 수가 없다. 이 〈수면 착각sleep misperception〉 때문에, 그들은 자신이 오래 제대로 잠을 자고 있었음에도 아니라고 생각한다. 이 증상은 뒤에서 다시 다루기로 하자.

가지 못하게 막아서 뇌에 감각 상실 상태를 일으킨다. 그 결과로 우리는 외부 감각 기관으로부터 전송되는 정보를 더 이상 의식할 수 없다. 이 순간에 우리 뇌는 주변의 바깥 세계와 깨어 있는 상태에서 접촉하고 있지 않다. 다시 말해, 우리는 자고 있다.

잠을 잤는지를 스스로 알아서 판단하게끔 하는 두 번째 특징은 두 가지 상반되는 방식으로 경험하는 시간 왜곡 감각이다. 가장 명백히 드러나는 차원에서 볼 때, 우리는 잠을 잘 때 시간 감각을 의식하지 못한다. 시계가 없는 상태에 해당한다. 지난번 비행기에서 잠이 들었던 때를 생각해 보라. 깨어날 때, 아마 당신은 얼마나 오래 잠을 잤는지 알기 위해 시계를 볼 것이다. 왜 그럴까? 잠을 자는 동안에는 명시적으로 시간을 지켜보는 기능을 상실한 듯이 보이기 때문이다. 깨어나서 되새겨 볼 때 잠을 잤다는 확신을 심어 주는 것은 바로 이 시간이 비었다는 느낌이다.

잠을 자는 동안 시간을 의식적으로 지켜보는 능력은 사라지지만, 뇌는 무의식 수준에서는 믿어지지 않을 만치 정확하게 시간을 계속 재고 있다. 누구나 한번쯤 다음 날 아침 특정한 시각에 깨어나야 했던 적이 있었을 것이다. 이른 아침에 비행기를 타야 했을 수도 있다. 잠자리에 들기 전에, 부지런히 자명종을 오전 6시 정각에 맞추었을 것이다. 그런데 마치 기적처럼 아무런 도움도 받지 않은 상태에서, 자명종이 울리기 직전인 오전 5시 58분에 눈이 떠졌다. 그럴 때 우리 뇌는 잠을 자는 동안 놀라울 만치 정확하게 시간을 잴 수 있는 듯이 보인다. 뇌 안에서 일어나는 많은 활동들이 그렇듯이, 잠을 자는 동안 이렇게 정확하게 시간을 파악하는 활동도 우리가 명시적으로 접근할 수 있는 것이 아니다. 모두 의식의 레이더 밑에서 날다가, 필요할 때에만 올라올 뿐이다.

여기서 언급할 가치가 있는 시간 왜곡 현상이 하나 있다. 잠 자체를 넘어서, 꿈속에서의 시간 확장time dilation이다. 시간은 꿈속에서는 그다지 들어맞지 않는다. 길게 늘어질 때가 아주 많다. 지난번에 꿈에서 깨어나, 자명종의 다시 알림 단추snooze*를 눌렀을 때를 생각해 보자. 관대하게도, 당신은 자신에게 5분 동안 달콤한 잠을 더 잘 수 있도록 허용한다. 당신은 곧바로 꿈으로 돌아간다. 5분을 더 기다린 뒤, 당신의 자명종은 믿음직하게 다시 울리지만, 당신에게는 그렇게 느껴지지 않는다. 실제 시간인 그 5분 동안, 당신은 1시간, 또는 그 이상 꿈을 꾸고 있었던 양 느낄 수도 있다. 꿈을 꾸지 않는 수면 단계, 즉 시간 관념을 모조리 잃는 단계와 달리, 꿈속에서는 시간 감각을 계속 지니고 있다. 그저 그리 정확하지가 않을 뿐이다. 꿈꾸는 시간은 실제 시간에 비해 더 길게 오래 늘어날 때가 더 많다.

비록 그런 시간 확장이 왜 일어나는지 아직 완전히 밝혀지지는 않았지만, 최근에 쥐들의 뇌세포 활동을 기록한 실험들을 통해서 감질나는 단서들을 얻었다. 연구진은 쥐들이 미로를 돌아다닐 수 있도록 놔두었다. 쥐들이 미로의 공간 배치를 학습할 때, 뇌세포가 발화하는 특유의 신호 전달 양상을 기록했다. 연구진은 그 뒤에 쥐들이 잠이 들었을 때에도 이 기억 각인 세포들의 활성을 계속 기록했다. 그들은 사람이 주로 꿈을 꾸는 단계인 렘REM: Rapid Eye Movement 수면을 포함하여 잠을 자는 각 단계별로 뇌 활동을 계속 기록했다.

---

* 일정한 시각 뒤에 다시 울리도록 하는 단추 —— 옮긴이주.

첫 번째로 얻은 놀라운 결과는 쥐들이 미로를 학습할 때 나타났던 뇌세포의 독특한 발화 양상이 잠을 자는 동안 되풀이해서 나타났다는 것이다. 즉 생쥐가 코를 골 때, 기억은 뇌세포 활성 수준에서 〈재연되고〉 있었다. 두 번째로 얻은 더욱 놀라운 발견은 재연 속도였다. 렘수면 때, 기억은 훨씬 느리게 재연되고 있었다. 쥐들이 깨어서 미로를 학습하고 있을 때 측정한 속도의 겨우 절반에서 4분의 1에 불과했다. 낮의 사건들이 이렇게 느리게 신경을 통해 재연된다는 것은 사람이 렘수면 때 시간을 느리게 경험하는 이유를 설명해 주는 지금까지 나온 최고의 증거다. 신경 시간의 이 극적인 감속이야말로 자명종이 말하는 것보다 꿈속의 삶이 훨씬 더 오래 이어진다고 우리가 믿는 이유일 수도 있다.

한 아기의 폭로 — 잠의 두 유형

비록 우리 모두는 누군가가 잠을 자고 있는지 또는 자신이 잠을 잤는지 나름대로 판단을 내리지만, 수면을 확고하게 과학적으로 검증하려면 세 가지 영역에서 생기는 신호들을 전극을 써서 기록해야 한다. (1) 뇌파 활성, (2) 눈 운동 활성, (3) 근육 활성이다. 이 신호들을 한꺼번에 묶어서 〈수면 다원 검사 PSG: polysomnography〉라는 포괄적인 용어를 쓴다. 영어 용어는 여러 신호 poly로 이루어진 수면 somnus 정보 판독 graph이라는 뜻이다.

2장에서 말한 매머드 동굴 실험으로 유명한 시카고 대학교의 너새니얼 클라이트먼 교수와 유진 애서린스키 Eugene Aserinsky(당시 대학원생)는 1952년 이 측정 집합을 써서 수면 연구 분야에서 가장 중요한 발견이라고 할 만한 것을 해냈다.

애서린스키는 사람의 아기가 낮과 밤에 잠을 잘 때의 눈 운동 양상을 꼼꼼하게 기록했다. 그는 잠잘 때 눈이 눈꺼풀 밑에서 좌우로 빠르게 움직이는 시기가 있다는 것을 알아차렸다. 게다가 이 수면 단계에서는 언제나 뚜렷하게 활동적인 뇌파가 나타났다. 깨어 있는 뇌에서 관찰되는 것과 거의 똑같았다. 이 가장 활동적인 수면 단계들 사이에는 눈이 움직이지 않고 가만히 있는 더 긴 수면 단계가 있었다. 이 잠잠한 단계에서는 뇌파도 차분해져서 느리게 위아래로 흔들리곤 했다.

그것만으로도 충분히 기이하지 않다는 양, 애서린스키는 잠의 이 두 단계(눈 운동이 일어나는 잠, 눈 운동이 없는 잠)가 잠자는 내내 꽤 규칙적으로 되풀이되어 나타난다는 것을 관찰했다.

그의 스승인 클라이트먼은 교수 특유의 전형적인 회의론을 펼쳤다. 타당하다고 받아들이기 전에 그 결과를 재현해 보고 싶어 했다. 그는 가장 가까우면서 가장 아끼는 이들을 실험에 참여시키려는 성향이 있었는데, 이번에는 자신의 아기인 딸 이스터를 실험 대상자로 삼았다. 같은 결과가 나왔다. 그 순간 클라이트먼과 애서린스키는 자신들이 심오한 발견을 했음을 깨달았다. 사람은 그냥 잠을 자는 것이 아니라, 두 전혀 다른 유형의 잠을 번갈아 잔다는 발견이었다. 그들은 각각의 잠을 정의하는 특징인 눈 운동을 토대로 두 유형에 이름을 붙였다. 빠르지 않은 눈 운동, 즉 비렘NREM: Non-Rapid Eye Movement 수면과 빠른 눈 운동, 즉 렘수면이었다.

당시 클라이트먼의 또 다른 대학원생이었던 윌리엄 디멘트William Dement의 도움을 받아서 클라이트먼과 애서린스키는 뇌 활성이 깨어 있을 때와 거의 똑같은 렘수면이 우리가 꿈이라고 부르는 경험과 밀접한 관계가 있음을 보여 주었다. 그래서 때로 꿈 수면dream sleep이라고도 한다.

그 뒤로 비렘수면은 더 세분되었고, 지금은 네 단계로 나누고 있다. 잠이 깊어지는 정도에 따라서 1~4단계라는 창의성이라고는 없는 이름이 붙여졌다(혹시라도 오해할까 덧붙이자면, 우리 수면 연구자들은 매우 창의적인 부류에 속한다). 따라서 비렘수면 중 3단계와 4단계가 가장 깊이 잠드는 때다. 〈깊이〉는 비렘 1~2단계에 비해, 3~4단계가 깨우기가 더 어렵다는 것으로 정의된다.

수면 주기

이스터의 잠이 알려 준 이래로, 여러 해에 걸쳐 연구자들은 잠의 두 단계 — 비렘과 렘 — 가 밤새도록 뇌의 주도권을 차지하기 위해 밀고 당기는 씨름을 반복한다는 것을 밝혀냈다. 양쪽이 대뇌를 차지하기 위해 벌이는 전쟁은 90분마다 승패가 뒤집어졌다.* 처음에는 비렘수면이 지배했다가 렘수면이 탈환하는 식이었다. 전투가 끝나자마자 새 전투가 시작되면서 90분마다 반복되었다. 밤새도록 이어

---

* 비렘-렘수면 주기의 길이는 종마다 다르다. 대부분은 사람보다 주기가 더 짧다. 주기의 길이가 어떤 기능을 하는지는 잠의 또 다른 수수께끼다. 현재로서는 비렘-렘수면 주기의 가장 나은 예측 지표는 뇌줄기의 굵기다. 뇌줄기가 더 굵은 종일수록 주기가 더 길다.

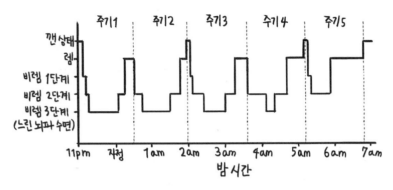

그림 8 잠의 구조

지면서 오락가락하는 이 놀라운 흐름을 추적하니, 수면이 그림 8에 나온 것 같은 매우 아름다운 순환 구조를 이루고 있음이 드러났다.

세로축에는 서로 다른 뇌 상태를 표시했다. 맨 위가 각성 상태, 그 아래로 렘수면, 비렘수면의 1~4단계가 이어진다. 가로축에는 밤 시간을 표시했다. 맨 왼쪽의 오후 약 11시에서 시작하여 오른쪽의 오전 7시까지 이어진다. 이 그래프를 수면 그래프hypnogram라고 한다.

내가 90분 주기를 보여 주는 수직 점선을 긋지 않았다면, 90분 단위로 규칙적으로 반복되는 양상을 알아볼 수 없었을 것이라는 반론이 나올 수도 있겠다. 적어도 내가 위에 묘사한 내용만으로는 알아보지 못했을 것이다. 원인은 잠의 또 한 가지 특징 때문이다. 수면 단계들의 그래프가 한쪽으로 치우쳐 있다는 점이다. 우리가 밤새도록 90분마다 엎치락뒤치락하면서 비렘수면과 렘수면을 오간다는 것은 사실이지만, 각각의 90분 주기 내에서 비렘수면과 렘수면의 비율은 밤이 흐르는 동안 크게 달라진다. 위 그림의 주기 1에서 보듯이, 밤의 전반기에는 90분 주기 내에서 깊이 잠드는 비렘수면이 대부분을 차지하고 렘수면의 비율은 아주 적다. 하지만 밤의 후반기로 옮겨갈수록, 이 시소의 균형점은 옮겨진다. 렘수면이 대부분을 차지하고, 깊이 잠드는 비렘수면의 비율은 얼마 안 된다. 주기 5는 이 렘수면이 주류를 차지하는 완벽한 사례다.

대자연은 왜 이 기이하면서 복잡하게 수면 단계들이 펼쳐지도록 하는 방정식을 고안한 것일까? 비렘수면과 렘수면의 주기는 왜 되풀이되는 것일까? 필요한 비렘수면이 먼저 죽 이어진 뒤, 후반기에는 렘수면이 죽 이어지도록 하면 안 되었을까? 아니면 정반대로 하면? 처음에는 달걀의 대부분을 한쪽 바구니에 담았다가 밤이 깊을수록 다른 바구니 쪽으로 불균형적으로 더 많이 옮겨 담는 대신에, 양쪽 바구니에 똑같은 양으로 담는 식으로 모든 주기 내에서 양쪽 수면의 비율을 동일하게 유지하지 않는 이유는 무엇일까? 어떤 동물이 밤의 어느 시점에만 쪽잠을 자게 된다면, 너무 위험한 도박이 될 텐데? 그렇게 변동하는 이유는 무엇일까? 그렇게 복잡하게 얽힌 체계를 고안하여 생물학적으로 실행한다는 것은 진화적으로 볼 때 지쳐 떨어질 만치 힘든 일인 양 들린다.

우리(그리고 다른 모든 포유류와 조류)의 수면 주기가 이렇게 반복되면서도 극도로 비대칭인 양상을 띠는 이유가 무엇인지, 과학자마다 견해가 다르다. 그리고 수많은 이론이 나와 있다. 나는 비렘수면과 렘수면의 불균등하게 오락가락하는 상호 작용이 밤에 우리 신경 회로를 우아하게 재편하고 갱신하는 데 필요하고, 그렇게 함으로써 뇌 안의 한정된 저장 공간을 관리하기 위함이라는 이론을 내놓은 바 있다. 기억 구조 내에서 한정된 수의 뉴런들과 연결들을 통해 저장 용량이 정해져 있기에, 우리 뇌는 기존 정보의 보유와 새 정보를 위한 충분한 공간 확보 사이에서 절묘한 〈균형점 sweet spot〉을 찾아야 한다. 이 저장 방정식의 해를 구하려면, 어느 기억이 새롭고 두드러진 것이고, 어느 기억이 이미 있는 기억과 겹치거나 중복되거나 더 이상 필요 없는 것인지를 파악해야 한다.

6장에서 살펴보겠지만, 처음 잠들었을 때 수면 시간의 대부분을 차지하는 깊은 비렘수면의 한 가지 핵심 기능은 불필요한 신경 연결을 솎아 내고 제거하는 것이다. 대조적으로, 나중에 수면 시간의 대부분을 차지하게 되는 렘수면이라는 꿈꾸는 단계는 이 연결을 강화하는 역할을 한다.

이 둘을 결합하면, 적어도 우리는 왜 두 종류의 수면이 주기적으로 나타나며, 왜 초반에는 비렘수면이 우세하고 후반에는 렘수면이 주도권을 쥐는지를 경제적으로 설명해 줄 이론을 적어도 하나 갖게 된다. 점토를 빚어서 조각상을 하나 만든다고 하자. 먼저 아주 많은 재료를 돌림판 위에 올려놓는다(밤마다 잠이 들 때 새롭거나 오래된, 저장된 자전적 기억들의 덩어리 전체가 올라온다). 우선 남는 재료를 한 움큼씩 떼어 낸다(길게 이어지는 비렘수면). 그런 뒤 잠시 집중적으로 몇몇 부위를 세부적으로 다듬는다(짧은 렘수면). 첫 단계를 마치면, 두 번째로 깊숙이 손을 넣어서 한 움큼씩 떼어 내는 작업이 진행되고(다시 긴 비렘수면 단계), 이어서 좀더 세부적으로 다듬음으로써 군데군데 세밀하게 형태가 빚어진다(좀더 긴 렘수면). 이런 작업 주기를 몇 차례 되풀이하면서, 조각의 균형점을 서서히 옮긴다. 원래 재료 덩어리였던 것에서 이제 모든 핵심 특징들을 다 빚어냈다.

중요한 점토만이 남아 있으므로, 조각가의 작업과 필요한 도구는 남아 있는 점토의 형상을 다듬고 특징들을 더 돋보이게 하는 쪽으로 옮겨 가야 한다(렘수면의 기능이 주로 필요하고, 비렘수면이 할 일은 거의 없다).

이런 식으로 잠은 우리의 기억 저장 문제를 우아하게 관리하고 해결하는 것인지 모른다. 처음에는 비렘수면의 전반적으로 삭제하는 힘이 주도를 하고, 나중에 렘수면의 새기는 손길이 뒤섞이고 서로 연결하고 세부적으로 덧붙이면서다. 인생 경험이 계속 변화하기에 우리의 기억 목록도 끝없이 갱신되어야 하므로, 저장된 경험이라는 자전적 조각상도 결코 완성되지 못한다. 그래서 뇌는 늘 새롭게 다시 잠을 잘 필요가 있다. 매일 밤 다양한 수면 단계들이 전날의 사건들을 토대로 우리 기억망을 자동적으로 갱신할 수 있도록 말이다. 비렘수면과 렘수면이 주기성을 띠고, 잠자는 동안 둘의 비율이 변하는 이유를 이것으로 설명할 수 있다(물론 다른 식으로도 얼마든지 설명할 수 있을 것이라고 본다).

잠잘 때 처음에는 비렘수면이 주도하고 아침이 가까워질 무렵에는 렘수면이 주도하는 이 수면 양상에는 한 가지 위험이 도사리고 있다. 대개 사람들이 거의 알아차리지 못하는 것이다. 오늘밤 자정에 당신이 잠자리에 든다고 하자. 하지만 꼬박 여덟 시간을 자고서 오전 8시에 일어나는 대신에, 당신은 아침 일찍 열릴 회의 때문이거나 아침 일찍 연습을 하자고 한 코치 때문에 오전 6시에 깨야 한다. 그러면 잠을 몇 퍼센트 덜 잔 것일까? 논리적으로 보면 25퍼센트다. 오전 6시에 일어났으니, 정상적으로 잘 때인 여덟 시간보다 두 시간이 줄었으니까. 하지만 그 답이 전적으로 옳은 것은 아니다. 우리 뇌는 필요한 렘수면의 대부분을 수면 시간의 끝부분, 즉 아침이 가까워질 무렵에 배치하기 때문에, 수면 시간으로 따지면 25퍼센트를 잃었지만 렘수면을 보면 60~90퍼센트를 잃게 된다. 그 손실은 두 방향으로 작용한다. 오전 8시에 일어나긴 하지만 오전 2시까지 잠자리에 들지 않는다면, 깊은 비렘수면의 상당 부분을 잃는다. 탄수화물만 먹고 단백질을 먹지 않음으로써 영양실조가 일어나는 불균형적인 식단과 비슷하게, 비렘수면이나 렘수면 — 비록 방식이 다르긴 하지만 둘 다 뇌와 몸의 기능에 중요한 역할을 하는 — 의 부족이 뇌에 일으키는 단기적인 변화는 몸과 마음의 건강에 다방면으로 해를 끼친다. 그 이야기는 뒤의 장들에서 자세히 다룰 것이다. 잠에 관한 한, 초를 양쪽 끝에서 — 아니 한쪽 끝에서조차 — 태움으로써 잠을 없애는 일 같은 것은 불가능하다.

우리 뇌는 어떻게 잠을 생성할까

오늘 저녁 UC 버클리에 있는 내 수면 연구실로 독자를 모셔와서 머리와 얼굴에 전극을 붙인 뒤 잠을 자게 한다면, 독자의 수면 뇌파는 어떤 모양일까? 이 뇌 활성 양상은 독자가 지금 깨어 있는 상태에서 이 문장을 읽고 있을 때의 뇌파와 어떻게 다를까? 뇌의 이 전기 활성 상태 변화로 우리가 의식을 지닌 상태(깨어 있음), 의식이 없는 상태(비렘수면), 망상적인 의식을 지닌, 즉 꿈꾸는 상태(렘수면)에 있는지를 어떻게 설명할 수 있는 것일까?

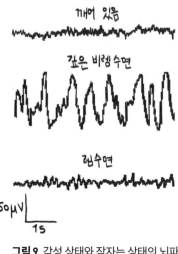

깨어 있음

깊은 비렘 수면

렘수면

50μV

1초

그림 9 각성 상태와 잠자는 상태의 뇌파

독자가 건강한 젊은/중년의 성인이라고 가정할 때(유년기, 노령, 질병과 수면의 관계는 좀더 뒤에서 살펴본다), 독자의 뇌에서 기록하게 될 세 종류의 전기 활성이 그림 9의 세 곡선에 나와 있다. 각 곡선은 (1) 깬 상태, (2) 깊은 비렘수면, (3) 렘수면이라는 세 상태의 뇌파 활성을 30초 동안 기록한 것이다.

잠들기 전, 깨어 있는 상태의 뇌는 마구 활동한다. 즉 북을 아주 빠르게 치는 것처럼 1초에 서른 번에서 마흔 번쯤 뇌파가 오르내린다는 뜻이다. 이를 〈속파 fast frequency〉 뇌 활성이라고 한다. 게다가 이 뇌파에는 신뢰할 만한 패턴을 전혀 찾을 수 없다. 즉 박자가 빠를 뿐 아니라, 불규칙하다. 박자를 따라하면서 그 박자를 토대로 다음 몇 초 동안 뇌 활성이 어떻게 이어질지 예측해보라고 하면, 결코 예측할 수 없을 것이다. 뇌파는 사실 비동기적 asynchronous이다. 즉 박자에서 알아볼 수 있는 리듬을 전혀 찾을 수 없다. 설령 내가 뇌파를 소리로 바꾼다고 해도(우리 연구실에서 수면의 음성화sonification 과제를 하면서 시도한 적이 있는데, 섬뜩하게 들린다), 거기에 맞추어서 춤을 추기가 불가능함을 알아차릴 것이다. 바로 이 속파인 혼란스러운 뇌파 활성이 완전히 깨어 있음을 말해 주는 전기적 증표다.

독자는 깨어 있을 때 뇌파 활성이 전반적으로 멋지게 일관성을 띠고 고도의 동기성을 보여 줄 것이라고 예상했을지도 모르겠다. 깨어 있는 의식 상태에서 (대체로) 논리적인 사고들로 이루어지는 질서 있는 양상에 들어맞는 방식으로 말이다. 이 자가당착적인 혼란스러운 전기 활성은 깨어 있는 뇌의 각 부위가 각기 다른 시점에 서로 다른 정보를 서로 다른 방식으로 처리한다는 사실로 설명할 수 있다. 각 뇌 영역에서 생성되는 뇌파들이 한데 모임으로써 머리에 붙인 전극들을 통해 뒤죽박죽인 활성 패턴처럼 기록된다.

이를 관중 수천 명이 들어찬 커다란 축구장에 비유해 보자. 경기장 한가운데에 마이크가 공중에 매달려 있다. 경기장의 관중 한 사람은 뇌세포 하나에 해당하며, 각자는 경기장의 서로 다른 곳에 앉아 있다. 뇌세포들이 뇌의 각 영역들에 나뉘어 있듯이. 마이크는 미리 위쪽에 붙인 전극, 즉 기록 장치다.

경기가 시작되기 전, 경기장의 모든 사람들은 서로 다른 시간에 서로 다른 이야기를 하고 있다. 그들은 같은 이야기를 동시에 하고 있지 않다. 대신에 탈동기화한 상태에서 저마다 다른 이야기를 한다. 그 결과, 우리가 머리 위 마이크를 통해서 듣는 종합된 말소리는 또렷하게 통일된 목소리가 아니라 혼란 자체다.

내 연구실에서 하듯이 실험 대상자의 머리에 전극을 붙이면, 서로 다른 위치에서 서로 다른 순간에 서로 다른 정보 흐름(소리, 장면, 냄새, 촉감, 감정)을 처리하는 피부 밑에 있는 모든 뉴런들의 활성을 종합적으로 측정하게 된다. 그런 다양한 정보들이 처리되고 있으니, 뇌파가 아주 빠르고 마구 요동치고 혼란스러워 보인다.

우리 수면 연구실에서 불을 끄고 잠을 청하면, 아마 몇 차례 몸을 뒤척거리다가 곧 깨어 있는 상태라는 해안에서 수면이라는 물로 들어가게 될 것이다. 먼저 당신은 가벼운 비렘수면이라는 얕은 물로 들어간다. 1단계와 2단계다. 이어서 비렘수면의 3단계와 4단계라는 더 깊은 물로 들어갈 것이다. 이 단계들을 뭉뚱그려서 〈서파 수면slow-wave sleep〉이라고 한다. 그림 9의 뇌파 패턴으로 다시 돌아가서, 가운데 곡선을 보자. 이제 그런 곡선이 나타나는 이유를 이해할 수 있다. 깊은 서파 수면 때에는 뇌파 활성의 상하 운동 속도가 대폭 낮아진다. 아마 진동이 1초에 겨우 2~4회에 불과할 것이다. 깨어 있을 때 마구 날뛰는 뇌파 활성에 비해 속도가 10분의 1에 불과하다.

비렘수면의 서파는 깨어 있을 때의 뇌파 활성에 비해 뚜렷할 뿐 아니라, 훨씬 더 동기화가 되어 있고 믿고 예측할 만한 양상을 띤다. 사실 아주 믿을만 해서, 앞서 기록된 파동을 토대로 다음 몇 마디에 걸친 비렘수면의 전기 활성 노래가 어떻게 될지 충분히 예측할 수 있다. 비렘수면의 깊은 리듬 활성을 소리로 바꾸어서 아침에 들려준다면(수면 음성화 연구 과제 때 실험 대상자들에게 했던 대로), 그 리듬을 간파하고 느릿느릿 뛰는 박자에 맞추어 부드럽게 몸을 흔들면서 박자를 따라갈 수 있을 것이다.

하지만 깊은 수면 뇌파의 맥박을 들으면서 그에 맞추어 몸을 흔들다 보면, 또 한 가지 뚜렷이 드러나는 것이 있다. 서파 리듬에 이따금 새로운 소리가 겹쳐지곤 한다는 것이다. 짧게 몇 초 동안 지속되곤 하지만, 언제나 서파 주기의 센박이 칠 때 나타난다. 힌두어나 스페인어 같은 몇몇 언어에서 강하게 르르르 굴리는 소리나 고양이가 기뻐서 그르렁거리는 소리와 그리 다르지 않은 빠르게 떨어대는 소리처럼 들린다.

당신이 듣고 있는 것은 수면 방추sleep spindle라는 것이다. 개별 서파 파동이 끝날 때 장식처럼 달라붙곤 하는 불쑥 힘차게 치솟는 뇌파 활성이다. 수면 방추는 비렘수면의 깊은 단계와 더 가벼운 단계에서 모두 나타나며, 깊은 수면의 느리면서 강력한 뇌파가 부상하여 주류가 되기 전에도 나타난다. 수면 방추는 여러 가지 기능을 하는데, 그중 하나는 야간 보초병처럼 외부 소음을 못 듣게 뇌를 가림으로써 잠을 보호하는 것이다. 수면 방추가 더 강하고 잦을수록, 본래 깨웠을 수도 있는 바깥 소음에도 더 잘 잔다.

깊은 잠의 서파로 다시 돌아가자. 우리는 서파의 기원 지점과 어떻게 서파가 뇌 표면 전체로 퍼지는지에 관해 흥미로운 점도 발견했다. 손가락을 두 눈 사이, 콧등 바로 위에 갖다대자. 이제 이마를 향해 5센티미터 위로 죽 밀어올리자. 거기가 바로 오늘밤 당신이 잠이 들 때, 깊은 잠 뇌파의 대부분이 생성되는 곳이다. 전두엽 한가운데다. 우리의 깊은, 서파 수면의 대부분이 그 진앙, 즉 열점에서 뿜어진다. 하지만 깊은 잠의 파동은 완벽한 원을 그리면서 퍼져 나가는 것이 아니다. 대신에 깊은 잠 뇌파는 거의 다 한 방향으로 나아갈 것이다. 뇌 앞쪽에서 뒤쪽으로다. 스피커에서 나오는 음파처럼, 스피커에서 바

같으로, 주로 한 방향으로 나아간다(스피커 뒤쪽보다 앞쪽에서 언제나 더 크게 들린다). 그리고 스피커가 아주 넓게 소리를 전파하듯이, 오늘밤 당신이 생성하는 서파는 되튀거나 돌아오는 일 없이, 뇌의 뒤쪽으로 죽 나아가면서 서서히 퍼질 것이다.

1950~1960년대에 이 느린 뇌파를 측정하기 시작한 과학자들은 한 가지 가정을 했는데, 수긍이 갈 만한 것이었다. 이 여유로운, 게을러 보이기까지 하는 느린 뇌파 전기 활성이 뇌가 빈둥거린다는, 심지어 휴면 상태에 있음을 뜻한다는 것이었다. 비렘수면의 가장 깊고 가장 느린 뇌파가 마취된 환자들, 심지어 특정한 유형의 혼수 상태에 빠진 이들에게서 보는 뇌파와 비슷할 수 있다는 점을 생각하면, 그렇게 가정하는 것이 합리적이었다. 하지만 이 가정은 대단히 잘못된 것이었다. 진실과 너무나 거리가 멀었다. 깊은 비렘수면 때 실제로 경험하는 것은 우리가 아는 한 신경들의 협동을 가장 장엄하게 보여 주는 사례에 속한다. 경이로운 자기 조직화를 통해서, 수많은 뇌세포들이 모두 하나가 되어 동시에 〈노래하기로〉, 즉 발화하기로 결정한 사례다. 밤에 우리 연구실에서 이 경이로운 신경 동조 현상을 지켜볼 때마다, 나는 겸허해진다. 잠은 진정으로 경이롭다.

축구장 위에 매달린 마이크라는 비유로 돌아가서, 잠의 경기가 지금 펼쳐진다고 생각하자. 군중 — 무수한 뇌세포들 — 은 경기가 시작되기 전(깨어 있는 상태)에는 저마다 떠들어 대고 있었는데, 이제 통일된 상태(깊은 잠)로 넘어갔다. 각자의 목소리는 하나가 되어 일종의 주문 같은 영창이 된다. 깊은 비렘수면의 영창이다. 갑자기 그들은 열광적으로 소리를 내지름으로써, 뇌파 활성 그래프에서 삐죽 솟아오르는 지점을 만든 뒤, 몇 초 동안 침묵함으로써 파동 그래프에서 길게 끄는 깊은 골을 만든다. 경기장 마이크로부터 군중이 한순간 또렷하게 내지르는 함성이 들렸다가, 길게 숨을 고르는 시간이 이어진다. 깊은 비렘수면 서파의 리듬감 있는 환희에 찬 영창이 실제로 고도로 활동적이고 세심하게 조율된 통일된 대뇌 상태임을 깨닫자, 과학자들은 깊은 잠이 겨울잠이나 인사불성 상태에 가까운 것이라는 엉성한 개념들을 버릴 수밖에 없었다.

매일 밤 우리 뇌 표면 전체로 수백 번 잔물결을 일으키는 이 놀라운 전기적 조화를 이해하고 나면, 잠을 잘 때 외부를 의식하지 못하게 되는 이유도 얼마간 설명할 수 있게 된다. 그 과정은 뇌의 표면 밑, 시상 안에서 시작된다. 우리가 잠이 들 때, 시상 — 뇌 한가운데 깊숙이 자리한 감각 관문 — 이 지각 신호(청각, 시각, 촉각 등)가 뇌의 꼭대기, 즉 피질로 가지 못하게 차단한다는 점을 떠올리자. 바깥 세계와 연결된 지각이 끊김으로써, 우리는 의식 감각을 잃게 되고(왜 깊은 비렘수면 때 꿈을 꾸지 않고, 시간을 계속 지켜볼 수도 없는지를 설명해 준다), 피질은 〈긴장을 풀고〉 기본 자동 양식으로 돌아갈 수 있게 된다. 이 기본 양식이 바로 우리가 깊은 서파 수면이라고 부르는 것이다. 활동적이고 차분한 한편으로, 고도로 동기화한 뇌 활성 상태다. 밤에 대뇌가 명상에 잠겨 있는 상태와 거의 비슷하다. 비록 깨어 있으면서 명상할 때의 뇌파 활성과 전혀 다르긴 하지만 말이다.

깊은 비렘수면의 이 주술에 빠진 듯한 상태는 우리 뇌와 몸이 잠으로부터 받는 정신적 및 신체적 혜택들 가운데 진정한 선물일 수 있다. 이 선물은 6장에서 자세히 다룰 것이다. 하지만 이 자리에서는 뇌가 받는 혜택 중 하나 — 기억의 절약 — 를 더 언급할 필요가 있다. 깊고 느린 뇌파가 무엇을 할 수 있는지를 말해 주는 우아한 사례가 되기 때문이다.

자동차를 장시간 몰다가 어느 순간, 당신이 듣고 있던 FM 라디오 방송의 수신 감도가 떨어지기 시작하는 것을 알아차린 적이 있는지? 대조적으로 AM 라디오 방송의 수신 감도는 그대로다. 아마 외진 곳으로 차를 몰고 갔을 때, 새 FM 라디오 방송을 찾으려 하다가 실패한 경험도 있을 것이다. 하지만 AM 방송으로 전환하면, 몇몇 방송 채널이 여전히 들린다. 이유는 FM과 AM의 전송 속도가 다른 것을 비롯하여, 전파 자체의 특성 때문이다. FM은 AM 전파보다 초당 훨씬 더 많이 오르락내리락 하는 더 빠른 주파수의 전파를 쓴다. FM 전파의 한 가지 장점은 더 품질 좋고 더 많은 정보를 전달할 수 있어서, 음질이 더 뛰어나다는 것이다. 하지만 한 가지 커다란 단점도 있다. FM 전파는 단거리만 달릴 수 있는 근육이 우람한 주자처럼, 수증기 속에서 빠르게 소멸한다. AM 방송은 훨씬 더 느린(더 긴) 전파를 쓴다. 깡마른 장거리 주자와 비슷하다. AM 전파는 FM 전파의 근육질에 역동적인 특성을 따라갈 수 없지만, 속도가 느린 덕에 아주 먼 거리까지 덜 약해진 상태로 전달된다. 그래서 장거리 방송은 아주 먼 거리 사이에 통신을 할 수 있는 AM 방송의 느린 전파를 써서 할 수 있다.

우리 뇌가 깨어 있을 때의 빠른 주파수 활동으로부터 깊은 비렘수면의 더 느리고 더 정연한 패턴으로 옮겨갈 때에도, 바로 그런 장거리 통신의 장점을 쓸 수 있게 된다. 깊은 잠을 자는 동안 뇌 전체로 퍼지는 꾸준하면서 느린 동기화한 파동 덕분에 뇌의 먼 영역들 사이에서 의사소통이 가능해질 수 있다. 저장된 서로 다른 경험 기억들을 주고받으면서 협조할 수 있다.

이런 점에서 우리는 비렘수면의 각 서파를 해부학적인 뇌 중추들 사이에 정보 더미를 전달할 수 있는 전령이라고 생각할 수 있다. 이 여행하는 깊은 잠의 뇌파가 주는 한 가지 혜택은 일종의 파일 전송 과정이다. 매일 밤, 깊은 잠의 장거리 뇌파는 취약한 단기 저장 자리로부터 기억 더미(최근 경험들)를 더 영속적인, 따라서 더 안전한 장기 저장 위치로 옮길 것이다. 따라서 우리는 깨어 있을 때의 뇌파 활성이 주로 바깥 감각 세계로부터 정보를 받는 일과 관련된 것인 반면, 깊은 비렘 서파 수면 상태는 내면 회상 상태를 제공한다고 생각할 수 있다. 정보 전달과 기억 추출을 도모하는 상태다.

깨어 있는 상태를 감각의 수용이 지배하고, 비렘수면을 내면 회상이 주도한다면, 렘수면, 즉 꿈꾸는 상태일 때에는 어떤 일이 일어날까? 그림 9로 돌아가서, 전기적인 뇌파 활성의 마지막 형태는 우리 수면 연구실에서 당신이 렘수면에 들어갈 때 관찰할 수 있는 것이다. 자고 있음에도, 이 뇌파 활성은 깊은 비렘 서파 수면(그림의 가운데 곡선)과 닮은 점이 전혀 없다. 오히려 렘수면 뇌파 활성은 깨어 있으면서 주의를 집중하고 있을 때 생기는 뇌파와 거의 똑같다. 그림의 맨 위에 그려진 곡선이다. 사실, 최근의 MRI 연구들을 통해서 깨어 있을 때보다 렘수면 때 30퍼센트까지도 더 활성이 커지는 뇌 영역들이 있다는 것이 드러났다!

이런 이유로 렘수면은 역설수면 paradoxical sleep이라고도 한다. 뇌는 깨어 있는 양 보이는데, 몸은 분명히 자고 있으니까. 단지 전기적인 뇌파 활성만 보고서는 깨어 있는 상태인지 렘수면 상태인지를 분간하기가 불가능할 때도 종종 있다. 렘수면 때에는 다시금 탈동기화 상태에 놓이는 빠른 주파수의 뇌파가 돌아온다. 깊은 비렘수면 때 동기화한 느린 재잘거림으로 하나가 되었던 피질의 수많은 뇌세포들은 뇌 영역마다 서로 다른 시기에 서로 다른 속도로 서로 다른 정보를 미친 듯이 처리하는 상태로 돌아간다. 깨어 있을 때의 전형적인 상태다. 하지만 당신은 깨어 있지 않다. 오히려 당신은 푹 잠들어 있다. 그렇다면 어떤 정보가 처리되고 있는 것일까? 바깥 세계에서 정보가 들어오는 것은 분명히 아닌데?

깨어 있을 때 그렇듯이, 시상의 감각 관문은 렘수면 때에도 다시금 열린다. 하지만 관문의 특성은 달라져 있다. 렘수면 때 피질로 들어올 수 있는 것은 바깥에서 오는 감각 정보가 아니다. 대신에 감정, 동기, (과거와 현재의) 기억 신호들이 뇌의 시각, 청각, 운동 감각 피질이라는 넓은 화면들에서 펼쳐진다. 매일 밤 렘수면은 우리를 얼토당토않은 극장으로 안내한다. 그곳에서는 자전적인 주제들이 고도의 연상 작용을 통해서 기이하게 맺어지는 축제가 벌어진다. 정보 처리 과정을 다룰 때에는 깨어 있는 상태를 주로 수용(주변 세계를 경험하면서 끊임없이 배우는) 과정, 비렘수면을 회상(새로운 사실들과 능력이라는 원료들을 저장하고 강화하는) 과정, 렘수면을 통합(이 원료들을 서로서로 및 과거의 모든 경험과 연관 짓고, 그럼으로써 세상이 어떻게 돌아가는지를 더욱 정확히 기술하는 모형 — 혁신적인 통찰과 문제 해결 능력까지 포함된 — 을 구축하는) 과정이라고 생각하자.

렘수면과 각성 상태의 전기적인 뇌파가 아주 비슷하므로, 당신이 수면실에 누워 있을 때 그 옆 통제실에 있는 나는 당신이 둘 중 어느 쪽을 경험하고 있는지를 어떻게 알 수 있을까? 바로 당신의 몸이 알려 준다. 특히 몸의 근육이 그렇다.

수면 연구실에서 우리는 당신이 침대에 눕기 전에, 전극을 머리뿐 아니라 몸에도 붙인다. 깨어 있을 때에는 설령 잠자리에 누워서 축 늘어져 있다고 해도, 몸의 근육들은 전반적으로 얼마간 긴장 상태tone를 유지하고 있다. 몸에 붙인 전극들을 통해서, 우리는 이 근육들이 지속적으로 내고 있는 웅웅거리는 소리를 들을 수 있다. 비렘수면 단계로 넘어가면, 근육의 긴장 상태 중 일부가 사라지긴 하지만, 상당수는 여전히 남아 있다. 하지만 렘수면 단계로 넘어가면, 인상적인 변화가 나타난다. 꿈꾸는 단계가 시작되기 몇 초 전, 그리고 렘수면이 지속되는 동안, 당신은 완전히 마비된 상태에 놓인다. 몸의 수의근에서는 긴장 상태를 전혀 찾아볼 수 없다. 아예 사라지고 없다. 내가 조용히 방으로 들어와서 당신을 깨우지 않은 채 당신의 몸을 부드럽게 들어 올린다면, 당신은 헝겊 인형처럼 인전히 아래로 축 늘어질 것이다. 불수의근 — 호흡 등 자동적으로 이루어지는 활동을 제어하는 근육 — 은 잠자는 동안에도 계속 작동하면서 생명을 유지한다. 하지만 다른 모든 근육들은 늘어진다.

〈무긴장atonia〉(어느 기관이나 신체 부위에 긴장이 없는 증상을 말하는 일반 용어이지만, 여기서는 근육의 긴장을 가리킨다)이라는 이 특유의 상태는 뇌줄기에서 척수를 따라 죽 전해지는 강력한 작동 불능 신호를 통해 일어난다. 일단 이 상태에 빠지면, 팔의 이두박근과

다리의 사두근처럼, 몸의 자세를 유지하는 일을 하는 근육들은 긴장과 힘을 모두 상실한다. 뇌가 움직이라고 지시를 해도, 더 이상 반응할 수 없을 것이다. 사실상 우리는 렘수면을 통해 자신의 몸에 갇힌 죄수가 된다. 다행히도, 렘수면 주기가 선고한 구금 기간을 채우고 나면, 몸은 렘수면 단계가 끝날 때 구금 상태에서 풀려난다. 꿈꾸는 동안 뇌는 매우 활동적인데 몸은 꼼짝도 못하는 이 놀라운 분리 상태를 보고서, 수면 과학자들은 깨어 있을 때의 뇌파인지 렘수면 상태의 뇌파인지를 쉽게 알아볼 — 따라서 구별할 — 수 있다.

진화는 왜 렘수면 때 근육 활동을 불법화하기로 결정한 것일까? 근육 활동을 없앰으로써 꿈을 꿀 때 몸이 움직이지 않도록 막기 위해서다. 렘수면 때 뇌에서는 운동 명령들이 끊임없이 쏟아지고 있다. 그것이 움직임으로 가득한 꿈을 꾸는 이유이기도 하다. 그래서 현명하게도 대자연은 이 허구적인 움직임들이 현실이 되지 못하게 생리적 구속복을 마련했다. 특히 자기 주변을 의식하지 못하고 있는 상태라는 점을 고려해서다. 눈이 감겨 있고 주변 세계를 전혀 파악하지 못한 상태에서, 꿈속에서 싸움을 벌이거나 다가오는 적을 피해 미친 듯이 달아나려 할 때 몸이 반응한다면 어떤 재앙이 빚어질지 충분히 상상할 수 있다. 당신은 유전자 풀gene pool에서 금방 사라지게 될 것이다. 그래서 뇌는 마음이 안전하게 꿈을 꿀 수 있도록 몸을 마비시킨다.

당사자가 깨어나서 달아나는 꿈이나 싸우는 꿈을 꾸고 있었다고 말하지 않는다면, 꿈을 꿀 때 실제로 이런 운동 명령들이 내려지고 있다는 것을 우리가 어떻게 알 수 있을까? 안타깝게도 일부에게서 이 마비 기구가 제대로 작동하지 않는다는 데에서 답을 찾을 수 있다. 말년으로 갈수록 더욱 그렇다. 그 결과 그들은 꿈속에서 생기는 운동 신호가 현실 세계의 신체 움직임으로 전환된다. 11장에서 살펴보겠지만, 이 발현은 비극이 될 수 있다.

마지막으로 그 이름이 붙은 이유를 설명하기로 하자. 렘수면을 이야기할 때 꼭 들어가야 할 내용이다. 바로 빠른 눈 운동이다. 우리 눈은 깊은 비렘수면 때에는 눈구멍 안에서 꼼짝하지 않는다.* 하지만 눈의 위아래에 전극을 붙여두면, 꿈을 꾸기 시작할 때에는 전혀 다른 이야기가 펼쳐지는 것을 알 수 있다. 클라이트먼과 애서린스키가 1952년 아기의 잠을 관찰할 때 발견했던 바로 그것이다. 렘수면 때에는 눈알이 다급하게 좌우로 마구 흔들리는 단계들이 있다. 처음에 과학자들은 탁탁탁탁 왔다갔다 하는 눈 운동이 꿈속에서 시각 경험을 추적하고 있기 때문이 아닐까 가정했다. 하지만 아니었다. 그와 달리, 눈 운동은 생리적으로 렘수면을 생성하는 과정과 긴밀한 관계가 있으며, 꿈속 공간에서 움직이는 무언가를 수동적으로 따라가는 것보다 훨씬 더 놀라운 무언가를 반영하는 현상이다. 이 현상은 9장

* 기이한 점은 깨어 있다가 비렘수면의 1단계로 들어설 때, 두 눈이 서로 완벽하게 보조를 맞추어서 발끝으로 도는 두 발레리나처럼 눈구멍 속에서 완벽하게 동조를 이루면서 아주 느리면서 부드럽게 구르기 시작한다는 것이다. 필연적으로 잠이 시작된다는 것을 알리는 증표다. 함께 잠을 자는 이가 있다면, 다음에 상대방이 잠이 들려 할 때 눈꺼풀을 지켜보라. 그 속에서 눈알이 움직임에 따라 감긴 눈꺼풀의 윤곽이 달라지는 모습이 보일 것이다. 덧붙이자면, 이 관찰 실험을 끝까지 하겠다고 마음먹는다면, 그러다가 어떤 문제가 생길 수 있는지도 미리 염두에 두자. 잠이 막 들려고 하다가 문득 눈을 떴는데, 당신의 반려자가 얼굴을 바짝 들이댄 채 당신을 노려보고 있다면 적잖이 불편한 상황에 처할 수 있으니까.

에서 상세히 다루기로 하자.

　꿈의 이 다양한 단계들을 우리 인간만이 경험하는 것일까? 다른 동물들도 렘수면을 경험할까? 그들도 꿈을 꿀까? 지금부터 알아보자.

4장

유인원, 공룡, 뇌의 반쪽씩 잠자기
누가, 어떻게, 얼마나 잠을 잘까?

누가 잘까

생물은 언제부터 잠을 자기 시작했을까? 잠은 대형 유인원과 함께 출현했을까? 아니면 더 일찍, 파충류나 그 수생 선조인 어류 때? 타임캡슐이 없으므로, 이 질문의 답을 얻을 최선의 방법은 고대부터 진화적으로 더 최근에 이르기까지, 각기 다른 시기에 진화한 동물계를 구성하는 다양한 문들의 잠을 연구하는 것이다. 이런 유형의 조사는 역사 기록을 되짚어 훑으면서 잠이 처음 지구에 등장한 순간을 추정할 수 있는 강력한 수단이 된다. 유전학자 테오도시우스 도브잔스키 Theodosius Dobzhansky 는 이렇게 말한 바 있다. 〈생물학의 모든 것은 진화에 비추어보아야만 의미가 있다.〉 이런 연구를 통해서, 잠이 사람들이 예상했던 것보다 훨씬 일찍 나타났으며, 훨씬 더 심오한 영향을 끼쳤음을 시사하는 답이 나왔다.

지금까지 조사한 모든 동물 종은 예외 없이 잠을 잔다. 다시 말해, 잠과 놀라울 만치 비슷한 무언가를 경험한다. 파리, 벌, 바퀴 같은 곤충과 전갈 같은 절지동물도 그렇다.* 작은 잉어류에서 가장 큰 상어에 이르기까지 어류도 그렇다.** 개구리 같은 양서류도 그렇고, 거북, 코모도왕도마뱀, 카멜레온 같은 파충류도 그렇다. 모두 분명히 잠을 잔다. 진화 사다리를 더 거슬러 올라가면, 모든 종류의 조류와 포유류도 잠을 잔다. 땃쥐에서 앵무새, 캥거루, 북극곰, 박쥐, 물론 우리 인간에 이르기까지 다 잠을 잔다. 잠은 보편적인 현상이다.

연체동물과 극피동물, 심지어 원시적인 지렁이 같은 무척추동물도 잠을 즐긴다. 이들이 잠든 상태를 가리킬 때 〈혼수상태 lethargus〉라는 애정 어린 용어가 쓰이는데, 그럴 때 이들도 사람처럼 외부 자극에 반응하지 않는다. 그리고 우리가 잠을 못 잤을 때 더 빨리 더 푹 잠이 들듯이, 벌레들도 그런 상태에서는 실험자가 더욱 강한 자극을 주어도 반응하지 않는다.

그렇다면 동물이 잠을 자기 시작한 지는 얼마나 〈오래〉되었을까? 지렁이는 캄브리아기 대폭발 때 출현했다. 적어도 5억 년 전이다. 즉 지렁이(따라서 잠)는 모든 척추동물보다 앞서 출현했다. 그러니 척

---

* 뇌의 전기 활성을 기록하기가 불가능한 곤충 같은 아주 작은 종들이 잠을 자는지 여부는 3장에서 제시카의 사례를 통해 설명한 여러 행동 특징들의 집합을 통해 입증한다. 꼼짝하지 않고, 바깥 세계에 반응하는 정도가 약해지고, 쉽게 복귀할 수 있다는 것 말이다. 또 한 가지 기준은 동물이 잠처럼 보이는 것에 빠지지 않게 막는다면, 그 성가신 수면 방해 공격이 멈추었을 때 잠을 자려는 요구가 더 증가하는 〈수면 반동 sleep rebound〉이 나타난다는 것이다.

** 예전에는 상어가 잠을 자지 않는다고 생각했다. 눈을 결코 감지 않기 때문이기도 했다. 사실 상어는 각성 상태 및 수면 상태와 비슷하게, 활발한 활동을 하는 시기와 수동적인 시기를 보여 준다. 그리고 상어가 결코 눈을 감지 않는 이유도 이제는 안다. 눈꺼풀이 아예 없기 때문이다.

추동물인 공룡도 잠을 잤을 것이라고 추론할 수 있다. 디플로도쿠스와 트리케라톱스가 밤이 되면 모두 쪼그려 앉아서 편안히 잠이 든다고 상상해 보라!

진화 시간을 더 거슬러 올라가서, 우리는 세균 등 수명이 24시간을 넘는 가장 단순한 형태의 단세포 생물들조차도 지구의 낮밤 주기에 따라 활발한 시기와 활기 없는 시기를 거친다는 것을 밝혀내 왔다. 현재 우리는 이 양상이 우리 자신의 하루 주기 리듬, 그리고 각성과 수면 주기의 선행 형태라고 믿고 있다.

우리가 잠을 자는 이유를 설명하겠다는 이론 중 상당수는 일반적이지만 아마도 잘못된 것일 한 개념에 토대를 둔다. 깨어 있을 때 온갖 일들에 심란해졌기에, 바로 잠기 위해 들어가야 하는 상태가 잠이라는 것이다. 하지만 이 논리를 뒤집으면 어떻게 될까? 잠이 대단히 유용한 것이라면? 우리의 모든 측면에 생리적으로 유익한 혜택을 주는 것이라면? 그렇다면 질문은 이렇게 바뀌어야 할 것이다. 생물은 왜 굳이 깨어나는 것일까? 깨어 있는 상태가 생물학적으로 얼마나 피해를 끼칠 수 있을지를 생각하면, 여기서 진정한 진화저 수수께끼는 잠이 아니라 각성 상태다. 이 관점을 택하면, 전혀 다른 이론을 제시할 수 있다. 지구 생명의 최초 상태는 잠이었고, 잠에서 각성 상태가 출현했다는 것이다. 터무니없는 가설일지 모르며, 진지하게 받아들이거나 탐구할 사람이 아무도 없을지 모르지만, 개인적으로 나는 그 가설이 완전히 터무니없는 것이라고는 생각하지 않는다.

이 두 이론 중 어느 쪽이 옳든 간에, 우리가 확실히 아는 것은 잠이 고대에 기원했다는 것이다. 잠은 최초의 지구 생명과 함께 출현했다.

DNA 등 다른 근원적인 특징들처럼, 잠도 동물계의 모든 동물들을 묶는 공통의 끈으로 남아 있다. 그렇다, 오랫동안 이어져 온 공통점이다. 하지만 잠은 종마다 진정으로 놀라운 차이점들도 지닌다. 사실 네 가지나 된다.

잠자는 시간은 동물마다 다르다

코끼리는 사람보다 잠을 절반만 자도 된다. 매일 겨우 4시간만 자도 된다. 호랑이와 사자는 매일 15시간을 잠으로 보낸다. 갈색박쥐는 포유동물 중에서 가장 오래 잔다. 매일 겨우 5시간만 깨어 있고 19시간을 잠으로 보낸다. 잠자는 시간은 동물들이 어떻게 잠을 자는가라는 문제에서 가장 두드러진 차이점 중 하나다.

수면 시간이 그렇게 확연히 차이가 나는 데에는 명확한 이유가 있을 것이라고 생각할지 모르겠다. 하지만 그렇지 않다. 몸집, 먹이/포식자 지위, 주행성/야행성 등 가능성이 있어 보이는 요인들 중 그 어느 것도 종 사이의 필요 수면 시간 차이를 제대로 설명하지 못한다. 수면 시간이 한 계통에 속한 동물 집단 내에서는 적어도 비슷하다는 것은 분명하다. 유전 암호의 대부분이 같으니 그럴 수밖에 없다. 생물 문 내에서 감각 능력, 번식 방법, 심지어 지능 수준 등 다른 기본 형질들도 분명히 그렇다. 하지만 수면은 이 신뢰할 만한 양상에 들어맞지 않는다. 다람쥐와 데구degu*는 같은 집단(설치류)에 속하지만, 수면 시간을 보면 너무나 다르다. 다람쥐는 데구보다 두 배나 더 오

* 남미의 설치류 —— 옮긴이주.

래 잔다. 다람쥐는 15.9시간인 반면, 데구는 7.7시간이다. 반면에 서로 전혀 다른 집단에 속하면서도 수면 시간이 거의 똑같은 동물들도 있다. 자그마한 기니피그와 위풍당당한 비비는 서로 전혀 다른 계통에 속하며, 몸집도 전혀 다르지만, 잠자는 시간의 거의 같다. 9.4시간이다.

그렇다면 유전적으로 비슷한 집단 내에서조차도 수면 시간(그리고 아마도 필요 수면 시간)이 종마다 다른 이유를 무엇으로 설명할 수 있을까? 우리는 확실히 알지 못한다. 신경계의 크기, 신경계의 복잡성, 몸무게 사이의 관계가 다소 의미 있는 예측 지표처럼 보이긴 한다. 몸집에 따라 뇌가 더 복잡해지면서 수면 시간이 더 늘어나는 듯하니까. 이 관계는 약하고 일관성이 부족한 면이 있긴 해도, 점점 더 복잡해지는 신경계가 그만큼 잠을 필요로 하기 때문에 수면 시간이 길어진다는 것이 잠의 한 가지 진화적 기능임을 시사한다. 기나긴 세월이 흐르는 동안 진화는 뇌를 형성함으로써 (현재) 최고의 성취를 이루었는데, 모든 생리학적 기구들 중 가장 소중한 이 기구의 욕구에 부응하기 위해, 잠의 수요도 계속 늘어나 왔다.

하지만 그것만으로 이야기가 끝나는 것은 아니다. 결코 그렇지 않다. 이 법칙에서 나온 예측값에서 크게 벗어나는 종이 부지기수다. 예를 들어, 주머니쥐는 생쥐와 몸무게가 거의 비슷한데, 50퍼센트 더 많이 잔다. 하루에 평균 18시간을 잔다. 현지 갈색박쥐가 지닌 동물계 수면 시간 최고 기록에 겨우 1시간 못 미치는 수준이다. 앞서 말했듯이, 갈색박쥐는 무려 매일 19시간씩 잠에 빠져 있다.

과학의 역사에서 과학자들이 종 사이에 잠이 왜 그렇게 다양한가라는 의문을 살펴볼 때 자신들이 고른 척도 — 잠의 총 시간 — 가 잘못된 것이 아닐까 의심한 순간이 있었다. 그들은 잠의 양(시간)보다 잠의 질을 평가하는 쪽이 잠의 수수께끼를 푸는 데 도움이 되지 않을까 생각했다. 즉 잠의 질이 더 뛰어난 종은 더 짧은 시간에 필요한 수면 욕구를 모두 충족시킬 수 있을 것이라고, 또는 수면 시간이 짧은 종은 그만큼 수면의 질이 좋을 것이라고 생각했다. 탁월한 개념이었다. 다만 연구자들이 살펴보니 관계가 정반대로 나왔다는 점이 문제였다. 즉 잠이 더 깊이 드는 종일수록, 수면의 질이 〈더 좋았다〉. 사실 이런 연구에 흔히 쓰이는 수면의 질을 평가하는 방식(바깥 세계에 반응하지 않는 정도와 수면의 지속성)은 실제 생물학적인 수면의 질을 평가하는 척도 치고는 아마 미흡하다고 할 수 있을 것이다. 우리는 아직 모든 종을 대상으로 그런 질을 평가할 수가 없다. 동물계 전체에서 수면의 질과 양 사이의 관계를 이해할 수 있을 때에야 비로소 수면 시간의 차이라는 현재 도무지 이해할 수 없는 양 보이는 현상을 설명할 가능성이 생길 것이다.

지금으로서는 왜 종에 따라서 수면의 양이 차이가 나는지를 가장 정확히 추정하고자 할 때, 여러 가지 요인들을 복합적으로 고려할 수밖에 없다. 섭식 유형(잡식 동물, 초식 동물, 육식 동물), 서식지 내에서 포식자/먹이의 균형, 사회 관계망의 존재와 성격, 대사율, 신경계의 복잡성 같은 것들이다. 나는 이런 상황이 잠이 진화 경로를 따라서 수많은 힘들을 통해 빚어졌을 가능성이 높다는 사실과 생존을 위해 깨어 있어야 할 필요성(예를 들어, 에너지 소비와 위험 노출을 최소화하면서 가능한 한 짧은 시간에 먹이를 구하는 등의 활동을 위해),

생물의 생리적인 회복 요구를 충족시켜야 할 필요성(대사율이 높으면 잠을 자는 동안 〈청소〉에도 그만큼 많은 노력이 들어가야 하는 등), 생물 공동체의 더 전반적인 요구 사항들에 부응해야 할 필요성 사이에 섬세한 균형을 잡는 행위를 수반한다는 점을 가리킨다고 본다.

그렇긴 해도, 가장 정교한 예측 방정식들조차도 잠의 지도상에 왜 멀리 동떨어진 섬들이 나타나는지를 설명하지 못한다. 아주 많은 시간을 자는 종(박쥐 같은)과 거의 잠을 자지 않는 종(겨우 네다섯 시간을 자는 기린 같은)이 있는 이유를 말이다. 나는 이런 유별난 종들이 성가신 사례가 아니라, 수면 필요 시간이라는 수수께끼를 풀 열쇠 중 일부를 지니고 있지 않을까 생각한다. 여전히 그들은 동물계 전체에서 수면의 암호를 깨려고 시도하는 우리 같은 이들을 좌절시킬 기회를 즐기고 있으며, 그 암호 안에는 아마 우리가 아직 발견하지 못한, 생각도 하지 못한 수면의 혜택이 있을지도 모른다.

꿈을 꾸는가 안 꾸는가

종 사이에 뚜렷한 차이를 보이는 또 한 가지는 수면의 조성이다. 모든 종이 수면의 모든 단계들을 다 경험하는 것은 아니다. 우리가 수면 단계들을 살펴볼 수 있는 종들은 모두 비렘수면을 경험한다. 즉 꿈을 꾸지 않는 단계다. 하지만 곤충, 양서류, 어류, 대부분의 파충류는 렘수면에 들어간다는 뚜렷한 징후를 전혀 보이지 않는다. 사람의 꿈꾸는 상태와 관련된 수면 단계를 말이다. 동물계의 진화 시간표에서 나중에 출현한 조류와 포유류만이 온전한 렘수면을 지닌다. 이는 꿈꾸는 잠(렘수면)이 진화 과정에서 새로 출현한 것임을 시사한다. 렘수면은 비렘수면만으로는 이룰 수 없었던, 즉 렘수면이 더 효율적으로 이룰 수 있는 기능을 지원하기 위해 출현한 듯하다.

하지만 잠의 아주 많은 특성들이 그렇듯이, 또 한 가지 특이한 사례가 있다. 나는 모든 포유류가 렘수면을 지닌다고 말했지만, 고래류, 즉 수생 포유류를 놓고 논란이 있다. 돌고래와 범고래처럼 먼 바다를 돌아다니는 이 종들은 분명히 포유류의 렘수면 추세에 반항한다. 그들은 렘수면 단계에 전혀 들어가지 않는다. 비록 1969년에 거두고래 한 마리가 60분 동안 렘수면에 들어갔음을 시사하는 연구 결과가 한 건 나오긴 했지만, 현재까지 조사한 대부분의 수생 포유류에서는 렘수면 — 또는 적어도 많은 수면 과학자들이 진정한 렘수면이라고 믿는 것 — 을 발견하지 못했다. 이 점은 한 가지 측면에서는 의미가 있다. 어떤 생물이 렘수면에 들어갈 때, 뇌는 몸을 마비시킴으로써 몸을 축 늘어지게 하고 꼼짝 못하는 상태로 만든다. 수생 포유류에게는 헤엄치는 것이 대단히 중요하다. 호흡을 하려면 수면으로 올라와야 하기 때문이다. 잠자는 동안 완전한 마비 상태에 빠진다면, 헤엄치지 못해서 익사할 것이다.

물범 같은 기각류 pinnipeds(내가 가장 좋아하는 단어 중 하나다. 라틴어의 〈지느러미〉를 뜻하는 pinna와 〈발〉을 뜻하는 pedis에서 유래했다)를 생각하면 수수께끼는 더 심해진다. 부분적으로 수생 포유류인 그들은 육지와 바다 양쪽에서 생활한다. 그들은 육지에 있을 때는 사람을 비롯한 모든 육상 포유류 및 조류와 똑같이, 비렘수면과 렘수면을 둘 다 경험한다. 하지만 바다에 들어가면, 렘수면은 거의 완전히 멈춘다. 바다에서 물범은 정상적으로 육지에 있을 때 자는 렘수면의 겨우 5~10퍼센트까지만 맛볼 것이다. 물범이 바다에서 지낼 때 최대 2주까지 렘수면에 전혀 들지 않는다는 것이 관찰된 바 있다. 그럴 때에는 비렘수면만을 취하면서 살아간다.

이 예외 사례들이 반드시 렘수면의 유용성에 의문을 제기하는 것은 아니다. 렘수면과 심지어 꿈조차도 그것을 지닌 종들에게 대단히 유용하며 적응성을 지닌다는 것은 분명하다. 이 문제는 3부에서 살펴보기로 하자. 이 동물들이 육지로 돌아왔을 때 렘수면을 완전히 내버리는 것이 아니라 렘수면이 돌아온다는 사실이 그 점을 입증한다. 렘수면은 그저 바다에 있을 때 수생 포유류에게 실현 불가능하거나 필요하지 않은 듯하다. 그럴 때에는 얕은 비렘수면만으로 지내는 듯하다. 그리고 돌고래와 고래는 언제나 그런 상태로 지낸다.

개인적으로 나는 수생 포유류, 돌고래와 고래 같은 고래류라고 해도 렘수면이 완전히 없다고는 믿지 않는다(비록 내 과학 동료 몇 명은 내가 틀렸다고 말하겠지만). 대신에 나는 바다에서 이 포유동물들이 경험하는 렘수면이 좀 다르고 검출하기가 더 어려운 형태가 아닐까 생각한다. 본래 짧고, 우리가 아직 관찰할 수 없었을 때 일어나거나, 우리가 아직 측정할 수 없었던 뇌 영역들에 숨어 있거나 관찰할 수 없는 방식으로 표현되는 것이 아닐까?

이런 내 견해를 뒷받침하기 위해, 나는 예전에 연구자들이 바늘두더지와 오리너구리 같은 알을 낳는 포유류(단공류)가 렘수면을 지니지 않는다고 믿었다는 점을 지적하련다. 하지만 그들은 렘수면이나 적어도 그것의 한 형태를 지닌 것으로 드러났다. 대부분의 과학자들은 뇌의 바깥 표면 — 피질 — 에 장치를 붙여서 수면 뇌파를 측정하는데, 단공류에게 그 방법을 썼을 때에는 렘수면 활성의 고르지 못하고 혼란스러운 특징이 드러나지 않았다. 하지만 과학자들이 좀더 깊이 들여다보자, 뇌의 바닥에서 아름다운 렘수면 전기 뇌파가 샘솟는 것이 드러났다. 다른 모든 포유동물에게 나타나는 것과 완벽하게 들어맞는 뇌파였다. 오히려 오리너구리는 다른 모든 포유동물보다 이런 유형의 전기 렘수면 활성을 더 많이 생성한다! 따라서 그들은 렘수면이나, 적어도 그것의 베타 형태를 지녔다. 즉 진화적으로 더 고대 포유류인 이들에게서 처음 나타난 형태를 간직하고 있었다. 렘수면이 완전히 제 기능을 발휘하는 형태, 즉 뇌 전체에서 나타나는 판본은 나중에 진화한 더 발전된 포유동물들에게서 처음 나타난 듯하다. 나는 바다에 있는 돌고래와 고래와 물범에게서도 렘수면이 궁극적으로 관찰될 것이라는 예외 사례에 해당하는 비슷한 이야기가 나올 것이라고 믿는다.

포유류 왕국의 구석진 곳이라 할 수생 환경에 사는 동물들에게 렘수면이 없는 듯하다는 것보다 더 흥미로운 점은 조류와 포유류가 서로 별개의 계통에서 진화했다는 사실이다. 따라서 렘수면은 진화 과정에서 두 번 출현했을 수도 있다. 조류에게서 한 번, 포유류에게서 한 번이다. 눈이 진화 과정에서 시지각visual perception이라는 공통의 목적을 위해 다양한 생물 문들에게서 개별적이면서 독자적으로 여러 차례 진화한 것과 같은 방식으로, 공통의 진화 압력을 받아서 양쪽 집단에서 렘수면이 출현한 것일 수도 있다. 진화 과정에서 어떤 주제곡이 서로 관계가 먼 계통들에서 독자적으로 재연될 때, 그것은 어떤 근본적인 필요성이 있다는 신호일 때가 많다.

하지만 아주 최근에 호주의 한 도마뱀에게서 렘수면의 원시적인 형태가 있다는 논문이 나왔다. 진화 시간표로 볼 때 조류와 포유류가 출현하기 이전부터 존재한 동물이다. 이 발견이 옳다는 것이 확인된다면, 우리가 처음에 추정했던 것보다 적어도 1억 년 더 이전부터 렘수면의 씨앗이 존재했음을 시사한다. 특정한 파충류 집단에 있던 이 씨앗이 발아하여 현재 인류를 비롯한 포유류와 조류에게서 나타나는 형태의 렘수면으로 발달한 것일 수도 있다.

진화적으로 진정한 렘수면이 언제 출현했든 간에, 우리는 렘수면 꿈꾸기가 왜 출현했는지, 그것이 조류와 포유류라는 온혈 동물의 세계에서 어떤 핵심적인 기여를 하는지(심혈관계의 건강, 정서적 회복, 기억 연합, 창의성, 체온 조절 등에), 다른 종들도 꿈을 꾸는지 같은 질문들의 답을 꾸준히 알아내고 있다. 뒤에서 다루겠지만, 이 질문들의 답은 〈그렇다〉인 듯하다.

모든 포유동물이 렘수면을 지니는가라는 문제를 잠시 제쳐두면, 한 가지 확고한 사실이 드러난다. 바로 비렘수면이 진화적으로 먼저 출현했다는 것이다. 즉 잠이 진화라는 창의적인 장막 뒤에서 처음 걸어 나올 당시의 형태가 바로 비렘수면이다. 진정한 개척자였다. 이 선후관계는 또 한 가지 흥미로운 질문으로 이어지는데, 내가 대중 강연을 할 때면 거의 언제나 듣게 되는 질문이기도 하다. 비렘수면과 렘수면 중 어느 쪽이 더 중요할까? 우리에게 정말로 필요한 잠은 어느 쪽일까?

〈중요성〉 또는 〈필요성〉은 다양한 방식으로 정의할 수 있고, 따라서 이런 질문들에도 여러 가지 방식으로 답을 구할 수 있다. 하지만 아마 가장 단순한 방법은 양쪽 잠 유형을 다 지닌 동물, 즉 조류나 포유류를 골라서 밤새도록, 그리고 다음 날까지 계속 깨어 있게 하는 것이 아닐까? 그렇게 하면 비렘수면과 렘수면이 둘 다 비슷하게 제거됨으로써, 양쪽 잠을 똑같이 갈망하는 상태가 된다. 이제 회복 수면을 통해 양쪽 잠을 다 이룰 기회를 제공한다면, 뇌는 어느 쪽 잠을 더 양껏 취할까? 비렘수면과 렘수면을 똑같은 비율로 취할까? 아니면 한쪽을 더 취할까? 그렇다면 많이 취하는 쪽이 더 중요한 잠임을 시사하는 것일까?

이 실험은 인간을 포함한 포유류와 조류의 많은 종들을 대상으로 많이 이루어져 왔다. 뚜렷한 결과가 두 가지 나와 있다. 첫째, 그리 놀랄 일도 아니지만, 수면이 부족하지 않은 상태(우리에게는 여덟 시간을 잔 것)에서 평소처럼 밤에 누웠을 때보다 회복 수면기에는 수면 시간이 훨씬 더 길다(사람은 열 시간 또는 많으면 열두 시간). 즉 우리는 본질적으로 잠 부채를 〈잠으로 털어내려〉 시도한다. 이를 학술 용어로는 수면 반동이라고 한다.

둘째, 비렘수면이 훨씬 더 강하게 반동한다. 전혀 잠을 못 잔 뒤에 잠이 들었을 때, 뇌는 렘수면보다 깊은 비렘수면에 훨씬 더 많은 시간을 할애한다. 즉 편식하는 경향을 드러낸다. 회복 수면이라는 뷔페에 양쪽 잠이 다 제공되고 있음에도, 뇌는 깊은 비렘수면을 훨씬 더 많이 접시에 담는다. 따라서 중요성이라는 측면에서 보면, 비렘수면이 이긴다. 하지만 정말 그럴까?

전적으로 그렇지는 않다. 이틀, 사흘, 심지어 나흘까지 밤에 회복 수면 시간을 주면서 수면 양상을 기록하면, 상황이 역전되는 것을 볼 수 있다. 이제는 회복기라는 뷔페를 들를 때마다 점점 더 렘수면을 더 많이 접시에 골라 담으며, 비렘수면은 그저 곁들이는 수준이다. 따라서 양쪽 수면 다 필수적이다. 한쪽(비렘수면)을 다른 쪽(렘수면)보다 좀 더 일찍 회복시키려 애쓰긴 하지만, 결코 오해하지 말기를. 뇌는 잃은 것을 일부 복구하려 시도하면서, 양쪽 잠을 보충하려 시도할 것이다. 하지만 회복할 기회를 얼마나 많이 주든 간에, 뇌는 결코 잃어버린 잠을 모두 다 보충하지는 않는다는 점을 유념할 필요가 있다. 비렘수면과 렘수면뿐 아니라, 총 수면 시간도 그렇다. 사람(그리고 다른 모든 종)은 앞서 잃어버렸던 잠을 결코 〈되찾을〉 수 없다는 것이 바로 이 책의 가장 중요한 교훈 중 하나다. 이 서글픈 현상은 7장과 8장에서 자세히 다룰 예정이다.

사람만이 가능할까

동물계 전체에서 차이를 보이는 수면의 세 번째로 놀라운 측면은 잠을 자는 방식이 저마다 다르다는 것이다. 이 다양성은 놀라운 수준이며, 거의 믿어지지 않는 사례도 있다. 돌고래와 고래 같은 고래류가 대표적이다. 그들은 비렘수면만으로 이루어지는 잠을 자는 동시에, 한쪽 뇌 반구만 잠들 수도 있다. 즉 어느 한 시점에 뇌의 반쪽만 잠을 자고 있다는 뜻이다! 수생 환경에서는 살아가는 데 필요한 움직임을 유지하려면 뇌의 절반이 늘 계속 깨어 있어야 한다. 하지만 뇌의 나머지 절반은 때때로 가장 아름다운 비렘수면에 빠져든다. 한쪽 대뇌 반구 전체가 깊고 강력하면서 율동적이고 느린 뇌파에 잠기겠지만, 다른 반쪽은 온전히 깬 상태에서 마구 빠르게 요동치는 뇌파 활성을 보일 것이다. 사람의 뇌처럼 양쪽 반구가 굵은 섬유로 연결되어 있고, 겨우 몇 밀리미터 떨어져 있음에도 그럴 수 있다.

물론 돌고래의 양쪽 반구가 같은 시간에 다 깨어서 하나가 되어 활동할 수도 있으며, 실제로 그럴 때도 많다. 하지만 잠을 잘 때가 되면, 양쪽 반구가 분리되어서 독립적으로 활동할 수 있다. 한쪽 반구는 계속 깨어 있고, 다른 쪽 반구는 잠에 빠져들 수 있다. 한쪽 반구가 잠을 충분히 자고 나면 서로 교대를 하여, 깨어 있던 반구는 깊은 비렘수면에 푹 빠져든다. 뇌의 반쪽이 자고 있을 때에도, 돌고래는 인상적인 수준의 움직임을 보이고, 심지어 음성 대화까지 할 수 있다.

뇌 활성을 교대로 〈켜고, 끄는〉 이 경이로운 기술을 갖추는 데 필요한 신경 공학과 까다로운 구조는 자연에서 아주 드물다. 대자연은 일주일 내내 24시간 물속에서 쉬지 않고 움직여야 한다는 극단적인 압력하에서 잠을 아예 자지 않는 방법을 찾아낼 수도 있지 않았을까? 양쪽이 다 깨어 있을 때에는 하나가 되어 작동하다가도, 절반씩 교대로 잠을 자는 복잡한 체계를 구축하기보다는 그 편이 더 쉽지 않았을까? 그렇지 않다. 잠은 생물이 어떤 진화적 요구를 받든 간에, 심지어 태어나서 죽을 때까지 영구히 헤엄을 쳐야 하는 도저히 어찌할 수 없는 상황에서조차도, 대자연에게 달리 선택권이 없을 만치 반드시 필요한 것이다. 뇌의 양쪽 반구가 함께 자거나, 한쪽씩 교대로 자는 수밖에 없다. 어느 쪽이든 가능하지만, 반드시 자야 한다. 잠은 타협의 여지가 없다.

양쪽 뇌가 따로따로 깊은 비렘수면을 취하는 능력을 수생 포유동물만이 지닌 것은 아니다. 조류도 그렇게 할 수 있다. 하지만 이유는 좀 다르다. 생명을 유지하기 위해서라는 목적은 같지만 말이다. 조류는 말 그대로 주변을 지켜보기 위해서 그렇게 한다. 새가 혼자 있을 때, 뇌의 반쪽과 그 반쪽이 담당한 눈(그 뇌 반구의 반대쪽에 있는)은 깨어서 환경에 어떤 위협 요인이 있는지를 계속 지켜보아야 한다. 그렇게 할 때, 다른 쪽 눈은 감긴다. 그럼으로써 그 눈을 담당하는 뇌 반구는 잠이 들 수 있다.

　새들이 함께 모여 있을 때에는 더욱 흥미로운 일이 벌어진다. 일부 종에서는 새들이 무리를 지어 있을 때면, 양쪽 뇌 반구가 동시에 잠을 자는 개체들을 많이 볼 수 있다. 그들은 어떻게 위협을 피할 수 있는 것일까? 답은 진정으로 창의적이다. 무리는 먼저 나뭇가지에 한 줄로 죽 늘어설 것이다. 그 줄의 양쪽 끝에 있는 개체들을 빼고, 나머지는 뇌 양쪽 반구가 동시에 잠에 빠져들 수 있다. 그 줄의 양쪽 끝에 앉은 새들은 그런 행운을 누리지 못한다. 그들은 뇌의 반쪽(서로 반대쪽)만 깊이 잠들 것이다. 따라서 한쪽 새는 오른쪽 눈을, 다른 쪽 새는 왼쪽 눈을 활짝 뜨고 있다. 그럼으로써 그들은 무리에서 양쪽 반구가 동시에 잠이 들 수 있는 개체의 수를 최대로 늘리면서, 무리 전체를 위해 위협 요인이 있는지 주변 전체를 지켜볼 수 있다. 시간이 좀 지나면, 양쪽 보초병들은 일어나서 몸을 180도 돌려서 다시 앉는다. 자기 뇌의 다른 반쪽이 잠을 잘 수 있도록 하기 위해서다.

　이 점에서 우리 인간을 비롯한 많은 육상 포유동물들은 조류와 수생 포유류보다 능력이 훨씬 떨어지는 듯하다. 우리는 뇌의 반쪽씩 비렘수면을 취할 수가 없으니까. 아니, 정말 그럴까?

최근에 사람이 아주 약한 형태의 한쪽 반구 수면을 취한다고 시사하는 논문이 두 편 나왔다. 비슷한 이유로 그렇게 한다는 것이다. 사람이 집에서 잠을 자고 있을 때 양쪽 반구의 깊은 비렘수면 느린 뇌파의 전기 파형을 비교하면, 거의 동일하다. 하지만 수면 연구실이나 호텔로 데려오면 — 둘 다 낯선 수면 환경이다 — 뇌의 반쪽이 다른 반쪽보다 좀더 얕게 잠든다. 마치 깨어 있을 때 의식적인 뇌가 훨씬 덜 안전한 환경이라고 기록해 두었기에 좀 더 경계 상태에 들어간 경비원처럼 말이다. 새로운 곳에서 잠을 자는 날이 더 많을수록, 잠은 뇌의 절반씩 자는 양상과 더 비슷해진다. 호텔에서 묵을 때 대부분 첫날 밤에는 잠을 잘 못 이루는 이유가 아마 이 때문일 것이다.

하지만 이 현상은 조류나 돌고래의 뇌처럼 반쪽은 완전히 깨어 있고 반쪽은 진정으로 깊이 비렘수면에 들어 있는 형태의 완전한 분리에는 한참 못 미친다. 우리 뇌는 언제나 양쪽 반구가 동시에 비렘수면 상태에 드는 식으로 잠을 자야 한다. 하지만 한번에 뇌의 반쪽씩만 쉴 수 있다면 어떤 일이 가능해질지 상상해 보라.

여기서 어떤 종에서든 간에, 기이하게도 렘수면은 양쪽 뇌 반구의 분리에 영향을 받지 않는다는 말을 덧붙여야겠다. 주변 환경에 상관없이 모든 조류는 렘수면 때에는 언제나 양쪽 뇌 반구가 동시에 잔다. 사람도 포함하여 꿈꾸는 잠을 경험하는 종들은 모두 그렇다. 렘수면 꿈꾸기의 기능이 무엇이든 간에 — 여러 기능이 있는 듯하다 — 양쪽 반구가 동시에, 그리고 같은 비중으로 참여해야 하는 모양이다.

압력을 받을 때

동물계 전체에서 차이가 두드러지는 수면의 네 번째이자 마지막 특성은 드물면서 아주 특수한 상황에서 수면 패턴 sleep pattern이 어떤 방식으로 약해질 수 있는가다. 미국 정부는 이를 국가 안보의 문제라고 보며, 이 문제를 조사하느라 납세자들이 낸 세금을 꽤 많이 투입해 왔다. 이런 드문 상황은 극도의 환경 압력이나 도전 과제에 대처해야 할 때에만 나타난다. 기아가 한 예다. 동물이 심각한 기근 상태에 놓이면, 자는 것보다 먹이를 구하는 일이 더 우선순위에 놓일 것이다. 얼마 동안은 먹이 욕구에 수면 욕구가 밀려날 것이다. 하지만 그런 상태가 오래 지속되지는 못한다. 파리를 굶기면, 먹이를 찾는 행동을 보이면서 더 오래 깨어 있을 것이다. 사람도 마찬가지다. 스스로 단식을 하는 사람은 뇌가 갑자기 희귀해진 음식 생각에 빠지는 바람에 잠을 덜 자게 될 것이다.

또 한 가지 희귀한 사례는 범고래 암컷과 갓 태어난 새끼가 함께 겪는 수면 부족 상황이다. 범고래 암컷은 3~8년마다 새끼를 한 마리씩 낳는다. 새끼를 낳을 때에는 대개 무리로부터 멀리 떨어진다. 그래서 갓 태어난 새끼는 처음 몇 주 동안 몹시 취약한 상태에 놓인다. 어미 곁에서 헤엄치면서 무리로 돌아가는 동안 특히 그렇다. 무리에 합류하러 가는 이 과정에서 죽는 새끼가 50퍼센트까지 달한다. 너무나 위험한 여행이기 때문에, 어미도 새끼도 그 기간에는 사실상 잠을 자지 않는 듯하다. 과학자들이 관찰한 어미-새끼 쌍 중에서 확실하게 잠이 들었다는 징후를 보인 범고래는 전혀 없었다. 새끼를 생각하면 더욱 놀랍다. 막 자식을 낳은 부모라면 누구나 증언하겠지만, 어느 동물 종이든 간에 생후 처음 며칠에서 몇 주 동안이 잠을 가장 많이 자야 하고 또 많이 자는 시기이기 때문이다. 아기 범고래가 이 보편적인 수면 추세에 역행한다는 것은 장거리 해양 여행이 그만큼 대단히 위험하다는 것을 뜻한다.

하지만 일부러 잠을 줄이는 쪽으로 가장 놀라운 성취를 이룬 것은 대양을 건너서 이주를 하는 철새들이다. 날씨 변화에 발맞추어서 수천 킬로미터를 이주하는 동안, 무리 전체는 평소보다 몇 시간씩 더 날아갈 것이다. 그래서 그들은 한 자리에서 충분한 잠을 잘 기회를 꽤 많이 잃는다. 하지만 뇌는 이런 상황에서 잠을 잘 창의적인 방법을 찾아냈다. 이주하는 새들은 비행할 때 겨우 몇 초씩 지속되는 놀라울 만치 짧은 잠에 빠지곤 한다. 이 극도로 강력한 선잠만으로도, 오랫동안 전혀 잠을 이루지 못했을 때 뇌와 몸에 닥칠 파국적인 결핍 증상들을 충분히 막을 수 있다(궁금해할까 봐 말하는데, 사람에게는 그와 비슷한 능력이 전혀 없다).

흰정수리멧새 white-crowned sparrow는 아마 장거리 비행 때 잠을 줄이는 능력 면에서 가장 경이로운 사례일 것이다. 이 흔한 작은 새는 미군이 수백만 달러를 들여서 연구할 만큼 경이로운 능력을 지니고 있다. 이 새는 비록 한정된 기간 내에서이긴 하지만, 우리 인간이 결코 견딜 수 없는 수준의 완전한 수면 결핍 상태에서도 견딘다. 이주하는 시기에 이 새를 연구실에서 잠을 못 자게 한다면(즉 원래는 비행하고 있을 시기에), 건강에 거의 아무런 문제 없이 견뎌 낸다. 하지만 이주 시기가 아닐 때 그만큼 잠을 못 자게 하면, 뇌와 몸에 심각한 문제가 생긴다. 이 평범해 보이는 멧새는 전혀 잠을 자지 않고서도 놀라울 만치 생물학적으로 활기찬 상태를 유지할 수 있도록 진화했다. 하지만 그 능력은 생존에 몹시 필요한 시기에만 발휘된다. 이제 미국 정부가 그들이 입은 생물학적 갑옷이 정확히 무엇인지를 찾아내는 일에 대단히 관심을 가져 온 이유를 충분히 상상할 수 있을 것이다. 24시간 내내 활동할 수 있는 군인을 만들고 싶은 것이다.

우리는 어떻게 잠을 자야 할까?

사람은 자연이 의도한 방식으로 잠을 자고 있지 않다. 수면 횟수, 수면 지속 시간, 잠을 자는 시기 모두 현대에 들어와서 다방면으로 왜곡되어 왔다.

모든 선진국에서 성인들은 대부분 현재 단상monophasic 패턴으로 잠을 잔다. 즉 우리는 밤에 한 차례 길게 잠에 빠지려 시도한다. 평균 수면 지속 시간은 현재 일곱 시간에 못 미친다. 전기가 들어오지 않는 지역에 가면, 좀 다른 양상을 보곤 한다. 지난 수천 년 동안의 생활 방식을 거의 그대로 간직한 케냐 북부의 가브라족이나 칼라하리 사막의 산족 같은 수렵 채집 부족들은 이상biphasic 패턴으로 잔다. 이 두 집단은 비슷하게 밤에 더 오래 자고(일고여덟 시간을 누워 있으면서 약 일곱 시간 동안 잔다), 오후에 30~60분 동안 낮잠을 잔다.

한 해의 시기에 따라서 두 수면 패턴의 혼합 양상이 정해진다는 증거도 있다. 북부 탄자니아의 하드자족이나 나미비아의 산족처럼 산업화 이전 시대의 부족들은 더 더운 여름에는 이상 패턴으로 잔다.

한낮에 30~60분 낮잠을 자는 식이다. 더 기온이 낮은 겨울에는 대체로 단상 수면 패턴으로 전환한다.

　단상 패턴으로 잘 때에도, 산업화 이전 사회에서 관찰된 잠자는 시점은 우리 자신의 왜곡된 시점과 다르다. 이 부족들은 평균적으로 해가 진 뒤 두세 시간 안에, 오후 9시경에 잠이 들 것이다. 그들의 야간 수면은 새벽이 오기 직전, 또는 직후에 끝날 것이다. 〈한밤중midnight〉이라는 말의 의미를 생각해 본 적이 있는지? 물론 밤의 중간, 더 전문적으로 말하자면 일주기의 중간점을 뜻한다. 따라서 수렵 채집인 사회, 그리고 아마 그 이전의 모든 인류의 수면 주기가 그러했을 것이다. 이제 우리 사회의 전형적인 수면 양상을 생각해 보자. 한밤중은 더 이상 〈밤의 중간〉이 아니다. 많은 이들에게 한밤중은 대개 마지막으로 전자 우편이 왔는지 살펴볼 생각을 할 시간이다. 그리고 우리는 그 뒤에 어떤 일들이 일어나곤 하는지 안다. 문제를 복잡하게 만드는 것은 이렇게 늦게 잠드는 데 맞추어서 아침 시간까지 더 오래 잠을 자야 하는데, 그러지 않는다는 것이다. 우리는 그럴 수가 없다. 우리의 하루 주기 생물학, 그리고 후기 산업 사회의 생활 방식이 이른 아침에 끊임없이 요구하는 것들 때문에, 우리는 우리에게 몹시 필요한 잠을 거부한다. 예전에 우리는 땅거미가 진 뒤 잠자리에 들었다가 닭이 우는 소리와 함께 깨어났다. 지금도 닭이 울 무렵에 깨어나는 사람들이 많지만, 땅거미가 지는 시간은 그저 사무실에서 나오는 시간일 뿐이며, 그 뒤로도 밤 동안 꽤 많은 시간을 깨어 있다. 게다가 오후에 푹 낮잠을 즐기는 사람이 거의 없다는 점도 우리의 수면 파산 상태를 부추긴다.

하지만 이상 수면 풍습은 문화적으로 기원한 것이 아니다. 지극히 생물학적인 것이다. 문화나 지리적 위치에 상관없이, 모든 인류는 유전적으로 이른 오후에 각성도가 급감하도록 되어 있다. 점심을 먹은 뒤 회의실을 둘러보면 그렇다는 사실이 명백히 드러날 것이다. 꼭 두각시의 조종하는 실을 느슨하게 했다가 휙 당기는 것처럼, 머리가 천천히 숙여지다가 휙 하고 똑바로 설 것이다. 마치 우리 뇌가 유달리 일찍 잠자리를 향해 가는 양, 이른 오후에 이 졸음의 담요가 우리를 뒤덮는 듯한 경험을 당신도 했을 것이 확실하다.

당신을 비롯한 회의 참석자들은 오후 낮잠을 베푸는 진화적으로 각인된 자장가에 홀리고 있다. 이를 식후 각성도 저하post-prandial alertness dip(〈식사〉를 뜻하는 라틴어 prandium에서 유래)라고 한다. 고도의 각성 상태에서 낮은 각성 상태로의 이 짧은 하강은 오후에 일하지 않고, 졸고 낮잠을 자려는 타고난 충동을 반영한다. 이는 하루 생활 리듬의 정상적인 일부인 듯하다. 당신이 직장에서 발표를 해야 한다면, 자기 자신을 위해서 ― 그리고 듣는 이들의 의식 상태를 위해서 ―가능한 한, 이른 오후 시간은 피하도록.

이런 내용들로부터 한 발 물러서서 보면, 현대 사회가 이상 수면이라는 미리 정해진 양상이라고 할 것에서 멀어져 왔음이 명확히 드러난다. 그럼에도 우리 유전 암호는 매일 오후가 되면 그 양상을 다시 일으키려 시도한다. 이상 수면과의 결별은 우리가 농경 사회에서 산업 사회로 넘어올 때, 혹은 그 전에 일어났다.

산업화 이전 사회의 수렵 채집인들을 조사한 인류학자들은 인간이 어떻게 자야 하는가에 관해 널리 퍼진 속설 중 하나도 잘못되었음을 밝혀냈다.[*] 근대 초기가 저물 무렵(17세기 말에서 18세기 초까지)의 역사 자료들은 서유럽인들이 밤에 두 차례 길게 잠을 잤음을 시사한다. 중간에 몇 시간 동안 깨어 있었다는 것이다. 첫 번째 잠과 두 번째 잠이라고 불리곤 하는 이 두 번의 잠 사이에 긴 시간에, 그들은 읽고 쓰고 기도하고 사랑하고 심지어 사교 활동도 했다.

이 풍습이 인류 역사의 이 시기에, 이 지역에서 나타났을 가능성도 얼마든지 있다. 하지만 지금까지 조사한 산업화 이전 시대 사회들 중 어디에서도 비슷하게 밤잠을 둘로 쪼개어 잤음을 보여 주는 곳이 전혀 없었다는 사실은 그것이 진화적으로 형성된 자연적인 인간 수면 형태가 아님을 시사한다. 오히려 서유럽에서 인구 이동과 연관되어 출현하여 널리 퍼진 문화적 현상이었던 듯하다. 게다가 인류가 밤 중간에 몇 시간 동안 깨어 있으려는 욕구가 있다고 시사하는 생물학적 리듬 ─ 뇌 활성, 신경 화학적 활성, 대사 활성 ─ 도 전혀 없다. 그 대신에 진정한 이상 수면 패턴은 밤에 지속적으로 더 길게 한 차례 자고, 이른 오후에 짧게 낮잠을 자는 형태다. 인류학적, 생물학적, 유전적 증거가 그렇다는 것을 뒷받침하며, 그 양상은 지금까지도 모든 인류에게서 뚜렷하게 남아 있다.

우리의 자연적인 수면 패턴이 그렇다는 것을 받아들인다면, 이상 수면 패턴을 내버릴 때 건강에 어떤 영향들이 미칠지를 확실히 알 수 있을까? 이상 수면은 남아메리카와 유럽 지중해 지역을 비롯하여 세계 각지의 낮잠(시에스타siesta) 문화에서 여전히 볼 수 있다. 내가 아

* A. Roger Ekirch, *At Day's Close: Night in Times Past* (New York: W. W. Norton, 2006).

이였던 1980년대에, 우리 가족은 그리스로 휴가를 간 적이 있다. 그리스의 주요 대도시들의 거리를 걸을 때 보니, 가게마다 영국에서 으레 보던 알림판과 전혀 다른 알림판이 앞쪽 유리창에 걸려 있었다. 개점 시간: 오전 9시~오후 1시, 오후 5시~9시. 휴식 시간: 오후 1시 ~5시.

지금은 그리스 전역의 상점 유리창에서 그런 알림판을 거의 찾아볼 수 없다. 2000년대에 들어설 무렵, 그리스에서는 시에스타 풍습을 버리라는 압력이 강해지고 있었다. 하버드 대학교 공중보건대의 한 연구진은 그리스인 성인 2만 3,000여 명을 대상으로 이 급진적인 변화가 건강에 어떤 영향을 미쳤는지를 정량화하기로 했다. 남녀 대상자들의 연령은 20세에서 83세까지 걸쳐 있었다. 연구진은 심혈관계의 건강에 초점을 맞추어서, 시에스타 습관을 버린 뒤 6년 동안 어떤 영향이 미치는지를 추적 조사했다.

숱한 그리스 비극처럼, 최종 결과는 가슴을 에게 하는데, 여기서는 가장 진지하고 정확하게 기술하련다. 연구가 시작될 때, 그들 중 관상 동맥 질환이나 뇌졸중을 겪은 사람은 한 명도 없었다. 즉 심혈관이 건강했다는 뜻이다. 하지만 으레 즐기던 낮잠을 포기한 이들은 계속 규칙적으로 낮잠을 자는 습관을 유지한 이들에 비해, 6년 사이에 심장병으로 사망할 위험이 37퍼센트가 증가했다. 이 효과는 직장인들에게서 특히 강하게 나타났다. 낮잠을 끊은 뒤로 사망 위험이 무려 60퍼센트 이상 증가했다.

이 놀라운 연구를 통해서 한 가지 명백한 사실이 드러났다. 타고난 이상 수면 습관을 버릴 때, 우리 수명이 짧아진다는 것이다. 이카

리아 섬처럼 그리스에서 시에스타가 아직 온전히 남아 있는 작은 외딴 지역들의 주민들이 미국인 남성들보다 90세까지 살 확률이 거의 4배에 달한다고 해도 아마 놀랍지 않을 것이다. 이 낮잠을 즐기는 지역 사회들은 〈주민들이 죽는 날을 까먹는 곳〉이라고 묘사되곤 한다. 오래 전 우리 조상의 유전 암호에 적힌 처방에 따라 자연적인 이상 수면 습관을 취하고, 건강한 식단을 짜는 것이 장수의 열쇠인 듯하다.

우리는 특별할까

이제는 잠이 동물계 전체에 공통된 특징이지만, 종 내와 종 간에서 양(시간), 형태(뇌의 절반, 뇌의 전체), 패턴(단상, 이상, 다상)이 놀라울 만치 다양하다는 것을 이해했을 것이다. 하지만 우리 인간의 수면 양상에 어떤 특별한 점이 있지 않을까? 적어도 현대성에 오염되기 이전의 순수한 형태에는? 인지력, 창의성, 문화, 뇌의 크기와 모양 등 다른 영역들에서는 호모 사피엔스 Homo sapiens가 독특한 존재임을 밝힌 연구 결과가 많이 나왔다. 그렇다면 우리의 밤잠에도 마찬가지로 예외적인 무언가가 있지 않을까? 그렇다면, 이 독특한 잠이 인간인 우리만이 이룬 그 놀라운 성취들 — 〈슬기로운 사람〉이라는 뜻의 라틴어에서 유래한 호모 사피엔스에 걸맞은 — 의 원인일 수도 있지 않을까? 제대로 인정을 받지 못하고 있지만 말이다.

수면 측면에서 볼 때, 우리 인간은 특별한 존재임이 드러났다. 구세계와 신세계의 원숭이들뿐 아니라 침팬지, 오랑우탄, 고릴라 같은 유인원과 비교했을 때, 사람의 잠은 유달리 눈에 띈다. 우리가 잠으로 보내는 시간은 다른 모든 영장류보다 뚜렷이 더 짧지만(우리는 여덟 시간인 반면, 다른 모든 영장류들은 열에서 열다섯 시간), 꿈을 꾸는 단계인 렘수면의 기간은 유달리 더 길다. 우리는 수면 시간의 20~25퍼센트를 렘수면 꿈을 꾸는 데 쓰지만, 다른 모든 영장류는 평균적으로 겨우 9퍼센트만을 렘수면에 할당한다! 다른 모든 영장류와 유인원의 자료와 한 그래프에 표시하면, 우리의 수면 시간과 꿈꾸는 시간은 비정상적인 지점에 찍힌다. 우리 수면이 어떻게 왜 그렇게 다른지를 이해하려면, 유인원에서 인간이 진화한 과정, 나무 위에서 땅으로 내려온 과정을 이해해야 한다.

인간은 전적으로 땅 위에서 잠을 자는 동물이다. 즉 땅 위에 누워서(때로는 침대 위처럼 땅에서 조금 떨어진 상태에서) 잠을 잔다. 다른 영장류는 나무 위에서, 즉 나뭇가지 위나 나무 위에 만든 보금자리에서 잔다. 다른 영장류는 이따금씩만 나무에서 내려와 바닥에서 잠을 청할 것이다. 예를 들어, 대형 유인원들은 매일 밤 새 나무 꼭대기에다가 잠자리, 즉 보금자리를 지을 것이다(매일 저녁마다 식사를 한 뒤에 몇 시간 동안 새 이케아 침대를 조립해야 잠을 잘 수 있다고 상상해 보라).

나무 위에서 잔다는 것은 어느 정도는 진화적으로 현명한 생각이다. 하이에나 같은 땅에서 사냥하는 커다란 포식자들, 이와 벼룩, 진드기 같은 피를 빠는 작은 절지동물들에 시달리지 않을 안전한 은신처를 제공하니까. 하지만 6~15미터 높이에서 잠을 잘 때는 조심해야 한다. 나뭇가지 위나 둥지에 웅크리고 깊이 잠들면 너무나 축 늘어지기 때문에, 팔다리 하나가 밖으로 삐져나와 흔들거리기만 해도 중력에 이끌려 땅으로 추락하여 목숨을 잃을 수 있다. 그러면 유전자 풀에서 사라진다. 렘수면 단계에서는 더욱 그럴 수 있다. 뇌가 몸의 모든 수의근을 완전히 마비시켜서 완전히 축 늘어지게 하는 단계다. 말 그대로 당신은 근육에 긴장이라고는 전혀 없이, 뼈들을 감싼 주머니나 다름없는 상태가 된다. 나는 당신이 나뭇가지 위에 채소가 가득 든 주머니를 올려놓으려고 시도한 적이 없을 것이라고 생각하지만, 결코 쉽지 않을 것이라고 장담할 수 있다. 어찌어찌하여 잠깐 섬세한 균형을 잡는 데 성공할지라도, 오래 가지 않는다. 이 신체 균형 잡기는 우리 영장류 선조들이 나무 위에서 잠을 자기 위해 극복해야 했던 도전 과제이자 위험이었다. 그리고 분명히 그들의 잠을 제약한 요소였다.

호모 사피엔스의 선조인 호모 에렉투스는 두 다리로 자유롭게 서서 걸은 최초의 확고한 두 발 동물이었다. 우리는 호모 에렉투스가 땅에서만 잠을 자는 최초의 영장류라고도 믿는다. 더 짧은 팔과 곧추선 자세를 볼 때, 그들이 나무 위에서 생활하고 잠을 잤을 가능성은 매우 낮다. 호모 에렉투스(그리고 마찬가지로 호모 사피엔스)가 포식자들 속에서 어떻게 살아남았을까? 표범, 하이에나, 칼이빨호랑이(모두 밤에 사냥을 할 수 있다)가 돌아다니고, 피를 빠는 곤충들이 우글거리는 땅 위에서 잠을 자면서 말이다. 어느 정도는 불을 피운 덕분이었을 것이다. 여전히 논란이 남아 있긴 하지만, 많은 연구자들은 호모 에렉투스가 최초로 불을 사용했다고 믿으며, 불은 우리가 나무 위에서 내려와 땅 위에서 살아갈 수 있게 해준 가장 중요한 촉매 중 하나 — 설령 가장 중요한 것은 아니었다고 할지라도 — 였다.
또 불은 우리가 어떻게 땅에서 안전하게 잠을 잘 수 있었는지를 가장
잘 설명하는 요인 중 하나이기도 하다. 대형 육식동물은 불을 꺼렸을
것이고, 연기는 밤에 살을 물어대는 작은 곤충들을 물리치는 독창적
인 방역 분무제 역할을 했을 것이다.

하지만 불은 결코 완벽한 해결책이 아니었고, 땅에서 잠을 잘 때의
위험은 여전히 남아 있었을 것이다. 그래서 그런 진화 압력하에, 잠
을 질적으로 더 효율적으로 자는 방식이 출현했다. 잠을 더 효율적으
로 잘 수 있는 호모 에렉투스는 생존하고 자연 선택을 받는 데 더 유
리했을 것이다. 우리의 고대 수면 형태는 지속 시간은 다소 줄어들면
서 깊이는 더 증가하는 쪽으로 진화했다. 특히 밤이 깊어질수록 렘수
면의 양이 늘어나도록 하면서다.

사실 대자연의 탁월함을 보여 주는 사례들이 으레 그렇듯이, 그 문
제는 해결책의 일부가 되었다. 다시 말해, 위태로운 나뭇가지가 아
니라 굳은 땅에서 잠을 잠으로써, 우리 조상들은 렘수면을 풍부하게
하고 강화하는 한편으로, 수면 시간을 어느 정도 줄일 수 있었다. 땅
에서 잠을 잘 때는 더 이상 추락할 위험이 없었다. 우리 진화 역사상
처음으로, 원시 인류는 몸을 움직이지 못한 채 렘수면에 들어서 원하
는 만큼 꿈을 꿀 수 있게 되었고, 중력의 올가미가 자신을 나무 꼭대
기에서 홱 끌어내릴 것이라는 걱정을 하지 않게 되었다. 따라서 우리
잠은 〈농축되었다〉. 지속 시간이 더 짧아지고 더 통합되고, 압축되
어 질 좋은 잠이 많아졌다. 그리고 모든 유형의 잠이 그런 것이 아니
라, 복잡성과 연결성을 빠르게 증진시키는 렘수면이 그러했다. 인류

보다 렘수면의 총량이 더 많은 종들도 있지만, 우리 호모 사피엔스처럼 복잡하면서 풍부하게 상호 연결된 뇌에 엄청나게 높은 비율로 렘수면을 쏟아 붓는 동물은 없다.

이 단서들로부터 나는 한 가지 원리를 제시하련다. 나무 위에서 땅에 맞는 형태로 잠이 재편된 것이 호모 사피엔스를 진화의 높이 솟은 피라미드 꼭대기로 쏘아 올린 주된 방아쇠라는 것이다. 다른 영장류들과 인류를 구분하는 특징이 적어도 두 가지 있다. 나는 잠, 특히 다른 모든 포유동물보다 우리가 더 높은 비율로 지닌 렘수면이 그 두 특징을 우리에게 바람직한 쪽으로 빚어 왔다고 본다. (1) 우리의 사회문화적 복잡성 수준과 (2) 인지 지능이다. 렘수면, 그리고 꿈꾸기 자체는 이 인간의 두 형질을 함양한다.

이 두 특징 중 첫 번째를 말하자면, 우리는 렘수면이 사람 뇌의 정서 회로(3부에서 자세히 다룰 것이다)를 절묘하게 재조정하고 미세하게 조율한다는 것을 발견했다. 이 능력에 비추어볼 때, 렘수면은 처음에 원초적이었던 우리 감정들의 풍부함과 이성적인 통제를 강화해 왔을 것이다. 나는 호모 사피엔스를 주요 측면들에서 다른 모든 종들을 지배하는 종으로 급속히 부상시키는 데 이 변화가 대단히 중요한 기여를 했다고 주장하련다.

예를 들어, 우리는 렘수면이 우리의 인지 능력을 향상시키고, 그럼으로써 뻔히 드러나거나 숨겨진 얼굴 표정, 크고 작은 몸짓, 심지어 대중의 행동 같은 인류 사회에 풍부한 만화경 같은 사회 감정적 신호들 속을 헤치고 나아갈 수 있게 돕는다는 것을 안다. 이런 정서적 항해 능력이 온전하지 않다면 사회적 존재가 얼마나 달라지고 힘겨워지는지를 자폐증 같은 장애를 생각해 보면 알 수 있다.

또 정확한 인지력과 이해력을 증진시키는 렘수면의 능력 덕분에 우리는 더 지적인 판단과 행동을 할 수 있다. 더 구체적으로 말하면, 매일 우리 감정을 조절하는 냉철한 능력 ─ 우리가 정서 지능이라고 부르는 것의 핵심 ─ 은 매일 밤 렘수면을 충분히 취하느냐에 달려 있다(그러니 동료, 친구, 대중 인물에게 그런 모습이 안 보인다면, 그들이 잠을 얼마나 잤는지, 특히 새벽 무렵의 렘수면이 풍부한 잠을 얼마나 잤는지 궁금해질지도 모르겠다).

두 번째이자 더 중요한 점은 수천 년에 걸쳐서 렘수면의 세기와 풍부함이 점점 증가하면서 제공한 이런 개별적인 혜택들을 집단과 부족 안팎에 걸쳐서 곱한다면, 우리 정서 뇌의 이 야간 렘수면 재조정이 어떻게 빠르게 기하급수적으로 규모가 확대될 수 있었는지를 깨닫게 된다는 것이다. 이 렘수면으로 강화된 정서 지능으로부터 방대한 집단들에 걸친 새롭고도 훨씬 더 정교한 형태의 인류의 사회 경제가 출현했다. 그 사회 경제는 크고, 정서적으로 예민하고, 안정적이고, 유대감이 강하고, 고도로 사회적인 인류 공동체가 구축될 수 있도록 도왔다.

여기서 한 단계 더 나아가서 나는 이것이 포유동물 렘수면의 기능 중에서 가장 큰 영향을 끼치는 것, 아마 모든 포유동물의 모든 수면 유형을 통틀어서 가장 큰 영향을 미치는 것이라고, 그리고 지구 생명의 역사를 통틀어서 지금까지 수면이 제공한 가장 탁월한 이점이기까지 하다고 주장하련다. 복잡한 감정 처리 과정이 제공하는 적응적 혜택들은 진정으로 기념비적이며, 그렇기에 종종 간과되어 왔다. 우리 인간은 자신의 체화된 뇌에 엄청나게 많은 감정들을 불러낼 수 있으며, 그 뒤에 그 감정들을 깊이 경험하고 심지어 조절할 수 있다. 게다가 남들의 감정을 알아차리고 남의 감정 형성을 도울 수 있다. 이 개인 내부와 개인간 과정들 양쪽을 통해서, 우리는 큰 사회 집단과 그 집단을 넘어서 강력한 사회 구조들 및 이념들로 넘치는 사회를 구축하는 데 필요한 유형의 협력하는 동맹을 맺을 수 있다. 언뜻 볼 때는 렘수면이 한 개인에게 준 적당한 자산처럼 보였을지 모르는 것이 우리 종 전체의 생존과 우위를 담보하게 해주는 가장 가치 있는 물품 중 하나라고, 나는 믿는다.

렘수면 꿈꾸는 상태가 진화적으로 기여하는 또 한 가지는 창의성이다. 비렘수면은 새로 학습한 정보를 뇌의 장기 기억 저장소로 옮겨서 안전하게 보관하는 데 기여한다. 하지만 이 새로 생성된 기억들을 취해서 당신 삶의 일대기를 이루는 목록 전체와 대조하는 일을 시작하는 것은 렘수면이다. 렘수면 때의 이 기억 대조를 통해 서로 관련이 없던 정보들 사이에 새로운 연결이 형성되면 새로운 창의적인 깨달음을 얻게 된다. 수면 주기가 반복될 때, 렘수면은 뇌 안에 방대한 정보 연합망을 구축하는 데 기여한다. 렘수면은 심지어 한 걸음 물러서서 전체적인 흐름과 요지를 파악할 수도 있다. 일반 지식에 해당하는 것 말이다. 즉 정보의 집합이란 것이 단지 기존 사실들을 그러모아서 처박아 둔 목록이 아니라, 전체적으로 무엇을 의미하는지를 파악할 수 있다. 우리는 전에 도무지 해결할 수 없었던 문제의 새로운 해결책을 떠올리거나, 심지어 근본적으로 새롭고 독창적인 착상을 품은 채 아침에 깨어날 수 있다.

따라서 렘수면은 인류 집단 전체를 아우르는 풍성한 사회 정서적 천을 짜는 일을 도왔을 뿐 아니라, 꿈꾸는 잠의 창의성이라는 이 두 번째 혜택도 제공했다. 우리는 영장류든 누구든 간에 우리의 가장 가까운 경쟁자들에 비해 우리 인류의 창의성이 대단히 뛰어나다는 사실에 탄복해야(경계하면서) 한다. 침팬지 ― 우리의 가장 가까운 현생 영장류 친척 ― 는 우리보다 앞서 약 500만 년 전부터 살고 있었다. 대형 유인원 중 일부는 우리보다 적어도 1,000만 년 먼저 출현했다. 아주 기나긴 기회의 시간이 있었음에도, 그 종들은 달을 방문하거나, 컴퓨터를 만들거나, 백신을 개발한 적이 없었다. 황송하게도, 그런 일들을 해낸 것은 우리 인류다. 잠, 특히 렘수면과 꿈꾸는 행위는 언어나 도구(사실, 인과 관계를 볼 때 수면이 이 두 형질들도 형성한다는 증거까지 있다) 이용에 못지않게 우리 인간만의 창의성과 성취를 빚어내는 많은 요소들의 토대에 놓인 확실하지만 제대로 평가를 못 받고 있는 요인이다.

　그렇긴 해도, 렘수면이 제공하는 탁월한 정서 뇌 능력이 창의성에 영감을 불어넣는 두 번째 혜택보다 우리 인류의 성공을 결정하는 데 더 영향력을 끼쳤다고 봐야 한다. 창의성이 진화적으로 강력한 도구라는 것은 분명하다. 하지만 그것은 대체로 개인에게 한정되어 있다. 창의적이고 독창적인 해결책들이 렘수면이 함양하는 정서적으로 풍부하고 친사회적인 유대와 협력 관계를 통해 개인 사이에 공유될 수 없다면 말이다. 그런 상태에서 창의성은 대중에게 전파되기보다는 한 개인 내에 고정된 채 남아 있을 가능성이 훨씬 높다.

　이제 내가 진화의 고전적이면서 자기 충족적인 긍정적 순환이라고 믿는 것이 무엇인지를 이해할 수 있을 것이다. 나무에서 땅으로 내려오면서, 잠에 다른 영장류에 비해 상대적으로 더 많은 양의 렘수면이 주입되었고, 이 하사품으로부터 인지적 창의성, 정서 지능, 따라서 사회적 복잡성의 급격한 증가가 일어났다. 우리의 뇌가 점점 치밀해지고 상호 연결되어 감에 따라서, 이 순환 과정을 통해 우리의 생존 전략도 매일 (그리고 밤마다) 향상되었다. 그리고 점점 더 발달해 가는 뇌의 정서적 및 창의적 회로들을 낮 동안 더 열심히 이용함에 따라, 점점 더 많은 것을 요구받는 신경계를 밤에 더 많은 렘수면으로 수리하고 재조정할 필요성도 더욱 커져 갔다.

이 양의 되먹임 고리가 기하급수적인 양상으로 확대됨에 따라서, 우리는 더욱 큰 사회 집단들을 형성하고 조직하고 유지하고 의도적으로 빚어냈다. 그 결과 급속히 증가하고 있던 창의적인 능력은 정서적 및 사회적 정교함을 강화하는 인류 렘수면의 양이 점점 증가함에 따라 더 효율적이고 빠르게, 심지어 개선되면서 퍼질 수 있었다. 따라서 렘수면 꿈꾸기는 우리를 경이로울 만치 빠르게 진화적으로 부상시키는 데 기여한 새로운 요인이다. 그 덕분에 우리는 세계를 지배하는 새로운 사회적 상위 계급이 되었다. 잠을 연료로 쓴 덕분이다.

5장

평생에 걸친 잠의 변화
태어나기 전의 잠

갓 태어날 아기의 부모는 엄마 뱃속의 태아에게 말을 걸거나 노래를 불러 주었을 때 아기가 발길질을 하거나 꿈틀거리면 뭉클한 감동을 느끼곤 한다. 비록 그런 부모에게는 결코 말해서는 안 되겠지만, 태아는 대개 깊이 잠들어 있을 가능성이 높다. 태어나기 전의 사람 아기는 거의 대부분의 시간을 잠자는 것과 비슷한 상태로 보낼 것이다. 그리고 그 상태 중 대부분은 렘수면 상태와 비슷하다. 그러니 자고 있는 태아는 움직이게 하려고 애쓰는 부모의 노력을 알아차리지 못한다. 그리고 그럴 때 엄마가 태아의 팔다리가 움직이는 것을 느낀다면, 그것은 렘수면의 전형적인 특징인 뇌 활동이 무작위로 솟구침으로써 나타나는 현상일 가능성이 매우 높다.

어른들은 밤에 비슷한 발차기 같은 움직임을 일으키지 않는다. 아니, 일으키지 말아야 한다. 렘수면의 몸을 마비시키는 장치가 그런 움직임을 억제하기 때문이다. 하지만 자궁 안에 있는 태아의 덜 자란 뇌는 어른과 달리 렘수면 근육 억제 체계가 아직 덜 구축된 상태다. 하지만 태아 뇌의 다른 깊은 중추들은 이미 제자리에 놓여 있다. 잠을 생성하는 중추도 그렇다. 사실, 비렘수면과 렘수면을 생성하는 데 필요한 신경 다이얼과 스위치의 대부분이 형성되고 회로에 연결되는 것은 태아 발달 기간을 3등분 했을 때, 2분기 말쯤(임신 약 23주째)에서다. 이렇게 뇌 영역들의 성장 속도가 다른 까닭에, 태아의 뇌는 렘수면 때 아직 가공할 운동 명령을 실행할 수 있다. 움직임을 억제할 마비가 일어나지 않기 때문이다. 억제가 안 되는 상태에서는 이 명령이 발작적인 신체 움직임으로 자유롭게 전환된다. 그러면 엄마는 아기가 조그만 손발로 주먹질을 하고 발길질을 하는 것을 느낀다.

발달의 이 단계에서 태아는 대부분의 시간을 잠으로 보낸다. 24시간 중에서 비렘수면 약 여섯 시간, 렘수면 약 여섯 시간, 렘수면인지 비렘수면인지 확실히 말할 수 없지만 완전히 깨어 있지 않다는 것은 확실한 중간 수면 상태 약 열두 시간이 뒤섞여 있다. 마지막 3분기에 들어서야 실제로 깨어 있는 상태가 어렴풋이 나타나기 시작한다. 하지만 당신이 상상할 법한 시간보다는 훨씬 적다. 태아는 하루에 겨우 두세 시간만 깨어 있을 뿐이다.

비록 마지막 3분기에 총 수면 시간이 줄어들긴 하지만, 역설적이게도 렘수면 시간은 크게 늘어난다. 임신 마지막 2주 동안, 태아는 하루에 거의 아홉 시간까지도 렘수면으로 보낼 것이다. 태어나기 전 마지막 주에는 렘수면의 양이 하루에 열두 시간에 달한다. 아무리 자도 부족하다는 듯이, 태아는 세상에 태어나기 직전에 렘수면 욕구가 두 배로 늘어나는 셈이다. 개인의 생애 — 태아, 신생아, 사춘기, 어른, 노년 — 에서 렘수면 욕구에 그렇게 극적인 변화가 일어나는, 아니 그토록 그 욕구가 넘치는 시기는 또 없을 것이다.

렘수면 때 태아는 실제로 꿈을 꿀까? 아마 우리 대다수가 꿈이라고 할 때 떠올리는 것과는 다를 것이다. 하지만 우리는 렘수면이 뇌 성숙을 촉진하는 데 대단히 중요하다는 것을 안다. 자궁 안에서 사람이 구성되는 과정은 집을 짓는 것과 좀 비슷하게, 개별적이면서 상호의존적인 단계들을 거쳐서 일어난다. 집에 지붕을 얹으려면 먼저 지탱할 벽을 세워야 하고, 벽을 세우려면 먼저 토대를 깔아야 한다. 집의 지붕처럼 뇌는 발달할 때 마지막에 구성되는 것에 속한다. 그리고 지붕처럼, 그 과정에는 하위 단계들이 있다. 예를 들어, 기와를 얹으려면 먼저 지붕틀을 짜야 한다.

뇌와 그 구성 부분들의 세세한 측면들은 태아 발달의 2분기와 3분기 때 빠르게 형성된다. 렘수면의 양이 대폭 늘어나는 바로 그 시기다. 이는 결코 우연의 일치가 아니다. 렘수면은 생애 초기의 이 중요한 단계 때 전기 비료 역할을 한다. 렘수면 때 현란하게 분출하곤 하는 전기 활성은 발달하는 뇌 전체에서 신경 통로들이 무성하게 자라도록 자극하며, 그런 뒤 각 통로에 건강한 연결 말단들, 즉 시냅스 말단을 풍부하게 덧붙인다. 렘수면을 뇌의 새 동네들에 방대한 광섬유망을 구축하는 인터넷 서비스 제공자처럼 생각하자. 이 최초로 공급되는 전기를 이용하여, 렘수면은 고속 통신 기능을 활성화한다.

뇌에 신경 연결 덩어리들이 갖추어지는 이 발달 단계를 시냅스 발생synaptogenesis이라고 한다. 신경 세포들 사이에 수많은 배선 연결, 즉 시냅스가 형성되는 단계다. 처음에는 지나칠 정도로 열심히 뇌의 메인 프레임을 구축하는 작업이 진행된다. 이때 시냅스 여유분이 꽤 많이 비축됨으로써, 태어난 뒤에 아기의 뇌에서 아주 다양한 양상으로 회로 구성이 가능해진다. 인터넷 서비스 제공자라는 비유를 다시 들면, 모든 동네의 모든 가정이, 즉 삶의 이 초기 단계에는 뇌의 모든 영역이 높은 수준의 연결과 대역폭을 제공받는다.

신경 건축 ― 생각, 기억, 느낌, 결정, 행동을 맡을 신경 고속 도로와 주변 도로를 건설하는 ― 이라는 그런 엄청난 과제를 맡았기에, 렘수면이 생애 초기 발달 단계의 전부까지는 아니라고 해도 대부분을 차지하는 것은 결코 놀랍지 않다. 사실 이 점에서는 다른 모든 포유동물도 마찬가지다.* 삶에서 렘수면이 최대에 달하는 시기는 뇌에서 가장 많은 건설이 이루어지는 시기이기도 하다.

걱정스러운 점은 태어나기 전이나 태어난 직후에 발달 중인 아기 뇌의 렘수면을 방해하거나 교란한다면, 후유증이 생긴다는 것이다. 1990년대에 연구자들은 갓 태어난 새끼 쥐들을 연구하기 시작했다. 단지 렘수면을 막기만 했는데, 태아 발달 과정이 지체되었다. 시간이 계속 흘러도 말이다. 즉 둘은 함께 나아가야 한다. 새끼 쥐의 렘수면을 방해하면 그 신경 지붕의 건축이 멈추었다. 뇌의 대뇌 피질 형성이 말이다. 렘수면이 없을 때, 뇌의 조립 작업은 완전히 멈추었다. 실험으로 렘수면을 멈추는 쐐기를 박으면 시간이 완전히 동결되었

---

* 4장에서 말했듯이, 갓 태어난 새끼 범고래는 예외일지 모른다. 새끼를 낳기 위해 어미가 떨어져 나온 곳에서부터 어미의 그늘에 숨어서 자기 무리로 돌아가는 위험한 여행을 해야 하기에, 태어난 직후에는 잠을 잘 기회가 없는 듯하다. 하지만 이는 가정일 뿐이다. 다른 모든 포유동물처럼 그들도 태어나기 직전까지 자궁 속에서 기나긴 잠을, 심지어 렘수면까지 잘 가능성도 있다. 그저 아직 밝혀지지 않았을 뿐이다.

다. 하루하루가 흘러도 잠을 못 자는 대뇌 피질의 반쯤 완성된 지붕 선은 전혀 성장하지 않고 그대로였다.

다른 많은 포유동물 종에서 지금 동일한 효과가 관찰되어 왔으며, 그것은 그 효과가 포유류 전체에 걸쳐 흔한 것임을 시사한다. 새끼 쥐에게 마침내 렘수면을 좀 취하게 허용하면, 대뇌 지붕의 조립이 재개되지만, 가속되지도 않았고, 완전히 회복되지도 않았다. 잠을 못 잔 새끼의 뇌는 덜 완성된 상태로 남는다.

더 최근에 렘수면 부족과 자폐 스펙트럼 장애ASD: autism spectrum disorder가 관련이 있다는 연구가 나왔다(주의력 결핍 과잉 행동 장애ADHD와 혼동하지 말기를. 이 장애는 나중에 논의하기로 하자). 자폐는 몇 가지 유형이 있는데, 발달 초기, 대개 생후 2~3년 무렵에 출현하는 신경학적 장애다. 자폐의 핵심 증상은 사회적 상호 작용의 부족이다. 자폐증이 있는 사람들은 다른 이들과 쉽게, 즉 전형적인 방식으로 의사소통을 하거나 교류하지 않는다.

자폐의 원인이 무엇인지 우리는 아직 제대로 알지 못하지만, 초기 발달 단계 때 시냅스의 형성과 수 측면에서 뇌의 부적절한 배선이 그 장애의 핵심에 놓여 있는 듯하다. 즉 비정상적인 시냅스 발생과 관련이 있어 보인다. 시냅스 연결의 불균형은 자폐가 있는 이들에게서 흔하다. 뇌의 어떤 영역에서는 연결이 지나치게 많이 이루어지고, 다른 영역에서는 부족하다.

이 점을 알아차린 뒤, 과학자들은 자폐가 있는 이들의 잠이 비전형적인지 조사하기 시작했다. 실제로 그렇다고 밝혀졌다. 자폐 징후를 보이거나 자폐 진단을 받은 아기와 어린이는 잠의 패턴과 양이 정상적이지 않다. 자폐아는 비자폐아에 비해 하루 주기 리듬도 더 약하다. 멜라토닌 농도가 밤에 치솟았다가 낮 동안 빠르게 떨어지는 대신에 24시간에 걸쳐서 더 평탄한 양상을 보인다.[*] 생물학적으로 말해서, 마치 자폐가 있는 이들에게는 낮과 밤이 각각 덜 밝고 덜 컴컴한 것과 같다. 그 결과 안정적으로 깨고 깊이 잠드는 일이 일어나야 할 때 신호가 더 약하다. 게다가 아마 그와 관련이 있겠지만, 자폐아가 생성할 수 있는 잠의 총량은 비자폐아보다 적다.

하지만 가장 두드러진 점은 렘수면이 상당히 부족하다는 것이다. 자폐아는 그렇지 않은 아이보다 렘수면의 양이 30~50퍼센트 적다.[**] 발달하는 뇌 내에서 균형 잡힌 시냅스 연결이 이루어지도록 하는 데 렘수면이 어떤 역할을 하는지 생각할 때, 렘수면 결핍이 자폐의 기여 요인인지 여부를 알아내는 것이 현재 큰 관심사가 되어 있다.

하지만 사람들을 연구하여 얻은 기존 증거들은 단순히 상관관계를 보여 줄 뿐이다. 자폐와 렘수면 비정상이 나란히 진행된다고 해서, 한쪽이 다른 쪽의 원인이라는 뜻은 아니다. 게다가 설령 인과 관계가 존재한다고 해도, 이 연관성이 인과 관계의 방향을 말해 주는

[*] S. Cohen, R. Conduit, S. W. Lockley, S. M. Rajaratnam, and K. M. Cornish, "The relationship between sleep and behavior in autism spectrum disorder (ASD): a review," *Journal of Neurodevelopmental Disorders* 6, no. 1 (2011): 44.

[**] A. W. Buckley, A. J. Rodriguez, A. Jennison, et al. "Rapid eye movement sleep percentage in children with autism compared with children with developmental delay and typical development," *Archives of Pediatrics and Adolescent Medicine* 164, no. 11 (2010): 1032 – 37. S. Miano, O. Bruni, M. Elia, A. Trovato, et al., "Sleep in children with autistic spectrum disorder: a questionnaire and polysomnographic study," *Sleep Medicine* 9, no. 1 (2007): 64 – 70.

것은 아니다. 부족한 렘수면이 자폐의 원인일까, 아니면 정반대일까? 하지만 흥미롭게도 새끼 쥐에게서 렘수면을 선택적으로 없애면 뇌에서 신경 연결, 즉 시냅스 형성이 비정상적 양상으로 일어난다.***게다가 새끼 때 렘수면을 빼앗긴 쥐는 청년기와 성년기에 사회적으로 위축되고 고립된다.**** 이는 인과 관계에 상관없이, 수면이 비정상인지 여부가 자폐를 초기에 검출할 새로운 진단 도구가 될 수 있음을 시사한다.

물론 그 어떤 예비 산모도 과학자가 발달하는 태아의 렘수면을 교란하지 않을까 걱정할 필요는 전혀 없다. 하지만 알코올은 렘수면을 선택적으로 제거할 수 있다. 알코올은 우리가 아는 한 렘수면의 가장 강력한 억제제 중 하나다. 어른들이 마시는 알코올이 렘수면 생성을 차단하는 이유와 그런 수면 교란이 어떤 결과를 가져오는지는 뒤에서 논의하기로 하자. 지금은 알코올이 자라는 태아와 신생아의 잠에 어떤 영향을 미칠지에 초점을 맞추기로 하자.

엄마가 마신 알코올은 태반 장벽을 쉽게 통과하며, 따라서 자라는 태아에 쉽게 들어간다. 이 점을 알아차리자, 과학자들은 먼지 극단적인 시나리오를 조사했다. 임신 때 알코올 중독자였거나 폭음을 했던 엄마들을 조사했다. 그리고 아기가 태어난 직후에 머리에 전극을 붙여서 신생아들의 수면 양상을 조사했다. 폭음을 하는 엄마의 신생

*** G. Vogel and M. Hagler, "Effects of neonatally administered iprindole on adult behaviors of rats," *Pharmacology Biochemistry and Behavior* 55, no. 1 (1996): 157–61.

****같은 책.

아는 임신기에 술을 마시지 않은 엄마에게서 태어난 비슷한 연령의 아기보다 렘수면의 활성도가 훨씬 약했다.

그 전극은 더욱 우려되는 생리적 이야기를 들려주었다. 폭음하는 엄마의 아기는 정상적인 전기 활성을 지니고 있지 않았다. 3장에서 렘수면이 유쾌한 혼돈 상태 ── 즉 탈동기된 ── 뇌파를 보여 준다고 한 말을 기억할 것이다. 쾌활하면서 건강한 형태의 전기 활성이다. 하지만 폭음하는 엄마의 아기는 술을 마시지 않은 엄마의 아기보다 이 활기찬 전기 활성이 200퍼센트 감소했다. 다시 말해, 폭음하는 엄마의 아기는 훨씬 더 안정된 뇌파 패턴을 보였다.[*] 이쯤에서 임신기의 알코올 섭취와 그 자녀가 자폐 같은 신경 정신 의학적 질환에 시달릴 확률이 관련이 있는지를 역학적으로 조사한 결과가 어떻게 나왔는지 관심이 갈지도 모르겠다. 결과는 관련이 있다고 나왔다.[**]

다행히, 요즘 대부분의 엄마는 임신기에 폭음하지 않는다. 하지만 임신하고 있을 때 포도주를 이따금 한두 잔 마시는 더 일반적인 상황은 어떨까? 현재 우리는 산모의 몸에 영향을 미치지 않으면서 심장 박동수, 눈과 호흡, 신체 기관의 초음파 측정을 통해, 자궁 안에 있는 태아의 비렘수면과 렘수면의 기본 단계들을 파악할 수 있다. 한 연구

[*] V. Havlicek, R. Childiaeva, and V. Chernick, "EEG frequency spectrum characteristics of sleep states in infants of alcoholic mothers," *Neuropädiatrie* 8, no. 4 (1977): 360–73. S. Ioffe, R. Childiaeva, and V. Chernick, "Prolonged effects of maternal alcohol ingestion on the neonatal electroencephalogram," *Pediatrics* 74, no. 3 (1984): 330–35.

[**] A. Ornoy, L. Weinstein-Fudim, and Z. Ergaz. "Prenatal factors associated with autism spectrum disorder (ASD)," *Reproductive Toxicology* 56 (2015): 155–69.

진은 이런 방법들을 써서 태어나기 몇 주 전인 태아의 잠을 살펴보았다. 아기의 엄마도 이틀 동안 살펴보았다. 엄마들은 이틀 중 하루는 무알코올 음료를 마셨다. 또 하루는 포도주를 약 두 잔 마셨다(양은 몸무게를 토대로 정했다). 알코올은 무알코올 상태일 때 비해 태어나지 않은 아기들의 렘수면 시간을 뚜렷이 줄였다.

렘수면 주기 때 빠른 눈 운동이 얼마나 많이 일어나는가를 측정하는 표준 방법으로 쟀을 때, 알코올은 태아가 경험하는 렘수면의 세기도 약화시켰다. 게다가 이 태어나지 않은 아기들은 렘수면 때 호흡도 뚜렷이 저하되었다. 자연스러운 수면 상태에서는 시간당 381회로 정상이었던 호흡 속도가 알코올 세례를 받자 시간당 겨우 4회로 떨어졌다.***

임신 때 술을 먹지 말아야 한다는 점뿐 아니라, 수유 기간도 언급할 필요가 있다. 서양에서 수유하는 여성 중 거의 절반은 수유하는 기간에 술을 마시곤 한다. 알코올은 엄마의 젖에 쉽게 흡수된다. 젖에 든 알코올 농도는 엄마의 혈액에 든 농도와 거의 같다. 엄마의 혈중 알코올 농도가 0.08이라면, 모유의 알코올 농도도 약 0.08일 것이다.**** 최근에 우리는 모유의 알코올이 아기의 잠에 어떤 영향을 미치는지도 발견해 왔다.

신생아는 대개 젖을 빤 뒤에 곧바로 렘수면에 빠질 것이다. 많은 엄마들이 이미 잘 알고 있는 사실이다. 젖을 빨기를 멈추자마자, 그

*** E. J. Mulder, L. P. Morssink, T. van der Schee, and G. H. Visser, "Acute maternal alcohol consumption disrupts behavioral state organization in the near-term fetus," *Pediatric Research* 44, no. 5 (1998): 774-79.

**** 알코올은 잠 외에, 젖 분출 반사를 억제하여 일시적으로 젖 분비량을 줄인다.

리고 때로 멈추기 전에도, 아기의 눈꺼풀은 감길 것이고, 그 밑에서 눈이 빠르게 좌우로 움직이기 시작할 것이다. 아기가 이제 렘수면에 들었음을 시사한다. 한때는 엄마가 수유를 하기 전에 알코올 함유 음료를 마시면 아기가 더 잠을 더 잘 잔다는 속설이 퍼져 있었다. 이 오래된 이야기에서는 맥주가 좋다고 주장되어 왔다. 맥주 애호가에게는 안타까운 일이지만, 그저 잘못된 속설일 뿐이다. 바닐라 같은 무알콜 향이나 한정된 양의 알코올(엄마가 한두 잔 마시는 것에 해당하는)을 첨가한 모유를 아기에게 먹인 실험이 몇 건 있다. 알코올이 함유된 젖을 먹인 직후에, 아기는 더 토막잠을 자고, 깨어 있는 시간이 더 늘고, 렘수면은 20~30퍼센트가 줄었다.* 때로 아기는 혈액에서 알코올이 다 사라지면 잃은 렘수면 중 일부를 보충하려고 시도할 것이다. 비록 그들의 갓 생성된 체계는 그렇게 하기가 쉽지 않겠지만.

이 모든 연구로부터 나온 결론은 렘수면이 인간 삶의 초기에 선택이 아니라 필수 사항이라는 것이다. 렘수면의 매시간이 중요한 듯하다. 태아나 신생아가 렘수면을 빼앗겼을 때 되찾기 위해 필사적으로 애쓴다는 점에서 명백히 드러난다.** 안타깝게도 아직 우리는 알코올

* J. A. Mennella and P. L. Garcia-Gomez, "Sleep disturbances after acute exposure to alcohol in mothers' milk," Alcohol 25, no. 3 (2001): 153-58. J. A. Mennella and C. J. Gerrish, "Effects of exposure to alcohol in mother's milk on infant sleep," *Pediatrics* 101, no. 5 (1998): E2.

** 수면의 질이나 양과 직접적인 관련은 없지만, 엄마가 술을 마신 뒤에 갓난아기와 함께 잠이 들면 술을 마시지 않았을 때보다 유아 돌연사 증후군이 무려 일곱 배에서 아홉 배 높다. (P. S. Blair, P. Sidebotham, C. Evason-Coombe, et al., "Hazardous cosleeping environments and risk factors amenable to change: case-control study of SIDS in southwest England," *BMJ* 339 [2009]: b3666.)

때문이든 다른 무엇 때문이든 간에, 태아나 신생아의 렘수면 교란이 장기적으로 어떤 효과를 일으키는지 완전히 이해하지 못한 상태다. 갓 태어난 동물의 렘수면을 차단하거나 줄이면 뇌 발달이 억제되거나 왜곡됨으로써, 자랐을 때 사회적으로 비정상적이 된다는 것만 알고 있을 뿐이다.

유년기의 잠

아마 영유아의 잠과 어른의 잠 사이의 가장 명백하면서 (이제 막 부모가 된 이들에게) 괴로운 차이는 수면 단계의 수일 것이다. 선진국 어른들에게서 관찰되는 단일한 단상 수면 패턴과 대조적으로 영유아는 다상 수면 패턴을 보여 준다. 중간에 수없이 깨고 때로 소리를 내면서 밤낮으로 짧은 잠을 여러 차례 잔다.

애덤 맨스배크 Adam Mansbach 가 쓴 『제발 좀 자라 Go the F**k to Sleep』라는 제목의 짧은 자장가 책이야말로 이 사실을 아주 잘 또는 더 익살스럽게 확인해 준다. 이 책은 분명히 어른용이다. 맨스베크는 막 아빠가 되었을 때 이 책을 썼다. 그리고 막 부모가 된 많은 이들이 그렇듯이, 그도 끊임없이 깨어 보채는 아기 때문에 기진맥진해졌다. 아기의 다상 수면 패턴 때문에 말이다. 매일 밤 계속 깨는 어린 딸을 다시 재우곤 하면서 끊임없이 돌보다 보니, 그는 몹시 짜증이 가득한 상태가 되었다. 결국 속에 쌓여 있는 그 애정 어린 분노를 모조리 쏟아낼 수밖에 없는 지경에 이르렀다. 이윽고 그는 딸에게 읽어 준다고 상상한, 웃기는 동시를 지면으로 쏟아 냈다. 막 부모가 된 이들이라면 즉시 공감할 만한 내용들이다. 〈자겠다고 약속하면 마지막으로 한 권 더 읽어 줄게 / 제발 좀 자라〉(연기파 배우 새뮤얼 L. 잭슨이 완벽하게 읽은 오디오북을 제발 한번 들어보시기를 바란다).

막 부모가 된 이들(맨스배크도 포함하여)에게는 다행스럽게도, 아이가 자랄수록, 잠자는 시간은 더 길어지고 더 안정되고 덜 깬다.* 이 변화를 설명해 주는 것이 바로 하루 주기 리듬이다. 잠을 생성하는 뇌 영역들은 태어나기 전에 꽤 많이 형성되어 자리를 잡는 반면에, 하루 주기 리듬을 조절하는 24시간 시계 ─ 시교차상핵 ─ 는 발달하는 데 꽤 시간이 걸린다. 생후 3~4개월이 되어서야 아기는 하루 주기 리듬에 통제되는 징후를 어느 정도 드러낸다. 시교차상핵이 서서히 햇빛, 기온 변화, 음식(음식을 매우 체계적으로 주기만 한다면) 같은 반복되는 신호들에 연동되기 시작하면서, 점점 더 강하게 하루 주기 리듬에 따르게 된다.

아기가 첫돌을 맞이할 즈음이면, 아기의 시교차상핵 시계는 하루 주기 리듬의 고삐에 매인 상태가 된다. 즉 이제 아기는 낮에 몇 차례 낮잠을 자긴 하지만 더 많은 시간을 깨어 있고, 밤에는 고맙게도 더 많이 잠을 자게 된다는 뜻이다. 밤낮을 가리지 않고 끊임없이 자고 깨곤 하던 모습은 대부분 사라진다. 만 4세쯤 되면, 하루 주기 리듬

---

* 영유아가 밤에 홀로 잠을 잘 수 있는지 여부는 이제 막 부모가 된 많은 이들의 열 띤 관심사다. 좀 덜 포장해서 말하면, 노골적으로 집착하는 문제다. 영유아를 어떻게 하면 잘 재울 수 있을지만을 다룬 책도 무수히 나와 있다. 이 책은 그 주제를 개괄하려는 의도를 갖고 있지 않다. 하지만 한 가지 주된 권고 사항은 아기가 자고 있을 때보다는 졸고 있을 때 뉘이라는 것이다. 그렇게 하면, 영유아에게 밤에 스스로 잘 독자적인 능력이 발달할 가능성이 훨씬 높다. 부모가 곁에 있을 필요 없이 스스로 잠이 들 수 있다.

은 아이의 수면 행동을 결정하는 주된 역할을 한다. 밤에는 깨지 않고 죽 자고, 대개 낮에 한 차례 낮잠을 잔다. 이 단계에서 아이의 다상 수면 패턴은 이상 수면 패턴으로 넘어간다. 유년기가 끝날 무렵에는 마침내 단상 수면 패턴으로 전환된다.

하지만 이렇게 서서히 안정한 리듬을 갖추어 가는 양상만 보다가는, 그 속에서 비렘수면과 렘수면이 훨씬 더 요란하게 권력 투쟁을 벌이고 있다는 사실을 놓치게 된다. 비록 태어난 뒤로 수면의 총 시간이 서서히 줄어들면서 더 안정적이고 통합되는 양상을 띠어 가지만, 비렘수면과 렘수면 시간의 비율이 변화하는 양상은 그렇게 안정적이지 않다.

생후 6개월 된 아기가 총 열네 시간을 잠잘 때, 비렘수면과 렘수면의 비율은 50 대 50이다. 하지만 만 5세 아이는 하루에 총 11시간을 자는데, 비렘수면과 렘수면의 비는 70 대 30이 된다. 다시 말해, 유년기 초에 렘수면의 비율은 줄어드는 반면 비렘수면의 비율은 사실상 늘어난다. 총 수면 시간은 줄어들지만 말이다. 렘수면 비율의 감소와 비렘수면의 우세는 유년기 초와 중반 내내 지속된다. 10대 밀쯤에는 이 비율이 80 대 20에 달한 뒤, 성년기 중반까지 그 상태를 유지한다.

수면과 청소년기

태아 때와 생후 초기에 렘수면 시간이 그렇게 많다가 유년기 말과 사춘기 초에 깊은 비렘수면이 그렇게 주도하게 되는 이유가 뭘까? 깊은 잠 뇌파의 세기를 측정하면, 동일한 양상이 나타남을 알 수 있다. 생후 첫해부터 렘수면 뇌파의 세기가 줄어들고, 깊은 비렘수면의 세기는 유년기 중반과 말에 기하급수적으로 증가하다가 사춘기 직전에 정점에 이른다. 그 뒤에는 다시 낮아진다. 삶의 이 전환기에 나타나는 이런 유형의 깊은 잠에 특별한 무언가가 있을까?

태어나기 전과 태어난 직후에는 새로운 뇌를 이룰 신경 고속 도로와 연결을 엄청나게 많이 만들고 구성하는 것이 발달상의 도전과제다. 앞서 논의했듯이, 렘수면은 뇌에 신경 연결이 가득한 덩어리들이 형성되도록 돕고, 정보 대역을 제공하여 이 통로들이 활성화하도록 도움으로써 이 증식 과정에서 핵심적인 역할을 한다.

하지만 뇌 배선의 이 1단계가 의도적으로 지나치게 일어나도록 되어 있기에, 재편이라는 2단계가 일어나야 한다. 그 일은 유년기 말과 청소년기에 일어난다. 이 시기의 건축 목표는 규모를 키우는 것이 아니라, 효율과 효과를 얻기 위해 규모를 줄이는 것이다. 렘수면의 도움을 받아서 뇌 연결을 추가하는 시기는 지났다. 대신에 연결을 솎아내는 것이 하루, 아니 밤의 일과가 된다. 깊은 비렘수면이라는 조각하는 손이 작업을 하는 단계다.

인터넷 서비스 제공자라는 비유로 다시 돌아가면 이해하는 데 도움이 된다. 망이 처음 구축될 때, 새 주거 단지의 각 집에 제공되는 대역은 동일하며, 따라서 이용 가능성도 동일하다. 하지만 그 해결책은 장기적으로는 비효율적이다. 시간이 흐르면서 대역을 아주 많이 쓰는 이용자가 있는 가정도 나올 것이고, 대역을 거의 이용하지 않는 집도 나올 것이기 때문이다. 아무도 살지 않아서 통신 대역을 전혀 이용하지 않는 집도 나올 것이다. 수요 양상을 믿을 만하게 추정하려면, 인터넷 서비스 제공자는 시간을 들여서 사용 통계를 내야 한다. 어느 정도의 기간에 걸쳐 경험이 쌓인 뒤에야만, 제공자는 적절한 자료를 토대로 어느 가정이 이용량이 적으므로 대역을 줄이고 어느 가정이 이용량이 많아서 대역 연결 속도를 높일지 등 망 구조를 개선하는 결정을 내릴 수 있다. 망을 완전히 뜯어고치는 것이 아니고, 원래 구조의 상당 부분은 남아 있을 것이다. 어쨌든 인터넷 서비스 제공자는 전에도 이런 일을 여러 차례 했기 때문에, 망의 일차 배선을 어떻게 구성하는 것이 좋은지 꽤 합리적인 추정값을 지니고 있다. 하지만 망 효율을 최대로 높이려면 이용 양상에 따라서 재편하고 솎아 내는 일이 이루어져야 한다.

사람의 뇌는 유년기 말과 청년기에도 비슷하게 이용 양상에 따른 변화를 겪는다. 생애 초기에 구축된 원래 구조 중 상당 부분은 남아 있을 것이다. 대자연이 수만 년에 걸쳐서 수십억 번 시도를 한 끝에 뇌의 일차 배선을 정확히 까는 법을 알아냈으니까. 하지만 자연은 현명하게도 일반적인 뇌 구조에 개인별로 더 다듬어질 수 있는 여지를 남겨 둔다. 인격 형성기에 각 아이가 접하는 독특한 경험들은 개인별 사용 통계 집합이 된다. 그 경험들, 즉 그 통계는 자연이 남겨둔 기회를 이용하여, 마지막으로 한 차례 더 뇌를 다듬을 맞춤 청사진을 제공한다.* (다소) 일반적이었던 뇌가 소유자의 개별 이용 양상을 토대로 삼아 더욱 개인화한 뇌가 된다.

---

* 발달할 때 신경망 연결 정도는 줄어든다고 해도, 뇌세포들의 물리적 크기, 따라서 뇌와 머리의 물리적 크기는 증가한다.

연결을 다듬고 솎아 내는 일을 돕기 위해, 뇌는 깊은 비렘수면의 서비스를 제공한다. 깊은 비렘수면이 수행하는 여러 기능들 — 다음 장에서 제대로 살펴보기로 하자 — 중에서, 청소년기에 두드러진 특징인 시냅스 가지치기가 바로 그것이다. 선구적인 수면 연구자 어윈 파인버그Irwin Feinberg는 일련의 뛰어난 실험을 통해서, 청소년의 뇌에서 이 감축 작업이 어떻게 일어나는지를 알려 줄 흥미로운 현상을 발견했다. 그의 발견은 독자가 지니고 있을 법한 견해를 뒷받침하는 일도 한다. 어른에 비해 청소년이 덜 합리적인 뇌를, 즉 위험을 더 무릅쓰고 상대적으로 의사 결정 능력이 떨어지는 뇌를 지니고 있다는 견해 말이다.

파인버그는 만 6~8세 아이들을 많이 모아서 머리 전체 — 앞과 뒤, 왼쪽과 오른쪽 — 에 전극을 붙인 뒤, 수면 양상을 기록하는 일을 시작했다. 그는 6~12개월마다 아이들을 연구실로 불러서 수면 양상을 측정했다. 이 일을 무려 10년 동안 계속했다. 3,500건이 넘는 야간 수면 기록이었다. 시간으로 따지면 32만 시간이라는 거의 믿어지지 않을 양이었다! 이 자료로부터 파인버그는 아이가 청소년기를 거쳐서 성년기에 이르기까지 종종 서툰 모습을 보이면서 변화를 거칠 때, 깊은 수면의 세기가 뇌 발달의 단계들에 발맞추어서 어떻게 변하는지를 보여 주는 일련의 스냅 사진을 얻었다. 시간이 흐르면서 풍경이 어떻게 변하는지를 보여 주는 사진들의 신경 과학판이었다. 봄에 첫 싹이 트는 것(영아기)부터 여름에 잎이 활짝 펼쳐지고(유년기 말), 가을에 색깔이 무르익고(청소년기 초), 마지막으로 겨울에 잎을 떨구는 모습(청소년기 말과 성년기 초)까지 한 나무의 사진을 계속 찍는 것과 같다.

파인버그는 유년기 중반과 말에 뇌 안에서 마지막 신경 성장이 완결되고 있을 때, 깊은 잠이 중간 수준으로 나타난다는 것을 관찰했다. 늦봄과 초여름에 해당하는 시기였다. 그런 뒤 전기 기록상에서 깊은 수면의 세기가 급증하기 시작했다. 뇌에서 연결을 늘리는 쪽에서 솎아 내기를 하는 쪽으로 발달 양상이 바뀌는 시기에 그랬다. 가을에 해당하는 기간이다. 성숙해지는 가을이 겨울로 바뀔 무렵, 즉 솎아 내기가 거의 마무리될 무렵, 파인버그의 기록에 깊은 비렘수면 세기가 다시금 낮아지는 양상이 뚜렷이 드러났다. 한살이에서 유년기 단계가 끝나고, 마지막 잎이 떨어질 무렵, 십 대 청소년들의 신경 통로가 완성된 것이다. 이 시기에 깊은 비렘수면은 성년기 초로 넘어가는 것을 도왔다.

파인버그는 깊은 수면 세기의 증감이 청소년기라는 위태위태한 고지대를 거쳐서 성년기라는 안전한 통로로 들어서는 성숙을 향한 여행을 돕는다고 주장했다. 최근의 연구 결과들은 그의 이론이 옳다고 뒷받침한다. 깊은 비렘수면이 청소년기에 뇌의 마지막 마감 공사와 정밀 검사를 수행함에 따라, 인지 기능, 추론, 비판적 사고는 나아지기 시작하는데, 비렘수면의 변화에 비례하는 방식으로 이루어진다. 이 관계의 각 시기를 더 자세히 살펴보면, 더욱 흥미로운 점이 드러난다. 뇌 안에 인지적 및 발달적 이정표가 놓이기 몇 주 또는 몇 달 전에 반드시 깊은 비렘수면에 변화가 일어난다는 것이다. 이는 영향의 방향성을 시사한다. 뇌 성숙이 깊은 잠을 가져오는 것이 아니라, 깊은 잠이 뇌 성숙의 추진력일 수 있다는 것이다.

파인버그는 또 한 가지 선구적인 발견을 했다. 머리에 붙인 각 전극에 기록된 깊은 수면 세기의 변화를 시간의 흐름에 따라 살펴보니, 동일하지가 않았다. 성숙의 증감 양상은 언제나 뇌의 뒤쪽에서 시작되었다. 시각과 공간 지각을 처리하는 영역이다. 그런 뒤 청소년기가 진행됨에 따라서 꾸준히 뇌 앞쪽으로 나아가면서 진행되었다. 가장 놀라운 점은 성숙 여행의 종착지가 전두엽 끝이라는 것이었다. 합리적 사고와 중요한 의사 결정을 할 수 있는 영역이다. 따라서 청소년기라는 이 발달 시기에 뇌의 뒤쪽은 성인의 것과 더 비슷하고, 뇌의 앞쪽은 아이의 것과 더 비슷한 상태로 남아 있다.*

그의 발견은 십대 청소년에게서 합리성이 왜 가장 나중에야 꽃을 피우는지를 설명하는 데 도움이 되었다. 성숙을 가져오는 잠의 치료를 가장 마지막으로 받는 뇌 영역이기 때문이다. 잠이 뇌를 성숙시키는 유일한 요인이 아니라는 것은 분명하지만, 잠은 사고와 추론 능력이 성숙하도록 길을 닦는 데 중요한 역할을 하는 것처럼 보인다. 파인버그의 연구를 말할 때면, 전에 광고판에서 본 대형 보험 회사의 광고가 떠오른다. 〈16세 청소년들은 왜 대부분 뇌에 빠진 부분이 있는 것처럼 운전할까요? 실제로 그러니까요.〉 전두엽에 있는 이 뇌의 〈틈새〉를 메우는 신경 성숙이 이루어지려면 깊은 잠, 그리고 발달 시

* 이 모든 이야기들이 청소년의 뇌에서 시냅스를 제거하는 문제를 다루고 있지만, 청소년(그리고 어른)의 남아 있는 뇌 회로 내에서는 계속 많은 강화가 이루어지고 있으며, 다음 장에서 논의할 다른 수면 뇌파들이 그 일을 수행하고 있다는 점도 지적해야겠다. 여기서는 설령 발달 후기 내내 전반적으로 연결의 양을 줄이는 일이 일어난다고 해도, 학습하고 간직하고 따라서 새 기억을 떠올리는 능력도 지속된다고 말하고 넘어가자. 어쨌든 십대 때 뇌는 영유아기보다 덜 유연하다. 그것이 바로 유아가 청소년보다 제2 외국어를 더 쉽게 배울 수 있는 이유이기도 하다.

간이 필요하다. 당신의 자녀들이 마침내 20대 중반에 도달하여 보험료 할증이 줄어들 때면, 잠에게 감사를 하기를. 그 돈을 절약해주는 것이 바로 잠이니까.

파인버그가 말한 깊은 잠의 세기와 뇌 성숙의 관계는 전 세계의 수많은 아동과 청소년 집단들에서 관찰되어 왔다. 하지만 깊은 잠이 정말로 뇌 성숙에 필요한 신경 가지치기 서비스를 제공한다고 어떻게 확신할 수 있는가? 수면과 뇌 성숙 과정에서 일어나는 변화들이 그저 거의 같은 시기에 일어날 뿐 서로 무관할 수도 있지 않을까?

답은 사람의 청소년기와 같은 시기에 있는 쥐와 고양이를 연구하여 얻었다. 과학자들은 이 동물들에게서 깊은 잠을 빼앗았다. 그러자 뇌 연결이 다듬어지는 성숙 과정이 중단되었다. 즉 깊은 비렘수면이 뇌를 건강한 성년기로 진입시키는 원인 역할을 한다는 것을 보여준다.** 또 한 가지 우려되는 것은 청소년기의 쥐에게 카페인을 투여하면 깊은 비렘수면이 교란되고, 그 결과 뇌 성숙의 다양한 척도들과 사회 활동의 발달, 스스로 털 고르기, 주변 환경 탐사 등 자기 주도적 학습의 척도들도 지체된다는 점이다.***

십대 청소년에게서 깊은 비렘수면이 중요하다는 깨달음은 건강한 발달이 무엇인지를 이해하는 데 핵심이 되어 온 한편으로, 비정상적인 발달이라는 맥락에서 무언가가 잘못될 때 어떤 일이 일어나는지

***

** M. G. Frank, N. P. Issa, and M. P. Stryker, "Sleep enhances plasticity in the developing visual cortex," *Neuron* 30, no. 1 (2001): 275-87.

*** N. Olini, S. Kurth, and R. Huber, "The effects of caffeine on sleep and maturational markers in the rat," *PLOS ONE* 8, no. 9 (2013): e72539.

단서도 제공해 왔다. 조현병, 양극성 장애, 주요 우울증, ADHD 같은 주된 정신 장애 중 상당수는 현재 비정상적인 발달 장애라고 여겨지고 있다. 유년기와 청소년기에 출현한다는 공통점이 있기 때문이다.

뒤에서 수면과 정신 질환이라는 문제를 몇 차례 다루겠지만, 여기서 조현병을 짧게 다루고 넘어가기로 하자. 십대 청소년 수백 명을 대상으로 청소년기를 거치는 동안 2달마다 뇌 영상을 촬영하여 신경 발달 양상을 추적한 연구가 몇 건 있다. 그들 중 일부는 십대 말과 성년기 초에 조현병에 걸렸다. 조현병이 생긴 이들은 시냅스 가지치기와 관련된 뇌 성숙 패턴이 비정상이었다. 합리적이고 논리적인 생각을 담당하는 전두엽 영역들이 특히 그랬다. 그런 생각을 할 능력이 떨어진다는 것이 조현병의 주된 증상이다. 또 다른 연구에서는 조현병이 생길 위험이 높은 청소년들과 조현병에 걸린 십대와 젊은이들이 깊은 비렘수면을 2~3배 적게 잔다고 나왔다.* 게다가 조현병이 있는 사람들은 비렘수면의 전기 뇌파도 모양과 횟수가 정상이 아니었다. 수면 비정상으로 뇌 연결에 잘못된 가지치기가 일어남으로써 조현병이 일어나는지 여부는 현재 정신 질환 분야에서 가장 활발하게 연구가 이루어지는 영역에 속한다.**

* S. Sarkar, M. Z. Katshu, S. H. Nizamie, and S. K. Praharaj, "Slow wave sleep deficits as a trait marker in patients with schizophrenia," *Schizophrenia Research* 124, no. 1 (2010): 127–33.

** M. F. Profitt, S. Deurveilher, G. S. Robertson, B. Rusak, and K. Semba, "Disruptions of sleep/wake patterns in the stable tubule only polypeptide (STOP) null mouse model of schizophrenia," *Schizophrenia Bulletin* 42, no. 5 (2016): 1207–15.

청소년은 뇌가 계속 발달하는 동안 잠을 충분히 자지 못하게 만드는 다른 두 가지 해로운 문제에도 직면한다. 첫 번째는 하루 주기 리듬의 변화다. 두 번째는 일찍 시작하는 학교 수업이다. 후자가 일으키는 해로우면서 목숨을 위협하는 효과는 뒤에서 다루기로 하자. 하지만 일찍 시작하는 학교 수업의 합병증은 첫 번째 문제와도 떼려야 뗄 수 없이 연관되어 있다. 하루 주기 리듬의 변화와 말이다. 어릴 때는 누구나 텔레비전을 보거나 밤에 부모나 더 나이 많은 형제자매들이 하는 일에 끼고 싶어서 늦게까지 안 자려고 할 때가 종종 있다. 하지만 그럴 기회가 주어졌을 때, 대개 우리는 졸음을 이기지 못하고 소파나 의자나 바닥에서 저도 모르게 잠에 빠진다. 정신 모르고 곯아떨어진 상태에서 더 오래 버틸 수 있는 부모나 손위 형제자매에게 들려서 잠자리로 옮겨진다. 이유는 아이가 손위 형제자매나 부모보다 잠을 더 많이 잘 필요가 있다는 것만이 아니라, 아이의 하루 주기 리듬이 더 일찍 시작되기 때문이기도 하다. 따라서 아이는 부모보다 더 일찍 졸음을 느끼고 더 일찍 깨어난다.

십대 청소년은 어린 동생과 하루 주기 리듬이 다르다. 사춘기 때 시교차상핵의 시계 바늘은 점점 앞당겨진다. 이 변화는 문화나 지리에 상관없이, 모든 청소년에게 공통적이다. 사실 너무나 앞당겨져서, 어른인 부모의 시계보다도 더 빨라진다.

만 9세 아이의 하루 주기 리듬은 아이를 9시쯤에 잠이 들게 한다. 이 시간에 멜라토닌 농도가 높아지기 때문이기도 하다. 그 아이가 만 16세가 되었을 때에는 하루 주기 리듬이 앞당겨져서 극적인 변화가 일어난 상태다. 멜라토닌 농도가 상승하는 시점과 어둠 및 수면의 명령이 내려지는 시점이 몇 시간까지 차이가 난다. 그 결과 16세 청소년은 대개 밤 9시에 잠을 잘 생각이 아예 없어질 것이다. 그 시간에는 대개 각성도가 아직 정점에서 내려오지 않은 상태다. 부모가 피곤해지고, 그들의 하루 주기 리듬이 하향 추세에 들어서고 멜라토닌이 분비되면서 잠을 자라고 지시할 무렵, 즉 10시나 11시경에도 십대 자녀는 여전히 멀뚱멀뚱 깨어 있을 수 있다. 십대 뇌의 하루 주기 리듬이 각성시키는 것을 멈추고 금방 푹 잠이 들 수 있도록 하는 것은 몇 시간이 더 지난 뒤다.

물론 이 때문에 잠을 늦게 잔 여파로 관련된 모든 이들에게 훨씬 더 짜증과 좌절감을 불러일으키는 상황이 벌어진다. 부모는 십대 청소년이 아침에 〈알맞은〉 시간에 깨어나기를 원한다. 반면에 십대 청소년은 부모보다 몇 시간 뒤에야 겨우 잠을 청할 수 있었기에, 그들의 하루 주기 리듬은 하향 추세라는 수렁 속에 아직 잠겨 있을 수 있다. 겨울잠에서 너무 일찍 깨어난 동물처럼, 청소년의 뇌도 비틀거리지 않고 효율적으로 작동할 수 있으려면 하루 주기 리듬을 완결할 시간과 잠이 더 많아야 한다.

이 사실이 여전히 당혹스럽게 느껴질 부모가 있을지도 모르니까, 좀더 이해하기 쉽게 이 불일치를 다른 관점에서 보자. 하루 주기 리듬으로 볼 때, 십대인 아들이나 딸에게 10시에 가서 자라고 요구하는 것은 부모인 당신에게 오후 7시나 8시에 자라고 요구하는 것과 같다. 당신이 아무리 큰 소리로 또박또박 말하든 간에, 십대 자녀가 아무리 열심히 당신의 말을 진심으로 따르려 하든 간에, 어느 쪽이든 간에 아무리 노력을 하든 간에, 십대 청소년의 하루 주기 리듬이 기적처럼 순응하여 변경되는 일은 일어나지 않을 것이다. 게다가 그 십대 자녀에게 다음 날 아침 7시에 일어나서 맑은 머리로 상쾌하고 즐거운 기분으로 하루를 시작하라고 요구하는 것은 부모인 당신에게 새벽 4시나 5시에 일어나서 그렇게 하라고 요구하는 것과 다름없다.

안타깝게도 사회도 부모도 십대 청소년이 어른보다 잠을 더 잘 필요가 있으며, 생물학적으로 부모와 잠자는 시간대가 다르게 설정되어 있다는 사실을 이해하거나 받아들이려는 자세가 안 되어 있다. 부모가 이 점에서 좌절을 느낀다는 것은 쉽게 이해할 수 있다. 부모는 십대 자녀의 수면 패턴이 생물학적 명령이 아니라 의식적인 선택을 반영한다고 믿기 때문이다. 하지만 그 패턴은 의지에 따르는 것도, 타협할 수 있는 것도 아니며, 생물학적으로 강하게 정해진 것이다. 부모라면 이 사실을 받아들이고, 포용하고 장려하고 찬미하는 편이 현명할 것이다. 자녀의 발달하는 뇌에 이상이 생기거나 자녀의 정신 질환 위험이 높아지기를 원치 않는다면 말이다.

십대 청소년이 언제나 그런 상태로 머물러 있지는 않을 것이다. 나이를 먹어서 성년기 초와 중반에 들어서면서, 하루 주기 리듬은 서서히 늦추어질 것이다. 유년기 때만큼 늦추어지지는 않지만, 예전 양상으로 돌아간다. 그리하여 (이제) 어른이 된 그들은 자신의 자녀를 키우면서 똑같이 극심한 좌절과 짜증을 겪는 역설적인 상황에 놓이게 된다. 이 무렵에 부모는 자신들도 한때 부모보다 훨씬 늦게 잠을 자고 싶어 하던 청소년이었음을 잊은 상태다(아니면 잊기로 했든지).

독자는 청소년의 뇌가 애초에 왜 하루 주기 리듬을 그렇게 지나치게 앞당김으로써 밤늦게까지 깨어 있고 아침 늦게까지 일어나지 않으려 하다가, 성년기에 궁극적으로 더 일찍 자고 깨는 리듬으로 돌아가는지 궁금해 할지도 모르겠다. 연구자들은 이 문제를 계속 연구하고 있지만, 내가 제시하는 설명은 사회-진화적인 것이다.

청소년기 발달 목표에서 핵심이 되는 것은 부모에게 의지하는 상태에서 독립한 상태로 넘어가는 것이다. 그러면서 또래 집단에서 이루어지는 관계와 상호 작용의 복잡성을 헤쳐 나아가는 법을 배운다. 청소년의 하루 주기 리듬을 어른인 부모의 것보다 더 앞당기는 것이 대자연이 부모로부터 해방되려는 청소년을 돕는 한 가지 방법일 수도 있다. 이 독창적인 생물학적 해결책은 십대 청소년이 몇 시간 동안 독자적으로 행동할 수 있도록, 하루 주기 리듬의 시간대를 옮긴다. 그럼으로써 또래끼리 모일 수 있도록 한다. 이는 부모의 양육으로부터 영구적이거나 완전한 분리가 아니라, 곧 어른이 될 존재를 부모의 시선으로부터 일부 떼어 놓으려는 안전한 시도다. 물론 위험이 있긴 하다. 하지만 그 전환은 일어나야 한다. 그리고 청소년이 독립하여 날개를 활짝 펼치고 부모의 둥지를 떠나는 첫 단독 비행을 할 때, 앞당겨진 하루 주기 리듬 덕분에 그 시간은 낮이 아니라 밤이된다.

우리는 발달기에 잠이 어떤 역할을 하는지 아직 모르는 부분이 많다. 하지만 게으름의 징후라는 식으로 모독하는 쪽이 아니라, 청소년 자녀의 수면 시간을 옹호하는 강력한 증거를 제시하는 것은 지금도 가능하다. 부모인 우리는 잠이 우리의 십대 자녀에게서 빼앗아 가는 것에만 너무 초점을 맞추곤 한다. 잠이 무엇을 줄 수 있는지를 전혀 생각하지 않는 채 말이다. 카페인도 문제를 일으킨다. 미국에는 전에 〈뒤처지는 아이가 한 명도 없도록 한다〉라는 교육 정책이 있었다. 내 동료 메리 카스캐든Mary Carskadon은 과학적 증거를 토대로, 올바른 새 정책을 제시해 왔다. 〈카페인을 필요로 하는 아이가 한 명도 없도록 한다.〉

중년과 노년의 잠

으레 그렇듯이, 독자는 고통스럽게 깨달았을지도 모르겠다. 나이를 먹을수록 잠을 제대로 자기가 더 어려워지고 설치게 된다는 것을 말이다. 나이 든 어른들이 더 흔히 먹는 몇몇 처방 약들과 으레 지니기 마련인 여러 가지 질병들이 결합되어, 나이 든 어른은 평균적으로 젊은 어른보다 잠을 충분히 못 자거나 잠을 자고도 개운하지 않다.

나이를 먹을수록 잠을 덜 자도 된다는 말은 속설일 뿐이다. 노년에도 중년일 때만큼 잠이 필요한 듯하다. 그저 〈필요한 만큼〉 잠을 잘 수가 없을 뿐이다. 노인들이 잠을 덜 자고 있지만 더 젊은 어른들만큼 잠을 자고 싶어 하며, 실제로 자려고 애쓴다고 대답한 대규모 설문 조사 자료들이 그렇다는 것을 보여 준다.

노인도 젊은 어른들과 똑같이 밤새도록 잠을 잘 필요가 있다는 사실을 뒷받침하는 과학적 증거들은 더 있다. 짧게 살펴보기로 하자. 그에 앞서, 나이가 들면서 나타나는 중요한 수면 방해 요인들을 설명하고, 그런 발견들이 노인이 젊을 때보다 잠을 덜 필요로 한다는 주장이 틀렸음을 입증하는 데 도움이 되는 이유를 설명해 보자. 세 가지 핵심 변화들이 그렇다. (1) 잠의 양/질 감소, (2) 수면 효율 감소, (3) 수면 시간 교란이다.

청소년기 이후에 20대 초에 깊은 비렘수면이 안정화했다고 해서 아주 오랫동안 안정한 상태로 남아 있다는 것은 아니다. 곧 — 독자가 짐작하거나 바라는 것보다 더 일찍 — 잠이 줄어들게 된다. 깊은 잠이 특히 더 그렇다. 중년에 대체로 안정적으로 남아 있는 렘수면과 대조적으로, 깊은 비렘수면의 감소는 20대 말과 30대 초에 이미 진행 중이다.

40대에 접어들면서, 깊은 비렘수면의 뇌파는 양과 질이 눈에 띄게 감소한다. 깊은 잠을 자는 시간이 더 줄어들고, 깊은 비렘수면 뇌파는 더 작아지고 더 약해지고 횟수도 줄어든다. 40대 중반과 후반으로 들어서면, 십대 때 만끽했던 깊은 수면 중 60~70퍼센트가 사라질 것이다. 70대에 들어설 무렵에는 젊을 때 잤던 깊은 잠의 80~90퍼센트가 사라져 있을 것이다.

물론 밤에 잠을 잘 때, 그리고 아침에 깰 때에조차, 우리 대다수는 자신이 잠을 얼마나 푹 잤는지 제대로 평가하지 못한다. 이는 많은 노인들이 말년으로 갈수록 자신의 깊은 잠의 양과 질이 얼마나 망가지는지를 제대로 깨닫지 못한다는 의미일 때가 많다. 이 점은 중요하다. 즉 노인들이 수면의 악화와 건강의 악화가 연결되어 있음을 알아차리지 못한다는 뜻이다. 과학자들이 둘 사이에 인과 관계가 있다고 수십 년 전부터 말해 왔는데도 말이다. 그래서 노인들은 의사를 찾을 때 건강에 문제가 있다고 불만을 토로하고 치료법을 찾으려 하지만, 마찬가지로 중요한 잠 문제로 도움을 청하는 사례는 거의 없다. 그 결과 의사는 노인이 걱정하는 건강 문제 외에 잠 문제까지 살펴보려는 동기를 거의 느끼지 못한다.

노년의 의학적 문제들이 모두 불충분한 잠에서 비롯되는 것은 결코 아니다. 하지만 우리 자신이나 많은 의사들이 진정으로 깨닫고 있거나 진지하게 받아들이지 않고 있긴 해도 노화와 관련된 신체적 및 정신적 질환들 중에는 수면 장애와 관련이 있는 것들이 아주 많다. 여기서 다시금 나는 수면 때문에 걱정할 수도 있을 노인들에게 수면제를 처방받을 생각을 하지 말라고 촉구한다. 대신에 먼저 수면 의학 쪽으로 학위를 지닌 의사가 제공할 수 있는 효과적이면서 과학적으로 검증된 비약물적 조치들을 먼저 따르기를 권한다.

나이가 들면서 잠이 달라졌다는 두 번째 징표이자 노인들이 더 자각하는 징후는 파편화다. 나이를 먹을수록, 우리는 밤새 더 자주 깨곤 한다. 약물과 질병의 상호 작용을 포함하여 많은 원인들이 있지만, 주된 원인은 약해진 방광이다. 그래서 노인들은 밤에 화장실을 더 자주 들락거린다. 늦은 저녁 시간과 깊은 밤에 음료를 줄이면 도움이 될 수 있지만, 그 방법이 만병통치약은 아니다.

잠이 토막 나기 때문에, 노인들은 누워 있는 시간 중 잠을 자는 시간의 비율로 정의되는 수면 효율 sleep efficiency 감소를 겪는다. 잠자리에 여덟 시간 동안 들어가 있으면서 여덟 시간 내내 잠을 잤다면, 수면 효율은 100퍼센트가 된다. 그 여덟 시간 중 겨우 네 시간만 잠을 잤다면, 수면 효율은 50퍼센트가 된다.

건강한 십대 청소년일 때는 수면 효율이 약 95퍼센트다. 참고로 말하자면, 대다수의 수면 전문의는 수면 효율이 90퍼센트 이상이면 잠을 잘 자는 것이라고 본다. 80대에 들어서면, 수면 효율은 70퍼센트나 80퍼센트 아래로 떨어지곤 한다. 70~80퍼센트라니 그럭저럭 괜찮게 들릴지도 모르겠지만, 여덟 시간 동안 누워 있는데 한 시간 내지 한 시간 반을 잠 못 들고 있다는 말과 같다는 점을 깨달으면 생각이 바뀔 것이다.

비효율적인 수면은 결코 사소한 문제가 아니다. 노인 수만 명을 조사한 연구가 잘 보여 준다. 체질량 지수, 성별, 인종, 흡연 기록, 운동 횟수, 의료 기록 같은 요인들을 감안했을 때, 노인의 수면 효율이 더 낮을수록, 사망 위험이 더 높았고, 신체 건강이 더 나빴고, 우울증에 걸릴 위험이 더 높았고, 기력이 더 떨어졌고, 잘 잊어먹는 등 인지 기능도 더 떨어졌다.* 그리고 나이에 상관없이, 수면이 만성적으로 교란되면, 신체 질병, 정신 건강 불안정, 각성도 저하, 기억 장애가 일어날 것이다. 문제는 노인이 낮에 이런 증상들을 보이면 식구들은 무턱대고 치매라는 진단을 내리곤 한다는 것이다. 나쁜 수면이 원인일 가능성도 그에 못지않다는 점을 무시한 채 말이다. 물론 수면 문제에 시달리는 노인들이 다 치매 증상을 보이는 것은 아니다. 하지만 나는 7장에서 수면 교란이 어떻게, 왜 중년과 말년의 치매에 기여하는 원인이 되는지를 명확히 말해 주는 증거를 제시하련다.

지금은 노년의 끊기곤 하는 잠이 마찬가지로 위험하면서 더 직접

* D. J. Foley, A. A. Monjan, S. L. Brown, E. M. Simonsick et al., "Sleep complaints among elderly persons: an epidemiologic study of three communities," *Sleep* 18, no. 6 (1995): 425 – 32. D. J. Foley, A. A. Monjan, E. M. Simonstick, R. B. Wallace, and D. G. Blazer, "Incidence and remission of insomnia among elderly adults: an epidemiologic study of 6,800 persons over three years," *Sleep* 22 (Suppl 2) (1999): S366 – 72.

적으로 일으키는 영향을 짧게 논의하기로 하자. 밤에 화장실을 들락거리는 문제와 그러다가 넘어져서 뼈가 부러질 위험성이다. 밤에 깨어날 때면 우리는 종종 비틀거리곤 한다. 이렇게 몽롱한 상태에 있는데, 컴컴하기까지 하다. 더군다나 이불에 계속 누워 있었다는 것은 일어나서 움직이기 시작할 때 머리에 있던 피가 중력을 받아서 다리로 빠르게 내려갈 수 있다는 뜻이기도 하다. 그래서 발을 딛고 일어서는 순간에 조금 어지러움을 느끼고 몸이 비틀거리게 된다. 노인들은 더욱 그렇다. 혈압을 조절하는 능력 자체에 문제가 있을 때가 많기 때문이다. 이런 문제들은 노인이 밤에 화장실에 가다가 휘청거리고, 넘어지고, 뼈가 부러질 확률이 훨씬 높다는 뜻이다. 넘어져서 뼈가 부러지면 사망 위험이 크게 증가하고 노인의 수명을 크게 단축시킬 수 있다. 말이 나온 김에, 노인이 밤에 더 안전하게 잘 수 있는 요령을 몇 가지 말해 두자.**

나이를 먹을 때 수면에 일어나는 세 번째 변화는 하루 주기 리듬의 시점 변화다. 청소년과 정반대로, 노인에게서는 대개 수면 리듬이 퇴행하는 현상이 나타난다. 즉 잠자리에 드는 시각이 점점 더 앞당겨진다. 이유는 나이를 먹을수록 멜라토닌이 저녁에 더 일찍 분비되어 농도가 더 일찍 정점에 다다라서, 일찍 잠을 자라고 명령하기 때문이다. 노인 주거 단지에 있는 식당들은 나이에 따른 이 수면 양상 변화

** 나이 들어서 안전하게 잠을 자기 위한 요령: (1) 팔을 뻗어서 쉽게 끌 수 있는 곳에 보조 전등을 둔다. (2) 화장실과 복도에는 흐릿하거나 움직임을 감지하여 켜지는 등을 설치한다. (3) 발이 걸리거나 헛디디지 않도록 화장실까지 가는 길에는 장애물과 깔개 같은 것을 치운다. (4) 잠자리 옆에 응급 전화를 걸 수 있도록 단축 번호를 설정한 전화기를 둔다.

를 오래 전부터 알고 있었다. 〈이른 아침 특식 early-bird special〉이 그 점을 잘 보여 준다. 잘 적응한 사례이기도 하다.

나이를 먹으면서 일어나는 하루 주기 리듬의 변화가 무해해 보일지 모르지만, 그 변화는 노년층에게서 여러 가지 수면(그리고 각성) 문제들을 일으킬 수 있다. 노인들도 때로 연극이나 영화를 보러 가고, 사교 활동을 하고, 책을 읽고, 텔레비전을 보기 위해 늦게까지 깨어 있고 싶어 한다. 하지만 그럴 때, 그들은 소파나 영화관 좌석이나 안락의자에서 도중에 저도 모르게 잠이 들었다가 깨어나곤 하다. 멜라토닌이 더 일찍 분비되면서 내리는 명령 때문에 하루 주기 리듬이 앞당겨졌기에, 어쩔 수가 없다.

하지만 이 무해한 졸음처럼 보이는 것은 한 가지 해로운 결과를 낳는다. 이른 저녁에 잠에 빠지면 소중한 수면 압력이 해소됨으로써, 낮 동안 꾸준히 쌓여 온 아데노신의 잠재우는 힘을 없애 버린다. 그래서 몇 시간 뒤 노인이 잠자리에 들어서 잠을 청할 때면, 수면 압력이 충분치 않은 상태라서 잠이 잘 안 오거나 쉽게 깰 수 있다. 그러면 으레 잘못된 결론을 내리곤 한다. 〈불면증이 있나봐.〉 하지만 진짜 불면증이 아니라, 저녁에 꾸벅꾸벅 조는 것, 즉 대부분의 노인이 깨닫지 못하지만 낮잠이라고 하는 것이 수면 장애의 원인일 수 있다.

아침이 되면 이와 관련된 문제가 하나 나타난다. 밤에 제대로 잠을 자지 못해서 이미 수면 부채에 쫓기고 있음에도, 하루 주기 리듬 — 2장에서 말한 내용을 기억하겠지만, 수면 압력 체계와 독립적으로 작동한다 — 은 많은 노인들에게서 오전 약 4~5시에 상승하기 시작함으로써, 노인들이 일찍 일어난다는 속설에 맞는 전형적인 행동을 따르라고 재촉할 것이다. 따라서 노인은 하루 주기 리듬의 깨우는 북소리가 점점 커짐에 따라서 아침 일찍 일어나는 경향을 보이며, 다시 꿈나라로 들어갈 수 있지 않을까 하는 희망도 그만큼 줄어든다.

설상가상으로, 나이를 먹을수록 하루 주기 리듬의 세기와 밤에 분비되는 멜라토닌의 양도 줄어든다. 이 모든 조건들이 결합됨으로써, 많은 노인들은 수면 부채에 시달리는 와중에 저녁에 깨어 있으려 애쓰다가 자신도 모르게 더 일찍 졸음에 빠지고, 그러고 나니 밤에 잠이 잘 오지 않고 잠이 들어도 쉽게 깨고, 늦추어진 하루 주기 리듬 때문에 원하는 시간보다 더 일찍 깨어나는 자기 지속성을 띤 주기에 빠지게 된다.

노인들의 하루 주기 리듬을 다소 뒤로 늦추고, 그 리듬도 강화하는데 도움을 줄 수 있는 방법들이 있다. 여기서 다시 말하지만, 안타깝게도 이 방법들은 완전하거나 완벽한 해결책이 아니다. 뒤의 장들에서 하루 주기 24시간 리듬에 인공 조명(밤의 밝은 불빛)이 어떤 안 좋은 영향을 미치는지도 다룰 것이다. 저녁의 불빛은 멜라토닌의 정상적인 증가를 억제함으로써, 어른이 평균적으로 잠드는 시각을 새벽까지 늦춤으로써, 잠을 충분히 못 자게 만든다. 하지만 시간을 적절히 맞추기만 하면, 이 수면 지연 효과는 노인에게 유용하게 쓰일 수 있다. 많은 노인들은 더 일찍 일어나기 때문에, 아침 시간에 신체 활동이 활발하고, 따라서 오전에 밝은 빛에 더 많이 노출된다. 이 상태는 최적이 아니다. 일찍 일어나고 일찍 쉬하는 24시간 체내 시계 주기를 강화하기 때문이다. 대신에 더 늦게 잠자리에 들고 싶은 노인은 늦은 오후 시간에 밝은 빛을 쬐어야 한다.

그렇다고 해서 노인들이 아침에 운동하는 것을 그만두라는 말은 아니다. 운동은 숙면을 취하는 데 도움이 될 수 있다. 노인들에게는 더욱 그렇다. 대신에 노인들에게 두 가지만 바꾸라고 조언하고 싶다. 첫째, 아침에 야외에서 운동할 때는 선글라스를 끼라는 것이다. 그러면 시교차상핵에 아침 햇빛이 미치는 영향이 줄어들어서 일찍 일어나는 시간표를 유지하려는 경향이 약해진다. 둘째, 오후 늦게 밖으로 나가서 햇빛을 쬐라는 것이다. 이번에는 선글라스를 빼고서다. 모자처럼 햇빛으로부터 몸을 보호할 조치를 확실히 취하는 것이 좋지만, 선글라스는 놔두고 나가자. 늦은 오후에 햇빛을 많이 쬐면, 멜라토닌의 분비 시간을 늦춤으로써 수면 시간을 더 늦추는 데 도움이 된다.

저녁에 멜라토닌을 섭취하면 낫지 않을까 하는 생각에 의사를 찾아가 볼까 하는 노인들도 있을지 모르겠다. 젊은이나 중년의 성인에게서는 멜라토닌이 비행 시차라는 상황 이외에는 수면에 도움을 주는 효과가 있다고 검증된 바가 없지만, 노인에게서는 멜라토닌 처방이 흐릿한 하루 주기 리듬 및 그와 관련된 멜라토닌 리듬을 강화함으로써, 잠이 들기까지 걸리는 시간을 줄이고 스스로 판단하는 수면의 질과 아침 각성도를 향상시키는 데 도움을 준다고 밝혀졌다.*

나이를 먹으면서 하루 주기 리듬에 생기는 변화와, 자다가 화장실을 더 자주 들락거리는 행동은 노년층이 밤에 겪는 세 가지 주된 문

* A. G. Wade, I. Ford, G. Crawford, et al., "Efficacy of prolonged release melatonin in insomnia patients aged 55 - 80 years: quality of sleep and next-day alertness outcomes," *Current Medical Research and Opinion* 23, no. 10: (2007): 2597 - 605.

제 중 두 가지를 설명하는 데 도움이 된다. 일찍 잠이 들고 깨는 것과 잠이 토막 난다는 문제다. 하지만 나이를 먹으면서 수면에 생기는 첫 번째로 중요한 변화는 설명하지 못한다. 바로 깊은 잠의 양과 질이 악화되는 문제다. 과학자들은 나이가 들수록 깊은 잠이 사라진다는 것을 수십 년 전부터 알고 있었지만, 원인을 밝혀내는 데는 실패해 왔다. 뇌에서 이 핵심 수면 상태를 그토록 철저하게 앗아가는 노화 과정은 무엇일까? 과학적 호기심 차원을 넘어서, 이 문제는 노인들 에게 대단히 중요한 임상적 문제이기도 하다. 깊은 잠이 학습과 기억 에 중요하다는 점을 생각해 보라. 심혈관계와 호흡계에서 대사, 에 너지 균형, 면역 기능에 이르기까지 신체 건강의 모든 영역에 영향을 미친다는 것은 말할 필요도 없다.

몇 년 전 나는 놀라울 만치 재능 있는 젊은 연구자들과 함께 이 문 제를 규명하는 일에 착수했다. 나는 이 수면 쇠퇴의 원인이 나이를 먹으면서 뇌 구조의 복잡한 패턴이 노후화하면서 일어나는 것이 아 닐까 생각했다. 3장에서 깊은 비렘수면의 강한 뇌파가 콧등에서 몇 센티미터 위쪽에 있는 뇌의 앞쪽 한가운데 영역에서 생성된다고 밀 한 바 있다. 이미 우리는 사람이 나이를 먹을 때, 뇌가 균일하게 퇴화 하는 것이 아님을 알고 있다. 뇌의 일부 영역들에서는 다른 영역들 보다 훨씬 더 일찍, 훨씬 더 빨리 신경 세포가 사라지기 시작한다. 위 축atrophy이라는 과정을 통해서다. 수백 명의 뇌 영상을 찍고, 수천 시간에 걸친 야간 수면 기록을 모은 끝에, 우리는 명확한 답을 찾아 냈다. 이를 세 부분으로 나누어서 살펴보자.

첫째, 불행히도 나이를 먹으면서 가장 극적으로 퇴화하는 뇌 영역은 깊은 잠을 생성하는 바로 그곳이다. 즉 콧등 위에 자리한 중앙 전두엽 영역이다. 노인의 뇌에서 퇴화가 심하게 일어난 지점들을 표시한 뇌 지도를 젊은 어른들에게서 깊은 잠을 생성하는 영역들을 표시한 뇌 지도와 겹쳐 놓으면, 거의 완벽하게 일치한다. 둘째, 놀라운 일도 아니겠지만, 그 노인들은 젊은 어른들에 비해서 깊은 잠을 70퍼센트 잃었다. 셋째, 가장 중요한 발견인데, 이 변화들이 서로 독립된 것이 아니라, 상당히 연결되어 있다는 것이다. 즉 노인 뇌의 중앙 전두엽이 더 심하게 퇴화해 있을수록, 깊은 비렘수면도 더 많이 줄어들었다. 서글프게도 내 이론이 옳았음이 확인된 것이다. 우리 뇌에서 밤에 깊이 푹 잠들게 하는 영역이 나이를 먹을 때 가장 일찍 그리고 가장 심하게 퇴화하는, 즉 위축되는 영역이라는 것이다.

이런 조사가 이루어지기에 앞서, 우리 연구진을 비롯한 전 세계의 몇몇 연구진들은 깊은 수면이 젊은 어른들에게서 새로운 사실을 간직하고 새 기억을 굳히는 데 대단히 중요하다는 점을 밝혀냈다. 그래서 우리는 노인들을 대상으로 실험을 할 때 한 가지 변화도 주었다. 잠을 자기 몇 시간 전에, 노인들에게 새로운 사실(단어 연상)들을 알려 주고서, 그 직후에 기억 검사를 해서 그들의 얼마나 많은 정보를 간직하고 있는지를 파악했다. 이어서 밤에 수면을 기록하고, 다음 날 아침 두 번째로 기억 검사를 했다. 그럼으로써 밤에 잠을 자는 동안 얼마나 많은 기억이 저장되었는지를 알아낼 수 있었다.

다음 날 아침에 조사하니, 노인들은 젊은 어른들보다 훨씬 더 많이 잊었다. 거의 50퍼센트 차이가 났다. 게다가 깊은 잠이 가장 많이 줄어든 노인들이 하룻밤 사이에 가장 많이 잊는다는 것이 드러났다. 따라서 노년에 나타나는 기억력 저하와 수면 악화는 우연의 일치가 아니라, 상당히 서로 관련이 있다. 이런 발견은 사람의 이름을 기억하거나 병원 예약 날짜를 떠올리기가 쉽지 않은 것 등 노년기에 너무나 흔한 까먹기를 새롭게 이해하는 데 기여했다.

여기서 노인의 뇌 퇴화 정도가 깊은 잠을 생성하는 능력의 상실 중 60퍼센트만을 설명할 수 있다는 점도 유념할 필요가 있다. 이 점은 유용한 발견이었다. 하지만 내가 볼 때 이 발견에서 이끌어 낼 수 있었던 가장 중요한 교훈은 노인에게서 깊은 잠이 사라지는 이유 중 40퍼센트는 우리 발견으로 설명할 수 없다는 점이었다. 현재 우리는 그 나머지가 무엇인지를 찾아내기 위해 열심히 노력 중이다. 최근에 우리는 한 가지 요인을 찾아냈다. 알츠하이머병의 주요 원인인 베타 아밀로이드beta-amyloid라는 뇌에 쌓이는 끈적거리는 유해한 단백질이 그것이다. 이 발견은 다음 몇 장에 걸쳐 다룰 것이다.

더 일반적으로 볼 때, 이런 연구들은 안 좋은 수면이 당뇨병, 우울증, 만성 통증, 뇌졸중, 심혈관 질환, 알츠하이머병을 비롯하여 노인에게 나타나는 인지적 및 신체적 질환들에 기어히는 요인들 중 가장 인정을 못 받고 있다는 것을 확인해 준다.

따라서 노인에게 깊고 안정적인 잠을 얼마간 돌려줄 새로운 방법들을 개발하는 것이 시급하다. 우리가 개발 중인 전망이 엿보이는 사례 중 하나는 밤에 뇌에 전기 자극을 주는 것을 포함하는 뇌 자극법이다. 노인의 쇠약한 뇌파에 가락을 맞추어 전기 노래를 불러 줌으로써(자극함으로써) 처지는 리드 보컬을 지원하는 합창단처럼, 깊은 뇌파의 질을 증폭시키고 수면의 건강하고 기억을 강화하는 혜택을 지키는 것이 우리 목표다.

훨씬 더 많은 연구가 필요하겠지만, 조심스럽게 말하자면 우리의 초기 연구는 전망이 엿보인다. 후속 연구를 통해 확인이 된다면, 우리의 발견은 앞서 말한 오래된 믿음, 즉 노인이 잠을 덜 필요로 한다는 속설을 더욱 타파할 수 있다. 이 속설은 80세가 50세보다 그저 잠을 덜 필요로 한다고 시사하는 — 일부 과학자들이 보기에 — 관찰 사례들에서 유래했다. 그들의 논리는 이런 식이다. 첫째, 노인들을 잠을 못 자게 했을 때, 더 젊은 어른들에 비해 기본 반응 시간 과제를 수행하는 능력이 떨어지는 수준이 훨씬 덜하다. 둘째, 노인들은 젊은 어른들에 비해 잠을 덜 자므로, 잠을 덜 필요로 하는 것이 분명하다. 셋째, 노인들은 젊은 어른들에 비해 밤에 잠을 못 잔 뒤에 모자란 잠을 보충하는 정도가 약하다. 노인들이 잠을 덜 자고도 회복하므로, 결론은 노인들이 잠을 덜 필요로 한다는 것이었다.

하지만 다른 설명들도 가능하다. 노인들의 과제 수행 능력을 수면 부족 정도를 말해 주는 척도로 삼는다는 것은 위험하다. 노인들은 애당초 이미 반응 시간이 느리기 때문이다. 딱딱하게 말하자면, 노인들은 더 악화된다는 측면에서 볼 때 더 떨어질 여지가 그리 많지 않다. 즉 이미 〈바닥 효과 floor effect〉를 보인다. 따라서 수면 부족이 실제 과제 수행 능력에 미치는 영향을 측정하기가 어렵다.

그리고 노인이 단지 잠을 덜 잔다거나, 잠을 못 잔 뒤 회복에 필요한 잠을 덜 잔다고 해서, 그것이 반드시 노인이 잠을 덜 필요로 한다는 의미는 아니다. 여전히 잠이 필요하지만 생리적으로 잠을 생성할 수가 없음을 시사하는 것일 수도 있다. 뼈 밀도를 예로 들어 보자. 젊은 어른에 비해 노인은 뼈의 밀도가 낮다. 그렇다고 해서 우리는 노인이 뼈 밀도가 줄었으니 더 약한 뼈를 필요로 한다는 식으로 가정하지는 않는다. 노인이 젊은 어른보다 뼈가 부러진 뒤에 회복 속도가 느리고 뼈 밀도도 덜 복원된다고 해서 더 약한 뼈를 지녀도 된다고 믿지도 않는다. 대신에 우리는 잠을 생성하는 뇌 중추들처럼 노인들의 뼈도 나이가 들면서 약해지며, 이 퇴화가 많은 건강 문제의 원인이라고 본다. 그래서 식품 보충제, 물리 요법, 약물을 통해서 뼈 밀도가 낮아지지 않게 막으려 애쓴다. 나는 노인의 수면 장애 문제도 비슷한 관점에서 연민을 갖고 받아들이고 대처해야 한다고 믿는다. 노인도 남들과 똑같이 잠을 필요로 한다는 점을 인정하고서 말이다.

마지막으로, 우리의 뇌 자극 연구로부터 나온 예비 단계의 결과는 노인이 사실상 자연적으로 생성할 수 있는 것보다 더 많은 잠을 필요로 함을 시사한다. 그들은 비록 인위적인 수단을 통한 것이긴 하지만, 수면의 질이 향상될 때 혜택을 보기 때문이다. 노인이 깊은 잠을 덜 필요로 한다면, 그들은 이미 충족된 상태이어야 하고, 깊은 잠을 더 잔다고 해도(여기서는 인위적인 방법을 써서) 아무런 추가 혜택을 보지 못해야 한다. 하지만 수면을 강화했을 때 — 아니, 회복시켰을 때라는 말이 아마 더 올바를 듯하다 — 그들은 혜택을 본다. 즉 노인들, 특히 치매가 있는 노인들은 충족되지 않은 수면 부족에 시달리는 듯하다. 따라서 새로운 치료 방안이 필요하다. 그 주제는 잠시 뒤에 다루기로 하자.

2부

우리는 왜
잠을 자야 할까

6장

엄마와 셰익스피어는 알고 있었다
잠이 뇌에 주는 혜택

놀라운 돌파구!

과학자들이 수명을 늘리는 혁신적인 새로운 요법을 발견했다. 기억력도 강화하고 창의력도 더 높여 준다. 더 매력적으로 보이게도 한다. 몸매를 더 날씬하게 유지하고 식욕도 줄여 준다. 암과 치매도 예방한다. 감기와 독감도 막아 준다. 심장 마비와 뇌졸중, 당뇨병 위험도 줄여 준다. 행복한 기분은 높이고 우울하고 불안한 기분은 줄여 준다. 관심이 가는지?

과장인 양 들릴지 모르지만, 이 가상의 광고에 부정확한 내용은 전혀 없다. 이것이 신약 광고라면, 못 믿겠다는 사람도 많을 것이다. 설득된 사람들은 소량이라도 구하기 위해 엄청난 돈을 지불할 것이다. 그 주장을 뒷받침하는 임상 시험 자료가 있다면, 그 약을 만든 제약 회사의 주가는 하늘 모르고 치솟을 것이다.

물론 이 광고는 어떤 기적의 새로운 약물이나 만병통치약을 묘사한 것이 아니라, 밤에 잠을 푹 잤을 때의 검증된 혜택들을 말한 것이다. 이 주장들을 뒷받침하는 증거는 지금까지 나온 꼼꼼한 심사를 거쳐서 발표된 1만 7,000편이 넘는 과학 논문들이다. 처방받는 데 비용이 얼마나 들까? 한 푼도 안 든다. 공짜다. 그런데 종종 그렇듯이, 우리는 이 지극히 자연적인 치료제를 온전히 다 투여받으라는 밤의 초청을 거부하곤 한다. 그리하여 끔찍한 결과가 빚어진다.

대중 교육이 제대로 이루어지지 않은 탓에, 우리 대다수는 잠이 얼마나 경이로운 만병통치약인지를 깨닫지 못하고 있다. 다음 세 장은 이런 공중 보건 교육이 대체로 없었던 탓에 무지한 상태에 놓인 이 상황을 바로잡기 위해 쓴 것이다. 우리는 잠이 보편적인 보건 의료 서비스 제공자임을 알게 될 것이다. 어떤 신체적 또는 정신적 질환이든 간에, 잠은 내줄 수 있는 처방을 지니고 있다. 이 장들을 다 읽고 나면, 잠을 짧게 자는 쪽을 가장 열렬히 옹호하는 이들조차도 개혁파로 개종할 것이라고 기대한다.

앞서 나는 잠의 구성 단계들을 살펴보았다. 여기서는 각 단계에 따른 혜택들을 밝히련다. 역설적이게도, 수면과 관련된 21세기의 〈새로운〉 발견들은 거의 다 1611년에 나온 『맥베스』의 2막 2장에 유쾌하게 요약되어 있다. 그 대목에서 셰익스피어는 잠이 〈인생의 향연의 자양분〉이라고 예언하듯이 말한다.* 아마 표현은 덜 과장되었겠지

---

* 〈……고통의 헝클어진 실타래를 풀어 주는 잠,
매일의 삶을 마감 짓는 잠, 힘든 노동 뒤의 샤워,
상처받은 마음의 향유, 위대한 자연의 두 번째 과정,
인생의 향연의 자양분을.〉

『맥베스』(열린책들, 2010)

만, 당신의 어머니도 비슷한 조언을 했을 것이다. 잠이 감정에 난 상처를 치유하고, 학습과 기억을 돕고, 어려운 문제의 해결책을 제공하고, 질병과 감염을 예방하는 혜택을 제공한다고 찬미했을 것이다. 과학은 그저 잠의 경이로움에 관해 당신의 어머니와 셰익스피어가 너무나 잘 알고 있었던 것들이 옳다는 증거를 제공할 뿐인 듯하다.

뇌를 위한 잠

잠은 그저 각성이 없는 상태가 아니다. 그보다 훨씬 더 많은 것을 가리킨다. 앞서 말했듯이, 우리의 밤잠은 절묘할 만치 복잡하고, 대사활동이 활발하게 일어나며, 질서 정연하게 배열된 독특한 단계들로 이루어진다.

뇌의 수많은 기능들은 잠을 통해 회복되고 잠에 의존한다. 이 모든 것을 단 한 종류의 잠이 해낼 수는 없다. 잠의 각 단계 — 얕은 비렘수면, 깊은 비렘수면, 렘수면 — 는 밤의 각기 다른 시기에 뇌의 각기 다른 영역에 혜택을 준다. 따라서 잠의 유형들 가운데 어떤 것이 더 본질적인 것이라고 말할 수는 없다. 이 잠 유형들 중 어느 하나를 잃으면, 뇌 활동에 지장이 생길 것이다.

잠이 뇌에 제공하는 많은 혜택 가운데, 기억에 주는 혜택이 특히 인상적이며, 유달리 잘 이해되어 있다. 잠이 기억 보조제임은 반복하여 입증되어 왔다. 학습이 이루어지기 전에는 뇌가 새 기억을 만들 수 있도록 준비를 시키고, 학습이 이루어진 뒤에는 그 기억을 굳히고 잊어버리지 않게 막는다.

학습 이전의 밤잠

학습 이전의 잠은 새 기억을 만드는 능력을 새롭게 복원한다. 매일 밤마다 그렇게 한다. 우리가 깨어 있는 동안, 뇌는 새로운 정보를 끊임없이 습득하고 흡수한다(의도적이든 그렇지 않든 간에). 뇌의 각 영역은 스쳐 가는 기억을 저장할 기회를 포착한다. 사실 기반의 정보 — 즉 누군가의 이름, 새 전화번호, 주차한 곳을 기억하는 것처럼, 대부분의 사람이 교과서형 학습이라고 생각하는 것 — 는 해마라는 뇌 영역이 맡는다. 해마는 이 스쳐 지나가는 경험들을 파악하고 세부 사항들을 하나로 묶는 일을 돕는다. 우리 뇌 양쪽 깊숙이 들어 있는 긴 손가락 모양의 구조인 해마는 새 기억을 쌓는 단기 저장소, 즉 임시 정보 창고를 제공한다. 불행히도, 해마는 저장 용량이 한정되어 있다. 카메라 필름, 아니 더 현대적인 비유를 들자면 USB 기억 장치와 비슷하다. 그 용량을 초과하면 정보를 더 추가하지 못하거나, 한 기억에 다른 기억이 덧씌워지는 마찬가지로 안 좋은 일이 벌어질 위험에 처한다. 후자를 간섭 망각interference forgetting이라고 한다.

그렇다면 뇌는 이 기억 용량 문제에 어떻게 대처할까? 몇 년 전, 우리 연구진은 수면이 일종의 파일 전송 방식을 통해서 이 저장 문제를 해결하는 데 도움을 주는 것이 아닐까 생각했다. 우리는 잠이 최근에 획득한 기억을 뇌의 더 영구적인 장기 저장소로 옮김으로써, 새로운 것을 학습할 능력을 회복한 상태로 깨어날 수 있도록 단기 기억 창고를 비우는지를 조사했다.

우리는 낮잠을 이용하여 이 이론을 검증하기 시작했다. 건강한 젊은 어른들을 모집하여 무작위로 낮잠 집단과 비낮잠 집단으로 나누었다. 정오에 모든 실험 참가자들은 단기 기억 저장소인 해마를 쓰도록 고안된 혹독한 학습 시간을 가졌다(100개의 얼굴-이름 쌍을 기억하는 과제였다). 예상대로 두 집단은 동등한 학습 수준을 보였다. 학습 직후에 낮잠 집단은 수면 양상을 기록하는 전극을 머리에 붙인 채 수면실에서 90분 동안 낮잠을 취했다. 비낮잠 집단은 연구실에서 깨어 있으면서 인터넷을 돌아다니거나 보드 게임을 하는 등의 사소한 활동을 했다. 그날 늦게 오후 6시에, 모든 참가자들은 다시 집중 학습을 했다. 단기 기억 저장소에 새로운 사실 집합(또 다른 100개의 얼굴-이름 쌍)을 욱여넣으려고 시도하는 학습이었다. 우리 질문은 단순했다. 사람 뇌의 학습 용량이 낮에 계속 깨어 있는 동안 줄어들까? 만일 그렇다면, 잠을 잠으로써 이 포화 효과를 제거하고 학습 능력을 회복시킬 수 있을까?

낮 동안 내내 깨어 있던 사람은 학습 능력이 점점 떨어졌다. 집중력(별도의 주의 및 반응 시간 검사를 통해서 파악했다)은 안정적으로 유지되었음에도 그랬다. 반면에, 낮잠을 잔 이들은 뚜렷하게 더 나은 학습 능력을 보였고, 사실들을 기억하는 능력이 사실상 향상되었다. 오후 6시에 두 집단 사이의 차이는 작지 않았다. 낮잠을 잔 이들은 학습 능력이 무려 20퍼센트나 높았다.

수면이 뇌의 학습 용량을 복구함으로써 새 기억을 위한 공간을 마련한다는 사실을 관찰한 우리는 내친 김에, 회복 혜택을 주는 것이 수면의 정확히 어떤 특성인지를 조사했다.

낮잠 집단의 전기 뇌파를 분석하니 답이 나왔다. 기억 공간 복원은 더 얕은 2단계 비렘수면, 특히 3장에서 설명한 수면 방추라고 하는 전기 활성이 짧고 강력하게 치솟는 현상과 관련이 있었다. 낮잠을 잘 때 수면 방추가 더 많이 나타난 사람일수록, 깨어났을 때 학습 능력이 더 많이 복원되어 있었다. 중요한 점은 수면 방추가 누군가의 타고난 학습 성향을 가리키는 것이 아니었다는 사실이다. 만일 그랬다면 그 결과는 덜 흥미로웠을 것이다. 타고난 학습 능력과 방추가 관련이 있음을 의미하는 것뿐일 테니 말이다. 대신에 방추가 가리킨 것은 잠자기 전과 후에 학습에 변화가 일어난다는 것이었다. 즉 학습 능력이 복구된다는 것이다.

더욱 놀라운 점은 수면 방추 활성을 분석했더니, 100~200밀리초마다 뇌 전체로 고동치듯이 전류 펄스가 놀라울 만치 규칙적으로 퍼져 나간다는 사실이 드러났다는 것이다. 이 펄스는 저장 공간이 한정된 단기 저장소인 해마와 피질에 있는 훨씬 더 큰 장기 저장소(대용량 하드 디스크에 해당한다) 사이를 물결치듯이 오가고 있었다.* 그 순간에 우리는 잠이 매우 비밀리에 하고 있는 전기 형태의 거래를 슬쩍 엿본 셈이었다. 사실 기반의 기억들이 임시 저장소(해마)에서 안전한 장기 금고(피질)로 옮겨지고 있는 현장을 엿본 것이었다. 잠은 그렇게 함으로써, 해마를 말끔히 비워서, 이 단기 정보 창고에 많은 여유 공간을 확보했다. 참가자들은 어제 새긴 경험들을 더 영구적인 안전한 저장소로 옮김으로써 해마 안에 새 정보를 흡수할 공간을 새

* 이 비유를 내가 사람의 뇌, 더 나아가 뇌의 학습과 기억 기능이 컴퓨터처럼 작동한다고 믿는다는 식으로 받아들이지 말기를. 개념상 유사점들이 있긴 하지만, 크고 작은 뚜렷한 차이점들이 있다. 뇌는 컴퓨터에 상응한다고 말할 수 없고, 그 역도 마찬가지다. 그저 수면의 생물학적 과정들이 어떻게 돌아가는지를 이해하는 데 유용한 비유를 제공할 만큼 개념적으로 유사한 점들이 있는 것일 뿐이다.

롭게 확보한 상태로 깨어났다. 그래서 다음 날 새로운 사실들을 학습하는 일을 새롭게 다시 시작할 수 있었다.

그 뒤로 우리뿐 아니라 다른 연구진들도 온전한 밤잠을 대상으로 같은 연구를 하여 동일한 결과를 얻었다. 즉 밤에 잘 때 수면 방추가 더 많이 나타나는 사람일수록, 다음 날 아침에 일어날 때 학습 능력이 더 많이 회복되어 있다.

최근에 우리는 이 주제를 연구하다가 노화 문제로 돌아갔다. 우리는 노인들(60~80세)이 젊고 건강한 어른들에 비해 수면 방추를 덜 생성한다는 것을 알아냈다. 40퍼센트가 더 적었다. 따라서 이런 예측이 나올 수 있다. 어느 밤에 노인의 수면 방추가 더 적게 나타난다면, 다음 날 해마에 새로운 사실들을 입력하기가 더 힘들지 않을까? 밤에 단기 기억 용량 복구를 그만큼 덜 했을 테니까. 조사했더니, 정말로 그렇다고 나왔다. 밤에 잘 때 수면 방추가 덜 생성되면, 다음 날 그 노인의 학습 능력은 더 떨어졌다. 즉 우리가 제시한 사실들의 목록을 암기하는 능력이 떨어졌다. 이 수면과 학습의 연관성은 의학이 노인의 수면 문제를 더 진지하게 고찰해야 할 또 한 가지 이유가 된다. 그리고 나 같은 연구자들은 전 세계 노인들의 수면을 개선하는 새로운 비약물적 방법을 찾아내려는 의욕에 불타고 있다.

더 폭넓은 사회적 맥락에서 볼 때, 비렘수면 방추는 아침에 가까워질 때 특히 많이 나타난다. 길게 이어지는 렘수면 사이에 끼워지는 형태로다. 잠을 여섯 시간 이내로 자면, 수면 방추가 정상적으로 제공하는 학습 회복 혜택을 뇌가 덜 받는다. 이런 발견이 교육적으로 어떤 의미가 있는지는 뒤에서 살펴볼 것이다. 수면 방추가 풍부하게 나타날 바로 그 시간에 수업을 시작하는 이른 등교가 어린이를 가르치는 데 최선인가라는 질문을 통해서다.

학습 이후의 밤잠

수면이 기억에 주는 두 번째 혜택은 학습 이후에 나온다. 새로 생성된 파일에 〈저장〉 단추를 누르는 것과 사실상 같다. 그럼으로써 잠은 새로 획득한 정보를 보호하여 잊어버리지 않게 한다. 이 과정을 응고화consolidation라고 한다. 잠이 기억 응고화 과정을 작동시킨다는 것은 오래 전부터 알려져 있었고, 잠의 기능 중에서 가장 먼저 제시된 것에 속한다. 문서 기록상 그런 주장은 선견지명이 있던 로마 수사학자 퀸틸리아누스(35~100)의 글에 처음 나타난다.

신기한 사실이 하나 있는데, 이유는 잘 모르겠지만, 밤잠을 자고 나면 기억력이 크게 향상된다는 것이다. (……) 이유가 무엇이든 간에, 그당시에는 도무지 떠오르지 않았던 것을 다음 날에는 쉽게 떠올릴 수 있으며, 대개 망각의 원인 중 하나라고 여겨지는 시간 자체가 사실상 기억을 강화하는 역할을 한다.[*]

수면과 각성을 대조하여 어느 쪽이 더 기억 저장 혜택을 주는지를 알아보는 실험은 1924년에야 이루어졌다. 존 젠킨스John Jenkins와 칼

* Nicholas Hammond, *Fragmentary Voices: Memory and Education at Port - Royal* (Tübingen, Germany: Narr Dr. Gunter; 2004).

댈런배치 Karl Dallenbach가 했는데, 기억 연구자판 코카콜라와 펩시의 대결이라고 할 수 있었다. 실험 참가자들은 먼저 단어 목록을 학습했다. 그런 뒤 연구진은 여덟 시간 동안 참가자들이 기억한 것을 얼마나 빨리 잊는지를 추적했다. 깨어 있으면서 보낼 때와 밤잠을 자면서 보낼 때를 비교했다. 잠으로 보낸 시간은 새로 학습한 정보들을 굳히는 데 도움을 주었다. 즉 잊히는 것을 막았다. 대조적으로 같은 시간을 깬 채로 보낼 때에는 새로 획득한 기억에 몹시 해로웠다. 망각의 늪으로 빠르게 빠져들었다.[**]

젠킨스와 댈런배치의 실험 결과는 그 뒤로 계속 재확인되어 왔다. 같은 기간을 깨어 있을 때보다 잠잔 뒤에는 기억 보유 능력이 20~40퍼센트 더 높았다. 시험공부를 하거나, 식량과 물, 짝과 포식자의 위치 같은 생존에 중요한 정보를 기억한다는 진화적 맥락에서 생각하면, 이것이 사소한 문제가 아님을 알 수 있다.

1950년대에 비렘수면과 렘수면을 발견한 뒤에야 비로소 우리는 단순히 수면이 새 기억을 굳히는 일을 돕는지 여부를 떠나서 어떻게 돕는지를 더 깊이 이해하기 시작했다. 처음에는 학생들이 교실에서 배우는 지식이든, 의사들이 실습하면서 배우는 의학 지식이든, 회의실에서 듣는 사업 계획이든 간에 낮 동안 뇌에 들어온 것을 기억에 저장하는 데 잠의 어떤 단계가 관여하는지를 알아내는 쪽으로 노력이 기울어졌다.

3장에서 잠든 초기에는 깊은 비렘수면이 대부분을 차지하고 깨어

***

[**] J. G. Jenkins and K. M. Dallenbach, "Obliviscence during sleep and waking," *American Journal of Psychology* 35 (1924): 605 – 12.

날 무렵에는 렘수면(그리고 얕은 비렘수면)이 대부분을 차지한다고 말한 바 있다. 연구자들은 실험 참가자들이 자료를 학습하고 난 뒤, 밤의 전반기나 후반기 중 한쪽 잠만 자도록 했다. 즉 짧긴 하지만 두 집단은 똑같은 시간 동안 잠을 잤다. 하지만 전자의 잠은 깊은 비렘수면이 주류였고, 후자의 잠은 렘수면이 우세했다. 이제 두 잠 유형 사이에 한 판 결투가 벌어질 무대가 마련된 셈이었다. 어느 쪽이 기억 저장 혜택을 더 많이 제공할까? 깊은 비렘수면으로 가득한 잠? 아니면 렘수면이 주류인 잠? 사실 기반의 교과서형 기억이 대상일 때, 결과는 명확했다. 깊은 비렘수면이 풍부한 전반기 잠이 렘수면이 우세한 후반기 잠보다 더 뛰어난 기억 저장 능력을 제공했다.

2000년대 초에 이루어진 연구들도 접근법은 좀 달랐지만 비슷한 결론에 도달했다. 이번에는 실험 참가자들에게 자료를 학습시킨 뒤 꼬박 여덟 시간을 자게 하면서 머리에 붙인 전극으로 기록을 했다. 다음 날 아침 참가자들은 기억력 검사를 받았다. 수면 단계들과 다음 날 아침에 기억하는 자료의 양 사이의 상관관계를 조사하니, 깊은 비렘수면 쪽에 표가 몰렸다. 즉 깊은 비렘수면을 더 취할수록, 다음 날 더 많은 정보를 기억했다. 사실 당신이 그런 실험의 대상자였고, 내가 아는 정보가 당신이 그날 밤에 잔 비렘수면의 양뿐이라고 해도, 나는 당신이 깨어난 뒤에 기억력 검사를 받을 때 얼마나 많이 기억하고 있을지를 꽤 정확히 예측할 수 있다. 검사를 받기 전에 말이다. 그만큼 수면과 기억 응고화 사이의 관계는 매우 결정론적인 양상을 띨 수 있다.

그 뒤에 우리는 MRI를 써서 잠들기 전과 잠잔 뒤에 그 기억이 어디에서 검색되는지를 알아내기 위해 실험 참가자들의 뇌를 자세히 살펴보았다. 잠자기 전과 후에는 이 정보들이 불려오는 뇌 지점이 서로 달랐다. 잠들기 전에는 해마의 단기 저장소에서 기억을 꺼냈다. 이 임시 창고는 새 기억이 오래 남아 있을 수 없는 취약한 곳이다. 하지만 다음 날 아침에는 상황이 전혀 달랐다. 기억은 옮겨져 있었다. 밤잠을 죽 자고난 뒤, 참가자들은 이제 동일한 정보를 신피질에서 가져오고 있었다. 신피질은 우리 뇌의 맨 바깥에 있는 층이다. 사실 기반의 기억을 장기 저장하는 영역이다. 그곳에서 이제 그 기억은 안전하게, 아마도 영구적으로 살아갈 수 있을 것이다.

우리는 매일 밤 잠을 자는 동안 부동산 거래가 일어난다는 것을 관찰했다. 장파 무선 신호가 지리적으로 먼 거리까지 정보를 전달하는 데 좋다는 개념에 걸맞게, 깊은 비렘수면의 느린 뇌파는 임시 저장 창고(해마)에 있는 기억을 더 안전하고 영구적인 집(피질)으로 운반하는 배달 서비스를 했다. 그럼으로써 잠은 그 기억의 미래가 보장되도록 도왔다.

이런 발견들을 앞서 첫 기억 생성을 다룰 때 언급했던 발견들과 결부시키면, 비렘수면 때 해마와 피질 사이에 이루어지는 해부학적 대화(수면 방추와 느린 뇌파를 이용하는)가 멋진 상승효과를 일으킴을 깨닫게 된다. 해마의 단기 저장소로부터 피질의 장기 주거지로 어제의 기억을 옮김으로써, 우리는 어제의 경험을 안전하게 보관하는 동시에 다음 날 새로 배울 것들을 위해 단기 저장 능력을 다시 확보한 채로 깨어난다. 이 주기는 매일 밤낮으로 되풀이되면서 새로운 사실들을 새길 수 있게 단기 기억 창고를 비우는 한편으로, 과거 기억의 목록을 계속 갱신하면서 쌓아간다. 잠은 밤에 뇌의 정보 구조를 끊임없이 수정한다. 20분쯤 짧게 자는 낮잠도 기억 응고화의 혜택을 제공할 수 있다. 그 안에 비렘수면이 들어있기만 하면 된다.*

아기, 유아, 청소년을 조사하면, 밤에 비렘수면이 주는 기억 혜택이 똑같이, 아니 때로 더 강력하게 나타나는 것을 볼 수 있다. 중년, 즉 40~60세인 사람들에게서도 똑같이 깊은 비렘수면은 뇌가 새 정보를 간직하도록 돕지만, 앞서 말했듯이 노년에는 기억을 학습하고 보유하는 능력이 떨어지고 깊은 비렘수면도 줄어든다.

따라서 인간 삶의 모든 단계에서 비렘수면과 기억 응고화가 관계가 있음이 관찰된다. 또 사람만 그런 것이 아니다. 침팬지, 보노보, 오랑우탄도 모두 잠을 잔 뒤에 실험자가 그들이 사는 환경에 먹이를 갖다놓은 장소를 더 잘 기억할 수 있음이 드러났다.** 고양이, 쥐, 심지어 곤충의 계통수를 따라 더 내려가도 비렘수면의 기억 유지 혜택이 여전히 강력하게 펼쳐지고 있다.

비록 퀸틸리아누스의 선견지명과 수천 년 뒤에 과학자들이 잠이 기억을 돕는다는 그의 말이 옳았음을 입증했다는 사실에 나는 지금도 놀라곤 하지만, 나는 마찬가지로 뛰어난 두 현대 철학자의 말이 더 마음에 든다. 바로 폴 사이먼 Paul Simon과 아트 가펑클 Art Garfunkel 이다. 1964년 2월, 그들은 바로 그 밤에 벌어지는 사건을 유명한 노

* 일본어에는 공개된 장소에서 저도 모르게 꾸벅꾸벅 조는 흔한 행동을 가리키는 이네무리(いねむり)라는 말까지 있는데, 이런 발견들이 그 행동을 인지적으로 정당화할 수도 있다.

** G. Martin-Ordas and J. Call, "Memory processing in great apes: the effect of time and sleep," *Biology Letters* 7, no. 6 (2011): 829-32.

래 「사운드 어브 사일런스 The Sound of Silence」에 담았다. 독자도 그 노래와 가사를 알 것이다. 사이먼과 가펑클은 자신들의 오랜 친구인 어둠(잠)을 환영한다. 그들은 낮에 깨어서 접한 사건들이 부드럽게 스며드는 꿈의 형태로 밤에 잠자는 뇌로 흘러든다고 말한다. 원한다면, 부드러운 정보 올리기라고 말해도 좋다. 낮에 뿌려진, 깨어 있을 때의 경험이라는 허약한 씨앗이 어떻게 잠자는 동안 뇌에 〈심어지는〉지를 이야기한다. 이 과정이 일어남으로써, 그 경험들은 다음 날 아침 깨어날 때에도 여전히 남아 있다. 잠은 기억의 미래를 보장한다. 이 모든 내용이 그 노래 가사에 완벽하게 담겨 있다.

아주 최근의 증거를 토대로, 사이먼과 가펑클의 노래 가사에 한 가지 작지만 중요한 수정을 가해도 좋을 것이다. 잠은 잠들기 전에 배웠던 기억들을 유지할 뿐 아니라(〈내 뇌에 심어진 꿈은 / 여전히 남아 있네〉), 학습한 직후에 사라진 듯이 보였던 기억들까지도 구조할 것이다. 다시 말해, 잠을 자고 난 뒤에는 잠자기 전에는 떠올릴 수 없었던 기억들에도 다시 접근할 수 있다. 일부 파일이 엉켜서 접근할 수 없다가도 복구되는 컴퓨터 하드 디스크처럼, 잠도 밤에 복구 서비스를 제공한다. 그 기억 항목들을 복구하여 망각의 손아귀로부터 구조하기에, 다음 날 아침에 깨어나서 그 이용할 수 없던 기억 파일을 쉽고 정확하게 찾아내어 떠올릴 수 있다. 밤에 잠을 푹 자고 난 뒤 경험하곤 하는 〈아하, 그래, 이제 나는 기억해〉라는 느낌이다.

사실 기반의 기억을 영구화하고, 더 나아가 사라질 위험에 처해 있던 기억까지 복구하는 일을 맡은 수면 유형 — 비렘수면 — 에 초점을 맞추어 연구를 해온 우리는 수면의 기억 혜택을 증진시킬 방법을 찾아내는 일도 시작했다. 성공을 거둔 방식은 두 가지다. 수면 자극sleep stimulation과 표적 기억 재활성화targeted memory reactivation다. 정신 질환과 치매를 비롯한 신경 장애라는 맥락에서 생각하면, 양쪽이 임상적으로 어떤 영향을 미칠지가 명확해진다.

수면은 전기 뇌파 활성 패턴으로 표현되므로, 수면 자극 접근법도 같은 방식으로 시작했다. 바로 전기를 써서였다. 2006년, 독일의 한 연구진은 건강한 젊은 어른들을 모아서 선구적인 실험을 했다. 그들은 참가자들의 머리 앞뒤에 전극을 붙였다. 연구진은 잠잘 때 뇌에서 방출되는 전기 뇌파를 기록한 것이 아니라, 정반대로 했다. 전극을 통해 소량의 전압을 가했다. 연구진은 참가자가 비렘수면의 가장 깊은 단계에 들어설 때까지 끈기 있게 기다렸다가, 뇌 자극 장치의 전원을 켜고 그 느린 뇌파의 리듬에 맞추어서 전기 펄스를 흘려보냈다. 전기 펄스가 아주 약해서 실험 참가자들은 느끼지도 못했고, 깨지도 않았다.* 하지만 그 펄스는 잠에 측정 가능한 영향을 미쳤다.

잠잘 때 자극을 받지 않은 대조군에 비해, 자극을 받은 이들은 느린 뇌파의 크기와 깊은 뇌파 위로 솟구치는 수면 방추의 수가 둘 다 증가했다. 모든 참가자들은 잠자리에 들기 전에 새로운 자료를 학습했다. 그리고 다음 날 아침에 검사를 했다. 깊은 잠 뇌파 활성의 전기 특성을 강화했더니, 다음 날 떠올릴 수 있는 자료의 수가 그런 자극을 받지 않은 이들보다 거의 두 배로 늘었다. 렘수면 때나 낮에 깨어

* 경두개 직류 자극tDCS: transcranial direct current brain stimulation을 전기 경련 충격 요법electroconvulsive shock therapy과 혼동하지 말기를. 후자가 뇌 속에 가하는 전압은 수백 배 또는 수천 배 더 세다(잭 니콜슨은 영화 「뻐꾸기 둥지 위로 날아간 새」에서 그 요법을 받을 때 어떤 결과가 나오는지를 실감나게 연기했다).

있을 때 자극을 가했을 때에는 비슷한 기억 혜택이 전혀 없었다. 비렘수면 때 뇌 자신의 주문을 읊는 듯한 느린 리듬에 동조시켜서 자극을 가할 때에만 기억 향상이 일어났다.

그 뒤로 잠잘 때의 뇌파를 증폭시키는 방법들이 빠르게 개발되고 있다. 자는 사람 옆에 둔 스피커로 조용한 소리를 들려주는 기술도 있다. 개인의 느린 뇌파에 발맞추어서 똑딱거리는 메트로놈처럼, 개인의 수면 뇌파에 정확히 동조하여 울리는 똑딱 소리는 리듬을 유지하면서 더욱 깊이 잠들도록 하는 데 도움을 준다. 밤에 동조시킨 소리를 전혀 듣지 못한 채 잠잔 대조군에 비해, 청각 자극을 받은 이들은 느린 뇌파의 세기가 증가했고 다음 날 아침에 기억력이 회복되는 정도가 무려 40퍼센트나 높았다.

그렇다고 해서 당장 이 책을 내던지고 침대 위에 스피커를 설치하거나 전기 뇌파 자극기를 사러 갈 생각이라면, 그만두시기를. 이 두 방법 모두 〈가정에서는 하지 마세요〉라는 주의 사항이 따라붙는다. 뇌 자극 장치를 직접 만들거나 안전 승인을 받지 않은 제품을 온라인으로 구입하는 이들도 있다. 그러다가 제작을 잘못하거나 전압을 잘못 써서 피부에 화상을 입고 일시적인 시력 상실이 일어난 사례들도 있다. 침대 옆에서 똑딱 소리가 반복해서 들리도록 하는 방법은 더 안전하게 느껴질지 모르지만, 유익하기보다는 해로울 수 있다. 위의 연구를 한 연구자들이 각 느린 뇌파의 골과 마루에 완벽하게 들어맞는 대신에 약간 어긋나게 소리를 들려주었을 때, 수면의 질이 강화되기는커녕 잠이 방해를 받았기 때문이다.

뇌 자극이나 청각적 소리가 별로 기발하지 않게 여겨진다면, 최근에 스위스 연구진이 수면 연구실 천장에서 늘어뜨린 밧줄에 침대를 매달아서 실험을 했다는 소식은 어떠한지(그냥 내 곁에 있으시라)? 떠 있는 침대 한쪽에는 회전하는 도르래가 달려 있었다. 연구자들은 그 장치를 써서 일정한 속도로 침대를 좌우로 흔들 수 있었다. 자원자들이 침대에서 잠이 들면, 연구진은 수면 뇌파를 기록했다. 참가자들 중 절반은 비렘수면 단계에 들어가면 부드럽게 흔들리는 침대에서 잤다. 대조군인 다른 절반은 흔들리지 않는 침대에서 잤다. 천천히 흔들리는 움직임은 깊은 수면을 더 깊게 하고, 느린 뇌파의 질을 높이고, 수면 방추의 수를 두 배 이상 늘렸다. 침대를 흔들어서 유도한 이 수면 변화들이 기억을 증진시키는지 여부는 아직 모른다. 연구진이 그런 검사를 하지 않았기 때문이다. 그렇지만 그 발견은 아기를 팔에 안고서 얼러서 깊은 잠에 빠지게 하는 고대로부터 내려온 행동에 과학적 근거가 있음을 설명해 준다.

수면 자극법은 유망하긴 하지만, 한계도 있다. 그 방법이 주는 기억 혜택이 무차별적이라는 것이다. 즉 잠자기 전에 배운 모든 것들이 다음 날 전반적으로 증진된다. 선택의 여지가 없이 오로지 정식 요리만 파는 식당에서, 좋아하든 싫어하든 상관없이 모든 음식이 다 나오는 것과 비슷하다. 대부분의 사람은 이런 유형의 음식 서비스를 좋아하지 않는다. 대부분의 식당이 원하는 요리만 골라서 선택할 수 있는 차림표를 제공하는 이유가 그 때문이다.

수면과 기억 쪽에서도 비슷한 기회를 제공하는 것이 가능하다면 어떻게 될까? 잠자러 가기 전에 그날의 학습 경험들을 훑어서 향상시키고 싶은 기억만을 고른다면? 고른 것들을 주문한 뒤 잠이 들면,

자는 동안 주문한 것들이 제공된다면? 아침에 깨어났을 때, 당신의 뇌는 당신이 자전적 차림표에서 주문했던 요리들만을 포식한 상태일 것이다. 그럼으로써 간직하고 싶은 개별 기억만을 선택적으로 강화한다. 이는 과학 소설에나 나올 법한 이야기처럼 들리지만, 현재 과학적 사실이 되어 있다. 그 방법이 바로 표적 기억 재활성화다. 그리고 종종 그렇듯이, 가상의 이야기보다 실제 이야기가 훨씬 더 흥미롭다는 것이 드러난다.

먼저 실험 참가자들에게 컴퓨터 화면의 각기 다른 지점에 사물의 사진을 띄워서 보여 준다. 오른쪽 아래에는 고양이, 중앙 위쪽에는 종, 오른쪽 위 구석에는 주전자 하는 식이다. 참가자는 본 개별 물품들뿐 아니라, 화면 내 공간적 위치도 기억해야 한다. 이런 물품들을 100가지 보여 준다. 잠을 잔 뒤, 물품들의 사진을 다시 화면에서 본다. 이번에는 화면 한가운데에 하나씩 뜬다. 앞서 본 것도 있고, 보지 않았던 것도 있다. 참가자는 본 기억이 있는지 없는지를 판단해야 하며, 본 것이라고 판단하면 마우스를 써서 그 물품을 원래 보았던 자리로 끌어서 옮겨야 한다. 이런 식으로 물품을 기억하는지 여부뿐 아니라, 그 위치를 얼마나 정확히 기억하는지도 파악할 수 있다.

하지만 이 실험을 할 때 한 가지 흥미로운 사항을 추가한다. 자기 전 처음 물품 사진을 학습할 때, 각 물품 사진이 화면에 뜰 때마다 그에 상응하는 소리를 들려준다. 이를테면, 고양이 사진이 뜰 때는 〈야옹〉 소리가 들리고, 종 사진이 뜰 때는 〈댕댕〉 소리가 들린다. 즉 모든 물품 사진을 의미론적으로 들어맞는 소리와 짝짓는다. 즉 〈청각 꼬리표〉를 붙이는 셈이다. 그런 뒤 참가자가 잠잘 때, 특히 비렘수면에 들었을 때, 연구자는 침대 옆에 있는 스피커를 써서 잠자는 뇌에 약하게 앞서 꼬리표로 쓴 소리 중 절반(100가지 중 50가지)을 들려준다. 표적을 검색하여 떠올리려고 애쓰는 뇌의 길 찾기를 돕는 듯이, 이런 식으로 비렘수면 때 수면 강화를 통해서 개별 기억의 선택적 재활성화를 촉발할 수 있다.

다음 날 아침 검사를 하면, 떠올리는 것들이 매우 뚜렷하게 편향되어 있을 것이다. 잠자는 동안 소리 단서를 주어서 활성화시킨 항목들을 그렇지 않은 것들보다 훨씬 더 많이 떠올릴 수 있다. 잠이 들 때 기억에 담은 물품은 총 100개였다. 하지만 소리 단서를 쓰면, 학습한 모든 물품의 기억이 무차별적으로 강화되는 것을 피할 수 있다. 밤에 자신이 좋아하는 노래를 반복하여 듣는 것과 비슷하게, 잠자는 동안 개별 음성 단서들을 써서 자전적 과거 기억 중 특정한 조각만을 골라내어 선택적으로 강화할 수 있다.*

독자는 이런 방법이 어떤 식으로 쓰일지 수많은 가능성을 상상할 수 있을 것이다. 그 말은 미래를 생각할 때 윤리적으로 불편함을 느낄 수도 있음을 의미한다. 자신이 기억한 인생 이야기를 썼다가 다시 고쳐 쓸 힘을 지니게 되니까. 기억한 남의 이야기까지 고쳐 쓸 수 있다는 것은 더욱 우려되는 일이다. 이 도덕적 문제는 좀 먼 미래의 일이지만, 그런 방법들이 계속 개발되고 다듬어진다면, 언젠가는 닥칠 수 있다.

* 이 야간 재활성화 방법은 비렘수면 때에만 작동하며, 렘수면 때에는 먹히지 않는다.

잊기 위해 잔다고?

지금까지 우리는 학습한 뒤에 기억을 강화하고 망각을 막는 잠의 힘을 이야기했다. 하지만 맥락에 따라서는 잊는 능력도 기억할 필요성만큼 중요할 수 있다. 일상생활에서(예를 들어, 오늘 주차한 자리를 기억하고 지난주에 주차한 자리를 잊는 것)뿐 아니라 임상적으로도 그렇다(고통스럽고 무력하게 만드는 기억을 제거하거나 중독 장애에서 욕구를 없애는 것). 게다가 망각은 더 이상 필요가 없는 저장된 정보를 삭제하는 데에만 유용한 것이 아니다. 어지럽지 않은 산뜻하게 정리된 책상에서 중요한 서류를 찾기가 쉬운 것과 비슷하게, 뇌 자원을 덜 쓰고도 떠올리기를 원하는 기억을 검색할 수 있게 해준다. 즉 망각을 통해 뇌는 필요로 하는 것들을 다 보존하고 필요 없는 것을 삭제함으로써 기억을 쉽게 떠올리도록 돕는다. 달리 말하면, 망각은 기억하기 위해 우리가 치르는 대가다.

DNA 나선 구조를 발견함으로써 노벨상을 받은 프랜시스 크릭Francis Crick은 1983년 잠이라는 주제를 이론적으로 연구하기로 결심했다. 그는 렘수면 꿈꾸기의 기능이 뇌에서 원치 않거나 중복되는 기억을 제거하는 것이라는 가설을 내놓았다. 그는 그런 것들을 〈기생성 기억parasitic memory〉이라고 했다. 흥미로운 착상이었지만, 정식으로 연구하겠다고 달려든 사람이 아무도 없었기에, 거의 30년 동안 그 상태 ─ 착상 ─ 로 남아 있었다. 2009년에 나는 한 젊은 대학원생과 함께 그 가설을 검증해 보기로 했다. 그러자 적잖이 놀라운 결과들이 나왔다.

우리는 낮잠을 이용한 실험을 구상했다. 실험 참가자들은 한낮에 컴퓨터 화면에 하나씩 뜨는 단어들을 죽 학습했다. 화면에 단어가 하나 뜬 뒤에는 녹색을 띤 〈R〉 또는 빨간색을 띤 〈F〉이라는 글자가 크게 떴다. R이 보이면 앞서 나왔던 단어를 기억하고 F가 보이면 앞서 나왔던 단어를 잊으라는 뜻이었다. 수업 시간에 교사가 어떤 내용을 말한 뒤에 시험에 나오니까 기억해 두라고 강조하고, 어떤 내용은 잘못 말했다거나 오류가 있다거나 시험에 나오지 않을 것이라고 말함으로써 굳이 시험에 대비하여 외울 필요를 느끼지 못하게 하는 것과 별 다를 바 없었다. 학습 직후에 각 단어에 〈기억할 것〉과 〈잊을 것〉이라는 꼬리표를 붙임으로써, 우리는 사실상 같은 일을 하고 있었다.

그런 뒤 참가자들 중 절반은 90분 동안 오후 낮잠을 자도록 하고, 나머지 절반은 깨어 있도록 했다. 오후 6시에 우리는 모든 참가자들을 대상으로 단어들을 얼마나 기억하고 있는지 검사했다. 우리는 참가자들에게 앞서 각 단어에 붙인 꼬리표 — 기억할 것 또는 잊을 것 — 에 상관없이 가능한 한 많이 단어들을 떠올리라고 요청했다. 우리가 알아내고자 한 것은 이런 문제였다. 잠은 모든 단어를 간직하는 능력을 똑같이 향상시킬까, 아니면 우리가 각 단어에 붙인 꼬리표대로 어떤 단어는 잊고 어떤 단어는 기억하라는 깨어 있을 때의 명령을 그대로 따를까?

결과는 명확했다. 잠은 강력하게 그리고 매우 선택적으로 〈기억할 것〉이라는 꼬리표가 붙었던 단어를 기억하는 능력을 높인 반면에, 〈잊을 것〉이라는 꼬리표가 붙은 기억은 강화되지 않도록 적극적으로 애썼다. 잠을 자지 않은 참가자들에게서는 기억의 그런 인상적인 강화와 차별적인 저장이 전혀 나타나지 않았다.*

우리는 한 가지 미묘하지만 중요한 교훈을 얻었다. 잠이 지금껏 우리가 상상했던 것보다 훨씬 더 지적이라는 점이었다. 20세기와 21세기에 했던 가정들과 달리, 잠은 낮에 배운 모든 정보를 전체적으로 무차별적으로 (따라서 너저분하게) 보존하는 것이 아니다. 대신에 잠은 기억 증진에 훨씬 더 식별력을 제공할 수 있다. 궁극적으로 강화하거나 그렇지 않을 정보를 추리고 고를 수 있다. 잠은 초기 학습 때 기억 항목들에 붙여졌거나, 아니면 아마도 자는 동안 파악했을 의미 있는 꼬리표를 이용하여 이 일을 해낸다. 그 뒤로 낮잠과 온전한 밤잠 양쪽을 대상으로 비슷하게 지적인 수면 의존적 기억 선택이 이루어진다는 연구 결과들이 많이 나왔다.

낮잠을 잔 참가자들의 수면 기록을 분석했을 때, 우리는 또 한 가지 깨달음을 얻었다. 프랜시스 크릭의 예측과 반대로, 앞서 학습한 단어들을 죽 훑어서 남길 것과 버릴 것을 나누는 일을 렘수면이 맡고 있지 않았다. 기억할 것과 잊을 것을 나누는 데 기여한 쪽은 비렘수면, 특히 가장 빠르게 솟구치는 수면 방추였다. 잠자는 동안 수면 방추가 더 많이 생성된 참가자일수록, 기억할 것이라는 꼬리표가 붙은 항목의 기억을 강화하고 잊을 것이라는 꼬리표가 붙은 항목을 적극적으로 제거한 효율이 더 높았다.

수면 방추가 정확히 어떻게 이 영리한 기억 묘기를 해내는지는 아직 잘 모른다. 하지만 우리는 적어도 빠른 수면 방추가 나타날 때 뇌

---

* 단순한 보고 편향일 가능성을 없애고 제대로 떠올리도록 자극하기 위해 참가자들에게 떠올리는 단어마다 보상을 한다고 해도, 결과는 달라지지 않는다.

에서 주기적인 활동도 함께 나타난다는 것을 알아냈다. 그 진동은 기억 저장소(해마)와 〈이것은 중요해〉 또는 〈이것은 무관해〉 같은 의도에 따른 결정을 내리는 영역(전두엽) 사이에서 일어난다. 방추가 나타나는 동안 초당 10~15회로 일어나는 이 두 영역(기억과 의도) 사이에서 반복되는 이 활동 주기가 비렘수면의 기억 식별 능력을 설명하는 데 도움이 될지도 모른다. 인터넷 검색이나 쇼핑 앱에서 목적에 따라서 특정한 의도 필터를 선택하는 것과 흡사하게, 방추는 해마의 저장소가 빠릿빠릿한 전두엽에 있는 의도 필터를 써서 저장할 필요가 없는 항목은 버리고 나머지만을 선택할 수 있도록 함으로써 기억을 정리하는 혜택을 제공한다.

현재 우리는 고통스럽거나 성가신 기억을 잊고 나머지를 선택적으로 기억하는 이 놀라울 만치 지적인 서비스를 어떻게 하면 활용할 수 있는지를 연구하고 있다. 이렇게 말하니, 오스카상을 받은 영화 「이터널 선샤인」의 전제를 떠올릴지도 모르겠다. 영화는 특수한 뇌 영상 기기로 원치 않는 기억을 삭제할 수 있다고 설정한다. 정반대로 현실의 나는 심리적 외상, 약물 중독, 약물 남용 등의 사유로 임상적으로 필요하다는 것이 입증될 때 개인의 기억 도서관에서 특정한 기억을 선택적으로 삭제하거나 약화시킬 정확한 방법을 개발하고 싶다.

다른 기억 유형들을 위한 잠

지금까지 언급한 연구들은 모두 한 종류의 기억만을 다루었다. 교과서에 실린 내용이나 누군가의 이름을 떠올리는 일 같은 사실 기억이다. 하지만 뇌에는 기술 기억을 비롯하여 다른 여러 종류의 기억들도 있다. 자전거 타기를 예로 들어 보자. 당신이 아이였을 때, 부모님이 『자전거 타는 법』 같은 교과서를 주고서 공부하라고 한 뒤, 다 읽고 나면 곧바로 태연자약하게 숙련된 태도로 자전거를 타기 시작할 것이라고 기대하지는 않았을 것이다. 자전거를 타는 법은 어느 누구도 알려 줄 수 없다. 시도는 하겠지만, 그들에게나 당신 자신 — 더 중요한 — 에게나 헛수고다. 책으로 읽어서가 아니라, 직접 타보아야만 배울 수 있다. 즉 연습을 함으로써다. 모든 운동 기술이 다 마찬가지다. 악기를 배우든 육상을 배우든 수술 방법을 배우든 비행기 조종을 배우든 간에 말이다.

〈근육 기억muscle memory〉이라는 말은 잘못된 것이다. 근육 자체는 그런 기억을 전혀 지니지 않는다. 뇌와 연결되지 않은 근육은 숙련된 행동을 전혀 할 수 없으며, 틀에 박힌 숙련된 행동 양식(루틴)이 근육에 저장되어 있는 것도 아니다. 근육 기억이란 사실 뇌의 기억이다. 근육을 훈련하고 강화하면 숙련된 기억 루틴을 더 잘 수행하는 데 도움이 될 수 있다. 하지만 그 루틴 자체 — 기억된 프로그램 — 은 전적으로 확고히 뇌 안에 자리한다.

사실 기반의 교과서적 학습에 수면이 미치는 영향을 연구하기 오래 전, 나는 운동 기술 기억을 연구했다. 두 가지 일을 겪으면서 그 연구를 하기로 결심했다. 첫 번째 일은 영국 노팅엄에 있는 교육 기관 겸 대형 병원인 퀸스 메디컬 센터의 학생이었을 때 겪었다. 당시 나는 운동 장애, 특히 척수 손상을 연구하고 있었다. 끊긴 척수를 다시 이어서 궁극적으로 몸과 뇌를 통합할 방법을 찾으려 애썼다. 안타깝게도 내 연구는 실패로 끝났다. 하지만 당시 나는 뇌졸중 환자를 비롯하여 다양한 유형의 운동 장애가 있는 환자들을 보면서 깨달은 것이 있었다. 놀랍게도 그들 중 상당수는 다리든 팔이든 손가락이든 말[言]이든 간에 뇌졸중 이후에 운동 기능이 단계적으로 하나하나 회복되는 모습을 보였다. 완전히 회복되는 사례는 드물었지만, 날이 갈수록 모두 어느 정도는 회복이 되었다.

인생 경로를 바꾼 두 번째 경험은 여러 해 뒤 박사 과정에 다닐 때 겪었다. 때는 2000년이었고, 과학계는 앞으로 10년이 〈뇌의 10년〉이 될 것이라고 선언했다. 신경 과학 분야에 경이로운 발전이 이루어질 것임을 예측하면서다(그 예측은 옳았다). 나는 어느 기념행사 때 잠을 주제로 대중 강연을 해달라는 요청을 받았다. 그 무렵에는 수면이 기억에 어떤 효과를 미치는지 거의 밝혀지지 않은 상태였지만, 나는 최신 연구 성과들을 짧게 언급했다.

강연이 끝난 뒤, 한눈에 봐도 유명 인사처럼 보이는 신사가 다정한 표정으로 다가왔다. 미묘하게 황록색을 띤 트위드 재킷을 입고 있던 모습이 지금도 생생하게 기억난다. 짧은 대화였지만, 내 인생에 과학적으로 가장 중요한 영향을 미친 순간 중 하나였다. 그는 잘 들었다고 하면서, 자신이 피아니스트라고 소개했다. 잠이 활동적인 뇌 상태, 전에 배운 것들을 살펴보고 나아가 강화하는 상태라는 내 말이 흥미로웠다고 했다. 이어서 나온 말에 나는 멍해졌고, 그 뒤로 여러 해 동안 이어질 주된 연구 주제의 실마리가 튀어나왔다. 「피아니스트로서 우연이라고 하기에는 너무 자주 겪는 일이 하나 있어요. 어느 작품을 연습하는데 밤늦게까지 해도 능숙하게 잘 쳐지지 않을 때가 있죠. 똑같은 대목에서 똑같은 실수를 계속 저지르는 거예요. 그러면 결국 좌절한 채 잠을 자러 갑니다. 그런데 아침에 일어나서 다시 피아노 앞에 앉으면, 그냥 되는 거예요. 완벽하게요.」

「그냥 되는 거예요.」 뭐라고 대답할지 생각할 때 그 말이 내 머릿속에 계속 울렸다. 나는 흥미로운 생각이라고 말하면서, 잠이 실수 없이 연주할 수 있도록 연주 솜씨를 돕는다는 것은 분명히 가능하지만, 그 주장을 뒷받침할 과학적 증거는 내가 아는 한 없다고 말했다. 그는 그 경험이 옳다고 뒷받침할 증거가 없다는 말에도 실망한 기색 없이 빙긋 웃으면서, 다시금 강연 잘 들었다고 인사하고 연회장으로 걸어갔다. 한편, 나는 그 신사가 가장 자주 인용되고 신뢰받는 교육 지침에 어긋나는 이야기를 방금 내게 했음을 깨닫고는 강당에 멍하니 서 있었다. 연습을 해야 완벽해진다는 것 말이다. 그런데 아니라는 소리였다. 자면서 연습을 해야 완벽해진다는 말인가?

그 뒤로 3년을 연구한 끝에 나는 그와 비슷한 제목의 논문을 발표했고, 후속 연구들을 통해 잠에 관한 그 피아니스트의 놀라운 직관들이 모두 옳았음을 궁극적으로 확인해 주는 증거들을 모았다. 그 발견은 뇌졸중으로 손상되거나 다친 뒤에 뇌가 날이 갈수록 — 아니 밤이 지날수록이라고 해야겠다 — 어떻게 운동 기술 능력을 서서히 회복하는가라는 질문에도 시사점을 제공했다.

그 무렵에 나는 하버드 의대에 자리를 잡았고, 내 정신적 스승이자 지금은 오랜 공동 연구자이자 친구가 되어 있는 로버트 스틱골드Robert Stickgold와 함께 연습을 더 하지 않은 상태에서도 뇌가 계속 배우는지, 그렇다면 어떻게 배우는지를 알아내려는 연구를 시작했다. 시간이 어떤 역할을 하는 것은 분명했다. 하지만 구체적으로 따지면 사실상 세 가지 가능성이 있어 보였다. 기술 기억을 완성시킨 것이 (1) 시간일까, (2) 깨어 있는 시간일까, (3) 잠자는 시간일까?

나는 오른손잡이인 사람들을 많이 모집하여, 왼손으로 4 - 1 - 3 - 2 - 4처럼 자판의 숫자열을 가능한 한 빠르면서 정확하게 입력해 보라고 했다. 피아노 음계를 배우는 것과 비슷하게, 참가자들은 이 운동 기술 서열을 도중에 짧게 휴식을 취하면서 총 12분 동안 반복하여 연습했다. 당연하겠지만, 참가자들은 훈련하는 동안 실력이 향상되었다. 어쨌든, 연습을 통해 완벽해진다고 하니까. 우리는 열두 시간 뒤에 참가자들을 검사했다. 참가자들 중 절반은 아침에 숫자열을 연습하고, 낮 동안 줄곧 깨어 있다가 저녁에 검사를 받았다. 나머지 절반은 저녁에 숫자열을 학습하고, 마찬가지로 열두 시간을 보낸 뒤 검사를 받았는데, 도중에 꼬박 여덟 시간 동안 잠을 잤다.

낮에 깨어 있던 이들은 실력이 유의미하게 향상되었다는 증거가 전혀 없었다. 반면에 피아니스트가 했던 말과 들어맞게도, 똑같이 열두 시간을 보냈지만 밤에 잠을 잔 이들은 자판 누르는 속도가 무려 20퍼센트 상승하고 정확도도 거의 35퍼센트 향상되었다. 중요한 점은 아침에 운동 기술을 배운 참가자들 — 그날 저녁에 실력이 전혀 향상되지 않았던 이들 — 도 밤잠을 충분히 자는 시간까지 포함하여 다시 열두 시간을 보낸 뒤에 재검사를 했더니 마찬가지로 실력이 향상되었다는 것이다.

다시 말해, 우리 뇌는 더 이상 연습을 하지 않아도 기술 기억을 계속 개선할 것이다. 정말로 마법처럼 보인다. 하지만 그 지연된 〈오프라인〉학습은 깨어 있는 시간과 자는 시간의 순서가 어떻게 되든 상관없이, 오로지 수면 기간에만 일어나며, 깨어 있는 기간에는 일어나지 않는다. 따라서 연습을 한 뒤 밤잠을 잠으로써 완벽해지는 것이다. 더 나아가 우리는 이 기억 증진 혜택이 배우는 운동 서열이 짧든 길든 간에(4-3-1-2 대 4-2-3-4-2-3-1-4-3-4-1-4), 한 손을 쓰든 양손을 쓰든(피아니스트처럼) 간에 상관없이 나타난다는 것을 보여 주었다.

4-1-3-2-4 같은 운동 서열의 개별 요소들을 분석함으로써, 우리는 수면이 정확히 어떻게 기술을 완성하는지를 알아낼 수 있었다. 장시간 초기 훈련을 한 뒤에도, 참가자들은 서열 내의 특정한 지점에서 잘 넘어가지 않아서 계속 애를 써야 했다. 자판 누르는 속도를 자세히 살펴보니 이런 문제들이 눈에 띄게 드러났다. 특정한 지점에서 속도가 훨씬 느려지거나, 계속 잘못 누르는 일이 일어나곤 했다. 이를테면 4-1-3-2-4, 4-1-3-2-4을 죽 누르는 대신에, 어떤 사람은 4-1-3 (멈칫) 2-4, 4-1-3 (멈칫) 2-4 하는 식으로 눌렀다. 마치 서열 전체를 한 번에 다 누르는 것이 너무 부담스럽다는 양, 운동 루틴을 둘로 나누고 있었다. 사람마다 멈칫하는 지점이 서로 달랐지만, 거의 모든 참가자가 한두 군데에서 이런 어려움을 겪고 있었다. 워낙 많은 참가자들을 살펴보았더니, 연습할 때 누르는 소리만 듣고도 운동 루틴의 어디에서 어려움을 겪고 있는지 훤히 알 수 있는 지경에 이르렀다.

하지만 밤잠을 잔 뒤 참가자들을 검사하자, 내 귀에 전혀 다른 소리가 들렸다. 굳이 자료를 분석하지 않아도 무슨 일이 일어났는지 이미 알 수 있었다. 숙달되었음을 말이다. 잠을 자고난 그들은 끊김 없이 매끄럽게 자판을 두드리고 있었다. 스타카토로 들리던 소리는 4-1-3-2-4, 4-1-3-2-4, 4-1-3-2-4이 빠르면서 거의 완벽하게 이어졌다. 잠이 운동 기억에서 문제가 있는 지점을 체계적으로 파악하여 해결한 것이다. 이 발견은 내가 만난 피아니스트의 말을 상기시켰다. 「그런데 아침에 일어나서 다시 피아노 앞에 앉으면, 그냥 되는 거예요. 완벽하게요.」

더 나아가 나는 잠을 잔 뒤 참가자들의 뇌를 촬영하여 그런 기술 완성이 어떻게 이루어졌는지 살펴보았다. 이번에도 잠은 기억을 옮겼지만, 교과서형 기억과 다른 결과가 나왔다. 사실을 저장할 때처럼 단기 기억 저장소에서 장기 기억 저장소로 옮겨진 것이 아니라, 운동 기억은 의식 아래에서 작동하는 뇌 회로 전체로 옮겨졌다. 그 결과 이 기술 수행은 이제 본능적인 습관이 되었다. 의도적으로 노력을 한다는 느낌보다는 그냥 몸에서 자연스럽게 흘러나오는 행동이 되었다. 즉 뇌가 운동 루틴을 자동화하도록 잠이 돕는다는 말이다. 뛰어난 선수들의 기술을 완성시키고자 하는 많은 올림픽 코치가 지닌 궁극적 목표, 즉 제2의 천성 — 노력하지 않아도 해내는 — 을 잠이 이루게 해주었다.

내 마지막 발견은 거의 10년에 걸친 연구를 통해 나온 것인데, 밤잠을 잤을 때 운동 기술을 강화하는 일을 맡은 수면 유형이 무엇인지를 알아낸 것이다. 이 발견은 사회적 및 교육적인 의미를 함축하고 있다. 효율적인 자동화의 토대인 속도와 정확성 증가는 2단계 비렘 수면의 양, 특히 여덟 시간 수면 중 마지막 두 시간(오후 11시에 잠들었다면 오전 5~7시)과 직접 관련이 있었다. 사실 오프라인 기억 강화와 관련이 있는 것은 아침 무렵의 마지막 두 시간 — 뇌파 활동 기록에서 수면 방추가 가장 많이 치솟는 시간대 — 때 나타난 그 경이로운 수면 방추의 횟수였다.

더욱 놀라운 점은 학습 뒤의 이 방추 증가가 다른 영역들에서는 나타나지 않고 오직 운동 피질(정수리 앞쪽) 바로 위에 붙인 전극에서만 검출된다는 것이었다. 운동 기술만을 배우도록 했을 때 이 뇌 영역에서 수면 방추가 국지적으로 더 증가할수록, 깨어났을 때 기술이 더 향상되었다. 다른 많은 연구자들도 비슷한 〈국소-수면〉-학습 효과를 발견했다. 운동 기술 기억 측면에서, 수면 뇌파는 좋은 안마사 같은 역할을 한다. 그들은 전신 안마를 하는 한편으로, 가장 도움을 필요로 하는 부위도 집중 안마를 해줄 것이다. 비슷한 방식으로 수면 방추는 뇌의 모든 영역들에 울려 퍼지지만, 낮에 배우느라 가장 열심히 일했던 뇌 영역에서 유달리 두드러진다.

아마 현대 세계와 더 관련이 있는 것은 우리가 발견한 밤 시간 효과일 것이다. 잠의 마지막 두 시간은 많은 이들이 그냥 잘라 내고서 곧장 낮으로 넘어가도 괜찮다고 느끼는 시간이다. 그 결과 우리는 아침 무렵의 이 수면 방추를 만끽하지 못하게 된다. 전날 늦게까지 냉정하게 선수들을 연습시킨 뒤, 다음 날 아침 일찍 깨워서 다시 연습을 시키는 모범적인 올림픽 코치가 떠오른다. 그렇게 함으로써 코치는 뇌 안에서 이루어지는 중요한 운동 기억 발전 단계를 자신도 모르게 사실상 차단하는 것일 수 있다. 운동 기량을 미세하게 다듬는 일을 하는 과정을 말이다. 금메달을 딴 선수와 2위인 선수의 기량 차이가 아주 미미하다는 점을 생각할 때, 잠이 자연적으로 제공하는 것 같은 경쟁 이점을 얻을 수 있느냐가 경기장에 자기 나라의 국가가 울려 퍼질지 여부를 결정하는 데 기여할 수 있다. 한 마디로, 꾸벅꾸벅 졸지 않으면, 당신은 진다.

100미터 달리기 슈퍼스타인 우사인 볼트Usain Bolt는 경기가 열리기 몇 시간 전 낮잠을 잔 다음에 세계 기록을 세우거나 올림픽 결승전에서 금메달을 따곤 했다. 우리의 연구 결과도 그가 지혜롭다고 뒷받침한다. 수면 방추가 충분히 생기는 낮잠을 자면, 운동 기술 기억이 상당히 향상될 뿐 아니라, 근육 피로도 줄고 활력이 다시 샘솟는 효과도 있다.

우리 발견이 이루어진 뒤로 잠이 테니스, 농구, 미식축구, 축구, 조정 등 다양한 운동 분야에서 청소년, 아마추어, 엘리트 선수의 운동 기술을 향상시킨다는 연구 결과들이 여러 해에 걸쳐서 쏟아졌다. 너무나 많았기에 2015년, 국제 올림픽 위원회는 남녀의 스포츠 전 분야에서 운동 기량 발달에 잠이 대단히 중요하며 필수적임을 강조하는 합의문을 발표했다.*

프로 스포츠 팀들도 이 점에 주목하고 있으며, 타당한 이유가 있다. 최근에 나는 미국의 많은 전국 농구팀과 축구팀, 또 영국의 축구팀들을 대상으로 강연을 해왔다. 나는 관리자, 직원, 선수 앞에서 경기에서 이기게 해줄 가능성이 가장 높고, 가장 고상하고, 가장 강력

---

* M. F. Bergeron, M. Mountjoy, N. Armstrong, M. Chia, et al., "International Olympic Committee consensus statement on youth athletic development," *British Journal of Sports Medicine* 49, no. 13 (2015): 843–51.

한 — 합법적이라는 것은 말할 필요도 없이 — 기량 향상제가 있다고 말한다. 바로 잠이다.

나는 이런 주장을 뒷받침하기 위해 잠과 성취도의 관계를 조사한 750건이 넘는 과학적 연구 결과들을 사례로 든다. 그중 상당수는 직업 선수와 엘리트 선수를 연구한 것들이다. 밤잠이 여덟 시간 미만일 때, 특히 여섯 시간 미만일 때는 다음과 같은 일이 일어난다. 몸이 지치는 시간이 10~30퍼센트 더 빨라지고, 호흡량도 상당히 줄어든다. 팔다리를 뻗는 힘과 제자리에서 뛰는 높이도 마찬가지로 줄어들며, 근육 강도의 최댓값과 유지 시간도 줄어든다. 게다가 허파가 내뱉을 수 있는 공기의 양이 줄어드는 탓도 있고 해서 젖산이 쌓이는 속도가 빨라지고, 혈액 산소 포화도가 줄어들고, 혈액 이산화탄소 농도가 증가하는 등 심혈관, 대사, 호흡 능력이 현저히 떨어지면서 잠을 덜 잔 몸에 지장을 준다. 운동할 때 땀을 흘림으로써 몸을 식히는 능력 — 최고 기량을 발휘하는 데 중요하다 — 도 수면이 부족할 때 떨어진다.

그리고 다칠 위험도 있다. 모든 경기에 나서는 운동선수와 그 코치진이 가장 두려워하는 것이 바로 부상이다. 프로 팀을 운영하는 관리자들도 그 점을 걱정한다. 선수에게 거금을 투자하니 말이다. 부상이라는 맥락에서 볼 때, 잠이야말로 이런 투자 대상에 닥칠 위험을 줄여줄 최고의 보험 정책이다. 2014년에 뛰어난 젊은 운동선수들을 연구한 한 논문을 보면,[**] 경기 시즌에 만성적인 수면 부족이 부상 위

**** M. D. Milewski et al., "Chronic lack of sleep is associated with increased sports injuries in adolescent athletes," *Journal of Paediatric Orthopaedics* 34, no. 2 (2014): 129–33.

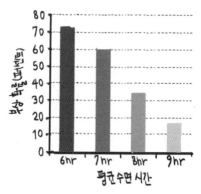

그림 10 스포츠에서 수면 부족과 부상의 관계

힘을 엄청나게 높인다고 예측함을 알아볼 수 있다(그림 10).

스포츠 팀은 최고의 선수에게 엄청난 연봉을 지불하며, 그 인간 상품의 재능을 함양하기 위해 의료와 영양 방면으로도 아낌없이 지원을 한다. 하지만 팀이 거의 우선순위에 올리지 않는 요인 하나 때문에 그 선수의 장점이 몇 배나 희석된다. 바로 선수의 잠이다.

경기 전의 수면이 중요함을 인식하고 있는 팀이라고 해도 경기를 한 뒤 며칠 동안의 수면도 설령 더하지는 않더라도 마찬가지로 중요하다고 말하면 놀라곤 한다. 경기 뒤의 잠은 전반적인 염증으로부터 몸이 더 빨리 회복되도록 하고, 근육 수선을 자극하고, 포도당과 글리코겐 형태의 세포 에너지를 다시 채우는 데 도움을 준다.

이 운동 팀들에 선수의 잠재력을 최대로 끌어내는 데 도움을 주는, 실천할 수 있는 체계적인 수면 권고안을 제시하기 전에, 나는 전미 농구 협회 NBA에서 나온 검증된 자료를 제시한다. 우리 지역 팀인 골든스테이트 워리어스의 안드레 이궈달라Andre Iguodala의 수면 자료다. 그림 11은 이궈달라의 수면 자료를 토대로, 그가 밤에 여덟 시간

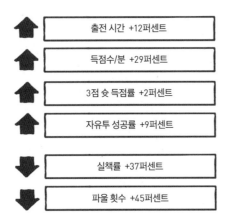

그림 11 NBA 선수의 성적
수면 시간이 여덟 시간 이상일 때와 여덟 시간 미만일 때

넘게 잤을 때와 여덟 시간 미만을 잤을 때의 성적을 나타낸 것이다.[*]

물론 우리 대다수는 프로 스포츠 팀에서 뛰지 않는다. 하지만 많은 이들은 평생 몸을 활발하게 움직이며 끊임없이 새로운 기술을 습득한다. 운동 학습과 전반적인 신체 활동은 평범한 것(새 노트북의 자판을 두드리거나 크기가 다른 스마트폰으로 문자를 입력하는 법을 배우기)에서 경력 있는 외과의가 새 내시경 수술법을 배우거나 조종사가 기종이 다른 새 항공기를 모는 법을 배우는 것 같은 중요한 것에 이르기까지 평생 우리 삶의 일부다. 따라서 그런 운동 기술을 다듬고 유지하기 위해 비렘수면이 계속 필요하며 그것에 의지해야 한다. 부모들의 관심을 끌 만한 내용은 인간의 생애에서 생후 처음 몇 년간

---

[*] Ken Berger, "In multibillion-dollar business of NBA, sleep is the biggest debt" (2016, 6, 7), http://www.cbssports.com/nba/news/in-multi-billion-dollar-business-of-nba-sleep-is-the-biggest-debt/

6장 · 엄마와 셰익스피어는 알고 있었다   191

이, 즉 우리가 일어서서 걸음마를 뗄 무렵이 운동 기술 학습이 가장 많이 이루어지는 시기라는 것이다. 기어 다니던 아기가 걸음마를 뗄 바로 그 시기에 수면 방추를 비롯한 2단계 비렘수면의 방추가 나타난다는 것도 그리 놀랄 일이 아니다.

오래 전 내가 퀸스 메디컬 센터에서 뇌 손상을 공부했다는 이야기를 한 바 있다. 이제 우리는 뇌졸중 환자들의 운동 기능이 날이 갈수록 서서히 회복되는 것이 어느 정도는 잠이 밤마다 열심히 일하기 때문임을 알고 있다. 뇌졸중이 일어난 뒤, 뇌는 남아 있는 신경 연결을 재구성하기 시작하며, 손상된 영역 주위로 새로운 연결을 형성한다. 이 유연한 재편과 새로운 연결 형성이 운동 기능이 어느 정도 회복되는 기본 이유다. 지금 우리는 잠이 이 신경 회복 노력을 돕는 한 가지 중요한 요소임을 알고 있다. 숙면이 계속된다면 운동 기능이 서서히 돌아오리라고 예측할 수 있으며, 더 나아가 많은 운동 기술을 다시 배울지 여부도 결정된다.* 그런 발견이 계속 나오고 있으므로, 뇌 손상을 입은 환자들에게 수면을 치료 보조 수단으로 쓰는, 아니 더 나아가 앞서 말한 수면 자극법을 적용하는 노력이 더 집중적으로 이루어질 필요가 있다. 현재의 의학이 할 수 없는 많은 일을 잠은 할 수 있다. 과학적 증거가 뒷받침하는 한, 우리는 잠이 환자들의 회복을 위해 제시하는 강력한 건강 도구들을 활용해야 한다.

* K. Herron, D. Dijk, J. Ellis, J. Sanders, and A. M. Sterr, "Sleep correlates of motor recovery in chronic stroke: a pilot study using sleep diaries and actigraphy," *Journal of Sleep Research* 17 (2008): 103; and C. Siengsukon and L. A. Boyd, "Sleep enhances off-line spatial and temporal motor learning after stroke," *Neurorehabilitation & Neural Repair* 4, no. 23 (2009): 327-35.

창의성을 위한 잠

잠이 기억에 제공하는 마지막 혜택은 가장 놀라운 것이라고 할 수도 있다. 바로 창의성이다. 잠은 뇌가 저장된 방대한 정보 사이의 연결을 시험하고 구축하는 야간 무대를 제공한다. 이 일은 있는 자료를 대상으로 하는 구글 검색 같은 것이 아니라, 가장 동떨어지고 전혀 명백하지가 않은 연상을 추구하는 쪽으로 편향된 기이한 알고리즘을 써서 이루어진다. 깨어 있을 때 당신의 뇌가 결코 시도하지 않을 방식으로, 잠자는 뇌는 서로 별개의 지식들을 융합하여 인상적인 문제 해결 능력을 빚어낸다. 그런 별난 기억 혼합이 어떤 의식 경험을 빚어낼지를 생각하면, 꿈꾸는 상태 — 렘수면 — 에서 그런 일이 일어난다는 것을 알아도 놀랍지 않을 것이다. 렘수면의 온갖 이점들은 뒤에서 꿈을 다룰 때 상세히 살펴보기로 하자. 여기서는 렘수면 꿈꾸기가 하는 그런 정보 연금술이 인류 역사상 가장 혁신적인 사고 중 몇 가지를 낳았다는 말을 하고 넘어가기로 하자.

7장

너무 극단적이라서 『기네스북』에 오를 수가 없다
잠 부족과 뇌

압도적인 과학적 증거의 무게에 짓눌리는 바람에, 『기네스북 *Guinness Book of World Records*』은 수면 시간 단축 세계 기록을 깨려는 시도를 인정하지 않기로 했다. 『기네스북』이 우주복을 입고 열기구를 타고서 지구 대기 바깥인 39킬로미터 상공까지 올라가서 캡슐 문을 열고 나와 사다리 꼭대기에 서 있다가 최고 시속 1,358킬로미터의 속도로 자유 낙하한 펠릭스 바움가르트너 *Felix Baumgartner*의 기록을 인간이 할 만한 일이라고 인정했음을 떠올려보라. 그는 오로지 몸만으로 소닉 붐 *sonic boom*을 일으키면서 음속 장벽을 통과했다. 그런데 수면 부족에 따르는 위험은 그보다 훨씬 더 크다. 사실 증거를 보면 도저히 받아들일 수 없을 만큼 크다.

그 압도적인 증거가 무엇일까? 다음 두 장에 걸쳐서, 우리는 수면 부족이 정확히 어떻게 왜 뇌에 그렇게 황폐한 효과를 일으키는지를 알아보고, 그것을 여러 신경학적 및 정신 의학적 증상들(알츠하이머병, 불안, 우울, 양극성 장애, 자살, 뇌졸중, 만성 통증 등)과 관련지어 살펴볼 것이다. 또 몸의 모든 생리 체계에 미치는 영향들과 그 결과로 무수한 장애와 질병(암, 당뇨병, 심장 마비, 불임, 체중 증가, 비만, 면역 결핍 등)이 생길 수 있다는 점도 다룰 것이다. 인체의 그 어떤 측면도 수면 부족의 이 지독하면서 해로운 효과를 피할 수 없다. 뒤에서 알게 되겠지만, 우리는 사회적, 조직적, 경제적, 신체적, 행동적, 영양적, 언어적, 인지적, 정서적으로 잠에 의존한다.

이 장에서는 수면 부족이 뇌에 심각하면서 때로 치명적인 결과까지 낳는다는 것을 살펴본다. 수면 부족이 몸에 미치는 다양한 — 마찬가지로 해로우면서 치명적인 결과를 빚어낼 수 있는 — 영향은 그 다음 장에서 자세히 살펴보기로 하자.

주의력

부족한 잠이 당신을 죽이는 방법은 많다. 시간이 걸리는 방법도 있고, 훨씬 더 단시간에 이루어지는 방법도 있다. 가장 적은 수면 부족에도 지장이 생기는 뇌의 기능 중 하나는 집중력이다. 사회적으로 볼 때, 이 집중력 상실이 가져오는 치명적인 결과는 졸음운전이라는 형태로 가장 명백하면서 치명적으로 펼쳐진다. 미국에서는 매시간 누군가가 피로와 관련된 운전 실수로 일어난 교통사고로 사망한다.

졸음운전 사고의 주된 범인은 둘이다. 하나는 운전석에서 완전히 잠드는 사람들이다. 하지만 그런 일은 흔하지 않으며, 대개 잠을 아예 못 잤을 때 일어난다(24시간 넘게 눈을 붙이지 못했을 때처럼). 다른 하나가 더 흔한 원인인데, 일시적으로 집중력을 상실하는 미세 수면microsleep이라는 상태에 빠지는 것이다. 이 상태는 겨우 몇 초 동안 지속되는데, 이때 눈꺼풀이 일부 또는 완전히 감기게 된다. 대개 하루 수면 시간이 일곱 시간 이내인 만성 부족인 사람들에게서 나타난다.

미세 수면 때 우리 뇌는 잠시 바깥 세계와 단절된다. 시각뿐 아니라, 모든 지각 영역이 다 그렇다. 그 시간에 어떤 일이 일어났는지 거의 지각하지 못한다. 더욱 문제는 운전대를 돌리거나 브레이크 페달을 밟아야 하는 등 운동 기능의 확고한 통제가 일시적으로 멈춘다는 것이다. 따라서 운전하다가 죽음을 맞이하는 데 10~15초까지 걸릴 이유가 없다. 2초면 충분하다. 도로가 굽은 곳에서 시속 50킬로미터로 달리다가 2초 동안 미세 수면에 빠지면, 자동차가 옆 차선으로 완전히 넘어가는 결과가 빚어질 수 있다. 넘어간 곳이 반대편 차선일 수도 있다. 시속 100킬로미터로 달릴 때 이런 일이 일어난다면, 당신이 마지막으로 겪는 미세 수면이 될 수도 있다.

수면 연구 분야의 거인이자 개인적으로 내 영웅이기도 한 펜실베이니아 대학교의 데이비드 딩어스David Dinges는 역사상 그 어느 과학자보다도 더 다음과 같은 근본적인 질문에 답하려고 애써 왔다. 사람의 재순환 주기는 얼마일까? 즉 사람이 객관적으로 일에 지장을 받지 않으면서 잠을 자지 않고 버틸 수 있는 시간은 얼마나 될까? 뇌의 핵심 기능들에 문제가 생기기 이전까지, 매일 밤 잠을 얼마나 줄일 수 있을까? 또 그렇게 며칠 동안 계속할 수 있을까? 사람은 잠이 부족할 때 자신의 활동에 어떻게 지장이 생기는지를 알아차리기나 할까? 잠을 못 잔 이후에 회복 잠을 며칠 밤 동안 자야 성취도가 안정한 수준으로 회복될까?

딩어스는 아주 단순한 주의력 검사를 통해서 집중력을 조사했다. 단추 상자나 컴퓨터 화면에 뜨는 불빛에 반응하여 정해진 시간 안에 단추를 누르는 검사였다. 반응 여부와 반응 시간을 둘 다 측정했다. 다시 불빛이 켜지면, 다시 단추를 누른다. 불빛은 예측할 수 없이 때로는 빨리 연달아 켜지거나 몇 초 동안 멈췄다가 켜지곤 했다.

쉬워 보인다고? 14일 동안 매일 10분씩 한다고 해보라. 딩어스 연구진은 많은 실험 참가자들을 대상으로 엄밀한 실험실 환경에서 지켜보면서 검사를 했다. 모든 참가자들을 완전히 푹 쉰 상태에서 평가할 수 있도록 검사 전날 밤에 여덟 시간 동안 자도록 했다. 그런 뒤 참가자들을 네 집단으로 나누었다. 신약 임상 시험과 좀 비슷하게, 집단마다 수면 부족 〈용량〉을 다르게 했다. 한 집단은 사흘 동안 밤에 잠을 전혀 자지 않은 채 꼬박 72시간 동안 깨어 있었다. 두 번째 집단은 매일 밤 네 시간을 잤다. 세 번째 집단은 매일 밤 여섯 시간을 잤다. 운 좋은 네 번째 집단은 매일 여덟 시간을 잤다.

연구진은 세 가지 주요 발견을 했다. 첫째, 많든 적든 간에 수면 부족은 반응 시간을 느리게 했지만, 그것만이 아니었다. 참가자들은 짧은 순간 동안 아예 반응을 멈추곤 했다. 즉 졸음의 가장 민감한 지표는 느려짐이 아니라, 반응을 아예 멈추는 것이었다. 딩어스는 시간 지체를 포착했다. 미세 수면이라고 하는 것 말이다. 실생활에서는 아이가 공을 잡으러 당신의 차 앞으로 뛰어들 때 제대로 반응하지 못하는 것과 같다.

그 발견을 설명할 때면, 딩어스는 병원의 심장 모니터에서 반복해서 나는 삑삑 소리를 생각해 보라고 한다. 삑, 삑, 삑. 이제 텔레비전 드라마에서 흔히 나오는 응급실 장면을 떠올려 보자. 환자가 숨이 넘어가기 시작할 때 극적인 음향 효과가 들리면서, 의사들이 바쁘게 그의 목숨을 구하려고 움직이는 상황을 말이다. 처음에 심장 박동은 일정하다. 삑, 삑, 삑. 편히 쉬었을 때 시각 주의력 검사에서 당신이 보이는 반응과 같다. 안정적이고 규칙적이다. 잠이 부족할 때의 반응은 어떨까? 병원에서 환자에게 심장 마비가 일어날 때 들리는 심장 모니터 소리에 해당한다. 삑, 삑, 삑, 삐이이이이이이익. 당신의 반응은 멈춘다. 의식 반응도 없고, 운동 반응도 없다. 미세 수면에 빠져든 것이다. 이어서 다시 심장 박동이 돌아오고, 당신의 반응 ─ 삑, 삑, 삑 ─ 도 돌아올 것이다. 하지만 잠깐일 뿐이다. 곧 당신은 다시 심장 마비를 일으킨다. 삑, 삑, 삑, 삐이이이이이이익. 미세 수면이 더 많이 일어난다.

연구진은 이 네 집단의 반응 지체, 즉 미세 수면 횟수를 비교하여 두 번째 주된 발견을 했다. 매일 8시간을 잔 집단은 2주에 걸쳐 안정적이면서 거의 완벽한 반응을 유지했다. 사흘 동안 잠을 아예 못 잔 집단은 재앙 수준의 지장을 보였다. 놀랄 일도 아니었다. 잠을 전혀 못 잔 첫날 밤 이후에 집중력 검사에서 지체(즉 반응하지 못한) 횟수가 무려 400퍼센트 넘게 증가했다. 놀라운 점은 이틀째와 사흘째에 밤에 아예 잠을 못 잤을 때 이런 지체 횟수가 동일한 속도로 계속 빠르게 증가했다는 것이다. 마치 잠을 못 잔 날이 늘수록 전혀 약해지는 기색 없이 점점 더 심각한 상황이 벌어지는 듯했다.

하지만 가장 우려되는 메시지를 전달한 쪽은 잠을 일부 빼앗긴 두 집단이었다. 6일 밤 동안 네 시간씩 잠을 잔 뒤 참가자들의 반응은 24시간 동안 잠을 자지 않은 사람들만큼 나빴다. 즉 미세 수면 횟수가 400퍼센트 증가했다. 네 시간씩 자는 집단은 11일째가 되자, 반응 점수가 더욱 떨어져서 이틀 동안, 즉 48시간 동안 잠을 못 잔 사람들과 같아졌다.

사회적 관점에서 가장 우려되는 쪽은 밤에 여섯 시간씩 잔 집단의 사람들이었다. 많은 이들에게 친숙하게 들릴 수도 있는 상황에 놓인 이들이었다. 하루 여섯 시간씩 자는 행동을 10일 동안 하니, 24시간 동안 잠을 안 잔 사람들에 맞먹는 수준으로 반응에 지장이 생겼다. 그리고 잠을 아예 못 잔 집단처럼, 네 시간 잔 집단과 여섯 시간 잔 집단도 시간이 흘러도 약해지는 기미가 전혀 없이 반응에 점점 더 지장이 생겼다. 모든 징후들은 실험을 계속했다면, 몇 주, 아니 몇 달에 걸쳐서 수행 능력이 계속 떨어졌을 것임을 시사했다.

월터 리드 육군 연구소의 그레고리 벨렌키Gregory Belenky 연구진도 같은 시기에 거의 동일한 연구 결과를 내놓았다. 그들도 실험 참가자들을 네 집단으로 나누었는데, 수면 시간을 각각 아홉 시간, 일곱 시간, 다섯 시간, 세 시간으로 나누어서 7일 동안 살펴보았다.

수면이 부족할 때 자신이 얼마나 부족한지 알지 못한다

이 두 연구에서 공통적으로 나온 세 번째 핵심 발견은 개인적으로 내가 가장 해롭다고 생각하는 것이다. 참가자들에게 자신이 얼마나 지장을 받는다고 느끼는지 주관적인 평가를 내려달라고 하자, 그들은 자신의 수행 능력 감소를 일관되게 과소평가하고 있었다. 즉 주관적인 판단은 실제로 객관적으로 그들의 수행 능력이 얼마나 떨어졌는지를 제대로 반영하지 못했다. 술집에서 잔뜩 마셔 놓고 차 열쇠를 움켜쥐고서 〈괜찮아, 얼마든지 몰 수 있어〉라고 자신만만하게 말하는 사람과 마찬가지다.

마찬가지로 문제가 되는 것은 기준선의 재설정이다. 몇 달 또는 몇 년에 걸쳐 만성 수면 부족 상태로 지내면, 수행 능력 저하, 낮은 각성도, 줄어든 활력에 사실상 순응하게 된다. 지쳐 있는 상태가 자신의 정상 상태, 즉 기준선이라고 받아들이게 된다. 다년간의 수면 부족 상태가 건강이 서서히 나빠져 가는 것을 비롯하여 정신 자세와 신체 활력에 어떻게 지장을 일으키고 있는지를 제대로 알아차리지 못한다. 그들의 마음은 전자와 후자를 거의 연결 짓지 못한다. 평균 수면 시간을 역학적으로 연구한 결과들을 토대로 말하자면, 수많은 이들이 맹목적으로 잠을 적게 자는 습관을 고집하는 바람에 자신의 몸이나 마음의 잠재력을 결코 최대로 발휘하지 못한 채, 정신적으로 생리적으로 최적이 아닌 상태임을 모른 채 여러 해 동안 지내고 있다. 지난 60년 동안 나온 과학 연구 자료들을 토대로 판단할 때, 나는 누군가가 〈밤에 네댓 시간만 자도 충분해요〉라고 말할 때 그 말을 받아들이지 못하겠다.

딩어스의 연구로 돌아가서, 독자는 회복 잠을 꽤 긴 시간 자고 나면 모든 참가자들이 최적 수행 상태를 회복했을 것이라고 예측했을지도 모르겠다. 주중에 빚진 잠을 주말에 〈푹 자면〉 보충할 수 있다고 많은 이들이 생각하는 것과 비슷하게 말이다. 하지만 사흘 밤을 연달아 즉흥적으로 회복 잠을 잔 뒤에도, 규칙적으로 꼬박 여덟 시간씩 자던 때의 원래 기준선까지 수행 능력이 회복되지 않았다. 게다가 어느 집단도 앞서 며칠에 걸쳐 잃었던 수면 시간을 다 되찾지 못했다. 앞서 이미 말했듯이, 뇌는 그렇게 할 수가 없다.

그 뒤에 호주의 한 연구진은 더욱 심란한 연구 결과를 내놓았다. 연구진은 건강한 성인들을 두 집단으로 나눈 뒤, 한쪽에게는 법적으로 음주 운전에 걸릴 수준(혈중 알코올 농도 0.08퍼센트)까지 취하도록 했다. 다른 한쪽 집단은 하룻밤 동안 잠을 못 자게 했다. 그런 뒤 양쪽 집단에 주의 집중 능력 검사를 했다. 특히 지체 횟수에 초점을 맞추었다. 잠을 못 잔 집단은 열아홉 시간 동안 깨어 있었을 때, 음주 운전 기준에 걸릴 수준으로 취한 사람만큼 인지 장애를 보였다. 달리 말하면, 오전 7시에 일어나서 온종일 깨어 있다가 밤늦게까지 친구들과 놀지만 술은 전혀 마시지 않는다고 하자. 그래도 새벽 2시에 차를 몰고 귀가할 때, 당신이 도로 상황과 주변 상황에 주의를 기울이는 능력은 음주 운전자만큼 지장을 받는다는 뜻이다. 사실, 이 연구에 참가한 이들은 겨우 열다섯 시간 동안 깨어 있었을 때에도(즉 오후 10시에도) 주의력이 떨어지기 시작했다.

대부분의 선진국에서 자동차 충돌 사고는 주된 사망 원인 중 하나다. 2016년 미국 수도 워싱턴에 있는 자동차협회 교통안전 재단은 7,000명이 넘는 미국인 운전자들을 2년에 걸쳐서 상세히 추적한 방대한 연구 결과를 발표했다.[*] 핵심 내용이 그림 12에 실려 있다. 졸음

* Foundation for Traffic Safety. "Acute Sleep Deprivation and Crash Risk," https://www.aaafoundation.org/acute-sleep-deprivation-and-crash-risk

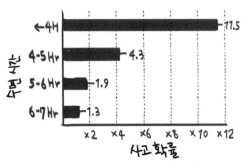

그림 12 수면 부족과 자동차 사고 확률

운전이 사고로 이어질 때 얼마나 치명적인지를 잘 보여 준다. 잠을 5시간 이내로 잔 상태에서 운전을 하면, 자동차 사고를 일으킬 확률이 3배나 증가한다. 밤에 4시간 이하로 잠을 잔 상태에서 운전대를 잡으면, 사고를 일으킬 확률이 11.5배나 높아진다. 수면 시간 감소와 사고 사망률 증가의 관계가 선형이 아니라, 기하급수적인 양상을 띤다는 점에 주목하자. 수면 시간이 1시간씩 줄어들 때마다 충돌 위험은 일정하게 증가하는 것이 아니라, 급격히 증폭된다.

음주 운전과 졸음운전은 그 자체로도 치명적인데, 둘이 결합되면 어떻게 될까? 좋은 질문이다. 그런 이들은 대부분 한낮이 아니라 새벽 시간에 취한 채 운전을 하기 때문이다. 즉 대부분의 음주 운전자는 잠이 부족한 상태라는 뜻이다.

이제 우리는 운전 시뮬레이터를 써서 현실과 흡사하지만 안전한 방법으로 운전 능력을 조사할 수 있다. 한 연구진은 그런 가상 장치를 써서 네 가지 다른 실험 조건에서 참가자들이 차선을 완전히 벗어나는 횟수를 조사했다. (1) 수면 여덟 시간, (2) 수면 네 시간, (3) 수면 여덟 시간에 음주 운전에 걸릴 수준의 알코올, (4) 수면 네 시간에 음주 운전에 걸릴 수준의 알코올이었다.

여덟 시간 수면 집단은 차선을 벗어나는 실수를 저지르는 일이 거의 없었다. 네 시간 수면 집단(두 번째 집단)은 잘 쉬어서 정신이 맑은 이들보다 차선을 벗어나는 일이 여섯 배 더 높았다. 세 번째 집단, 즉 여덟 시간을 잤지만 술에 취한 집단에서도 동일한 수준으로 운전 실수가 일어났다. 음주 운전과 졸음운전은 둘 다 위험할 뿐 아니라, 위험 수준도 동일하다.

따라서 네 번째 집단이 이 두 영향을 더한 수준의 실수를 저지를 것이라고 예상하는 것이 합리적이었다. 수면 4시간에 알코올의 영향이 더해진다고(즉 차선을 벗어나는 횟수가 열두 배 더 높아진다고) 말이다. 하지만 결과는 그보다 훨씬 안 좋았다. 이 집단은 잘 쉬어서 머리가 맑은 집단보다 차선을 벗어나는 횟수가 거의 서른 배 높았다. 수면 부족과 알코올의 무모한 조합은 부가적이 아니라 상승적이다. 즉 서로의 효과를 증폭시킨다. 그 자체로도 해로운 두 약물이 상호작용하여 진정으로 끔찍한 결과를 빚어내는 것과 같다.

30년 동안 집중적으로 조사를 한 덕분에, 현재 우리는 앞서 제기한 질문들 중 상당수에 답할 수 있다. 사람의 재순환 속도는 약 열여섯 시간이다. 깨어서 열여섯 시간을 보내고 나면, 뇌는 멍해지기 시작한다. 사람은 인지 능력을 유지하려면 매일 밤 일곱 시간 넘게 자야 한다. 10일 동안 딱 일곱 시간씩만 자고 나면, 24시간 잠을 자지 않았을 때와 맞먹는 수준의 기능 이상을 보인다. 일주일 동안 잠을 짧게 잔 뒤 회복 잠을 꼬박 사흘 동안 잔다고 해도(즉 주말보다 더 많은 밤), 정상 수준으로 기능이 회복되지는 않는다. 마지막으로, 사람의 마음은 자신의 잠이 부족할 때 얼마나 부족한지를 정확히 파악할 수가 없다.

나머지 장들에서 이 결과들이 어떤 파급 효과를 일으키는지를 살펴보겠지만, 여기서 졸음운전의 실질적인 결과를 특별히 언급할 가치가 있다. 다음 주에 미국에서 200명이 넘는 이들이 운전을 하다가 잠이 들 것이다. 즉 하루에 25만 명을 넘으며, 주말보다 주중에 더 그렇다. 이유는 뻔하다. 매달 5600만 명이 넘는 미국인이 운전대를 쥔 채 잠을 쫓으려 애쓰고 있다는 뜻이다.

그 결과 미국에서 한 해에 졸음 때문에 120만 건의 교통사고가 일어난다. 달리 말하면 이렇다. 당신이 이 책을 읽고 있는 30초마다 미국 어딘가에서 졸음 때문에 자동차 사고가 일어난다. 당신이 이 장을 읽고 있는 동안, 피로와 관련된 자동차 사고로 아마 누군가가 목숨을 잃었을 것이다.

졸음운전으로 일어나는 자동차 사고가 알코올과 약물 때문에 일어난 자동차 사고 건수를 합친 것보다 많다고 하면 놀랄지 모르겠다. 졸음운전이 음주 운전보다 더 나쁘다. 이 말이 논란의 여지가 있다거나 무책임하다고 여겨질지 모른다. 그러나 나는 음주 운전이라는 통탄할 행위를 얕잡아보려는 의도를 전혀 갖고 있지 않다. 내 말은 다음과 같은 단순한 이유 때문에 참이다. 음주 운전자는 종종 브레이크를 늦게 밟고, 회피 운전을 하는 것도 느리다. 하지만 잠이 들거나 미세 수면에 빠지면, 아예 반응을 멈춘다. 운전하다가 미세 수면이나 잠에 빠지면 브레이크를 아예 밟지 못할 뿐 아니라, 사고를 회피하려는 그 어떤 시도도 하지 못한다. 그 결과 졸음으로 생기는 차 사고는 알코올이나 약물로 생긴 차 사고보다 훨씬 더 치명적인 경향을 띤다. 냉정하게 말하자면, 고속 도로에서 운전하다가 잠이 들면, 1톤짜리 미사일이 아무도 조종하지 않은 상태로 시속 100킬로미터로 날아가는 것이나 마찬가지다.

승용차 운전자만이 위협 요인은 아니다. 조는 트럭 운전자는 더욱 위험하다. 미국 트럭 운전자의 약 80퍼센트는 과체중이고, 50퍼센트는 비만이라는 진단을 받을 수준이다. 그래서 트럭 운전자는 수면 무호흡증이라는 장애가 생길 위험이 훨씬 더 크다. 수면 무호흡증은 흔히 심한 코골이를 동반하며, 그 때문에 만성적인 극심한 수면 부족에 시달리게 된다. 따라서 이 트럭 운전자들은 교통사고를 일으킬 확률이 200~500퍼센트 더 높다. 그리고 트럭 운전자가 졸음운전 사고로 목숨을 잃을 때면, 평균적으로 다른 사람 4.5명의 목숨까지 앗아간다.

사실, 나는 피로, 미세 수면, 또는 잠이 드는 바람에 일어나는 사고는 전혀 없다고 주장하고 싶다. 어느 모로 보아도 사고가 아니기 때문이다. 그것들은 충돌 사건이다. 옥스퍼드 영어 사전은 사고를 우연히 또는 뚜렷한 이유 없이 일어나는 예기치 않은 사건이라고 정의한다. 졸음운전이 가져오는 죽음은 결코 우연도 아니고, 원인이 없는 것도 아니다. 예측 가능하며, 잠을 충분히 자지 않은 직접적인 결과다. 그렇기에 필연적인 것이 아니며 예방할 수 있다. 유감스럽게도 대부분의 선진국 정부가 대중에게 졸음운전의 위험을 교육하는 데 쓰는 예산은 음주 운전을 막는 데 투자하는 예산의 1퍼센트에도 못 미친다.

좋은 의도로 내놓는 공중 보건 메시지도 산더미 같은 통계 자료 때문에 무슨 말인지 못 알아먹을 때가 많다. 그런 메시지는 비극적인 개인사를 곁들여서 자세히 들려주어야 피부에 와닿곤 한다. 나는 그런 사건을 수천 건이라도 들려줄 수 있다. 독자가 졸음운전의 위험에서 빠져나오기를 바라는 마음에 한 가지만 들려주기로 하자.

2006년 1월 플로리다의 유니언 카운티에서 일어난 일이다. 초등학생 아홉 명을 태운 통학 버스가 신호등 앞에 멈춰 섰다. 그리고 일곱 명이 탄 폰티악 보너빌 승용차가 버스 뒤에서 멈췄다. 바로 그때 바퀴가 열여덟 개 달린 트럭이 뒤에서 무서운 속도로 달려왔다. 트럭은 멈추지 않았다. 폰티악을 들이받은 뒤 차를 완전히 납작하게 짓밟으면서 위로 올라가더니 버스까지 들이받았다. 차량들은 도로에 팬 자국을 남기면서 계속 끌려갔고, 도중에 폰티악에서 폭발이 일어나 불길에 휩싸였다. 통학 버스는 밀려가면서 반시계 방향으로 돌아서 꽁무니를 앞으로 향한 채 반대편 차선으로 넘어갔다. 그런 상태로 100미터쯤 끌려가다가 이윽고 빽빽하게 서 있던 나무들에 충돌했다. 그 충격으로 버스에 타고 있던 아이 아홉 명 중 세 명이 창밖으로 튕겨 나갔다. 폰티악에 타고 있던 일곱 명은 모두 사망했다. 버스 운전자도 사망했다. 트럭 운전사와 버스에 탄 아이들은 모두 중상을 입었다.

트럭 운전사의 운전면허 자격에는 아무런 문제가 없었다. 혈액 검사에서 아무런 약물도 검출되지 않았다. 하지만 그가 34시간 동안 잠을 자지 않은 상태로 운전하다가 깜박 졸았다는 것이 드러났다. 폰티악에 타고 있던 일곱 명은 모두 청소년과 아이였다. 다섯 명은 한 가족의 아이들이었다. 차를 몰고 있던 십대 청소년이 가장 나이가 많았고, 정식 운전면허를 소지하고 있었다. 겨우 20개월 된 아기도 타고 있었다.

내가 이 책에서 독자가 받아들였으면 하는 것들이 많이 있다. 한 가지 가장 중요한 점은 이것이다. 운전하다가 졸리면, 제발, 제발 멈춰라. 당신은 치명적인 상황에 처해 있다. 자신의 어깨에 남들의 목숨이라는 짐을 지고 달린다는 것은 끔찍한 일이다. 운전할 때 졸음을 쫓아 준다고 사람들이 말하는 수많은 효과 없는 비법들에 제발 현혹되지 말기를.* 많은 이들은 진정한 의지력을 발휘하면 졸음을 이길 수 있다고 생각하지만, 안타깝게도 사실이 아니다. 그런 생각을 고집하다가는 자기 자신, 함께 탄 식구들과 친구들, 다른 도로 이용자들의 목숨을 위험에 빠뜨릴 수 있다. 어떤 이들에게는 운전대를 잡은 채 깜박 조는 순간이 자기 인생의 마지막 순간이 된다.

운전하다가 졸음을 느끼거나 실제로 깜박 잠이 들었음을 알아차리면, 당장 멈추고서 잠을 잘 곳을 찾아라. 정말로 계속 가야 한다면 — 목숨을 걸고 진정으로 그런 판단을 내린 것이라면 — 졸음 쉼터로 가서 잠을 청하라. 쪽잠을 취하라(20~30분). 그런 뒤 깨어났다고 해서 곧바로 운전을 시작하면 안 된다. 아직 수면 관성 sleep inertia이 남아 있을 것이다. 잠이 아직 각성 상태에 영향을 미치는 상태다. 다시 20~30분쯤 기다리자. 정말로 필요하다면 커피를 한잔 마시면서

* 운전할 때 졸음을 쫓는 데 도움이 된다고 하지만 전혀 쓸모가 없는 흔한 속설들은 다음과 같다. 라디오 켜기. 창문을 내리고 환기하기. 얼굴에 찬바람 쐬기. 얼굴에 찬물 뿌리기. 전화 통화하기. 껌 씹기. 뺨 때리기. 허벅지 꼬집기. 얼굴을 주먹으로 가격하기. 끝까지 깨어 있으면 보상을 하겠다고 스스로에게 약속하기.

기다리도록. 그런 뒤에야 다시 운전대를 잡기를. 이렇게 한다고 해도, 다시 그런 재충전이 필요할 때까지만 시간을 버는 것에 불과하다. 그리고 재충전을 할수록 그 효과는 약해진다. 궁극적으로 보면, 어떤 일이든 간에 목숨을 걸 정도는 아니다.

쪽잠이 도움이 될 수 있을까?

1980~1990년대에 데이비드 딩어스는 뛰어난 동료(최근에 미국 고속 도로 교통 안전국장이 되었다)인 마크 로즈킨드Mark Rosekind와 함께 또 다른 일련의 혁신적인 연구를 수행했다. 어쩔 수 없는 수면 부족 상황에서 쪽잠이 어떤 장단점을 지니고 있는지를 살펴보았다. 그들은 〈기력 충전 쪽잠power nap〉이라는 용어를 창안했다. 아니, 사실은 받아들였다고 해야 맞다. 그들의 연구 중 상당 부분은 항공 산업의 협조를 받아서 장거리 비행을 하는 조종사들을 대상으로 이루어졌다.

비행할 때 가장 위험한 순간은 착륙할 때다. 즉 여행이 끝날 때, 수면 부족이 가장 심해질 때다. 24시간 넘게 비행기를 몰았다면 밤이 끝날 무렵에 얼마나 피곤하고 졸릴지 생각해 보라. 승객 467명을 태운 보잉 747기를 착륙시키려 할 때, 착륙 솜씨를 발휘할 최고의 상태라고 느껴야 하지 않을까? 하지만 항공업계에서 〈최고 강하 지점에서 착륙까지〉라는 비행의 이 마지막 단계에 동체 손실 — 재해 수준의 비행기 충돌 사고를 가리키는 완곡어법 — 의 68퍼센트가 일어난다.

연구진은 미 연방 항공국FAA이 제기한 다음 질문의 답을 구하는 일에 착수했다. 조종사가 36시간을 비행할 때 짧게 쪽잠(40~120분)을 잘 기회를 가질 수 있다면, 언제 자야 인지 피로와 주의 상실을 최소화할 수 있을까? 밤이 시작될 될 때, 한밤중, 다음 날 아침?

언뜻 생각하면 직관에 반하는 듯하지만, 딩어스와 로즈킨드는 생물학 지식을 토대로 탁월한 예측을 했다. 그들은 수면 부족이 시작되기 이전에 쪽잠을 자면, 일시적이고 미흡하긴 하지만 재앙이 될 집중력 상실이 일어나지 않도록 뇌를 보호하는 완충 효과를 줄 수 있다고 보았다. 그 예상은 옳았다. 밤이 되기 전에 쪽잠을 잔 조종사들이 한밤중이나 다음 날 아침, 즉 수면 부족 공격이 이미 한창 진행되고 있는 시점에 쪽잠을 잔 이들보다 비행의 마지막 단계에서 미세 수면에 빠지는 횟수가 더 적었다.

연구진은 예방 대 치료라는 의학 패러다임에 상응하는 수면 유형을 발견한 셈이었다. 예방은 문제 자체가 출현하지 못하게 회피하려는 시도이고, 치료는 문제가 생긴 뒤에 해결하려는 시도다. 쪽잠도 마찬가지였다. 사실, 미리 이렇게 짧게 잠을 자두면, 조종사가 매우 중요한 시기인 비행의 마지막 90분 때 깜박 졸음에 빠지는 횟수도 줄어들었다. 머리에 붙인 EEG(뇌파 검사) 전극으로 측정하니, 졸음에 빠지는 횟수가 더 적었다.

딩어스와 로즈킨드는 FAA에 연구 내용을 보고하면서 〈예방 쪽잠 prophylactic nap〉 — 장거리 비행을 할 때 일찌감치 자두는 쪽잠 — 을 조종사를 위한 정책으로 제도화할 것을 권고했다. 전 세계의 많은 항공 당국도 지금은 받아들인 상태다. FAA는 그 연구 결과를 믿긴 했지만, 용어가 좀 마음에 들지 않았다. 〈예방〉이라는 용어가 조종사들 사이에 비하하는 농담처럼 쓰일 것이라고 믿었다. 딩어스는 그러면 〈계획된 쪽잠〉은 어떠냐고 물었다. FAA는 시큰둥했다. 너무 〈관리한다〉는 낌새를 풍긴다는 것이었다. FAA는 대신에 〈기력 충전 쪽잠〉이라는 용어를 제안했다. 그 용어가 CEO나 군 지휘관 등 지도력이나 지휘권을 행사하는 직위에 있는 이들에게 더 걸맞은 용어라고 여겨졌다. 그래서 〈기력 충전 쪽잠〉이라는 용어가 탄생했다.

하지만 문제는 사람들, 특히 그런 직위에 있는 사람들이 20분이라는 기력 충전 쪽잠만 있으면 완벽하게 총명함을 유지하면서 살아갈 수 있다고 잘못 믿게 되었다는 것이다. 짧은 기력 충전 쪽잠은 매일 밤 그런 잠만 자도, 특히 거기에다가 필요할 때 카페인을 보충해 주기만 하면 충분하다는 잘못된 가정과 동의어가 되었다.

대중 매체에서 뭐라고 떠들고 적어 대든 간에, 약물이든 기기든 아무리 강한 의지력이든 간에, 그런 것들이 잠을 대신할 수 있다는 과학적 증거는 전혀 없다고 말해 두자. 수면 부족 상태일 때 기력 충전 잠이 일시적으로 집중력을 높일 수는 있다. 카페인도 어느 정도 용량까지는 그럴 수 있다. 하지만 후속 연구들을 통해서 딩어스를 비롯한 많은 연구자들(나도 포함하여)은 쪽잠도 카페인도 학습, 기억, 정서적 안정, 복잡한 추론, 의사 결정 등 뇌의 더 복잡한 기능들을 구할 수 없다는 것을 보여 주었다.

언젠가는 수면 부족을 중화시킬 방법을 발견할 수도 있다. 하지만 현재로서는 충분한 밤잠이 뇌와 몸에 주는 혜택을 대체할 능력이 있다고 입증된 약물은 전혀 없다. 데이비드 딩어스는 더 나아가 잠을 조금 자도 충분하다고 주장하는 분은 누구나 연구실로 와서 열흘 동안 머물러 달라고 공개 초청을 하고 있다. 그들이 주장하는 짧은 잠을 자도록 하면서 인지 기능을 조사할 생각이다. 그는 그런 이들의 뇌와 신체 기능이 무너지고 있음을 명백하게 보여 줄 수 있다고 자신한다. 지금까지 자기 주장을 입증하겠다고 나선 자원자는 한 명도 없다.

하지만 우리는 여섯 시간만 자고도 최소한의 지장만 받는, 이를테면 잠이 없는 엘리트인 듯이 보이는 아주 희귀한 사람들도 발견했다. 연구실에서 어떤 자명종도 깨울 만한 소리도 전혀 없는 상태에서 충분한 시간 동안 잠잘 기회를 주어도, 그들은 그렇게 짧은 시간을 자고는 저절로 깼고 더 이상 잠을 청하지 않았다. 그들의 유전자로 이 현상을 얼마간 설명할 수 있는 듯하다. 특히 BHLHE41이라는 유전자의 한 변이 형태가 관련이 있는 듯하다.* 현재 과학자들은 이 유전자가 어떤 일을 하는지, 어떻게 그렇게 적게 자고도 기력을 회복시키는지를 이해하고자 애쓰고 있다.

여기까지 읽고 나면, 자신이 바로 그런 부류라고 믿는 독자들이 분명히 있을 것이다. 하지만 그럴 가능성은 극히 드물다. 이 유전자 변이체는 놀라울 만치 드물다. 세계에서 아주 극소수만이 지닌 것으로 추정된다. 이 사실을 더 강조하고자, 디트로이트의 헨리포드 병원에 재직하는 내 연구 동료 토머스 로스Thomas Roth가 한 말을 인용하련다. 〈잠을 다섯 시간 이내로 자고도 전혀 지장 없이 살아갈 수 있는 사람의 수를 인구 비율로 나타내면, 올림을 해도 0이다.〉

즉 만성 수면 부족 상태가 모든 수준의 뇌 기능에 미치는 효과에

* DEC2라고도 한다.

진정으로 영향을 받지 않는 사람은 인구의 1퍼센트에도 한참 못 미친다. 당신이 희귀한 유전자 덕분에 진정으로 잠을 덜 자고도 살아갈 수 있는 사람일 확률은 번개에 맞을 확률(평생 동안 1만 2,000분의 1)보다 훨씬 낮다.

비합리적인 감정 표출

「그냥 울컥했을 뿐인데…….」도발하는 민간인에게 군인이, 환자임을 내세우는 사람에게 의사가, 나쁜 행동을 하는 아이에게 부모가 비합리적으로 반응하는 순간 펼쳐진 비극을 해명할 때 종종 나오는 말이다. 잠을 못 자고 피곤한 사람들이 부적절하게 분노와 적대감을 표출하는 순간에 바로 그런 상황이 펼쳐진다.

많은 이들은 수면 부족이 감정을 엉망으로 만든다는 사실을 잘 안다. 남들이 그런 상황에 있다는 것을 알아차리기도 한다. 부모가 울고 보채고 난리를 피우는 아이를 안고 달래면서 주위 사람들에게 이렇게 말하는 흔한 광경을 생각해 보라. 「미안해요. 우리 애가 어젯밤에 잠을 설쳐서요.」밤에 잠을 설치면 다음 날 아이가 기분이 안 좋고 몹시 감정적으로 반응한다는 사실을 모든 부모는 잘 안다.

수면 부족에 따르는 비합리적인 감정 표출은 주관적이고 일회성을 띤 흔한 현상이지만, 최근까지 우리는 수면 부족이 신경 수준에서 감정 뇌에 어떻게 영향을 미치는지를 알지 못했다. 직업, 정신, 사회에 다방면으로 영향을 미치고 있음에도 말이다. 몇 년 전, 우리 연구진은 MRI를 이용하여 이 문제를 규명하려 시도했다.

우리는 건강한 젊은 성인들을 두 집단으로 나누었다. 한 집단은 연구실에서 철저히 지켜보면서 밤새 깨어 있도록 했다. 다른 한 집단은 밤에 정상적으로 잠을 잤다. 다음 날 뇌 영상을 촬영할 때 양쪽 집단에 똑같이 100장의 사진을 보여 주었다. 감정적으로 중립적인 것(양동이, 떠다니는 나무토막)부터 부정적인 감정을 일으키는 것(불타는 집, 달려들려 하는 독사)에 이르기까지 다양한 사진들이었다. 이 감정을 환기시키는 정도가 다른 사진들을 이용하여, 우리는 점점 더 부정적인 감정을 촉발하는 사진들을 볼 때 뇌의 반응 세기가 어떻게 달라지는지 비교할 수 있었다.

뇌 영상을 분석하니, 지금까지 내가 측정한 반응 중에서 가장 큰 차이가 나타났다. 수면이 부족한 참가자들에게서 뇌의 양쪽에 있는 편도체라는 구조 — 분노와 흥분 같은 강한 감정을 촉발하는 핵심 부위로서, 싸움-도피 반응과 관련이 있다 — 가 감정 반응을 60퍼센트 이상 증폭시켰음이 드러났다. 대조적으로 잠을 충분히 잔 참가자들은 똑같은 사진들을 보았음에도, 편도체의 반응이 억제되고 온건한 수준으로 일어났다. 마치 잠이 부족하면, 우리 뇌가 통제가 안되는 반응이라는 원시적인 양상으로 돌아가는 듯했다. 우리는 통제되지 않은 부적절한 감정 반응을 일으키며, 더 폭넓거나 더 사려 깊은 맥락에 사건을 놓을 수가 없게 된다.

이 해답은 또 다른 의문을 불러일으켰다. 잠을 못 자면 뇌의 감정 중추가 왜 그렇게 지나치게 반응하는 것일까? MRI를 더욱 상세히 분석하니, 근본 원인이 드러났다. 밤잠을 푹 자고 나면, 전전두엽 피질 — 눈알 바로 위에 있는 뇌 영역으로서, 다른 영장류에 비해 인간에게서 가장 발달했으며, 합리적이고 논리적인 사고 및 의사 결정에 관여하는 곳 ─ 이 편도체와 강하게 결부되어서 이 몹시 감정적인 뇌를 억제함으로써 조절했다. 밤잠을 충분히 잤을 때에는 감정 가속 페달(편도체)과 브레이크(전전두엽 피질) 사이에 균형이 이루어진다. 하지만 잠을 제대로 못 자면, 이 두 뇌 영역 사이의 강한 연결이 끊긴다. 우리는 옛 파충류 조상들이 지녔던 충동을 억제할 수 없게 된다. 감정 가속 페달(편도체)을 마구 밟아 대고 조절 브레이크(전전두엽 피질)는 제대로 밟지 않는 상태가 된다. 매일 밤 수면을 통해 합리적인 제어가 이루어지지 않는다면, 우리는 신경학적으로 ─ 따라서 감정적으로 ─ 균형을 잃는다.

최근에 한 일본 연구진도 우리와 똑같은 결과를 내놓았는데, 그들은 참가자들의 수면을 5일 동안 다섯 시간으로 제한하여 실험을 했다. 뇌로부터 잠을 어떻게 빼앗든 간에 ─ 하룻밤 잠을 통째로 빼앗든, 며칠 밤 동안 수면 시간을 줄이는 만성적인 방식을 쓰든 간에 ─ 감정 뇌에 일어나는 결과는 동일하다.

원래 실험을 수행할 때, 나는 참가자들의 기분과 감정이 진자처럼 오간다는 사실에 놀랐다. 수면 부족에 시달리는 참가자들은 초조해하고 안절부절 못하다가 한 순간에 흥분하여 들뜬 상태로 넘어갔다가, 다시 몹시 부정적인 상태로 돌아오곤 했다. 그들은 놀라울 만치 짧은 기간에 부정적이었다가 중립적이었다가 긍정적으로, 엄청난 감정적 거리를 가로질렀다가 되돌아오곤 했다. 내가 무언가를 놓치고 있던 것이 분명했다. 위에 설명한 연구와 비슷한 연구를 할 필요가 있었다. 이번에는 수면이 부족한 뇌가 극한 스포츠 같은 흥분을 불러일으키는 사진을 보거나 과제를 해냈을 때 점점 더 많은 돈을 얻을 기회를 얻는 것 같은, 점점 더 긍정적이면서 보상을 주는 경험들에 어떻게 반응하는지도 조사해야 했다.

우리는 편도체의 바로 위와 뒤쪽에 있는 다른 깊은 감정 중추인 줄무늬체striatum — 충동 및 보상에 관여하며, 도파민이라는 화학 물질에 잠겨 있는 — 가 수면이 부족한 이들에게서 보상을 주고 쾌감을 일으키는 경험에 반응하여 과다 활성을 띤다는 것을 발견했다. 편도체와 마찬가지로, 이 쾌락 중추의 고조된 반응은 전전두엽 피질이 합리적인 통제력을 잃은 것과 관련이 있었다.

따라서 수면 부족은 뇌를 부정적인 기분으로 내몰아서 그 상태로 머물게 하는 것이 아니다. 오히려 잠이 부족한 뇌는 긍정적 및 부정적 양쪽 감정의 극단 사이를 지나치게 오락가락한다.

전자가 후자를 상쇄시킴으로써 문제를 중화시키지 않을까 생각할지도 모르겠다. 안타깝게도 감정은 그런 식으로 작동하지 않으며, 감정이 최적 판단과 행동에 감정이 관여하는 방식도 마찬가지다. 극단은 때로 위험하다. 한 예로, 우울증과 극도로 부정적인 기분은 삶의 가치에 의문을 품게 하고 삶이 허무하다는 생각에 빠뜨린다. 이런 우려가 옳음을 보여 주는 더욱 명확한 증거가 나와 있다. 청소년들을 연구한 자료들은 수면 교란과 그 뒤의 자살 생각, 자살 시도, 비극적인 자살 사이에 관계가 있음을 보여 준다. 그러니 사회와 부모가 잠을 많이 잔다고 십대 청소년을 꾸짖는 것이 아니라 긍정적으로 봐야 할 이유가 하나 더 있는 셈이다. 선진국에서 자살이 자동차 사고에 이은 두 번째 사망 원인임을 생각하면 더욱 그렇다.

또 수면 부족은 연령에 상관없이 아이들의 공격성, 따돌림, 여러 행동 문제들과 관련이 있다. 성인 죄수 집단들에서도 수면 부족과 폭력 사이에 비슷한 관계가 나타났다. 교도소가 공격성, 폭력, 정신 질환, 자살을 줄일 수 있는 꿀잠을 자기에는 지독하게 안 좋은 환경이며, 그리하여 인도주의적 입장에서 우려될 뿐 아니라, 납세자의 부담을 증가시킨다는 말도 덧붙여야겠다.

기분이 극단적으로 좋아지는 쪽으로 갑자기 변할 때에도 마찬가지로 우려되는 문제들이 발생한다. 비록 결과는 다르지만 말이다. 쾌감을 주는 경험에 과민하게 반응하면 감각 추구, 위험, 모험, 중독으로 이어질 수 있다. 수면 교란은 중독성 물질을 투여하고 있음을 말해 주는 명확한 징표 중 하나다.[*] 또 수면 부족은 뇌 전전두엽 피질이라는 이성적인 사령부의 통제가 없는 상태에서 일어나는 끝없는 보상 갈망과 관련이 있는, 수많은 중독 장애들의 재발률도 결정한

[*] K. J. Brower and B. E. Perron, "Sleep disturbance as a universal risk factor for relapse in addictions to psychoactive substances," *Medical Hypotheses* 74, no. 5 (2010): 928–33; D. A. Ciraulo, J. Piechniczek‑Buczek, and E. N. Iscan, "Outcome predictors in substance use disorders," *Psychiatric Clinics of North America* 26, no. 2 (2003): 381–409; J. E. Dimsdale, D. Norman, D. DeJardin, and M. S. Wallace, "The effect of opioids on sleep architecture," *Journal of Clinical Sleep Medicine* 3, no. 1 (2007): 33–36; E. F. Pace‑Schott, R. Stickgold, A. Muzur, P. E. Wigren, et al., "Sleep quality deteriorates over a binge‑abstinence cycle in chronic smoked cocaine users," *Psychopharmacology* (Berl) 179, no. 4 (2005): 873–83; and J. T. Arnedt, D. A. Conroy, and K. J. Brower, "Treatment options for sleep disturbances during alcohol recovery," *Journal of Addictive Diseases* 26, no. 4 (2007): 41–54.

7장 • 너무 극단적이라서 『기네스북』에 오를 수가 없다 217

다.* 예방 관점에서 볼 때 이와 관련이 있는 것이 하나 있다. 불안, 주의력 결핍, 부모의 마약 경력 등 다른 고위험 요인들을 감안하여 살펴보면 청소년기 말에 일찍부터 마약과 술에 빠질지 여부를 유년기의 수면 부족 여부를 통해 상당히 예측할 수 있다는 것이다.** 이제 수면 부족으로 진자처럼 양쪽 방향으로 오가는 감정 변화가 서로를 상쇄시키기는커녕 몹시 우려되는 이유를 이해할 수 있을 것이다.

우리가 건강한 사람들을 대상으로 한 뇌 영상 촬영 실험들은 수면과 정신 질환 사이의 관계를 돌아보는 계기를 제공했다. 주요 정신 질환 중에서 수면이 정상인 사례는 전혀 없다. 우울증, 불안, 외상 후 스트레스 장애PTSD, 조현병, 양극성 장애(조울증)가 다 그렇다.

정신 의학은 오래 전부터 수면 교란과 정신 질환이 동시에 나타난다는 점을 알고 있었다. 하지만 정신 의학의 주류 견해는 정신 장애가 수면 교란을 일으킨다는 쪽이었다. 즉 영향이 일방통행이라는 것이었다. 그러나 우리는 다른 면에서는 건강한 이들이 단순히 수면이 교란되거나 차단될 때 이런 정신 장애 증상들 중 상당수에서 관찰된 것과 신경학적으로 비슷한 뇌 활성 양상을 보일 수 있다는 사실을 밝혀냈다. 사실, 정신 질환적 기분 장애들에 공통적으로 영향을 받는 뇌 영역들 중 상당수는 수면 조절에 관여하고 수면 부족에 영향을 받

* K. J. Brower and B. E. Perron, "Sleep disturbance as a universal risk factor for relapse in addictions to psychoactive substances," *Medical Hypotheses* 74, no. 5 (2010): 928–33.

** N. D. Volkow, D. Tomasi, G. J. Wang, F. Telang, et al., "Hyperstimulation of striatal D2 receptors with sleep deprivation: Implications for cognitive impairment," *NeuroImage* 45, no. 4 (2009): 1232–40.

는 영역이기도 하다. 게다가 정신 질환자들에게서 비정상적인 유전자들 중 상당수는 수면과 하루 주기 리듬을 조절하는 데 도움을 주는 바로 그 유전자들이기도 하다.

정신 의학이 보는 인과 관계 방향이 틀렸고, 정반대로 수면 교란이 정신 질환을 부추기는 것이라면? 아니, 나는 그런 주장도 마찬가지로 부정확하고 지나치게 환원주의적이라고 믿는다. 대신에 나는 수면 부족과 정신 질환을 쌍방향 상호관계라고 보는 것이 가장 적절하다고 굳게 믿는다. 장애에 따라서 어느 한쪽 방향의 흐름이 더 강할 뿐이다.

그렇다고 해서 모든 정신 질환이 수면 부족으로 생긴다는 말은 아니다. 하지만 나는 수면 교란이 많은 정신 질환의 지속과 악화에 기여하는 요인임에도 제대로 평가를 못 받고 있으며, 제대로 이해하고 사용한다면 강력한 진단 및 치료 도구가 될 잠재력을 지니고 있다고 주장하련다.

이 주장을 뒷받침하는 예비 단계의(하지만 강력한) 증거가 나오기 시작했다. 아직 대부분의 사람들에게는 예전 용어인 조울증이라는 말이 더 익숙하게 들릴, 양극성 장애를 대상으로 한 연구가 있다. 양극성 장애를 주요 우울증과 혼동하지 말기를. 주요 우울증은 기분 스펙트럼의 부정적인 끝을 향해 한없이 죽 미끄러지는 것을 말한다. 반면에 양극성 장애 환자는 감정 스펙트럼의 양쪽 끝을 오간다. 위험천만한 조증(지나치게 보상을 추구하는 감정 행동)을 보이다가 깊은 우울증(부정적인 기분과 감정)에 빠지곤 한다. 이 양극단 사이에 조증도 우울증도 없는 안정된 감정 상태를 보이는 시기도 종종 나타난다.

이탈리아의 한 연구진은 양극성 장애 환자들이 이 안정한 중간 단계에 있을 때 검사를 했다. 그런 뒤 세심하게 상황을 관리하면서, 하룻밤 동안 잠을 못 자게 했다. 거의 즉시 그들 중 상당수가 조증이나 심한 우울증에 빠져들었다. 나는 윤리적으로 이 실험을 받아들이기가 어렵긴 하지만, 연구진은 수면 부족이 조증이나 우울증의 발현을 촉발한다는 중요한 사실을 밝혀냈다. 이 결과는 수면 교란 — 양극성 장애 환자들이 안정한 상태에서 불안정한 조증이나 우울증 상태로 넘어가기 전에 거의 언제나 나타난다 — 이 단순히 그 장애의 부수적인 현상이 아니라 하나의(또는 유일한) 방아쇠일 수 있음을 시사한다.

다행스럽게도 그 역도 참이다. 즉 뒤에서 설명할 불면증을 위한 인지 행동 요법이라는 기법을 써서 몇몇 정신 질환에 시달리는 환자들의 수면 질을 개선한다면, 증상의 심각성과 재발율을 줄일 수 있다. UC 버클리의 내 동료 앨리슨 하비Allison Harvey는 그 분야에서 선구적인 연구를 해왔다.

하비 연구진은 수면의 양, 질, 규칙성을 향상시킴으로써, 수면이 많은 정신 질환자들의 마음을 치유하는 능력을 지니고 있음을 일관되게 보여 주었다. 하비는 우울증, 양극성 장애, 불안, 자살 충동 등 다양한 장애들에 수면을 치료 도구로 씀으로써 큰 성과를 보았다. 수면을 강화하고 체계화함으로써 하비는 정신 질환의 나락으로 떨어지려는 환자들을 잡아당겨서 끌어냈다. 내가 보기에, 인류를 위해 진정으로 놀라운 기여를 하는 사례가 아닐 수 없다.

수면 부족에 시달리는 건강한 사람들에게서 우리가 관찰한 감정 뇌 활동의 동요는 수십 년 동안 정신 의학계를 당혹스럽게 했던 한 가지 발견도 설명해 줄지 모른다. 주요 우울증에 시달리는 사람들, 즉 기분 스펙트럼의 부정적인 끝자락에만 갇혀 있게 된 사람들은 하룻밤 잠을 못 자게 했을 때 처음에 직관에 반하는 듯한 반응을 보인다. 그 환자들 중 약 30~40퍼센트는 밤에 잠을 자지 않은 뒤 기분이 더 나아졌다고 느낄 것이다. 그들에게는 수면 부족이 항우울제인 듯하다.

하지만 수면 부족이 치료법으로 널리 쓰이지 않는 이유는 두 가지다. 첫째, 환자들이 잠이 들자마자, 항우울제 혜택은 사라진다. 둘째, 수면 부족에 반응하지 않는 60~70퍼센트에 속한 환자들은 사실상 더 나빠진 것을 느낀다. 우울증이 더 심해진다. 그래서 수면 부족은 현실적인 또는 널리 쓰일 치료 대안이 아니다. 그래도 그 방법은 흥미로운 질문을 하나 제기한다. 수면 부족이 어떻게 일부 환자들에게는 도움이 되고, 다른 환자들에게는 해로울 수 있는 것일까?

나는 우리 연구진이 관찰한 감정 뇌 활성의 쌍방향 변화로 그 점을 설명할 수 있다고 본다. 우울증이 단지 부정적인 감정이 지나치게 많은 것이라고 생각할지도 모르겠지만, 그렇지 않다. 주요 우울증은 그에 못지않게 긍정적인 감정의 부재와도 관련이 있다. 이를 무쾌감증anhedonia이라고 한다. 음식, 사교 활동, 섹스처럼 대개 즐거움을 주는 경험으로부터 즐거움을 못 느끼는 증상이다.

따라서 우울증 환자 중에서 수면 부족에 반응하는 3분의 1은 앞서 말한 뇌의 보상 회로 안에서 증폭이 더 크게 일어나는 이들일지 모른다. 그럼으로써 수면 부족에 따르는 긍정적인 보상 방아쇠에 훨씬 더 민감하게 반응하고 보상을 경험하는 것일 수 있다. 그러면 그들의 무쾌감증은 약해지고, 이제 그들은 쾌감을 주는 인생 경험에서 더큰 즐거움을 경험하기 시작할 수 있다. 반면에 우울증 환자의 3분의 2는 수면 부족에서 생기는 부정적인 감정을 더욱 심하게 겪을 수 있다. 즉 우울증이 약해지기는커녕 더 악화된다. 나는 누가 반응하고 누가 반응하지 않을지를 결정하는 요소를 찾아낼 수 있다면, 우울증을 치료하는 더 나은, 더 맞춤형 수면법을 창안할 수 있을 것이라고 기대한다.

수면 부족이 정서적 안정을 비롯한 여러 뇌 기능들에 미치는 영향은 뒤쪽에서 수면 부족이 사회, 교육, 직장에 미치는 영향을 다룰 때 다시 살펴보기로 하자. 이런 연구 결과들을 생각하면, 수면 부족에 시달리는 의사가 과연 감정적으로 합리적인 결정과 판단을 내릴 수 있는가라는 질문이 당연히 나온다. 또 잠을 못 잔 군인에게 무기의 방아쇠에 손가락을 걸고 있도록 해야 할까? 과로한 은행원과 주식 중개인이 고객이 어렵게 번 퇴직금을 투자할 때 이성적이면서 위험이 적은 판단을 내릴 수 있을까? 그리고 십대 청소년이 정신 장애에 걸리기가 가장 취약한 발달 단계에 불가항력적으로 일찍 시작되는 정신 장애에 맞서야 하는 상황이 벌어진다면? 이런 의문들은 뒤에서 살펴보기로 하고, 이 절은 미국 기업인 조지프 코스먼 E. E. Joseph Cossman이 수면과 감정에 관해 한 명언으로 끝을 맺기로 하자. 〈절망과 희망을 잇는 최고의 다리는 좋은 밤잠이다.〉*

* 코스먼은 지혜가 담긴 주옥같은 명언을 많이 했다. 〈아내의 생일을 기억하는 가장 좋은 방법은 그냥 잊어버리는 것이다.〉

피곤하고 잘 까먹는다고?

의지력을 발휘하여 밤새도록 꼬박 깨어 있는 〈밤샘자all-nighter〉가 되어 본 적이 있는지? 내가 진정으로 좋아하는 일 중 하나는 UC 버클리의 큰 강당에서 대학생들을 대상으로 하는 수면 과학 강의다. 하버드 대학교에서도 비슷한 수면 과학 강의를 했다. 강의를 시작할 때면, 나는 학생들에게 주중과 주말에 몇 시에 자고 일어나는지, 몇 시간 자는지, 학업 성적이 수면과 관련이 있다고 생각하는지 등 학생들의 수면 습관을 알아보는 설문 조사를 한다.

학생들이 진실을 말한다고 할 때(교실에서가 아니라 온라인상에서 익명으로 질문에 답한다), 대게 울적한 결과가 나온다. 밤을 샌다고 답하는 이들이 85퍼센트가 넘는다. 특히 걱정되는 점은 밤을 새느냐는 질문에 〈예〉라고 답한 이들 중 거의 3분의 1이 매달, 매주, 심지어 일주일에 며칠씩 으레 밤을 샌다는 사실이다. 한 학기 동안 강의를 하는 내내 나는 그 수면 설문 조사 결과를 종종 보여 주면서, 학생들의 수면 습관을 강의 시간에 가르치고 있는 과학과 관련지어서 이야기한다. 그러면서 그들이 부족한 잠 때문에 어떤 심리적 및 신체적 건강 위험에 처해 있는지, 그 결과 그들 자신이 사회에 어떤 위험을 끼치고 있는지를 알리려고 시도한다.

학생들이 밤을 새는 이유로 든 것 중 1위는 시험공부다. 2006년에 나는 그렇게 밤을 새워서 공부를 하는 것이 옳은지 그른지를 MRI를 써서 조사하기로 했다. 밤을 새서 공부하는 것이 현명한 방법일까? 우리는 많은 학생들을 모아서 수면 집단과 수면 부족 집단으로 무작위로 나누었다. 첫날 낮에는 양쪽 집단 모두 으레 하듯이 죽 깨어 있었다. 그리고 밤에 수면 집단은 내내 눈을 감고 푹 자도록 했고, 수면 부족 집단은 노련한 연구원이 지켜보는 가운데 밤새도록 깨어 있게 했다. 그런 뒤 다음 날 양쪽 집단 모두 아침 내내 깨어 있도록 했다. 정오 무렵에 참가자들을 MRI 스캐너에 넣은 뒤, 단어 목록을 주고서 한 번에 하나씩 학습하도록 한 다음, 뇌 활성 사진을 찍었다. 그런 뒤 학습이 얼마나 효과적으로 이루어졌는지 알아보기 위해 시험을 보았다. 학습한 직후에 시험을 치는 대신에, 먼저 이틀 밤 동안 회복 잠을 자도록 했다. 수면 부족 집단에게서 관찰될 수 있는 학습 장애가 너무 졸리거나 집중력 저하 때문에 학습한 내용을 잘 떠올리지 못해서 나타나는 결과와 혼동되는 것을 막기 위해서였다. 그렇게 함으로써 수면 부족이 회상 행위가 아니라 학습 행위에만 영향을 미치도록 할 수 있었다.

두 집단의 학습 효과를 비교하자, 명확한 차이가 드러났다. 수면 부족 집단은 잠을 푹 잔 집단보다 뇌에 새로운 사실을 집어넣는(즉 새 기억을 형성하는) 능력이 40퍼센트 떨어졌다. 실제 시험이라는 상황에 적용하면, 좋은 성적으로 통과하느냐 아니면 비참하게 탈락하느냐의 차이가 될 것이다!

뇌 속의 무엇이 잘못되어서 이런 문제가 생기는 것일까? 우리는 두 집단이 학습을 할 때의 뇌 활성 양상을 비교했고, 6장에서 설명한 해마라는 뇌 영역에 주로 초점을 맞추어서 분석했다. 해마는 새로운 사실을 습득하는 뇌의 정보 〈수신함〉이다. 밤에 잠을 잔 이들의 해마에서는 학습과 관련된 건강한 활성이 많이 나타났다. 하지만 수면이 부족한 이들의 해마에서는 그 어떤 유의미한 학습 활성을 전혀 찾을 수 없었다. 마치 수면 부족이 기억 수신함을 아예 차단하여, 들어오는 새로운 정보가 그냥 반송되는 듯했다. 밤을 꼬박 새는 식으로 왕창 몰아 붙일 필요도 없다. 깨우지 않으면서 이따금 소리를 내어서 깊은 잠을 방해하고 얕은 잠만을 자도록 함으로써 비렘수면의 깊이를 교란하기만 하면, 뇌에 비슷한 문제와 학습 장애가 나타날 것이다.

「메멘토 Memento」라는 영화를 보았을지 모르겠다. 주인공은 뇌 손상을 입는데, 그 이후로는 새로운 기억을 전혀 형성할 수가 없다. 신경학 용어를 쓰자면, 〈강한 기억 상실 densely amnesic〉 증상을 보인다. 그의 뇌에서 손상된 부위는 해마다. 수면 부족이 공격을 하여 새로운 학습을 할 능력을 차단하는 부위도 바로 그곳이다.

이런 연구 결과들을 설명하면, 강의가 끝난 뒤 학생들이 셀 수도 없이 우르르 몰려와서 이렇게 말하곤 한다. 「어떤 느낌인지 알아요. 교과서를 펼쳤는데 계속 거기만 보고 있는 것 같다니까요. 그래도 다음 날 시험을 볼 때 몇 개는 떠올릴 수 있을지 모르지만, 한 달 뒤에 같은 문제를 물으면 전혀 기억이 안 나요.」

후사도 뒷받침하는 과학적 근거가 있다. 수면 부족 때 그나마 학습할 수 있었던 얼마 안 되는 기억들은 그 뒤로 몇 시간 그리고 며칠에 걸쳐서 훨씬 더 빨리 잊힌다. 잠을 못 잔 상태에서 형성된 기억은 더 약하고, 빨리 증발한다. 쥐를 대상으로 실험했더니, 정상적일 때 새 기억 회로를 형성하는 뉴런 사이의 시냅스 연결이 잠을 못 잤을 때에는 거의 강화되지 않는다는 것이 드러났다. 뇌의 구조에 오래 가는 기억을 새기는 것이 거의 불가능해진다. 쥐를 꼬박 24시간 동안 잠을 못 자게 하든, 잠을 겨우 두세 시간 줄이든 간에 결과는 마찬가지다. 수면 부족 상태에서는 학습 과정의 가장 기본 요소 — 시냅스 내에서 기억의 기본 구성단위를 형성하는 단백질 생산 — 도 방해를 받는다.

이 분야의 가장 최근 연구에서는 해마 자체의 뇌세포에 들어 있는 학습 관련 유전자들과 DNA에까지 수면 부족이 영향을 미친다는 것을 보여 주었다. 따라서 수면 부족은 뇌 안의 기억 형성 기구 자체를 약화시켜서 지속성을 띤 기억 흔적이 새겨지는 것을 막는, 깊이 침투하여 좀먹는 힘이다. 해안선에 아주 가까이 모래성을 짓는 것과 좀 비슷하다. 그런 성은 무너질 수밖에 없다.

하버드 대학교에 있을 때, 나는 교내 신문인 『크림슨 *Crimson*』에 특집 기사를 써달라는 요청을 받았다. 처음 받은 요청이었다. 나는 수면 부족, 학습, 기억을 주제로 썼다. 그 뒤로 다시는 써달라는 요청이 오지 않았다.

그 글에서 나는 위에서 말한 연구들을 비롯한 관련 연구 결과들을 제시하면서, 학생들에게 만연한 수면 부족이라는 유행병을 이야기했다. 하지만 나는 그런 습관을 지닌 학생들을 꾸짖기보다는 내 자신을 비롯한 교수진에게 비난의 화살을 돌렸다. 나는 교사인 우리가 자신의 목적 — 가르치는 것 — 을 달성하려고 애쓴다면, 학기가 끝나기 직전에 시험을 몰아치도록 하는 것이 어리석은 결정이라고 주장했다. 그러면 젊은이들의 학구 정신을 함양한다는 목표와 정반대로 행동하도록 학생들에게 강요하는 셈이 된다. 잠을 줄이거나 밤을 새면서 시험공부를 하도록 말이다. 나는 과학적 증거의 뒷받침을 받는 논리가 우선시되어야 하며, 뒤늦긴 했지만 평가 방법, 그 반교육적 영향, 학생들에게 강요하는 건강하지 못한 행동을 어서 재고해야 한다고 주장했다.

교수들은 차가운 반응을 보였다. 지극히 온건하게 표현하자면 그렇다. 〈학생들이 선택하는 겁니다.〉 그런 완강한 어조의 전자 우편이 쏟아졌다. 〈무책임한 대학생들이 무계획적으로 공부를 하는 것일 뿐〉이라는 말도 책임을 회피하려고 시도하는 교수들과 학교 당국자들이 흔히 하는 반박이었다. 사실 나는 고고하기 그지없는 교육 기관이 자신이 계속 써 온 안 좋은 시험 방식을 그 특집 기사 하나로 180도 바꿀 것이라고는 결코 믿지 않았다. 그런 고고한 기관을 두고 사람들이 으레 하는 말이 있다. 기존 이론, 신념, 관습이 바뀌려면, 세대가 바뀔 때까지 기다려야 한다고 말이다. 하지만 대화와 싸움은 어디엔가에서든 시작되어야 한다.

여기서 독자는 내 자신의 교육과 평가 방식은 바뀌었는지 물을지 모르겠다. 그렇다. 내 강의에는 〈기말〉 시험이란 것이 아예 없다. 대신에 나는 학생들이 한 번에 공부해야 할 강의 내용을 줄이기 위해서 강의를 3부로 나눈다. 게다가 시험 범위도 누적되지 않는다. 이는 기억의 심리학에서 효과가 있음이 검증된 방식이다. 집중 학습 대 분산 학습을 비교한 결과다. 고급 식당에서 요리를 맛볼 때 그렇듯이, 정보 음식을 한꺼번에 다 먹게 하려고 하기보다는 중간에 소화시킬 시간을 두고서 조금씩 내오는 쪽이 훨씬 더 낫다.

6장에서 학습한 뒤의 수면이 최근에 학습한 기억을 오프라인 상태에서 굳히는, 즉 응고시키는 데 중요한 역할을 한다고 말했다. 하버드 의대에 있는 내 친구이자 오랜 동료인 로버트 스틱골드는 폭넓은 의미를 함축한 탁월한 연구를 수행한 바 있다. 그는 대학생 133명에게 시각 기억 과제를 반복해서 보여 주면서 학습시켰다. 나중에 참가자들은 연구실에 다시 와서, 얼마나 많이 기억하는지 검사를 받았다. 일부는 하룻밤 푹 자고 왔다. 일부는 이틀 밤을 푹 자고 왔다. 사흘 밤을 푹 잔 뒤 온 이들도 있었다.

아마 짐작했겠지만, 하룻밤 수면은 새로 학습한 기억을 강화하여, 간직하는 양을 늘렸다. 게다가 검사를 받기 전에 푹 잔 날이 늘어날수록, 기억도 더 나아졌다. 한 집단만 예외였다. 이 집단은 세 번째 집단과 마찬가지로, 똑같이 첫날에 똑같은 과제를 학습했다. 또 세 번째 집단과 마찬가지로 사흘 밤이 지난 뒤에 검사를 받았다. 하지만 이들은 학습한 뒤 첫날 밤잠을 안 잤고 다음 날 검사를 받지 않았다는 점이 달랐다. 대신에 스틱홀드는 그들에게 이틀 동안 회복 잠을 자도록 한 뒤에 검사를 했다. 그들에게는 기억 응고화가 향상되었다는 증거가 전혀 보이지 않았다. 다시 말해, 학습한 뒤 첫날 밤잠을 자지 않으면, 설령 나중에 수면 〈보충〉을 많이 한다고 해도, 그 기억이 응고될 기회는 사라진다. 따라서 기억의 관점에서 볼 때, 수면은 은행과 다르다. 나중에 한꺼번에 갚는다고 생각하면서 대출을 점점 더 늘린다는 것이 불가능하다. 기억 응고화라는 관점에서 볼 때, 수면은 양자택일 방식을 취한다. 그 점은 일주일 내내 24시간 바쁘게 돌아가는 우리 사회에 경고를 보낸다. 나는 특집 기사를 한 번 더 써야겠다고 느낀다.

수면과 알츠하이머병

선진국들 전체를 통틀어서 가장 두려운 질병 두 가지는 치매와 암이다. 둘 다 수면 부족과 관련이 있다. 암은 다음 장에서 수면 부족과 몸의 관계를 다룰 때 설명하기로 하자. 치매는 뇌를 중심으로 진행되는데, 수면 부족이 알츠하이머병에 걸릴지 여부를 결정하는 주된 생활양식 요인임을 받아들이는 이들이 급속도로 늘고 있다.

알츠하이머병은 1901년 독일 의사 알로이지우스 알츠하이머Aloysius Alzheimer가 발견했는데, 21세기인 지금은 공중 보건과 경제 양쪽으로 최대 도전 과제 중 하나가 되었다. 이 황폐하게 만드는 병에 시달리는 사람은 전 세계에 4000만 명을 넘는다. 인간 수명이 늘어나면서, 그리고 중요한 점인데 인간의 총 수면 시간이 줄어들면서, 환자 수는 빠르게 늘어 왔다. 현재 65세를 넘는 성인 열 명 중 한 명은 알츠하이머병을 앓고 있다. 진단, 예방, 치료 분야에서 발전이 이루어지지 않는다면, 이 수는 급격히 늘어날 것이다.

수면은 진단, 예방, 치료라는 이 세 전선 모두에서 희망을 주는 새로운 후보자로 등극해 있다. 그 이유를 논의하기 전에, 먼저 수면 교란과 알츠하이머병이 어떤 인과 관계에 놓여 있는지를 살펴보자.

5장에서 말했듯이, 수면의 질 — 특히 깊은 비렘수면의 질 — 은 나이를 먹을수록 나빠진다. 이 점은 기억력 쇠퇴와도 관련이 있다. 그런데 알츠하이머병 환자를 조사하면, 깊은 수면이 훨씬 더 심하게 교란된다는 것을 알 수 있다. 아마 더욱 시사하는 바가 있는 발견은 알츠하이머병이 생기기 몇 년 전에 수면 교란이 먼저 나타난다는 사실일 것이다. 이는 수면 교란이 그 병의 조기 경보 신호이거나, 더 나아가 그 병의 기여 요인일 가능성을 시사한다. 발병 진단을 받은 뒤, 수면 교란의 규모는 환자의 증세가 심각해지는 정도에 발맞추어서 커진다. 이 점도 둘이 연관이 있음을 시사한다. 설상가상으로 알츠하이머병 환자 중 60퍼센트 이상은 적어도 임상적인 수면 장애 중 하나를 지닌다. 불면증이 특히 흔하다. 알츠하이머병 환자를 돌보는 가족이라면 너무나 잘 알 것이다.

하지만 수면 교란과 알츠하이머병의 관계가 단순한 것이 아니라는 사실은 최근 들어서야 밝혀지기 시작했다. 아직 모르는 부분이 많긴 하지만, 지금 우리는 수면 교란과 알츠하이머병이 자기 충족적임을 안다. 즉 서로 빙빙 감기면서 점점 더 서로를 촉발하고 악화시킬 수 있다.

알츠하이머병은 베타아밀로이드라는 단백질의 유독한 형태가 뇌에 축적되는 현상과 관련이 있다. 이 단백질은 쌓이면서 뇌에 끈적거리는 덩어리, 판plaque을 형성한다. 아밀로이드판은 뇌세포에 해롭다. 주변의 뇌세포를 죽인다. 그런데 이상한 점은 아밀로이드판이 뇌의 특정 부위만 공격할 뿐, 다른 부위에는 별 영향을 안 미친다는 것이다. 그 이유는 아직 모른다.

내가 이 설명되지 않고 있는 양상에 흥미를 느낀 것은 알츠하이머병의 진행 초기부터 아밀로이드가 쌓이고, 나아가 진행 말기에 가장 심하게 손상을 입는 바로 그 영역 때문이다. 그곳은 전두엽의 중앙이다. 기억하겠지만, 건강한 젊은이에게서 깊은 비렘수면의 전기 뇌파를 생성하는 데 필수적인 바로 그 영역 말이다. 당시 우리는 알츠하이머병이 수면 교란을 일으키는지, 일으킨다면 무엇 때문인지를 몰랐고, 그저 둘이 언제나 함께 나타난다는 것만 알고 있을 뿐이었다. 나는 알츠하이머병 환자들의 깊은 비렘수면이 그렇게 교란되는 이유가 어느 정도는 그 병이 잠의 이 핵심 단계를 생성하는 뇌 영역을 망가뜨리기 때문이 아닐까 생각했다.

나는 알츠하이머병의 손꼽히는 권위자인 UC 버클리에 재직 중인 윌리엄 재거스트William Jagust와 손을 잡았다. 우리는 이 가설을 검증하는 일에 착수했다. 몇 년 동안 많은 노인들을 대상으로 특수한 유형의 PET 장치를 써서 뇌에 축적된 아밀로이드의 양을 조사하면서 그들의 수면 양상을 파악한 끝에 우리는 해답을 얻었다. 전두엽의 중앙 영역에 아밀로이드가 더 많이 쌓일수록, 그 노인의 깊은 수면의 질은 더욱 나빠졌다. 그리고 노인들에게서 흔한 현상인, 깊은 수면의 전반적인 상실만 일어난 것이 아니었다. 그 병은 비렘수면의 강력하면서 느린 뇌파 중 가장 깊은 부분을 거침없이 침식하고 있었다. 이 구분은 중요하다. 뇌에 아밀로이드가 쌓이면서 생기는 수면 장애가 단순히 〈정상적인 노화〉가 아님을 뜻했기 때문이다. 우리가 늙어 가면서 수면의 질이 떨어지는 것과는 다른 독특한 별개의 현상이었다.

현재 우리는 수면 뇌파 활성 패턴에서 이 〈움푹 팬 곳〉을 몇 년 뒤에 알츠하이머병에 걸릴 위험이 가장 큰 사람들을 찾아내는 조기 지표로 쓸 수 있을지를 조사하고 있다. 수면이 조기 진단 척도임이 드러난다면 ─ 특히 값비싼 MRI나 PET 촬영과 달리, 비교적 저렴하고 주사 바늘 같은 것도 꽂지 않고, 많은 사람들에게서 쉽게 측정할 수 있다 ─ 조기 개입이 가능해질 수 있다.

이런 발견들을 토대로 삼아, 최근에 우리는 알츠하이머병이라는 조각 그림 퍼즐의 핵심 조각을 끼워 넣는 데 성공했다. 우리는 아밀로이드판이 인생 말년에 기억 쇠퇴에 기여할지 모를 새로운 경로를 하나 찾아냈다. 우리가 이해하고 있는 알츠하이머병에 관한 사항 중에서 그동안 거의 놓치고 있던 것이었다. 앞서 유독한 아밀로이드가 뇌의 특정 영역에서만 쌓이고 다른 영역들에서는 안 쌓인다고 말했다. 알츠하이머병의 전형적인 특징이 기억 상실이긴 하지만, 해마 — 뇌의 주된 기억 창고 — 는 신기하게도 아밀로이드 단백질에 영향을 받지 않는다. 이 문제는 지금까지 과학자들을 당혹스럽게 만들어 왔다. 아밀로이드 자체가 뇌의 기억 영역에 영향을 미치지 않는데, 아밀로이드가 어떻게 알츠하이머병 환자에게서 기억 상실을 가져오는 것일까? 그 병의 다른 측면들이 작용하는 것일 수도 있겠지만, 내게는 누락된 중간 요소가 있다는 쪽이 더 설득력 있어 보였다. 뇌의 한 영역에 있는 아밀로이드가 뇌의 다른 영역에 의존하는 기억에 영향을 미치도록 돕는 요소가 있는 것이 아닐까? 수면 교란이 그 누락된 요소가 아닐까?

　이 이론을 검증하기 위해, 우리는 뇌의 아밀로이드 수치가 각기 다른 — 낮은 값부터 높은 값까지 — 노인 환자들에게 저녁에 새 단어 목록을 학습시켰다. 그날 밤 연구실에서 그들의 수면 양상을 기록한 다음, 아침에 그들의 수면이 새 기억을 굳히는데, 따라서 간직하는데 얼마나 효과가 있었는지 알아보는 검사를 했다. 우리는 연쇄 반응 효과를 발견했다. 뇌의 전두엽에 아밀로이드가 쌓인 아밀로이드 수치가 가장 높은 환자들이 깊은 수면을 가장 심하게 잃었고, 그 도미노 효과로 그들은 새 기억을 제대로 응고시키지 못했다. 자고 나면, 기억이 굳어지는 것이 아니라 잊었다. 따라서 깊은 수면의 교란이야 말로 알츠하이머병 환자에게서 아밀로이드와 기억 장애 사이의 나쁜 거래를 중개하는 숨은 중개인이었다. 잃어버린 고리였다.

하지만 이 발견은 이야기의 절반에 불과하며, 그것도 덜 중요한 절반이라고 할 수 있다. 우리 연구는 알츠하이머병의 아밀로이드판이 깊은 수면의 상실과 관련이 있을 수 있음을 보여 주었지만, 그것이 양방향으로 작용할까? 수면 부족이 사실상 애초에 뇌에 아밀로이드가 쌓이는 원인일 수도 있지 않을까? 만일 그렇다면, 개인의 평생에 걸친 수면 부족은 알츠하이머병 발생 위험을 크게 증가시킬 것이다.

우리가 그 연구를 하고 있던 무렵에, 로체스터 대학교의 마이켄 네데르고르 Maiken Nedergaard는 최근 수십 년 동안 수면 과학 분야에서 이루어진 가장 경이로운 발견 중 하나를 해냈다. 네데르고르는 생쥐를 연구하다가 뇌 안에 글림프계 glymphatic system라는 일종의 하수도망이 있다는 것을 알아냈다. 몸에서 비슷한 일을 하는 림프계에서 착안한 명칭이다. 하지만 글림프계는 아교 세포 glia(〈접착제 glue〉를 뜻하는 그리스어에서 유래)로 이루어져 있다.

아교 세포는 뇌 전체에 퍼져 있으며, 뇌의 전기 펄스를 생성하는 신경 세포와 나란히 놓여 있다. 림프계가 몸에서 노폐물을 빼내는 것처럼, 글림프계도 뇌에서 신경 세포들이 힘든 일을 수행할 때 나오는 위험한 대사 노폐물을 모아서 제거한다. 엘리트 운동선수를 곁에서 지원하는 팀과 비슷하다.

비록 글림프계 — 지원팀 — 가 낮에 좀더 활동적이지만, 네데르고르 연구진은 이 신경 위생 처리 작업이 우리가 잠자는 동안에 열심히 일한다는 것을 발견했다. 깊은 비렘수면의 약동하는 리듬에 발맞추어서 뇌에서 배출되는 물질의 양이 열 배에서 스무 배까지 증가한다. 야간 강력 세척이라고 부를 수 있는, 글림프계의 청소 작업은 뇌를 감싸고 있는 뇌척수액을 통해 이루어진다.

네데르고르는 또 한 가지 놀라운 발견을 했다. 뇌척수액이 어떻게 밤에 대사 노폐물을 그렇게 잘 빼낼 수 있는지를 설명해 주는 발견이었다. 뇌의 아교 세포는 비렘수면 때 크기가 60퍼센트까지 줄어들었다. 그러면 신경 세포 주위의 공간이 넓어지면서 낮에 신경 활동을 통해 생긴 대사 노폐물을 뇌척수액이 능숙하게 씻어 낼 수 있었다. 거대 도시의 건물들이 밤에 쪼그라들어서, 청소원들이 거리에 널려 있는 쓰레기를 쉽게 수거하고, 구석구석을 고압 세척할 수 있다고 생각해 보라. 매일 아침 깨어날 때면, 우리 뇌는 이 깊은 청소 덕분에 다시 효율적으로 제 기능을 할 수 있다.

그런데 이것이 알츠하이머병과 어떤 관계가 있단 말일까? 잠잘 때 글림프계가 제거하는 유독한 잔해 중 하나가 바로 아밀로이드 단백질이다. 알츠하이머병과 관련된 유독한 성분 말이다. 알츠하이머병과 관련된 다른 위험한 대사 노폐물도 잠잘 때의 청소 과정을 통해 제거된다. 타우tau라는 단백질, 신경 세포가 낮에 에너지와 산소를 소비할 때 생기는 스트레스 분자들도 그렇다. 생쥐를 비렘수면에 들지 못하게 하면서 계속 깨어 있도록 하면, 그 즉시 뇌 안에 아밀로이드가 쌓이기 시작한다. 잠을 못 자자, 알츠하이머병과 관련된 유독한 단백질이 다른 몇몇 유독한 대사산물들과 함께 생쥐의 뇌에 쌓였다. 달리 말하면, 그리고 더 단순하게 표현하자면, 각성은 낮은 수준의 뇌 손상 과정이고, 수면은 신경학적 위생 처리 과정이다.

네데르고르의 발견은 우리 발견에 빠져 있던 답을 제공함으로써 지식의 고리를 완성시켰다. 부족한 잠과 알츠하이머병의 병리는 상호 작용하면서 악순환을 일으킨다. 잠이 부족하면 아밀로이드판이 뇌에, 특히 깊은 수면을 생성하는 영역에 쌓이면서, 그 영역을 공격하여 망가뜨린다. 이 공격으로 깊은 비렘수면이 줄어들면 밤에 뇌에서 아밀로이드를 제거하는 능력도 약해진다. 그러면 아밀로이드가 더 많이 쌓이게 된다. 아밀로이드가 쌓일수록 깊은 수면은 줄어들고, 깊은 수면이 줄어들수록 아밀로이드가 더 쌓이는 과정이 계속 되풀이된다.

이 연쇄 반응으로부터 한 가지 예측이 나온다. 성년기 전체에 걸쳐서 잠을 너무 적게 자면, 알츠하이머병에 걸릴 위험이 상당히 높아질 것이라는 예측이다. 현재 불면증과 수면 무호흡증 같은 수면 장애에 시달리는 사람들을 비롯하여, 많은 이들을 대상으로 한 역학적 연구를 통해 실제로 그렇다는 것이 밝혀져 있다.* 내친 김에 한 마디 하자면, 그리고 비과학적이긴 하지만, 나는 마거릿 대처 Margaret Thatcher

---

* A. S. Lim et al., "Sleep Fragmentation and the Risk of Incident Alzheimer's Disease and Cognitive Decline in Older Persons," *Sleep* 36 (2013): 1027-32; A. S. Lim et al., "Modification of the relationship of the apolipoprotein E epsilon4 allele to the risk of Alzheimer's disease and neurofibrillary tangle density by sleep," *JAMA Neurology* 70 (2013): 1544-51; R. S. Osorio et al., "Greater risk of Alzheimer's disease in older adults with insomnia," *Journal of the American Geriatric Society* 59 (2011): 559-62; and K. Yaffe et al., "Sleep-disordered breathing, hypoxia, and risk of mild cognitive impairment and dementia in older women," *JAMA* 306 (2011): 613-19.

와 로널드 레이건 Ronald Reagan — 밤에 네다섯 시간밖에 안 잔다고, 설령 자랑했다고까지는 할 수 없어도 소리 높여 떠들어 댔던 두 국가 수반 — 이 이 무자비한 질병에 걸렸다는 사실을 늘 신기하게 여긴 다. 미국의 현재 대통령 도널드 트럼프 Donald Trump — 마찬가지로 밤에 몇 시간밖에 안 잔다고 소리 높여 자랑하는 — 는 이 사실에 관 심을 갖지 않으려나.

이런 발견들로부터 더 급진적인 역방향의 예측도 할 수 있지 않을 까? 누군가의 잠을 개선함으로써, 알츠하이머병의 발생 위험을 줄일 수 있지 않을까? 아니 적어도 발병 시기를 늦출 수 있지 않을까? 수 면 장애를 치료하는 데 성공한 중년과 노년의 성인들을 대상으로 임 상 연구를 했더니, 잠정적이긴 하지만 이 예측이 옳다는 결과가 나왔 다. 수면 치료 결과 그들의 인지력 쇠퇴 속도가 상당히 느려졌고, 더 나아가 알츠하이머병의 발생 시기도 5~10년 지연되었다.*

현재 우리 연구진은 뇌의 아밀로이드 수치가 높은 노인들에게서 사라진 기억 응고 기능을 어느 정도 복원할 수 있는 깊은 비렘수면을 인위적으로 높일 여러 가지 실용적인 방법을 개발하려고 애쓰고 있 다. 비용 효과적이면서 규모를 확대하여 집단 수준에서 반복하여 쓸 수 있는 방법을 찾아낼 수 있다면 금상첨화일 것이다. 내 목표는 예 방이다. 치매 위험을 더 말년으로 미룬다는 목표하에, 중년, 즉 알츠

* S. Ancoli-Israel et al., "Cognitive effects of treating obstructive sleep apnea in Alzheimer's disease: a randomized controlled study," *Journal of the American Geriatric Society* 56 (2008): 2076-81; and W.d.S. Moraes et al., "The effect of donepezil on sleep and REM sleep EEG in patients with Alzheimer's disease: a double-blind placebo-controlled study," *Sleep* 29 (2006): 199-205.

하이머병의 전환점을 돌기 수십 년 전에, 사회의 취약한 일원들의 깊은 수면 감소를 억제하는 일을 시작할 수 있을까? 너무 높은 야심임을 인정한다. 그리고 인류를 달에 보낸다는 목표에 맞먹는 수준이라고 주장할 이들도 있을 것이다. 하지만 우리가 이미 의학 분야에서 이런 개념적 접근법을 쓰고 있다는 점을 떠올리자. 심혈관 질환에 걸릴 위험이 높은 사오십 대 어른들에게 스타틴 statin을 처방함으로써, 발병 예방을 돕는 일이 그렇다. 수십 년 뒤에 치료할 필요 없이 말이다.

수면 부족은 알츠하이머병과 관련된 몇몇 위험 요인 중 하나일 뿐이다. 수면 단독으로는 치매를 박멸할 마법의 총알이 되지 못할 것이다. 그렇긴 해도 생애 전체에 걸쳐 수면을 우선순위에 놓는 것이 알츠하이머병 위험을 낮추는 중요한 대책으로 받아들여지고 있다는 점은 분명하다.

8장

암, 심장 마비, 수명 단축
수면 부족과 몸

예전에 나는 이렇게 말하곤 했다. 〈잠은 식단 및 운동과 함께 건강의 3대 기둥이다.〉 지금은 어조를 좀 바꾸었다. 잠은 기둥 이상의 것이다. 다른 두 건강 기둥을 받치는 토대라고 말이다. 곧 설명하겠지만, 잠이라는 토대를 빼내거나 아주 조금 약하게 만들면, 식사와 운동에 아무리 신경을 쓴다고 해도, 그 효과는 떨어진다.

게다가 수면 부족은 건강에 은밀하게 훨씬 더 깊이 영향을 미친다. 우리 몸의 모든 주요 계통, 조직, 기관은 잠이 짧아지면 고통을 겪는다. 우리 건강의 그 어떤 측면도 수면 부족이라는 신호를 보고 재빨리 물러나서 아무런 피해 없이 숨을 수가 없다. 집의 수도관이 터져서 물이 쏟아질 때처럼, 수면 부족의 효과는 생물의 모든 구석과 틈새로, 세포 속까지 스며들면서, 우리의 가장 근원적인 자아인 DNA까지 변형시킬 것이다.

초점을 더 넓히면, 지난 수십 년 동안 수백만 명을 추적한 대규모 역학 연구 20여 건이 눈에 들어온다. 모두 똑같은 명확한 관계를 보여 준다. 수면 시간이 짧을수록, 수명도 짧아진다는 것이다. 선진국에서 질병과 사망의 주된 원인들 ― 심장병, 비만, 치매, 당뇨병, 암처럼 건강 보험 체계를 휘청거리게 하는 질병들 ― 은 모두 수면 부족과 인과 관계가 있음이 드러났다.

불편하겠지만, 이 장에서는 수면 부족이 인체의 모든 주요 생리 계통들, 즉 심혈관, 대사, 면역, 생식 계통들을 망가뜨리는 양상을 다양하게 살펴볼 것이다.

수면 부족과 심혈관계

잠이 건강하지 못하면, 심장도 건강하지 못하다. 단순하면서도 명백한 진리다. 2011년에 8개국의 다양한 연령, 인종, 민족의 남녀 50만 명 이상을 추적 조사한 연구 결과가 발표되었다. 점점 더 짧아지는 수면은 연구가 시작된 지 7~25년 사이에 심장 동맥병에 걸리고(거나) 그 병으로 사망할 위험이 45퍼센트 증가한 것과 관련이 있었다. 남성 노동자 4,000여 명을 조사한 일본의 연구에서도 비슷한 관계가 관찰되었다. 14년 동안 살펴본 결과, 잠을 여섯 시간 이내로 자는 사람들은 여섯 시간 넘게 자는 사람보다 한번 이상 심장 정지를 겪을 가능성이 400~500퍼센트 높았다. 이 연구들 중 상당수에서 짧은 수면과 심장 기능 상실 사이의 관계는 흡연, 신체 활동, 체질량 등 다른 심장 위험 요인들을 감안하여 보정한 뒤에도 여전히 강했다는 점도 말해 두자. 수면 부족은 다른 요인들보다도 더 심장에 독자적인 공격을 가한다.

중년에 다가감에 따라, 그리고 우리 몸이 약화되고 건강 회복 능력이 쇠퇴하기 시작함에 따라, 수면 부족이 심혈관계에 미치는 영향도 커진다. 하룻밤에 잠을 여섯 시간 이내로 자는 45세 이상의 성인들은 일고여덟 시간 자는 성인들보다 생애에 심장 마비나 뇌졸중이 생길 확률이 200퍼센트 더 높다. 중년에 잠을 우선순위에 놓는 것이 대단히 중요함을 말해 주는 발견이다. 불행히도 그 나이가 되면 가정과 일 때문에 정반대로 잠을 줄여야 하는 상황이 벌어진다.

심장이 수면 부족의 무게에 그토록 심하게 짓눌리는 이유는 어느 정도는 혈압 때문이다. 오른쪽 아래팔을 보면 정맥 몇 개가 금방 눈에 띈다. 왼손으로 팔꿈치 바로 밑을 감싸고 지혈대처럼 꾹 누르고 있으면, 정맥이 부풀어 오르기 시작하는 것이 보인다. 보고 있으면, 슬며시 걱정되기도 한다. 수면은 조금만 부족해도 그만큼 쉽게 온몸의 정맥 내 압력을 높여서 혈관벽을 부풀려서 괴롭게 한다. 그러니 그만큼 걱정이 되지 않을까? 오늘날에는 고혈압이 너무 흔해서 그것이 얼마나 치명적인지를 잊곤 한다. 올 한 해에만 고혈압으로 생긴 심장 기능 상실, 허혈 심장병, 뇌졸중, 콩팥 기능 이상으로 700만 명 이상이 목숨을 잃을 것이다. 그리고 이 세상을 떠날 아버지, 어머니, 조부모, 사랑하는 사람 중 상당수는 사실상 수면 부족 때문에 목숨을 잃는 것이다.

앞서 살펴본 수면 부족의 다른 결과들과 마찬가지로, 꼬박 밤을 새지 않아도 심혈관계에 눈에 띄는 영향이 나타난다. 하룻밤에 어느 정도만 — 겨우 한두 시간쯤 — 잠을 덜 자도 즉시 심장의 시간당 수축 속도는 빨라지며, 혈관 내의 수축기 혈압도 상당히 높아진다.* 이런 실험들이 젊고 건강한 이들을 대상으로 이루어졌다는 사실을 말해 주면 더더욱 심란해질 것이다. 모두 잠을 덜 자기 전까지는 심혈관계가 나무랄 데 없이 건강했다. 그런 건강한 신체도 수면 부족에는 절대로 못 이긴다. 저항 자체가 불가능하다.

수면이 부족하면 심장 박동이 빨라지고 혈압이 높아지는 것 말고도, 가뜩이나 긴장 상태에 빠진 혈관의 조직까지 손상시킨다. 심장 동맥이라는 심장 자체에 혈액을 공급하는 동맥이 특히 그렇다. 이 생명의 통로는 심장에 계속 피를 공급하기 위해 깨끗하고 활짝 열려 있어야 한다. 이 통로가 좁아지거나 막히면, 심장은 산소 부족으로 포괄적인 그리고 때로 치명적인 타격을 입을 수 있다. 이를 흔히 〈심근 경색증〉이라고 한다.

심장 동맥이 막히는 이유 중 하나는 죽상 동맥 경화증으로서, 칼슘 덩어리가 든 딱딱한 판이 이 심장 통로에 물때처럼 끼는 것이다. 시카고 대학교 연구진은 건강한 중년 약 500명을 조사했다. 심장병이나 죽상 동맥 경화증의 증후가 전혀 없는 이들이었다. 연구진은 여러 해 동안 그들의 심장 동맥 건강 상태를 지켜보았다. 수면 상태도 지켜보면서였다. 그들 중 밤에 대여섯 시간 이내로 잠을 자던 사람들은 예닐곱 시간을 자던 사람들에 비해, 5년 사이에 심장 동맥에 석회화가 일어날 가능성이 200~300배 높았다. 그런 이들의 수면 부족은

* O. Tochikubo, A. Ikeda, E. Miyajima, and M. Ishii, "Effects of insufficient sleep on blood pressure monitored by a new multibiomedical recorder," *Hypertension* 27, no. 6 (1996): 1318 – 24.

활짝 열려서 심장에 피를 보내야 할 중요한 통로를 막음으로써, 심근 경색을 일으킬 위험을 상당히 높였다.

수면 부족이 심혈관 건강을 해치는 방식은 여러 가지이지만, 그 중심에는 교감 신경계가 있는 듯하다. 이 이름을 듣고서 사랑이나 평온한 감정을 교류한다는 생각을 떠올리지는 마시라. 교감 신경계는 단호하게 활기를 불어넣고 자극하고 심지어 흥분시키기까지 한다. 필요하다면, 단 몇 초 사이에 온몸에 진화를 통해 고대부터 갖추고 있던 싸움 - 도피 스트레스 반응을 일으킬 것이다. 아주 많은 부대를 지휘하는 유능한 장군처럼, 교감 신경계는 호흡, 면역 기능, 스트레스 화학 물질에서 혈압과 심장 박동 수에 이르기까지, 온갖 다양한 활동들을 독려할 수 있다.

대개 몇 분에서 몇 시간까지 잠시 동안만 지속되는 교감 신경계의 급성 스트레스 반응은 진짜로 신체 공격을 받을 가능성처럼 확실한 위협이 존재하는 상황에서는 매우 적응력이 높은 수단이 될 수 있다. 생존이 목표인 상황에서는 이런 반응이 생존을 달성할 직접적인 행동을 촉발한다. 하지만 교감 신경계가 잠시간 〈켜짐〉 상태에 놓이면, 몹시 안 좋은 상황이 벌어진다. 사실상, 살해자가 된다.

지난 반세기 동안 수면 부족이 인체에 미치는 영향을 조사한 실험들은 거의 예외 없이, 수면 부족 때 교감 신경계가 과잉 반응한다는 것을 보여 주었다. 수면 부족 상태가 지속되는 동안, 또 그 뒤로 얼마간, 몸은 얼마간 싸움 - 도피 태세를 유지한다. 수면 장애를 치료하지 않거나, 수면의 양이나 질을 제한하면서 지나치게 오래 일하거나, 단순히 수면을 소홀히 하는 사람들에게서는 그런 상태가 다년간 지속될 수도 있다. 최대한도로 굉음을 내면서 계속 돌아가고 있는 자동차 엔진처럼, 수면 부족으로 교감 신경계가 계속 혹사당하는 상태에 놓인다. 교감 신경계가 지속적으로 활성을 띠면서 몸이 늘 긴장 상태에 있다 보면, 온갖 건강 문제가 생기게 된다. 혹사당하는 자동차 엔진의 피스톤, 개스킷, 밀봉 부품, 톱니바퀴가 갈리고 닳다가 고장 나는 것과 마찬가지다.

과다 활동하는 교감 신경계라는 이 핵심 경로를 통해서, 수면 부족은 건강 파괴의 해일을 온몸으로 전파하는 도미노 효과를 촉발한다. 먼저 정상일 때 심장의 수축 속도가 빨라지는 것을 막아 주는, 쉬게 해주는 제동 장치를 제거하는 일부터 시작한다. 이 제동 장치가 해제되면, 심장이 계속 빨리 뛰는 상황이 벌어지게 된다.

수면 부족으로 심장이 더 빨리 뜀에 따라, 혈관으로 뿜어지는 혈액의 양이 늘어남으로써 혈압이 높아진다. 동시에 코르티솔이라는 스트레스 호르몬이 만성적으로 높은 상태로 유지된다. 이 역시 과다 활동하는 교감 신경계가 촉발하는 현상이다. 코르티솔이 계속 분비되면 혈관이 수축하는 안 좋은 결과가 나타난다. 그 결과 혈압이 더욱 높아지게 된다.

설상가상으로, 대개 밤에 왈칵 분비되는 성장 호르몬 — 몸의 뛰어난 치료사 — 도 수면 부족 상태일 때는 분비가 멈춘다. 성장 호르몬은 혈관의 안감인 내피를 보충하는 일을 한다. 성장 호르몬이 없으면, 내피가 서서히 닳고 벗겨져나간다. 엎친 데 덮친 격으로, 수면 부족으로 혈관에 높은 압력이 가해지고 있다는 것은 혈관의 터진 부위를 사실상 수리를 할 수 없다는 뜻이다. 온몸의 혈관들이 손상되고 약해지면 온몸에서 동맥 경화증(동맥에 물때가 끼는 것과 같다)이 일어나기가 쉬워진다. 혈관은 파열될 것이다. 일촉즉발의 상황이며, 이럴 때 심장 마비나 뇌졸중이 가장 주된 사망 원인이 된다.

이 연쇄적인 손상을 정상적으로 푹 잔 잠이 심혈관계에 후히게 제공하는 치료 혜택과 비교해보라. 특히 깊은 비렘수면 때, 뇌는 싸움-도피 반응을 일으킨 교감 신경계에 진정하라는 신호를 보내며, 기나긴 밤 내내 그렇게 한다. 그 결과 깊은 수면은 고혈압, 심근 경색, 심장기능 상실, 뇌졸중과 동의어인 이 생리적 스트레스가 고조되는 것을 막는다. 여기에는 심장의 수축 속도를 진정시키는 효과도 포함된다. 우리의 깊은 비렘수면을 자연스러운 유형의 야간 혈압 관리 체계라고 생각하자. 고혈압과 뇌졸중을 막아 주는 체계다.

강연이나 저술을 통해 과학을 일반 대중에게 알릴 때면, 나는 앞에 있는 청중의 삶의 의지가 꺾이지 않도록, 끊임없이 쏟아지는 사망률과 환자 수 통계 자료를 제시할 때면 늘 조심을 한다. 물론 수면 부족 분야에서 그토록 압도적인 연구 결과들이 쏟아져 나오고 있는데 보여 주지 않기도 쉽지가 않다. 그러나 때로는 단 하나의 놀라운 결과만으로도 사람들에게 요지를 충분히 이해시킬 수도 있다. 내가 보기에는 15억 명에게 1년에 단 하룻밤씩 잠을 1시간쯤 줄이도록 하는 〈세계적인 실험〉이 심혈관계 건강에 미치는 영향이 바로 그런 사례다. 당신도 이 실험의 참가자였을 가능성이 매우 높다. 바로 일광 절약 시간제 daylight savings time라는 것이다.

북반구에서 3월에 일광 절약 시간제가 시작될 때, 대부분의 사람들은 잠잘 기회를 한 시간 잃게 된다. 연구자들이 하듯이, 병의원을 찾은 사람들의 하루 진료 기록 수백만 건을 꼼꼼히 도표로 작성한다면, 이 사소해 보이는 수면 시간 단축이 다음 날 심근 경색 환자의 수를 얼마나 섬뜩할 수준으로 높이는지 알게 된다. 더 놀랍게도 이 수면 시간 단축은 양방향으로 작용한다. 북반구에서 가을에 시계를 다시 앞으로 돌려서 수면 시간을 한 시간 더 늘리면, 다음 날 심근 경색 환자의 수가 급감한다. 교통사고 건수에서도 비슷한 증감을 볼 수 있다. 주의력 감소와 미세 수면을 통해서 뇌도 심장 못지않게 수면의 아주 작은 교란에도 민감하게 반응함을 증명하는 사례다. 대부분의 사람들은 하룻밤 잠을 한 시간 덜 자도 아무런 문제가 없다고 생각한다. 사소하고 대수롭지 않다고 믿는다. 그러나 결코 그렇지 않다.

수면 부족과 대사: 당뇨병과 체중 증가

잠이 부족할수록, 더 먹을 가능성이 그만큼 높아진다. 게다가 몸은 그 열량을 효과적으로 관리할 수가 없게 된다. 혈당이 특히 그렇다. 밤에 일고여덟 시간보다 더 적게 자면, 수면 부족이 이 양쪽 방향으로 작용함으로써 체중이 늘거나, 과체중이나 비만이 될 확률이 높아지고, 제2형 당뇨병이 생길 가능성이 상당히 커진다.

전 세계에서 당뇨병에 들어가는 비용은 연간 3750억 달러에 달한다. 비만에 들어가는 비용은 2조 달러를 넘는다. 수면 부족은 건강, 삶의 질, 수명에 해를 끼치는 이 두 가지 문제를 더욱 악화시킨다. 수면이 정확히 얼마나 부족할 때 당뇨병과 비만으로 이어지는지는 현재 잘 이해되어 있고, 논란의 여지가 없다.

당뇨병

당은 위험한 것이다. 물론 당은 음식에도 들어 있지만, 여기서 말하는 것은 지금 우리 혈관 속을 돌아다니는 당을 말한다. 몇 주 또는 몇 년 동안 혈당, 즉 혈액 속 포도당 농도가 지나치게 높으면, 몸의 조직과 기관이 놀라울 만치 피해를 입고, 건강이 나빠지고, 수명도 짧아진다. 나중에 실명으로 이어질 수 있는 눈 질환, 흔히 팔다리를 잘라내야 하는 신경 질환, 투석이나 이식이 필요해질 콩팥 기능 상실 등은 고혈당이 지속될 때 나타나는 질병들이며, 거기에 고혈압과 심장 질환까지 나타난다. 하지만 조절 안 되는 혈당과 가장 직접적으로 관련이 있는 것은 제2형 당뇨병으로서, 가장 흔히 나타나는 병이다.

건강한 사람의 몸에서 호르몬인 인슐린은 식사를 한 직후처럼 혈액의 당 농도가 높아질 때면 온몸의 세포들이 피에 들어 있는 포도당을 빠르게 흡수하도록 자극한다. 인슐린의 지시를 받은 세포들은 표면의 특수한 통로들을 연다. 이 통로들은 호우가 정점에 달할 때 놀랍도록 효율적으로 물을 빼내는 길가의 배수구 같은 역할을 한다. 동맥을 타고 밀려드는 포도당을 아무런 문제없이 빨아들임으로써, 혈당이 위험한 수준으로 높아지는 것을 막을 수 있다.

그러나 몸의 세포들이 인슐린에 반응하기를 멈추면, 세포는 혈액에서 포도당을 효율적으로 흡수할 수가 없다. 막혀 있거나 잘못 차단한 도로 옆 배수구처럼, 혈당이 계속 높아지고 있는 데에도 안전한 수준으로 떨어뜨릴 수가 없다. 이 시점에서 몸은 고혈당 상태로 바뀐다. 이 상태가 지속된다면, 세포들은 고농도의 포도당을 처리하지 못한 채로 남아 있게 되고, 몸은 이윽고 당뇨병 전 단계로 넘어갔다가 제2형 당뇨병에 걸리게 된다.

수면 부족과 비정상적인 혈당이 관계가 있음을 말해 주는 조기 경보는 몇 개 대륙에서 이루어진 대규모 역학 연구들로부터 나왔다. 독자적으로 이루어진 각 연구들에서 밤에 대개 잠을 6시간 이내로 잔다고 답한 사람들이 제2형 당뇨병을 앓고 있는 비율이 훨씬 더 높게 나왔다. 체중, 알코올, 흡연, 나이, 성별, 인종, 카페인 등 다른 기여 요인들을 모두 감안한 뒤에도 이 관계는 유의미하게 남아 있었다. 그러나 이 연구들은 둘이 관계가 있음을 설득력 있게 보여 주긴 하지만, 인과 관계의 방향은 알려 주지 않는다. 당뇨병이 수면에 지장을 주는 것일까, 아니면 수면이 혈당을 조절하는 능력에 지장을 줌으로써 당뇨병을 일으키는 것일까?

이 질문에 답하기 위해, 과학자들은 당뇨병이나 혈당 문제가 있다는 징후가 전혀 없는 건강한 성인들을 대상으로 세심하게 통제된 실험을 해야 했다. 가장 먼저 이루어진 연구에서는 참가자들에게 6일 동안 4시간씩 수면을 취하도록 했다. 주말이 되자, 이 (앞서 건강했던) 참가자들은 잠을 푹 잤을 때보다 포도당 흡수율이 40퍼센트까지 떨어져 있었다.

이 말이 무슨 의미인지 감을 잡을 수 있도록, 예를 하나 들자. 연구진이 이 혈당 수치를 일반의에게 보여 준다면, 가정의는 즉시 당뇨병 전단계라고 말할 것이다. 제2형 당뇨병으로 돌이킬 수 없이 넘어가지 않도록 신속하게 치료 과정을 시작할 것이다. 전 세계의 많은 연구실들에서도 짧은 수면이 우려되는 영향을 끼친다는 결과가 나왔다. 수면의 양을 그보다 덜 줄였을 때에도 그렇다는 연구 결과까지 있었다.

수면 부족은 몸의 효과적인 혈당 조절 능력을 어떻게 망치는 것일까? 인슐린 분비를 차단함으로써, 세포에게 포도당을 흡수하라고 말하는 필수적인 명령문을 없애는 것일까? 아니면 인슐린 전령은 정상적으로 존재하는데 세포 자신이 반응을 하지 않는 것일까?

우리는 양쪽 다임을 발견해 왔다. 비록 후자임을 시사하는 증거가 압도적으로 더 많긴 하지만. 실험을 끝낼 때 참가자들로부터 소량의 조직 표본을 떼어 내어, 몸의 세포가 어떻게 작동하는지를 검사할 수 있다. 수면을 일주일 동안 네다섯 시간으로 제한했을 때, 실험을 끝낼 무렵 이 지친 참가자들의 세포는 인슐린에 훨씬 덜 반응했다. 이렇게 잠을 빼앗긴 상태에서, 세포들은 인슐린의 전갈에 완강하게 저항하면서 표면 통로를 열기를 거부하고 있었다. 위험할 만치 높은 농도의 포도당을 흡수하기는커녕 밀어내고 있었다. 도로 옆 배수구들이 사실상 닫힘으로써, 혈당 수치가 계속 높아지면서 고혈당증이라는 당뇨병 전 단계로 향하고 있었다.

일반 대중 가운데 많은 이들은 당뇨병이 심각한 질병임을 이해하고 있긴 하지만, 그 병이 진정으로 어떤 부담을 안겨 주는지는 잘 모를 수도 있다. 당뇨병은 환자당 평균 치료비가 8만 5,000달러를 넘으며(그래서 내는 의료보험료가 더 비싸진다), 기대 여명을 무려 10년이나 줄인다. 현재 만성 수면 부족은 선진국 전체에서 제2형 당뇨병의 주요 기여 요인 중 하나로 여겨지고 있다. 그 기여분은 충분히 막을 수 있다.

체중 증가와 비만

잠을 적게 자면, 체중이 늘어날 것이다. 허리둘레를 늘리는 데에는 여러 힘이 공모를 한다. 첫 번째는 식욕을 조절하는 두 호르몬인 렙틴 leptin과 그렐린 ghrelin이다.* 렙틴은 포만감을 알린다. 혈액에 렙틴의 농도가 높으면, 식욕이 줄어들고 먹고 싶은 기분이 안 든다. 대조적으로 그렐린은 배고프다는 느낌을 강하게 불러일으킨다. 그렐린 농도가 증가할 때, 먹고 싶은 욕구도 증가한다. 이 두 호르몬 중 어느 하나가 균형을 잃으면, 식욕이 증가하여 체중이 불 수 있다. 둘 다 잘못된 방향으로 교란되면, 체중이 불어나는 것이 더욱 확실해진다.

내 동료인 시카고 대학교의 이브 밴 코터 Eve Van Cauter는 지난 30년 동안 지친 기색 없이 수면과 식욕의 관계를 연구하여, 탁월하면서 인상적인 결과를 내놓아 왔다. 밴 코터는 잠을 아예 안 재우기보다는 더욱 요령 있는 접근법을 취했다. 그녀는 선진국 사람들의 3분의 1 이상이 주중에는 밤에 대여섯 시간 이내로 잔다는 것을 알았다. 그래서 처음에 체중이 완벽하게 정상인 건강한 젊은이들을 연구할 때, 그녀는 사회에 전형적인 이 짧은 잠을 일주일 동안 잤을 때에도 렙틴이나 그렐린, 또는 양쪽의 농도가 충분히 교란되는지를 알아보기로 했다.

당신이 밴 코터의 실험에 참가한다면, 호텔에서 일주일 동안 머무는 것과 좀 비슷한 느낌을 받을 것이다. 침대, 깨끗한 이불, 텔레비

---

* 렙틴과 그렐린이 호빗족의 이름처럼 들릴지도 모르지만, 전자는 날씬하다는 뜻의 그리스어 렙토스 leptos, 후자는 성장이라는 뜻의 원시 인도 유럽어 어근인 그레 ghre에서 유래했다.

전, 인터넷 등이 딸린 개인 방이 제공된다. 그리고 모든 것이 무료로 제공된다. 차와 커피만 빼고. 카페인은 안 되니까. 실험의 한 단계에서는 5일 동안 밤마다 8.5시간을 잘 기회가 주어질 것이다. 머리에 붙인 전극으로 뇌파를 기록하면서다. 다음 단계에서는 5일 동안 밤마다 네다섯 시간만 잘 수 있다. 마찬가지로 전극으로 뇌파를 측정한다. 두 단계에서 먹는 음식의 양과 종류는 똑같을 것이고, 신체 활동 수준도 일정하게 유지된다. 매일 배고픈 느낌과 음식 섭취량도 기록하고, 혈액의 렙틴과 그렐린 농도도 검사한다.

건강하고 날씬한 참가자 집단을 대상으로 한 이 실험 방법을 써서, 밴 코터는 사람들이 밤에 네다섯 시간 잘 때 훨씬 더 많이 먹는다는 것을 발견했다. 똑같은 양의 음식을 먹고 활동량도 비슷했음에도, 여덟 시간 이상을 잤을 때에는 허기 수준이 더 차분하게 조절되었다. 그런데 잠을 적게 잔 바로 다음 날부터 허기가 강하게 느껴지고 식욕도 빠르게 치솟았다.

문제가 생긴 것은 두 주인공인 렙틴과 그렐린이었다. 수면 부족은 포만감 신호를 보내는 호르몬인 렙틴의 농도를 낮추고 허기를 자극하는 호르몬인 그렐린의 농도를 높였다. 생리적으로 이중으로 위험에 처하는 고전적인 사례였다. 참가자들은 수면 부족이라는 위법 행위로 이중으로 처벌을 받고 있었다. 한쪽으로는 〈배불러〉라는 신호가 제거되고, 다른 쪽으로는 〈아직 배고파〉라는 느낌이 증폭됨으로써다. 그 결과 참가자들은 잠을 적게 잘 때는 음식을 먹어도 포만감을 느끼지 못했다.

대사 관점에서 보면, 잠이 부족한 참가자들은 허기 조절 능력을 잃어버린 셈이었다. 참가자들에게 우리 사회의 일부에서 〈충분하다〉고 생각하는 수면 시간(하룻밤에 다섯 시간)만큼만 자도록 했더니, 호르몬으로 조절되는 식욕의 규모에 심한 불균형이 일어난 것이다. 부족한 잠은 〈그만 먹어〉라고 말하는 화학적 메시지(렙틴)를 잠재우고, 〈어서 더 먹어〉라고 외치는 호르몬(그렐린)을 더 늘림으로써, 엄청난 식사를 한 뒤에도 식욕을 충족되지 못한 상태로 남긴다. 밴 코터가 우아하게 설명했듯이, 수면이 부족한 몸은 풍족한 가운데에도 굶어죽는다고 울부짖고 있을 것이다.

하지만 허기를 느끼냐와 실제로 먹느냐는 다르다. 잠을 덜 자면, 실제로 더 많이 먹을까? 식욕이 증가함으로써 실제로 허리둘레가 늘어날까?

밴 코터는 또 다른 기념비적인 연구를 통해서, 실제로 그렇다는 것을 입증했다. 여기서도 실험 참가자들은 두 가지 다른 조건에 놓였다. 이 조건은 기준선 역할을 했다. 그들은 4일 동안은 밤마다 8.5시간을 자고, 다시 4일 동안은 4.5시간을 잤다. 양쪽 조건에서 매일 참가자들은 동일한 수준의 신체 활동을 했다. 연구진은 참가자들이 매일 음식을 자유롭게 접할 수 있게 하면서, 두 실험 조건에서의 열량 소비량 차이를 세심하게 기록했다.

수면 부족 조건일 때, 참가자들은 잠을 푹 잤을 때보다 매일 300칼로리를 더 먹었다. 즉 실험이 끝날 무렵에는 총 1,000칼로리 이상을 더 먹었다. 사람들에게 10일 동안 대여섯 시간만 자도록 하면, 비슷한 변화가 나타날 것이다. 1년 동안 그렇게 한다면? 한 달 동안 휴가를 받아서 기적처럼 잠을 푹 잔다고 해도, 여전히 7만 칼로리를 추가로 섭취하는 셈이 된다. 열량 추정값을 토대로 하면, 해마다 체중이 4.5~7킬로그램씩 늘어나는 꼴이 된다(많은 이들에게는 가슴 아플 만치 익숙한 소리일 것이다).

밴 코터의 가장 놀라운(그리고 지독한) 실험은 그 뒤에 이루어졌다. 전과 마찬가지로 건강한 사람들에게 두 다른 조건을 경험하도록 했다. 4일 동안 밤마다 8.5시간을 자게 한 뒤, 다시 4일 동안은 4.5시간씩 자도록 했다. 하지만 각 실험 조건의 마지막 날에 변화를 주었다. 참가자들에게 네 시간 동안 추가 음식 뷔페를 제공했다. 눈앞에 고기, 야채, 빵, 감자, 샐러드에서 과일과 아이스크림에 이르기까지 온갖 음식이 차려졌다. 한쪽에는 과자, 막대 초콜릿, 감자칩, 프레즐 같은 간식을 따로 가득 쌓아 두었다. 네 시간 동안 원하는 만큼 먹을 수 있었고, 뷔페 음식은 중간에 다시 채워졌다. 중요한 점은 각 참가자가 홀로 먹도록 함으로써, 자연스러운 식욕 상태에 영향을 끼칠 수 있는 사회적 요인들을 제한했다는 것이다.

밴 코터 연구진은 뷔페에서 참가자들이 무엇을 얼마나 많이 먹었는지를 조사했다. 수면 부족 상태일 때 참가자들은 뷔페에서 기의 2,000칼로리를 먹고도 간식 쪽으로 향했다. 그들은 잠을 충분히 잤을 때와 비교하여, 배불리 먹은 뒤에도 간식을 추가로 330칼로리 더 먹었다.

이 행동과 관련된 현상이 최근에 하나 발견되었는데, 수면 부족이 혈액의 엔도카나비노이드endocannabinoid 농도를 높인다는 것이다. 이름에서 추측했을지도 모르지만, 마약인 대마cannabis와 아주 비슷한 화학 물질로서 몸에서 자연히 생성된다. 마리화나(대마)처럼, 이 화학 물질도 식욕을 자극하고 간식을 먹으려는 충동을 높인다. 그렇지 않으면 공복감을 느낀다.

수면 부족에 따른 렙틴과 그렐린의 변화를 이 엔도카나비노이드 증가와 결합하면, 몸을 한쪽 방향으로 내모는 강력한 화학적 메시지가 생성된다. 바로 과식이다.

일부에서는 우리가 깨어 있을 때 열량을 더 태우기 때문에, 잠을 덜 자면 더 많이 먹는 것이라고 주장한다. 유감스럽게도 그 말은 사실이 아니다. 위에 설명한 수면 제한 실험들에서는 두 조건 사이의 열량 소비량에 아무런 차이가 없다. 24시간 동안 잠을 못 자게 하는 극단적인 상황이라고 하면, 그 기간에 여덟 시간 동안 꼬박 잤을 때보다 겨우 147칼로리를 더 태울 뿐이다. 잠잘 때에도 뇌와 몸의 대사는 여전히 활발하게 이루어지고 있다. 따라서 우리가 많은 양의 에너지를 절약하기 위해 잠을 자는 것이라고 주장하는 이론들은 더 이상 설 자리가 없다. 잠에 따르는 생존 위험 및 불리함과 비교할 때, 잠을 잠으로써 절약되는 열량은 하찮은 수준이다.

더 중요한 점은 수면 부족 때 먹는 추가 열량이 깨어 있는 동안 태운다고 하는 추가 열량을 훨씬 넘어선다는 것이다. 설상가상으로, 잠을 더 적게 잘수록 자신이 지닌다고 느끼는 에너지의 양은 더 적어지고, 운동을 하려는 의지가 더 줄어들고 더 꼼짝하지 않으려 한다는 것이다. 수면 부족은 비만을 위한 완벽한 요리법이다. 열량 섭취는 더 늘고, 열량 소비는 줄어들기 때문이다.

수면 부족으로 일어나는 체중 증가는 식사량의 증가뿐 아니라, 식단의 변화와도 관련이 있다. 밴 코터는 여러 연구들을 종합적으로 살펴보다가, 매일밤 수면 시간이 몇 시간 줄어들면 단 것(과자, 초콜릿, 아이스크림 등), 탄수화물 함량이 높은 식품(빵과 파스타 등), 짭짤한 간식(감자칩과 프레즐 등)의 욕구가 30~40퍼센트 증가한다는 것을 알아차렸다. 단백질이 풍부한 식품(고기와 생선 등), 유제품(요구르트와 치즈 등), 지방 함량이 높은 식품은 덜 영향을 받았다. 잠을 덜 잤을 때, 욕구가 10~15퍼센트 상승하는 수준이었다.

잠을 못 잤을 때 즉시 효과가 나타나는 당과 복합 탄수화물을 갈구하는 이유가 무엇일까? 우리 연구진은 사람들이 식품을 보고 고르는 동안 뇌를 촬영한 뒤, 각 식품의 욕구가 어느 정도인지 등급을 매기는 연구를 하기로 했다. 우리는 수면이 부족할 때 뇌 안에 일어나는 변화가 식품 선호 양상의 이 건강하지 못한 변화를 설명하는 데 도움이 될 수도 있다는 가설을 세웠다. 정상적일 때 우리의 기본 음식 욕구를 억제하는 충동 조절 영역들이 손상됨으로써, 통곡물이나 잎채소보다 도넛이나 피자에 손을 뻗게 되는 것이 아닐까?

평균 체중인 건강한 참가자들을 대상으로 이 실험을 두 차례 진행했다. 하룻밤 동안 푹 자게 한 뒤와 하룻밤 동안 수면 부족 상태를 일으킨 뒤였다. 두 조건에서 딸기, 사과, 당근 같은 과일과 채소에서 아이스크림, 파스타, 도넛 같은 고열량 식품에 이르기까지 비슷한 식품 사진 80장을 보여 주었다. 알맞거나 적절한 선택이라고 생각하는 식품을 그냥 고르기보다는 진정한 갈망을 반영하는 선택을 하도록 만들기 위해, 우리는 유인책을 제시했다. 참가자가 MRI 장치에서 나오면, 과제를 하는 동안 가장 먹고 싶었다고 우리에게 말한 음식을 제공하겠다고 했다.

같은 사람에게서 두 조건 사이의 뇌 활성 양상을 비교했더니, 사려 깊은 판단과 절제된 결정을 내리는 데 필요한 이마 앞 피질의 관리 감독 영역이 잠이 부족할 때 활성이 억제된다는 것이 드러났다. 대조적으로 동기와 욕구를 자극하는 더 원초적인 심층 뇌 구조는 음식 사진에 반응하여 활성이 증폭되었다. 이렇게 신중한 제어가 없는 더 원시적인 뇌 활성 패턴으로 전환될 때, 참여자의 음식 선택에도 변화가 일어났다. 수면이 부족할 때에는 고열량 식품이 상당히 더 탐나게 보였다. 잠이 부족할 때 참가자들이 추가로 원했던 음식들을 모으니, 열량이 600칼로리에 달했다.

고무적인 소식은 잠을 충분히 자면 체중 조절에 도움이 된다는 것이다. 우리는 잠을 푹 자면 쾌락 추구 욕구를 방출하는 심층 뇌 영역과 이 욕구를 억제하는 더 고등한 뇌 영역 사이의 의사소통 경로가 수선된다는 것을 알았다. 따라서 잠을 충분히 자면, 뇌 속의 충동 제어 체계가 복구됨으로써, 적절히 제동 장치가 작동하여 과식을 막아 줄 수 있다.

잠을 푹 자면, 뇌뿐 아니라 더 밑에 있는 장까지 행복해진다는 것도 밝혀지고 있다. 잠은 인체 신경계의 균형을 회복하는, 특히 교감 신경계의 싸움 – 도피 반응을 가라앉히는 역할을 함으로써, 장(장신경계라고도 한다)에 있는 미생물총microbiome이라는 세균 군집의 조성도 바꾼다. 앞서 말했듯이, 잠을 충분히 못 자서 몸의 스트레스 관련 싸움 – 도피 신경계가 활성화하면, 코르티솔이 다량으로 몸속을 돌아다니게 된다. 그러면 미생물총 전체에서 〈나쁜 세균〉이 불어난다. 따라서 수면 부족은 음식의 영양소를 골고루 잘 흡수하는 일을

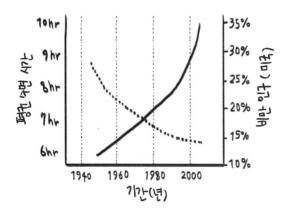

그림 13 수면 부족과 비만

방해하고 위장에 문제를 일으킬 수 있다.*

   물론 세계의 많은 지역을 잠식하고 있는 비만이라는 유행병을 일으키는 것이 수면만은 아니다. 가공식품 섭취량 증가, 음식 섭취량 자체의 증가, 앉아서 생활하는 습성도 비만을 촉진한다. 그러나 그런 변화들만으로는 비만 인구의 급격한 증가를 설명하기에는 부족하다. 다른 요인들도 작용하는 것이 틀림없다.

   그렇긴 해도 지난 30년 동안 쌓인 증거들에 비추어볼 때, 수면 부족이라는 유행병이 비만 유행병을 일으킨 핵심 요인일 가능성이 매우 높다. 무엇보다도 잠을 적게 자는 이들이 과체중 또는 비만이 될 가능성이 더 높은 사람이라는 사실이 역학 연구들을 통해 드러났다. 사실 그림 13처럼, 지난 50년 동안의 수면 시간 감소 추세(점선)와

---

   * 나는 수면이 미생물총에 영향을 미치는 한편으로, 미생물총이 여러 생물학적 채널을 통해서 수면과 대화를 하고 수면 양상을 바꿀 수 있는 식으로, 수면과 미생물총의 의사소통이 양방향임이 드러날 것이라고 추측한다.

비만 인구 증가율(실선)을 한 그래프에 나타내면, 이 관계가 명확히 드러난다.

지금은 이 효과가 삶의 초기부터 나타나고 있다. 잠을 10.5시간만 자는 만 3세의 아기는 열두 시간을 자는 만 7세 아이보다 비만이 될 확률이 45퍼센트 더 높다. 잠을 소홀하게 여김으로써 이렇게 일찍부터 아이들을 건강에 안 좋은 길로 내몰고 있다니, 참으로 어처구니가 없다.

마지막으로 살을 빼려는 시도에 관해 한 마디 하자. 체지방을 빼서 더 날씬하고 더 건강해 보이겠다고 마음먹고서, 2주 동안 저열량 다이어트를 시작한다고 하자. 연구자들은 실제로 과체중인 남녀 집단을 2주 동안 의료 센터에 머물게 하면서 바로 그런 실험을 했다. 참가자들은 두 집단으로 나뉘어서, 한쪽은 하루에 5.5시간만 잤고, 다른 한쪽은 8.5시간을 잤다.

양쪽 집단 모두 체중이 감소했다. 그러나 체중이 줄어든 원인은 전혀 달랐다. 5.5시간만 잔 집단에서는 체중 감소의 70퍼센트 이상이 지방 외 체중에서 이루어졌다. 즉 지방이 아니라 근육이 사라졌다는 뜻이다. 매일 밤 8.5시간을 잔 집단에서는 훨씬 더 바람직한 결과가 나왔다. 체중 감소의 50퍼센트 이상이 근육이 아니라 지방에서 이루어졌다. 잠을 충분히 못 자면, 몸은 지방을 내놓기를 몹시 꺼린다. 지방을 간직하고, 대신에 근육을 버린다. 그러니 잠이 부족한 상태에서 다이어트를 한다면, 날씬하고 뽀얀 모습이 될 가능성이 적다. 수면 부족일 때 다이어트는 역효과를 낳는다.

이 모든 연구는 다음과 같이 요약할 수 있다. 수면 부족(선진국의 많은 성인들에게 흔히 일상적으로 나타나는 형태)은 허기와 식욕을 늘리고, 뇌 안의 충동 조절 능력을 떨어뜨리고, 음식 섭취량을 늘리고(특히 고열량 식품), 먹은 뒤의 포만감을 약화시키고, 다이어트를 할 때 체중 감소 효과를 떨어뜨린다.

수면 부족과 생식계

자식을 낳고, 건강하고, 용감하기를 원한다면 매일 밤 잠을 푹 자는 편이 나을 것이다. 내가 제시하는 증거들을 검토한다면, 찰스 다윈도 이 조언을 금방 받아들일 것이라고 나는 확신한다.

20대 중반의 살찌지 않은 건강한 남성들을 모아서 일주일 동안 매일 다섯 시간씩만 잠을 자게 한다면? 시카고 대학교의 한 연구진이 바로 그런 실험을 했다. 이 지친 참가자들의 피를 뽑아서 호르몬 농도를 측정하면, 잠을 푹 잤을 때보다 테스토스테론 수치가 뚜렷하게 낮아져 있음을 알게 된다. 이 호르몬 감소 효과가 워낙 커서, 테스토스테론 활력이라는 측면에서 보면 사실상 10~15년은 더 〈나이 든〉 셈이 된다. 이 실험 결과는 수면 장애, 특히 코골이와 관련이 있는 수면 무호흡증에 시달리는 남성들이 연령과 생활 환경이 비슷하지만 수면 장애가 없는 이들보다 테스토스테론 농도가 상당히 더 낮다는 기존 발견을 뒷받침한다.

대중 강연 때 어쩌다가 목소리 큰 〈알파〉 남성들이 보이곤 하는데, 이런 연구 결과를 이야기하면 대개 기가 죽곤 한다. 짐작할 수 있겠지만, 이런 정보들을 접하는 순간, 잠 좀 덜 자도 문제없다고 큰소리

치던 그들은 자신감이 좀 흔들리게 된다. 정말로 악의 따위는 손톱만큼도 갖지 않은 채, 나는 그들에게 잠을 아주 적게 잔다고 — 또는 수면의 질이 낮다고 — 설문지에 적은 남성들이 밤잠을 설치지 않고 푹 잔다는 남성들보다 정자 수가 29퍼센트 더 적으며, 기형인 정자도 더 많다는 정보도 알려 준다. 이어서 이 잠을 덜 자는 남성들이 푹 자는 남성들보다 고환의 크기도 상당히 더 작다는 말을 으레 덧붙임으로써, 가볍게 한 번 더 타격을 가하면서 끝을 맺는다.

강단에서 드물게 일어나는 이런 소동은 사소한 흥밋거리이지만, 낮은 테스토스테론 수치는 임상적으로 우려를 불러일으키고 삶에 심각한 영향을 미치는 문제다. 테스토스테론 농도가 낮은 남성은 온종일 피곤하고 지친 느낌을 받곤 한다. 업무에 집중하기도 어렵다. 테스토스테론은 뇌의 집중력을 향상시키는 효과가 있기 때문이다. 그리고 물론 성욕도 떨어뜨림으로써, 활발하고 흡족하고 건강한 성생활을 하기가 더 어려워진다. 사실 위의 연구에 참가한 젊은 남성들이 스스로 기록한 기분과 활력은 수면 부족 상태가 지속되고 테스토스테론 농도가 떨어짐에 따라서 서서히 낮아져갔다. 게다가 테스토스테론은 뼈 밀도를 유지하고, 근육의 질량, 따라서 힘을 늘리는 데에도 중요한 역할을 한다. 그러니 밤잠을 푹 자는 것 — 그럼으로써 잠이 제공하는 천연 호르몬 대체 요법 — 이 연령에 상관없이 모든 남성의 활동적인 삶과 건강의 이런 측면에 대단히 중요한 역할을 하는 이유를 감을 잡기 시작할 것이다.

수면 부족으로 생식 측면에서 지장을 받는 이들이 남성만은 아니다. 여성도 밤잠을 으레 여섯 시간 이내로 자면, 여포 자극 호르몬이 20퍼센트가 줄어든다. 여성의 생식에 중요한 호르몬으로서 배란 직전에 정점에 이르며, 임신에 반드시 필요하다. 지난 40여 년 동안 10만 명이 넘는 직장 여성들을 조사하여 얻은 연구 결과들을 종합한 보고서에 따르면, 야간 교대 근무를 하는 간호사(이런 연구가 이루어질 초창기에는 거의 유일하게 여성이 야간 근무를 하는 직업이었다)처럼 불규칙하게 야간 근무를 함으로써 수면의 질이 떨어지는 이들이 규칙적으로 주간 근무를 하는 여성들보다 월경 주기가 비정상인 비율이 33퍼센트나 높았다. 게다가 업무 시간이 불규칙한 여성들은 임신 능력이 낮은 난임 문제를 겪을 확률이 80퍼센트나 더 높았다. 또 임신한 상태에서 밤잠을 으레 여덟 시간 미만으로 자는 여성들은 밤에 일관되게 여덟 시간 이상을 자는 여성들에 비해, 임신 3개월 이내에 유산을 할 가능성이 상당히 높았다.

부부 양쪽 다 수면이 부족함으로써 생식에 미치는 이런 해로운 효과들이 결합된다는 점을 생각하면, 수면 부족이라는 유행병이 불임이나 난임과 연관이 있는 이유를 충분히 이해할 수 있다. 그리고 다윈이라면 이런 결과가 앞으로의 인류 진화에 어떤 의미가 있을지를 알아차리고도 남을 것이다.

말이 나온 김에 덧붙이자면, 잠이 부족할 때 겉으로 드러나는 자신의 매력 — 짝을 찾을 기회, 따라서 번식 기회에 영향을 미치는 생물학적 근본 요소들의 신체적 표현 형태 — 에 어떤 변화가 있을지 알고 싶다면, 스톡홀름 대학교에 있는 내 친구이자 동료인 티나 순델린Tina Sundelin에게 물어보시라. 씁쓸한 진실을 알려 줄 것이다. 그렇다고 해서 순델린이 과학적 미모 평가 위원장이라는 말은 아니다.

그녀는 수면 부족이 매력에 미치는 영향을 파악하는 탁월한 실험을 했다.

순델린은 18~31세의 건강한 남녀들을 모았다. 그런 뒤 하루 중 똑같은 시간(오후 2시 30분)에 똑같은 실내조명 하에서 사진을 두 번 찍었다. 여성은 머리를 풀고 화장을 전혀 하지 않은 모습으로, 남성은 수염을 말끔히 깎은 모습으로 찍었다. 다만, 사진을 찍기 전의 수면 시간만 달리 했다. 한번은 다섯 시간만 재운 뒤 카메라 앞에 세웠고, 또 한번은 여덟 시간을 재운 뒤 찍었다. 참가자들이 의식하지 못하도록, 이 두 수면 상태의 순서는 무작위로 지정했다.

그런 뒤 독립된 판정을 내릴 제3의 참가자 집단을 모았다. 그들은 실험의 진짜 목적이 무엇인지 모르는 상태였다. 즉 사람들이 두 가지 수면 상태를 거친 뒤에 사진을 찍었다는 사실을 전혀 몰랐다. 판정단은 순서를 무작위로 정한 한 쌍의 사진들을 보면서 세 가지 특징을 토대로 점수를 매겼다. 겉으로 드러나는 건강, 피곤함, 매력도였다.

연구의 기본 전제, 즉 수면 조건이 달랐다는 점을 전혀 모른 상태에서, 판정단이 내린 평가는 명확했다. 밤잠을 적게 잔 상태에서 찍은 얼굴이 꼬박 여덟 시간을 잔 뒤에 찍은 얼굴보다 훨씬 더 피곤하고 덜 건강하고 매력도 상당히 덜하다고 평가했다. 순델린은 수면 부족의 진정한 면모를 드러냈을 뿐 아니라, 〈미인은 잠꾸러기〉라는 오래된 개념이 옳음을 입증했다.

이 신생 연구 분야로부터 우리가 배울 수 있는 것은 남녀 모두에게서 수면이 인간 생식계의 핵심 측면들에 영향을 끼친다는 사실이다. 생식 호르몬, 생식 기관, 번식 기회에 기여하는 신체 매력이라는 특성 모두가 수면 부족 때 안 좋아진다. 그러니 나르키소스는 꼬박 여덜아홉 시간을 푹 자고, 추가로 오후 낮잠까지 즐긴 뒤에 연못을 들여다보았던 것이 틀림없다.

수면 부족과 면역계

지난 번 독감에 걸렸을 때 어땠는지 떠올려보자. 지독했다고? 콧물이 줄줄 흐르고, 뼈마디가 쑤시고, 목이 쓰리고, 기침은 쉴 새 없이 나오고, 움직일 기력조차 없었다고? 그저 이불 속에 들어가서 잠자고 싶은 생각뿐이었을지도 모른다. 그럴 때는 당연히 그렇게 해야 한다. 몸이 잠을 충분히 자려고 하는 것이니까. 우리의 수면과 면역계는 긴밀한 쌍방향 관계를 맺고 있다.

수면은 면역계의 병기고에 있는 온갖 무기들을 써서 몸을 감쌈으로써 감염과 질병에 맞서 싸운다. 우리가 앓을 때, 면역계는 수면 체계를 적극적으로 자극한다. 전투력을 강화하는 데 도움이 되도록, 더 오래 누워 있으라고 요구한다. 단 하룻밤이라도 수면 시간이 줄면, 눈에 보이지 않는 면역 복원력이라는 갑옷이 몸에서 너덜너덜 벗겨져 나간다.

UC 샌프란시스코에 있는 내 훌륭한 동료인 에릭 프래서 Aric Prather 는 수면 연구를 할 때 심부 체온을 재기 위해 직장에 온도계를 집어넣지는 않았지만, 내가 아는 한 가장 냄새나는 수면 실험 중 하나를 했다. 그는 손목에 차는 장치를 써서 일주일 동안 남녀 150명 이상의 수면을 측정했다. 그런 뒤 각각을 격리시킨 뒤, 리노바이러스, 즉 일반 감기를 일으키는 바이러스의 배양액을 코에 직접 분무했다. 참가자들에게 그렇게 할 것이라고 미리 충분히 알렸고, 놀랍게도 이 코학대에 모두 동의했다는 점도 말해 두기로 하자.

감기 바이러스가 참가자들의 콧구멍을 충분히 적시자, 프래서는 그들을 일주일 동안 연구실에 지내게 하면서 집중적으로 지켜보았다. 혈액과 침을 자주 채취하여 면역 반응 정도를 쟀을 뿐 아니라, 코에서 나오는 콧물도 거의 다 수거했다. 프래서 연구진은 참가자들에게 단체로 코를 풀게 한 뒤, 모든 콧물을 봉지에 담고 꼬리표를 붙이고 무게를 잰 뒤, 상세히 분석했다. 혈액과 침의 면역 항체, 콧물의 평균량 같은 측정 자료들을 써서, 프래서는 누군가가 감기에 걸렸는지 여부를 객관적으로 판단할 수 있었다.

프래서는 감기 바이러스에 노출시키기 전 주에 잠을 얼마나 잤는지를 토대로 거꾸로 참가자들을 네 집단으로 나누었다. 다섯 시간 미만, 대여섯 시간, 예닐곱 시간, 일곱 시간 이상인 집단이었다. 그러자 감염률과 수면 시간 사이에 뚜렷한 선형 관계가 나타났다. 감기 바이러스와 접촉하기 전 주에 잠을 더 적게 잔 사람일수록, 바이러스에 감염되어 감기에 걸릴 확률이 더 높았다. 평균적으로 다섯 시간을 잔 집단은 감염률이 거의 50퍼센트였다. 일곱 시간 이상을 잔 집단은 감염률이 고작 18퍼센트였다.

일반 감기, 독감, 폐렴 같은 감염병이 선진국에서 주된 사망 원인임을 생각할 때, 의사와 정부는 독감과 감기가 유행하는 계절에 잠을 충분히 자는 것이 대단히 중요함을 대중에게 널리 알려야 할 것이다.

아마 독자는 자신의 회복력을 높이고 집단, 즉 지역 사회의 면역력을 강화하기 위해서 해마다 독감 백신을 맞는 책임감 있는 사람일 것이다. 그러나 독감 백신은 몸이 실제로 항체를 생성함으로써 반응을 할 때에만 효과가 있다.

2002년에 수면이 표준 독감 백신에 몸이 반응하는 정도에 지대한 영향을 미친다는 것을 밝혀낸 놀라운 연구 결과가 나왔다. 그 연구에서는 건강한 젊은 성인들을 두 집단으로 나누었다. 한쪽은 6일 동안 밤에 네 시간만 자도록 했고, 다른 한쪽은 매일 밤 7.5~8.5시간을 자도록 했다. 6일이 지난 뒤, 모두에게 독감 백신을 접종했다. 그 뒤로 며칠에 걸쳐서 연구진은 혈액을 채취하여 항체 반응이 얼마나 효과적으로 일어나고 있는지, 즉 백신 접종이 성공인지 여부를 파악했다.

백신 접종이 이루어지기 전 주에 일곱 시간에서 아홉 시간 동안 잠을 잔 이들은 강한 항체 반응을 일으켰다. 즉 면역계가 튼튼하고 건강함을 의미했다. 반면에 잠이 부족했던 집단은 반응이 미적지근했다. 푹 잔 집단에 비해 면역 반응이 50퍼센트에도 못 미쳤다. 수면 부족은 간염 A와 B 백신에서도 비슷한 결과를 낳았다.

잠이 부족한 사람이라도 충분한 회복 수면 시간을 취하기만 하면, 더 튼튼한 면역 반응이 일어날 수 있지 않을까? 좋은 생각이지만, 틀렸다. 일주일 동안 수면 부족을 겪다가 2주나 더 나아가 3주까지 회복 수면 시간을 갖는다고 해도, 백신을 접종했을 때 온전한 면역 반응이 결코 일어나지 않는다. 실제로 아주 짧은 기간에 걸쳐 수면을 조금 줄이기만 했을 때에도, 1년 뒤까지도 참가자들에게서 특정한 면역 세포가 여전히 낮은 수준을 유지할 수도 있다. 수면 부족이 기억에 미치는 효과처럼, 일단 어느 시점에 수면의 혜택 — 여기서는 그 계절에 유행하는 독감에 대한 면역 반응 — 을 놓치면, 잃은 잠을 아무리 보충하려 해도 그 혜택을 되찾을 수는 없다. 피해는 이미 일어났고, 그 피해 중 일부는 1년 뒤까지도 여전히 남아 있을 수 있다.

어떤 면역 환경에 있든 간에 — 면역력을 높이기 위해 백신을 접종하든, 바이러스의 공격을 물리치기 위해 장엄한 적응 면역 반응을 일으키든 간에 — 잠, 그리고 온전한 잠은 결코 건드려서는 안 된다.

수면 부족이 여러 날 이어지지 않아도 면역계는 약해지며, 이 점은 암과도 관련이 있다. 자연 살해 세포 natural killer cell*는 우리 면역계에서 뛰어나면서도 강력한 부대를 이루고 있다. 자연 살해 세포는 우리 몸의 비밀 요원이라고 생각할 수 있다. 위험한 이질적인 요소를 찾아내어 제거하는 일을 한다. 007처럼.

자연 살해 세포가 표적으로 삼는 그런 이질적인 요소 중 하나는 악성 종양 세포, 즉 암세포다. 자연 살해 세포는 사실상 암세포의 바깥 표면에 구멍을 내어 단백질을 집어넣어서 파괴한다. 따라서 우리는 이 제임스 본드 같은 면역 세포 부대가 늘 활기차게 돌아다니기를 원한다. 하지만 잠을 너무 적게 자면, 바로 그 일에 문제가 생긴다.

UCLA의 마이클 어윈 Michael Irwin은 짧은 기간에 걸쳐 잠을 적게 잤을 때 암과 맞서 싸우는 면역 세포에 얼마나 빨리, 포괄적으로 영향이 미칠 수 있는지를 밝혀낸 기념비적인 연구를 수행해 왔다. 어윈은 건강한 젊은 남성들을 조사하여, 단 하룻밤만 네 시간을 자도 — 즉 새벽 3시에 잠이 들어서 오전 7시에 깨는 것처럼 — 여덟 시간을 꼬박 잤을 때에 비해 면역계를 순환하는 자연 살해 세포의 수가 70퍼

* 림프구의 일종으로서 바이러스 감염과 암에 반응한다 — 옮긴이주.

센트나 줄어든다는 것을 밝혀냈다. 본질적으로 단 한 번 잠에 〈안 좋은 밤〉을 보냈을 뿐인 데에도, 심각한 면역 결핍 상태가 금방 나타난다. 몇 달, 심지어 몇 년은커녕, 단 일주일 동안 잠을 적게 잔 뒤에도 암과 싸우는 면역 부대가 쇠약해진 상태에 빠진다고 상상할 수도 있다.

우리는 상상할 필요가 없다. 야간 근무, 그리고 그에 따르는 하루 주기 리듬과 수면의 교란이 여러 유형의 암들의 발생 확률을 상당히 높인다는 유명한 역학적 연구 결과들이 많이 있기 때문이다. 유방암, 전립샘암, 자궁벽이나 내막의 암, 잘록창자암 등이다.

쌓이는 강력한 증거들에 자극을 받아서, 덴마크는 최근에 간호사나 항공기 승무원 등 정부 지원을 받는 직종에서 야간 근무조로 여러 해 동안 일한 뒤에 유방암에 걸린 여성에게 산재 보상을 하기로 정한 최초의 나라가 되었다. 영국 등 다른 나라들은 지금까지 비슷한 법적 보상을 하자는 주장에 맞서 왔다. 과학적 증거가 있음에도, 보상을 안 하겠다고 버티고 있다.

해가 지날수록 더 많은 유형의 악성 종양이 수면 부족과 관련이 있음이 드러나고 있다. 유럽에서는 거의 2만 5,000명을 조사한 대규모 연구가 이루어졌는데, 수면 시간이 여섯 시간 이내인 사람이 일곱 시간 이상인 사람보다 암이 생길 위험이 40퍼센트나 높다고 나왔다. 11년 동안 7만 5,000명이 넘는 여성들을 조사한 연구에서도 비슷한 관계가 드러났다.

수면 부족이 정확히 어떻게 그리고 왜 암을 일으키는지도 점점 명확히 드러나고 있다. 이는 잠이 부족할 때 마치 폭주 상태에 빠지듯이 교감 신경계가 흥분한다는 점과 얼마간 관련이 있다. 교감 신경계의 활성이 급증하면, 면역계로부터 불필요한 염증 반응을 불러일으키고 오래 지속시킬 것이다. 실제 위협과 마주쳤을 때, 교감 신경계는 활성이 잠시 치솟으면서 비슷하게 일시적인 면역 활동을 촉발하곤 할 것이다. 신체적 위해를 예견할 때 유용한 활동이다(야생동물이나 경쟁하는 부족과 몸싸움을 벌인다고 생각해 보라). 하지만 염증에는 어두운 면도 있다. 평온한 상태로 자연적으로 복귀하지 않고 계속 켜져 있으면, 온몸이 만성 염증 상태에 놓이면서 암과 관련 있는 문제를 비롯하여 여러 가지 건강 문제가 생긴다.

암은 염증 반응을 이용한다고 알려져 있다. 예를 들어, 일부 암세포는 영양소와 산소를 공급하는 혈관 생성을 촉발하기 위해 염증 인자들을 종양 덩어리로 꾀어 들인다. 또 종양은 염증 인자를 이용하여 암세포의 DNA에 더 손상과 돌연변이를 일으킬 수 있다. 그러면 종양이 더욱 강력해진다. 또 수면 부족과 관련된 염증 인자들은 한곳에 붙어 있던 종양 덩어리 중 일부를 물리적으로 떼어 내는 데 쓰일 수도 있다. 그러면 암이 몸속을 떠돌면서 다른 곳으로 퍼질 수 있다. 이를 전이라고 하며, 암이 원래 생긴 조직의 경계를 벗어나서 다른 신체 부위에서 나타나기 시작하는 때를 가리키는 의학 용어다.

지금 우리는 수면 부족이 이렇게 암을 증폭하고 퍼뜨리는 과정을 자극한다는 것을 알고 있다. 최근에 시카고 대학교 데이비드 고잘David Gozal의 연구를 통해서 밝혀졌다. 그는 생쥐에게 악성 세포를 주입한 뒤, 4주에 걸쳐서 종양의 진행 양상을 추적했다. 이 기간에 생쥐의 절반은 정상적으로 잠을 잤다. 나머지 절반은 잠잘 때 방해를 받아서 전반적으로 수면 질이 떨어졌다.

수면 부족을 겪는 생쥐는 푹 잔 생쥐에 비해, 암의 성장 속도와 크기가 200퍼센트 증가했다. 개인적으로는 보기가 고통스럽지만, 나는 대중 강연을 할 때 종종 이런 두 생쥐 실험 집단 — 잠을 푹 잔 집단 대 잠을 못 잔 집단 — 의 종양 크기를 비교한 사진들을 보여 주곤 한다. 보여 주면 예외 없이 여기저기서 헉 하는 소리와 함께 반사적으로 손으로 입을 막는 모습이 보인다. 잠을 못 잔 생쥐에게서 산더미처럼 자라고 있는 종양 사진 앞에서 고개를 돌리는 이들도 나타난다.

여기에다가 모든 암 이야기 중에서 최악일 수 있는 소식들만을 더 해야 하겠다. 고잘이 생쥐들이 죽은 뒤 부검을 했더니, 수면 부족 집단의 종양이 훨씬 더 공격적이었음이 드러났다. 그들의 암은 전이되어서 주변의 기관, 조직, 심지어 뼈에까지 퍼져 있었다. 현대 의학은 암이 제자리에 있을 때에는 치료하는 일을 점점 더 잘하고 있지만, 전이되면 — 수면 부족 상태에서 강력하게 촉진되는 — 의학적 개입이 무력해지곤 하며, 사망률이 급증한다.

이 실험 이후로 여러 해 동안 고잘은 수면 부족이 종양을 더 악화시키는 과정을 밝혀내기 위해 연구를 계속했다. 그는 여러 연구에서 종양 관련 대식 세포tumor-associated macrophage라는 면역 세포가 수면 부족과 발암을 연결하는 근원 요소 중 하나임을 보여 주었다. 수면 부족은 대식 세포 중 하나인 M1세포를 줄인다. 암과 맞서 싸우는 일을 돕는 세포다. 그런 한편으로 수면 부족은 M2세포라는 대식 세포는 늘린다. 암의 성장을 촉진하는 세포다. 수면이 교란될 때 생쥐에게서 황폐한 암 증식 효과가 나타나는 이유를 이 조합으로 얼마간 설명이 가능하다.

따라서 수면 질 저하는 암 발생 위험을 높이고, 암이 있다면 더욱 빠르고 더 왕성하게 자라도록 악성 비료를 제공하는 역할을 한다. 암과 싸우고 있는 와중에 잠이 부족하면 이미 거세게 타고 있는 불길에 휘발유를 쏟아붓는 것과 같아질 수 있다. 걱정꾼의 소리처럼 들릴지 모르지만, 수면 교란과 암이 관련이 있다는 과학적 증거가 너무나 많기에, 세계 보건 기구는 야간 교대 근무를 〈유력한 발암 요인probable carcinogen〉으로 공식 분류했다.

수면 부족, 유전자, DNA

만성 수면 부족은 알츠하이머병, 암, 당뇨병, 우울증, 비만, 고혈압, 심혈관 질환의 위험을 높이는 것만으로도 충분치 않다는 양, 생명의 핵심을 이루는 것까지 손상시킨다. 바로 유전 암호와 그것을 에워싸고 있는 구조다.

우리 몸의 세포 하나하나에는 중심을 이루는 세포핵이 들어 있다. 세포핵 안에 유전 물질의 대부분이 데옥시리보핵산DNA 분자 형태로 들어 있다. DNA 분자는 고급 저택의 쭉 뻗어 올라가는 나선형 계단처럼, 아름다운 이중 나선 형태를 이루고 있다. 이 나선에는 군데군데 세포에 특정한 기능을 수행하라고 명령하는 공학적 청사진이 들어 있다. 이 명령문이 들어 있는 영역들을 유전자라고 한다. 컴퓨터에서 문서 파일을 두 번 클릭하여 열어서 프린터로 보내는 것과 비숫하게, 세포가 유전자를 활성화하여 명령문을 읽으면 생물학적 산물이 인쇄된다. 소화를 돕는 효소나 뇌 안의 기억 회로를 강화하는 데 도움을 주는 단백질 같은 것들이다.

유전자의 안정성을 훼손하거나 뒤흔드는 것은 무엇이든 간에 이 과정에 여파를 미칠 수 있다. 특정한 유전자가 잘못하여 지나치게 또는 너무 적게 발현되면, 치매, 암, 심혈관 질환 면역 기능 이상 같은 질병 위험을 높이는 생물학적 인쇄물이 나올 수 있다. 수면 부족이 바로 그렇게 안정성을 해치는 힘이다.

뇌 안에서는 일관되고 충분한 잠에 의지하여 안정적으로 조절이 되는 수천 개의 유전자가 활동한다. 연구자들이 해왔듯이, 생쥐에게서 단 하루만 수면을 빼앗으면, 이 유전자들은 활성이 200퍼센트 이상 떨어진다. 아무리 애써도 프린터로 전송되지 않는 파일처럼, 이 DNA 영역들에 잠을 충분히 제공하지 않으면, 그 유전자들은 명령 암호를 인쇄물로 번역하여 뇌와 몸이 필요로 하는 산물을 제공하지 않을 것이다.

영국 서리 수면 연구 센터의 소장인 데르크얀 데이크Derk-Jan Dijk 는 생쥐에게서와 마찬가지로 인간에게서도 수면 부족이 유전자 활성에 엄청난 영향을 미친다는 것을 밝혀냈다. 왕성한 연구 성과를 내놓고 있는 데이크 연구진은 건강한 남녀들을 대상으로 엄밀한 실험실 조건에서 모든 상황을 지켜보면서 일주일 동안 밤잠을 여섯 시간으로 제한한 뒤, 유전자 발현 양상 변화를 조사했다. 일주일 동안 수면을 미묘하게 줄이고 나자, 같은 사람들을 일주일 동안 8.5시간씩 푹 자게 했을 때에 비해, 무려 711개의 유전자 활성이 왜곡되었다.

흥미로운 점은 이 효과가 양방향이라는 것이다. 이 711개 유전자 중 약 절반은 수면 부족을 통해 비정상적으로 발현이 증가한 반면, 나머지 절반은 발현이 줄어들거나 아예 완전히 차단되었다. 활성이 증가한 유전자들 중에는 만성 염증, 세포 스트레스, 심혈관 질환을 일으키는 다양한 요인들과 관련된 것들도 들어 있었다. 활성이 줄어든 유전자들 중에는 대사를 안정시키고 면역 반응을 최적 상태로 유지하는 일을 돕는 것들도 있었다. 후속 연구들은 짧은 수면 시간이 콜레스테롤을 조절하는 유전자들의 활성도 교란한다는 것도 밝혀 냈다. 특히 수면 부족은 심혈관 질환과 관계가 있음이 드러난 고밀도 지질 단백질 HDL의 농도를 줄인다. *

수면 부족은 유전자의 활성과 발현만을 바꾸는 것이 아니다. 유전 물질의 물질 구조 자체도 공격한다. 세포의 DNA 나선 가닥은 세포 핵 안에 떠 있지만, 촘촘하게 감기고 또 감겨서 염색체라는 구조를 이룬다. 가느다란 가닥들이 엮여서 굵은 신발 끈을 이루는 것과 좀 비슷하다. 그리고 신발 끈과 마찬가지로, 염색체도 끝이 헤지지 않게 묶어서 보호하는 덮개가 필요하다. 염색체의 이 보호 덮개를 텔로미어 telomere라고 한다. 염색체 끝의 텔로미어가 손상되면, DNA 나선이 노출되고, 취약해진 유전 암호는 제대로 작동할 수 없게 된다.

* 데르크 연구진은 단순한 수면 부족 차원을 넘어서, 비행 시차나 야간 교대 근무로 생기는 부적절한 취침 시간이 부족한 잠 못지않게 사람의 유전자 발현에 큰 영향을 미친다는 것도 보여 주었다. 데르크 연구진이 개인의 수면-각성 주기를 사흘 동안 매일 몇 시간씩 앞당기자, 젊고 건강한 성인들의 유전자 전사 활동이 무려 3분의 1이나 교란되었다. 여기서도 대사, 체온 조절, 면역 활동뿐 아니라 심장 건강 같은 필수 생명 활동을 조절하는 유전자들까지 영향을 받았다.

덮개가 없는 신발 끈이 헤지는 것과 비슷하다.

수면 시간이 줄어들거나 수면의 질이 떨어질수록, 염색체의 텔로미어는 더욱 손상된다. 최근에 전 세계의 많은 연구진들이 서로 독자적으로 40대, 50대, 60대의 성인 수천 명을 대상으로 살펴본 연구 결과들에서 나온 결론이다.**

이 관계가 인과적인지 여부는 아직 확실하지 않다. 하지만 짧은 수면이 일으키는 텔로미어 손상의 특성이 지금은 명확히 드러나고 있다. 노화나 노쇠가 진행될 때 나타나는 현상과 비슷한 듯하다. 즉 나이가 같은 두 사람이라도 한 명은 밤에 으레 다섯 시간만 자고 다른 한 명은 일곱 시간을 잔다면, 텔로미어 건강을 토대로 한 생물학적 나이는 같아 보이지 않을 것이다. 후자가 〈더 젊어〉 보일 것이고, 전자는 달력상의 나이보다 인위적으로 훨씬 더 나이가 든 상태가 될 것이다.

동물의 유전 공학과 유전자 변형 식품은 강한 감정을 불러일으키는 주제다. 그런 주제를 논의할 때면, 마치 DNA가 자유주의자든 보수주의자든 간에 많은 이들의 마음에 초월적인, 거의 신성한 위치를 차지하고 있다는 인상을 준다. 그렇다면 우리는 자신의 수면 부족을 이야기할 때에도 마찬가지로 꺼려지고 불편해지는 느낌을 받아야 한다. 인구의 상당 부분이 자발적으로 선택하고 있는 수면 부족 상태는 유전자 전사체 전체를 상당히 변형시킨다. 즉 우리 자신의 본질,

---

** 나이, 체중, 우울증, 흡연 같은 텔로미어에 손상을 입힌다고 알려진 다른 요인들을 모두 감안한 뒤에도, 짧은 수면과 짧거나 손상된 텔로미어 사이에 유의미한 상관관계가 있음이 드러났다.

아니 적어도 자신의 DNA를 통해 생물학적으로 정의되는 본질을 말이다. 잠을 소홀히 한다면, 당신은 매일 밤 자기 자신을 유전 공학적으로 조작하기로 결심하는 것과 같다. 매일의 건강 이야기를 풀어쓰는 데 쓰는 세포핵의 자모를 뭉개는 쪽으로다. 자녀들과 십대 청소년들에게도 같은 행동을 하도록 허용한다면, 그들에게도 마찬가지로 비슷한 유전 공학 실험을 자기 자신에게 하도록 하는 꼴이 된다.

3부

우리는 어떻게, 왜
꿈을 꾸는 걸까

9장

으레 일어나는 정신병적 증상
렘수면 꿈

어젯밤에 당신은 지독한 정신병적 상태에 빠졌다. 오늘 밤에도 다시 그런 상태에 빠질 것이다. 이 진단을 거부하기 전에, 내가 타당한 근거라고 제시하는 다섯 가지 이유를 한번 들어 보시라. 첫째, 어젯밤 꿈을 꿀 때, 당신은 거기에 없는 것들을 보기 시작했다. 환각을 일으키고 있었다. 둘째, 당신은 진짜일 리가 없는 것들을 믿었다. 즉 망상에 빠졌다. 셋째, 당신은 시간, 공간, 사람을 혼동하게 되었다. 즉 혼란에 빠졌다. 넷째, 당신은 극단적인 감정 사이를 오갔다. 징신과 의사들이 정서 불안이라고 하는 증상이다. 다섯째(그리고 너무나 기쁘게도!), 오늘 아침 깨어날 때, 당신은 이 기이한 꿈속 경험 중 전부는 아니라고 해도 대부분을 잊었다. 한 마디로 기억 상실증에 빠졌다. 깨어 있을 때 이런 증상들을 어느 하나라도 겪는다면, 즉시 정신과 치료를 받아야 할 것이다. 그러나 우리가 렘수면이라고 부르는 뇌 상태와 그에 따르는 정신적 경험인 꿈은 정상인 생물학적 및 심리적 과정이자, 앞으로 알게 되겠지만 진정으로 필수적인 과정이다. 그리고 이제야 겨우 그 이유가 명확히 드러나고 있다.

우리가 렘수면 때에만 꿈을 꾸는 것은 아니다. 사실 〈비를 생각하고 있었어요〉처럼, 꿈을 자다가 깼을 때 떠올리는 모든 정신 활동이라고 보는 폭넓은 정의를 택한다면, 모든 수면 단계에서 꿈을 꾼다고 할 수 있다. 가장 깊은 비렘수면 단계에 있을 때 당신을 깨운다면, 당신도 그런 종류의 밋밋한 생각을 하고 있었다고 말할 가능성이 0~20퍼센트다. 잠에 빠져들거나 잠에서 빠져나올 때에도 꿈꾸는 것과 비슷한 경험을 하곤 하는데, 그런 경험은 대개 시각이나 운동과 관련이 있는 경향을 보인다. 반면에 대부분의 사람이 꿈이라고 생각하는 것 — 풍부한 이야기가 담겨 있으면서 환각과 운동과 감정이 뒤섞이는 기이한 경험 — 은 렘수면 때 일어나며, 많은 수면 연구자들은 렘수면 때 겪는 것만을 진정한 꿈이라고 정의한다. 그래서 이 장에서는 주로 렘수면과 그 상태일 때 나타나는 꿈에 주로 초점을 맞출 것이다. 그렇긴 해도 다른 수면 단계들에서 꾸는 꿈도 살펴볼 것이다. 그런 꿈도 꿈꾸는 과정 자체에 관한 중요한 깨달음을 선사하기 때문이다.

꿈꿀 때의 뇌

1950~1960년대에 머리 피부에 전극을 붙여서 뇌파를 기록함으로써, 과학자들은 렘수면 때 어떤 유형의 뇌파 활동이 일어나는지를 대강 알아냈다. 하지만 렘수면 때의 뇌 활성을 화려한 삼차원 영상으로 재구성할 수 있게 된 것은 2000년대 초 뇌 영상 기기가 등장하면서였다.

그 방법을 쓰면서 많은 돌파구가 열렸다. 그중 하나는 거의 1세기 동안 정신 의학과 심리학 분야를 지배했던 지크문트 프로이트와 꿈이 소망 충족이라는 그의 비과학적 이론의 토대를 무너뜨렸다는 것이다. 물론 프로이트의 이론에도 가치 있는 중요한 내용들이 있으며, 그 점은 뒤에서 다룰 것이다. 그러나 전체적으로 심각한 결함들이 있기에, 현대 과학은 그 이론을 거부한다. 현대 신경 과학은 렘수면을 조사하여 얻은 더 많은 증거들을 토대로, 우리가 어떤 식으로 꿈을 꾸는지(예를 들면, 논리적/비논리적, 시각적/비시각적, 감정적/비감정적), 무엇을 꿈꾸는지(최근에 깨어 있을 때의 경험/새로 자아낸 경험)에 관한 과학적으로 검증 가능한 이론들을 내놓아 왔으며, 더 나아가 분명히 수면 과학 전체 — 그리고 아마도 과학 전체 — 에서 가장 흥미로운 질문이라고 할 것의 답을 조금씩 밝혀내고 있다. 우리가 왜 꿈을 꾸는지, 즉 렘수면 꿈꾸기의 기능이 무엇인지라는 질문이다.

뇌 영상 기기가 단순한 뇌파도 EEG 차원을 넘어서 렘수면과 꿈을 이해하는 데 어떤 기여를 했는지 이해하기 쉽게, 3장에서 말한 운동 경기장이라는 비유로 돌아가 보자. 경기장 한가운데에 공중에 매달려 있는 마이크는 군중 전체가 내는 소리를 모을 수 있다. 하지만 이 마이크로는 지리적 특성은 전혀 파악할 수 없다. 경기장 한쪽에 있는 군중들이 환호성을 지를 때, 그 바로 옆쪽에 있는 군중들은 비교적 소리를 덜 내거나 아예 입을 다물고 있는지 여부를 파악할 수가 없다.

머리 피부에 붙인 전극으로 뇌 활성을 측정할 때에도 이런 비특이성이 나타난다. 그러나 자기 공명 영상MRI은 그런 식으로 공간 정보를 뭉개지 않으면서 뇌 활성을 정량화한다. MRI 스캐너는 화면의 화소 하나하나와 비슷하게 경기장(뇌) 전체를 사실상 수천 개의 작은 상자로 나눈 뒤, 각 화소 안의 군중(뇌세포)이 경기장의 다른 화소들에 들어 있는 군중과 어떤 독특한 활동을 하는지를 측정한다. 더 나아가MRI 스캐너는 뇌라는 경기장의 모든 수준 — 아래, 중간, 위 — 에서 이 활성을 측정하여 삼차원 지도로 작성한다.

나를 비롯한 과학자들은 사람들을 뇌 영상 기기 안에 넣어서, 그들이 렘수면에 들어가고 꿈을 꾸기 시작할 때 뇌 활성에 놀라운 변화가 일어난다는 것을 관찰할 수 있었다. 역사상 처음으로 우리는 렘수면에 들어가서 꿈을 꿀 때 이전까지 숨겨져 있던 가장 심층 구조들이 어떻게 활동하는지까지도 볼 수 있었다.

꿈을 꾸지 않는 깊은 비렘수면 때에는 깨어 있는 상태에서 쉬고 있을 때 측정한 값에 비해 전반적인 대사 활동이 어느 정도 줄어든다. 하지만 렘수면 단계로 들어가서 꿈을 꾸기 시작하면, 전혀 다른 일이 일어난다. 렘수면에 들어가 있을 때MRI로 보면 뇌의 많은 영역들에 〈불이 켜진다〉. 즉 활성이 크게 증가한다는 의미다. 사실 렘수면에 들어가서 꿈을 꾸기 시작할 때 활성이 급증하는 뇌 영역은 크게 네 군데가 있다. (1) 복잡한 시지각을 가능하게 해주는 뇌 뒤쪽의 시공간 영역, (2) 운동을 일으키는 운동 피질, (3) 전에도 말한 바 있는, 자전적 기억을 형성하는 해마와 그 주변 지역, (4) 편도체와 띠이랑이라는 뇌의 깊은 곳에 있는 감정 중추들이 그렇다. 띠이랑은 편도체 위에 있는 띠 모양의 조직으로서 뇌의 안쪽 표면을 이룬다. 둘 다 감정을 생성하고 처리하는 데 관여한다. 사실 뇌의 이 감정 중추들은 우리가 깨어 있을 때보다 렘수면 때 30퍼센트까지 더 활성을 띤다!

렘수면이 꿈꾸기라는 활동적이고 의식적인 경험과 관련이 있으므로, 렘수면 때에도 마찬가지로 뇌 활성이 크게 증가하는 양상이 나타날 것이라고 예측할 법하다. 하지만 놀랍게도 다른 뇌 영역들에서는 활성이 확연히 줄어들었다. 특히 전전두엽 피질의 좌우 양쪽 끝을 이루는 영역들이 그러했다. 눈 가장자리에서 약 5센티미터 위쪽, 이마의 양쪽 가장자리에 손을 대보라. 그곳이 바로 이 영역이다(월드컵 축구 경기 연장전에서 선수가 막 득점 기회를 놓치는 순간 관중들이 손을 머리에 갖다 대는 지점을 생각하면 된다). 이 영역들은 뇌 영상에서 차가운 파란색 얼룩처럼 보인다. 이 신경 영역들이 렘수면이라는 고도로 활동적인 상태일 때, 다른 영역들과 달리 뚜렷하게 억제된다는 것을 의미한다.

7장에서 말했듯이, 전전두엽 피질은 뇌의 CEO와 같다. 이 영역, 특히 좌우 양쪽은 합리적 사고와 논리적 의사 결정을 담당하며, 감정을 불러일으키는 중추 등 더 원시적인 심층 뇌 중추들에 〈하향식〉 명령을 내린다. 그리고 우리가 매번 렘수면의 꿈꾸는 상태에 들어갈 때마다 뇌의 이 CEO 영역, 즉 본래 체계적이고 논리적인 사고에 필요한 인지 능력을 유지하는 일을 하는 이 영역은 일시적으로 축출된다.

따라서 렘수면은 뇌의 시각, 운동, 감정, 자전적 기억 영역에서 강한 활성이 나타나는 반면, 합리적 사고를 맡은 영역들은 상대적으로 활성을 잃는 상태라고 볼 수 있다. 마지막으로, MRI 덕분에 우리는 처음으로 과학적으로, 렘수면 때의 뇌 전체를 시각화할 수 있었다.

그 방법은 아직 초보적이고 엉성했지만, 그래도 우리는 프로이트의 이론을 비롯하여 예전의 꿈 이론들이 내놓은 아리송한 설명이나 임시변통식 규칙에 기대지 않은 채, 렘수면 꿈을 꾸는 이유와 방식을 이해할 수 있는 새로운 시대로 들어섰다.

우리는 반증하거나 입증할 수 있는 단순한 과학적 예측을 내놓을 수 있게 되었다. 예를 들어, 렘수면 때의 뇌 활성 패턴을 측정한 뒤, 깨워서 어떤 꿈을 꾸고 있었는지를 말해 달라고 할 수 있었다. 더 나아가 굳이 물어보지 않고서도, 뇌 영상을 읽어서 어떤 꿈을 꾸고 있었는지를 정확히 예측할 수도 있다. 운동 영역의 활성이 최소이고 시각 영역과 감정 영역의 활성은 크다면, 그 꿈은 운동과 관련이 거의 없고 시각적 대상과 장면들로 채워지면서 강한 감정을 수반하거나, 강한 감정을 일으키는 시각적 대상이나 장면으로 채워져 있을 것이다. 우리는 실제로 그러한지 실험을 함으로써, 그렇다는 것을 발견했다. 꿈꾸는 이를 깨웠을 때 어떤 꿈을 꾸고 있었다고 연구원에게 이야기하기 전에, 그 꿈이 어떤 형태인지를 자신 있게 예측할 수 있었다. 시각적인지, 운동적인지, 감정으로 가득한지, 완전히 비합리적이고 기묘한지를 알 수 있었다.

누군가의 꿈의 일반적인 형태(감정적, 시각적, 운동적 등)를 예측할 수 있게 되었다는 점에서는 혁신적이었지만, 더 근본적인 질문은 아직 남아 있었다. 누군가가 꾸는 꿈의 내용을 예측할 수 있을까? 다시 말해, 꿈의 성격(이를테면 시각적인지 여부)만이 아니라, 무슨 꿈을 꾸고 있는지(이를테면 자동차, 여성, 음식인지를)까지 예측할 수 있을까?

2013년 일본 교토에 있는 국제 전기 통신 기초 기술 연구소의 유키야스 가미타니 _Yukiyasu Kamitani_ 연구진은 이 의문을 해결할 창의적인 방법을 찾아냈다. 그들은 역사상 처음으로 개인이 꾸는 꿈의 암호를 사실상 해독했으며, 그럼으로써 우리를 윤리적으로 불편한 상황으로 내몰았다.

참가자들은 모두 그 실험을 하겠다고 동의서를 작성했다. 뒤에서 말하겠지만, 이 점은 중요한 문제다. 그 연구 결과는 예비 단계에 해당한다. 겨우 세 명을 대상으로 한 것이기 때문이다. 하지만 대단히 의미 있는 결과였다. 또 연구진은 렘수면의 꿈이 아니라, 우리 모두가 잠이 막 들었을 때 꾸곤 하는 짧은 꿈에 초점을 맞추었다. 비록 그 방법이 곧 렘수면에도 적용되겠지만 말이다.

연구진은 각 참가자를 며칠 동안 무수히 MRI 스캐너에 넣었다. 참가자가 잠이 들 때마다, 연구진은 뇌파 활성을 기록하면서 잠시 기다렸다가 참가자를 깨워서 무슨 꿈을 꾸고 있었는지 물었다. 그런 뒤 다시 잠들도록 했다가, 다시 깨워서 물어보는 과정을 되풀이했다. 연구진은 이런 식으로 반복하여 수백 건의 꿈 이야기 자료와 그에 상응하는 뇌 활성 자료를 모았다. 꿈 이야기는 이런 식이었다. 「커다란 청동상을 보았어요. 낮은 언덕 위에 있었는데, 언덕 아래로 늘어선 집, 거리, 나무가 보였어요.」

가미타니 연구진은 이 모든 꿈 이야기들을 책, 차, 가구, 컴퓨터, 남자, 여자, 음식 등 꿈에 가장 자주 등장하는 스무 가지 핵심 내용 범주로 압축했다. 깨어 있는 상태에서 이런 시각 이미지들을 실제로 지각할 때 뇌 활성이 어떤 양상을 띠는지 일종의 실측 자료를 얻기 위해, 연구진은 각 범주를 대표하는 사진들(차, 남자, 여자, 가구 등의 사진)을 골랐다. 그런 뒤 깨어 있는 참가자를 MRI 스캐너 안에 눕힌 상태에서 사진들을 보여 주면서 뇌 활성을 측정했다. 이제 이 깨어 있을 때의 뇌 활성 패턴을 일종의 검증용 주형으로 삼아서, 수면 뇌 활성의 바다에서 패턴 맞추기를 시작했다. 범죄 현장에서 나온 DNA와 일치하는 표본을 찾아내는 것과 개념상 비슷하다. 법의학자는 희생자의 DNA를 주형으로 삼아서, 가능한 무수한 DNA 표본들 중에서 짝이 맞는 것을 찾아낸다.

연구진은 단지 MRI 영상만을 써서 어느 순간에 참가자가 꾸는 꿈의 내용을 상당히 정확히 예측할 수 있었다. 참가자가 꿈의 내용을 뭐라고 이야기했는지 전혀 모른 상태에서였다. MRI 영상에서 얻은 주형 자료를 써서, 연구진은 참가자가 남자나 여자, 개나 침대, 꽃이나 칼의 꿈을 꾸고 있는지를 알아낼 수 있었다. 사실상 마음 읽기였다. 아니, 꿈 읽기라고 해야겠다. 연구진은 MRI 기기를 일부 아메리카 원주민 사회에서 꿈을 붙잡을 수 있기를 바라면서 잠잘 때 머리맡에 걸어 놓곤 하는 드림 캐처 dream-catcher라는 아름다운 수공예품의 아주 값비싼 판본으로 바꾼 셈이었다. 그럼으로써 그들은 꿈을 붙잡는 데 성공했다.

이 방법은 결코 완벽하다고 할 수 없다. 현재로서는 꿈꾸는 사람이 어떤 남자, 여자, 차를 보고 있는지를 정확히 알 수 없다. 예를 들어, 최근에 내 꿈에는 1960년대의 멋진 자동차 애스턴마틴 DB4가 나왔는데, 내가 이 실험에 참가했다고 해도 MRI 영상을 보고 그 정도까지는 결코 알아낼 수가 없었을 것이다. 내가 컴퓨터나 가구가 아니라 자동차를 꿈꾸고 있다는 것은 알아내겠지만, 어느 차인지는 알아내지 못했을 것이다. 그렇긴 해도, 꿈을 해독하고 시각화할 수 있는 능력을 갖추는 지점까지 온 것만 해도 놀라운 발전이다. 이제 우리는 꿈의 구조에 관해 더 많은 것을 배우기 시작할 수 있고, 그 지식은 PTSD 환자들이 겪는 외상 악몽처럼 꿈에 심한 문제가 있는 이들의 정신 질환에 도움을 줄 수 있을 것이다.

과학자가 아닌 한 개인의 입장에서, 나는 그 개념에 모호하게나마 좀 불편함을 느낀다고 인정해야겠다. 지금까지 우리 꿈은 우리 자신의 것이었다. 우리는 꿈을 남과 공유할지 여부를, 공유한다면 어느 부분을 넣고 뺄지를 스스로 판단했다. 이런 연구에 참가한 이들은 반드시 동의서를 쓴다. 하지만 그 방법이 언젠가는 과학을 넘어서 철학적 및 윤리적 세계로 진출하지 않겠는가? 머지않아 꿈을 정확히 〈읽어 냄으로써〉 의지력으로 통제하는 이가 거의 없는 그 과정의 소유권을 누군가가 지닐 수 있는 날이 올지도 모른다.* 그런 일이 마침내 일어날 때 — 나는 그럴 것이라고 확신하지만 — 꿈꾸는 이가 자신이 꾸는 꿈에 책임을 지게 될까? 그들이 무슨 꿈을 꾸는지에 따라 판단하는 것이 공정할까? 자신의 의지에 따라 꿈을 구성한 것이 아닌데? 그들에게 책임이 없다면, 누구에게 있을까? 그것은 우리가 직면할 당혹스러우면서 불편한 현안이다.

* 거의 없다고 말한 이유는 자신이 꿈을 꾸고 있음을 자각하고 있을 뿐 아니라, 어떻게 무엇을 꿀지도 통제할 수 있는 이들이 있기 때문이다. 그런 꿈을 자각몽lucid dreaming이라고 하는데, 뒤에서 좀더 자세히 살펴볼 것이다.

꿈의 의미와 내용

MRI의 도움을 받아서 과학자들은 꿈의 본질을 더 잘 이해하게 되었고, 꿈을 낮은 수준에서 해독할 수 있었다. 이 뇌 스캐닝 실험의 결과는 인류 전체의, 그리고 확실히 잠의 가장 오래된 질문 중 하나에 관한 예측으로도 이어졌다. 질문은 이것이다. 꿈은 어디에서 오는 것일까?

새로운 꿈의 과학이 등장하기 전, 프로이트가 엉성하게 그 주제를 다루기 전, 꿈은 온갖 원천에서 왔다. 고대 이집트인들은 꿈이 높은 곳에 있는 신들로부터 내려온다고 믿었다. 고대 그리스인들도 비슷하게 생각했다. 꿈이 신이 내리는 계시라고, 신성한 정보를 제공하는 것이라고 보았다. 그러나 아리스토텔레스는 이 점에서 눈에 띄게 예외였다. 그는 『자연학 소론집 *Parva Naturalia*』에서 일곱 가지 주제를 다루었는데, 그중 세 가지가 잠의 상태에 관한 것이었다. 「잠과 깨어 있음에 관하여 De Somno et Vigilia」, 「꿈에 관하여 De Insomniis」, 「잠 속의 예언에 관하여 De Divinatione per Somnum」다. 늘 분별력이 있던 인물답게, 그는 꿈이 하늘에서 내려온다는 개념을 거부하고, 대신에 꿈이 최근에 깨어 있을 때 겪은 사건들에서 기원했다는, 자신의 경험에 더 토대를 둔다는 믿음을 강하게 고수했다.

그러나 내가 보기에, 꿈 연구 분야에 가장 뚜렷하게 과학적 공헌을 한 인물은 사실 프로이트였다. 나는 오늘날의 신경 과학이 그 공헌을 제대로 인정하지 않는다고 느낀다. 그는 『꿈의 해석 *Die Traumdeutung*』이라는 선구적인 책에서 꿈이 개인의 뇌(즉 마음. 둘 사이에는 존재론적으로 아무런 차이도 없다고 주장할 수 있으므로)에 있는 것이라고 단언했다. 지금으로서는 뻔한, 그리고 중요하지도 않은 말처럼 들릴 수 있지만, 당시에는 결코 그렇지 않았다. 앞서 말한 인류 역사를 돌이켜보면 더욱 그렇다. 프로이트는 천상의 존재로부터 그리고 해부학적으로 불분명한 위치에 있는 영혼으로부터 꿈의 소유권을 빼앗기 위해 고군분투했다. 그의 노력 덕분에 꿈은 신경 과학이라고 불리게 될 분야에 확고히 자리를 잡았다. 즉 뇌라는 토대 위에다. 진정으로 탁월했던 부분은 꿈이 뇌에서 나온다는 주장이었다. 그 말은 꿈을 체계적으로 조사함으로써 해답을 찾아낼 수 있다는 의미였기 때문이다. 그러니 우리는 이 패러다임 전환을 이룬 프로이트에게 감사를 표해야 한다.

하지만 프로이트는 50퍼센트 옳은 한편으로 100퍼센트 틀렸다. 그 뒤로 상황은 빠르게 악화되었다. 그 이론이 검증 불가능성이라는 수렁으로 빠져들었기 때문이다. 한 마디로, 프로이트는 꿈이 충족되지 않은 무의식적 소망에서 나온다고 믿었다. 그 이론은 억압된 욕망 — 그는 〈잠재 내용-latent content〉이라고 했다 — 이 너무나 강력하고 충격적이어서, 꿈속에서 위장된 형태로 나타나지 않는다면 꿈꾸는 사람을 깨우게 될 것이라고 했다. 프로이트는 꿈꾸는 사람과 그 잠을 보호하기 위해, 마음속에 검열자 또는 여과기가 있다고 믿었다. 억압된 소망은 검열을 뚫고서 위장된 형태로 반대편에 출현하곤 한다. 따라서 꿈꾸는 이는 그 위장된 소망과 욕망 — 프로이트는 〈발현 내용-manifest content〉이라고 했다 — 을 알아볼 수 없을 것이다. 자다가 퍼뜩 깨어날 위험이 전혀 없도록 변형되었기 때문이다.

프로이트는 검열자가 어떻게 일을 하는지를 자신이 이해했으며, 따라서 위장된 꿈(발현 내용)을 해독하여 진정한 의미(잠재 내용, 암호를 풀었을 때 드러나는 전자 우편의 내용처럼)를 드러낼 수 있다고 믿었다. 해독 열쇠가 없으면, 전자 우편의 내용을 읽을 수가 없다. 프로이트는 자신이 모든 이의 꿈을 해독할 수 있는 열쇠를 발견했다고 느꼈고, 그리하여 빈의 부유한 환자들을 상대로 이 위장막을 걷어내어 꿈의 원래 메시지 내용을 보여 주는 사업을 시작했다.

하지만 문제가 있었다. 프로이트의 이론으로부터는 그 어떤 명확한 예측도 할 수 없다는 점이었다. 그의 이론을 뒷받침하거나 반증하려면 실험을 설계해야 하는데, 그렇게 하기가 아예 불가능했다. 바로 그 점이 프로이트의 천재적인 측면이자, 몰락의 이유였다. 과학은 그가 틀렸다는 것을 결코 증명할 수 없었다. 그것이 바로 프로이트가 오늘날까지도 꿈 연구에 길게 그림자를 드리우고 있는 이유다. 하지만 바로 같은 이유로, 우리는 그 이론이 옳다는 것도 결코 증명할 수 없다. 과학은 이런 식으로 참인지 거짓인지를 식별할 수 없는 이론은 내치게 마련이며, 프로이트와 그의 정신 분석이 바로 그런 운명을 맞이했다.

명확히 와 닿는 예를 하나 들어 보자. 화석 같은 유기물의 연대를 알아내는 탄소 연대 측정이라는 과학적 방법이 있다. 이 방법이 타당한지 평가하려면, 과학자들은 동일한 기본 원리를 토대로 작동하는 몇 종류의 탄소 연대 측정 장치를 써서 동일한 화석을 분석할 것이다. 그 방법이 과학적으로 근거가 탄탄하다면, 서로 별개인 장치들로 측정한 화석 연대가 모두 동일해야 한다. 그렇지 않다면, 그 방법에 분명히 결함이 있는 것이다. 자료가 부정확하고 재현할 수 없다는 이유에서다.

탄소 연대 측정법은 이런 과정을 거쳐서 타당하다는 점이 입증되었다. 프로이트의 정신 분석적 꿈 해석 방법은 그렇지 않다. 연구자들은 여러 프로이트 정신 분석가들에게 한 개인이 꾼 동일한 꿈을 해석해보라고 했다. 그 방법이 과학적으로 신뢰할 수 있는 것이라면, 즉 치료사들이 쓸 수 있는 명확히 체계가 잡힌 규칙들과 척도들을 갖추고 있다면, 각자의 꿈 해석은 똑같아야 한다. 아니, 적어도 꿈에서 추출한 의미가 어느 정도는 비슷해야 한다. 그런데 정신 분석가들마다 같은 꿈에 저마다 확연히 다른 해석을 내놓았고, 통계적으로 의미 있는 유사성조차도 전혀 찾을 수 없었다. 한 마디로 일관성이 전혀 없었다. 프로이트 정신 분석에는 〈QC〉, 즉 품질 관리 스티커를 붙일 수가 없다.

그래서 프로이트 정신 분석에는 〈일반성generic-ness이라는 병〉에 걸려 있다는 냉소적인 비판이 가해진다. 점성술과 좀 비슷하게, 정신 분석이 내놓는 해석들은 일반화할 수 있다. 즉 모든 상황에 들어맞는 설명을 제공하는 듯하다. 한 예로, 나는 대학 강의에서 프로이트 이론을 비판하는 내용을 소개하기 전에, 학생들에게 다음과 같은 시연(기분을 잡치게 할 수도 있는)을 보여 주곤 한다. 먼저 강당에 있는 학생들에게 즉석에서 꿈을 해석해 줄 테니, 꿈 이야기를 들려줄 사람이 있는지 손을 들어 보라고 한다. 그러면 몇 명이 손을 든다. 나는 한 명을 골라서 이름을 묻는다. 카일이라고 하자. 카일에게 꿈 이야기를 들려 달라고 한다.

지하 주차장을 달리면서 제 차를 찾고 있었어요. 왜 달리고 있는지는 모르지만, 차를 찾아야 한다고 절실히 느꼈어요. 마침내 차를 찾았지요. 그런데 실제 내 차와는 달랐지만, 꿈속에서는 그게 내 차라고 생각했어요. 열쇠를 꽂고서 시동을 걸려고 하는데, 아무리 돌려도 걸리지가 않는 거예요. 그때 휴대 전화가 울리면서 잠에서 깼어요.

나는 그가 말하는 내내 고개를 끄덕이면서, 잘 안다는 표정으로 지긋이 그를 바라본다. 그의 말이 끝나면, 잠시 뜸을 들인 뒤 말한다. 「그 꿈이 정확히 무엇을 말하고 있는지 알고 있어요.」 그러면 카일 (그리고 강당에 있는 모든 학생들)은 놀란 표정으로 마치 시간이 멈춘 양 꼼짝 하지 않고, 이어질 말을 기다린다. 나는 다시 길게 뜸을 들인 뒤, 확신하는 어투로 이렇게 말한다. 「그 꿈은 시간에 관한 겁니다. 더 구체적으로 말하면, 인생에서 정말로 원하는 것들을 할 시간이 부족하다는 말을 하고 있는 거지요.」 그러면 카일의 얼굴에 수긍하는 표정이 나타난다. 거의 안도하는 분위기를 풍기면서다. 다른 학생들도 마찬가지로 그렇구나 하는 표정을 짓는다.

그러고 나서 나는 명확히 주지시킨다. 「카일 학생에게 고백할 게 있어요. 누가 어떤 꿈을 꾸었다고 말하든 간에, 내가 언제나 똑같은 일반적인 해석을 내놓으며, 그 해석은 거의 언제나 들어맞는 듯하다는 겁니다.」 고맙게도 카일은 모욕을 당했다는 투로 받아들이는 기색 없이 다른 학생들과 함께 박장대소를 한다. 나는 다시 한번 그에게 사과를 한다. 하지만 이 시연은 지극히 사적이면서 각자에게 딱 맞추어진 양 느껴지지만 과학적으로 보면 구체적인 내용이 전혀 없는 일반적인 해석의 위험을 잘 보여 준다.

이런 말들이 경멸하는 양 들릴지도 모르니, 명확히 하고 싶다. 나는 자신의 꿈을 스스로 검토하거나 누군가에게 이야기하는 것이 시간 낭비라고 말하려는 것이 결코 아니다. 정반대로 그런 일들이 많은 도움이 된다고 생각한다. 다음 장에서 살펴보겠지만, 꿈이 지닌 기능 때문이다. 사실 깨어 있을 때 접하는 생각, 감정, 걱정을 글로 적는 행위는 정신 건강에 도움이 된다고 입증되어 있으며, 그 말은 꿈에도 적용되는 듯하다. 소크라테스가 종종 선언하곤 했듯이, 심리적으로 건강하면서 의미 있는 삶은 음미하는 삶이다. 그렇긴 해도 프로이트의 이론을 토대로 한 정신 분석법은 비과학적이며, 재현 가능하고 신뢰할 수 있고 체계적으로 꿈을 해독하는 능력 따위는 전혀 지니고 있지 않다. 이 사실은 모두가 알도록 해야 한다.

사실, 프로이트 자신도 이 한계를 알고 있었다. 언젠가는 과학적 검증의 시대가 올 것이라고 인정할 만큼 미래를 내다보고 있었다. 그 심경은 『꿈의 해석』에서 꿈의 기원을 논의하는 대목에서 산뜻하게 요약되어 있다. 〈언젠가는 더 깊은 연구를 통해서 더 깊이 추적함으로써 이 정신적 사건의 유기적 토대를 발견할 것이다.〉 그는 유기적 (뇌) 설명이 궁극적으로 꿈의 진실을 드러낼 것임을 알았다. 자신의 이론이 알아내지 못한 진실이다.

사실 비과학적인 정신 분석 꿈 이론으로 퇴보하기 4년 전인 1895년에, 프로이트는 「과학적 심리학을 위한 계획 Project for a Scientific Psychology」이라는 원고에서 과학 지식을 토대로 신경 생물학적으로 마음을 설명하는 체계를 구축하려고 시도한 바 있었다. 원고에는 자신이 밝혀낸 시냅스들로 연결된 아름다운 신경 회로 그림들을 곁들여서, 깨어 있을 때와 자고 있을 때 마음이 어떻게 활동하는지를 이해하려고 시도한 내용이 담겨 있었다. 불행히도 당시 신경 과학이라는 분야는 아직 유아기에 있었다. 과학은 단순히 꿈을 해체하는 일에만 매달려 있지 않았고, 프로이트의 이론처럼 비과학적인 가정들이 무너지는 것은 당연한 일이었다. 그렇다고 그를 비난해서는 안 되지만, 그 때문에 꿈의 비과학적인 설명을 받아들여서도 안 된다.

뇌 영상 방법들은 꿈의 원천에 관한 이 유기적 진실을 최초로 어렴풋이 보여 주었다. 해마를 비롯한 뇌의 자전적 기억 영역들이 렘수면 때 매우 활성을 띠므로, 꿈에 최근 경험의 요소들이 들어 있을 것이고, 그것들이 꿈의 의미 — 있다고 한다면 — 에 관한 단서를 제공할 것이라고 예상해도 무리가 아니다. 프로이트가 〈낮의 잔류물 day residue〉이라고 멋진 이름을 붙인 것들이 말이다. 그 예측은 명확하므로 검증이 가능했다. 그래서 내 오랜 친구이자 동료인 하버드 대학교의 로버트 스틱골드가 달려들어서 우아하게 입증했다. 그 예측은 사실상 완전히 틀렸다고. 단서가 하나 달리긴 했다.

스틱골드는 꿈이 최근에 깨어 있을 때 겪은 자전적 경험을 어느 정도까지 정확히 재연하는지를 알아보는 실험을 고안했다. 그는 2주 동안 건강한 젊은 성인 스물아홉 명의 낮 시간 활동을 상세히 추적했다. 어떤 활동을 하는지(출근하고, 친구를 만나고, 식사를 하고, 운동을 하는 등), 그때그때의 감정은 어떠한지도 기록했다. 또 매일 아침 깨어날 때 생각나는 꿈은 무엇이든 간에 적도록 함으로써, 꿈의 일지도 작성했다. 그런 뒤 외부 판정단에게 깨어 있을 때의 활동 기록과 꿈 기록을 체계적으로 비교하는 일을 맡겼다. 위치, 행동, 사물, 인물, 주제, 감정 등 명확한 특징들 사이의 유사성이 어느 정도로 나타나는지에 초점을 맞추어서였다.

스틱골드가 14일 동안 참가자들로부터 모은 꿈 기록은 총 299건이었다. 그런데 그중에 앞서 깨어 있을 때 겪은 일을 재연했음이 뚜렷한 것 — 낮의 잔류물 — 은 고작 1~2퍼센트에 불과했다. 따라서 꿈은 깨어 있을 때의 생활을 통째로 재연하는 것이 아니다. 우리는 낮에 기록한 경험의 동영상을 밤에 피질이라는 커다란 화면에 투영하면서 재생하고 있는 것이 아니다. 〈낮의 잔류물〉 같은 것이 있다면, 메마른 꿈에 몇 방울 떨군 것에 불과하다.

그러나 스틱골드는 야간 꿈 기록들의 잡음 속에서 강하면서 예측 가능한 낮의 신호를 하나 찾아냈다. 바로 감정이었다. 참가자들이 낮에 깨어 있을 때 겪은 감정적 주제들과 걱정들은 35~55퍼센트가 밤에 꾸는 꿈에서 강력하면서 뚜렷하게 재연되었다. 참가자들 자신도 그렇다는 것을 명확히 인식했다. 자신의 꿈 기록과 깨어 있을 때의 기록을 비교하라고 하니, 감정이 들어맞는다고 자신 있게 판단을 내렸다.

깨어 있는 삶에서 꿈꾸는 삶으로 죽 이어지는 끈이 있다면, 감정적 걱정이 바로 그것이다. 프로이트의 가정과 정반대로, 스틱골드는 꿈에는 검열자도 장막도 위장도 전혀 없음을 보여 주었다. 꿈의 원천은 투명하다. 해석자가 없이도 누구나 파악하고 알아볼 수 있을 만큼 명확하다.

꿈에 어떤 기능이 있을까?

뇌 활성 측정과 엄밀한 실험 검증을 조합함으로써, 우리는 마침내 인간의 꿈을 과학적으로 이해하기 시작했다. 형식, 내용, 원천을 말이다. 그러나 여기에는 하나가 빠져 있다. 지금까지 언급한 연구들 중에서 꿈이 어떤 기능을 지니고 있음을 입증한 사례는 전혀 없다는 점이다. 지금까지 살펴보았고 뒤에서도 계속 살펴보겠지만, 대부분의 꿈을 꾸는 수면 단계인 렘수면은 분명히 많은 기능을 지니고 있다. 그런데 렘수면을 떠나서 꿈 자체가 실제로 우리를 위해 무언가 하는 일이 있을까? 과학적 증거를 토대로 말하자면, 그렇다. 무언가를 한다.

10장

야간 요법으로서의 꿈

꿈이 그저 꿈을 꾸는 수면 단계(렘수면)의 부수 현상이라는 견해는 오래 전부터 있었다. 부수 현상이라는 개념을 예를 들어 설명해 보자. 전구를 생각해 보라.

우리가 전구의 물리적 요소들 — 유리공, 그 안에 든 칭칭 감긴 금속선, 돌려서 소켓에 끼우는 금속 부품 — 을 모아서 배치하는 이유는 불빛을 만들기 위해서다. 그것이 바로 전구의 기능이며, 애초에 전구를 고안한 이유이기도 하다. 그런데 전구는 열도 낸다. 열은 전구의 기능이 아니며, 원래 전구를 만들려고 한 이유도 아니다. 열은 그저 빛이 생길 때 부수적으로 일어나는 현상이다. 전구의 진정한 기능이 아니라, 빛을 낼 때 생기는 의도하지 않은 부산물이다.

이와 비슷하게 진화가 오랜 세월에 걸쳐 구축한 뇌의 신경 회로들은 렘수면과 렘수면이 지원하는 기능들을 얻기 위해서였을지도 모른다. 그리고 (인간의) 뇌가 나름의 특정한 방식으로 렘수면을 생성할 때, 우리가 꿈이라고 부르는 것도 함께 생기는 것일 수 있다. 전구의 열처럼, 꿈도 아무런 기능을 지니고 있지 않을 수도 있다. 꿈은 아무런 쓸모도 없고 영향도 미치지 않는 부수 현상일지 모른다. 즉 렘수면의 의도하지 않은 부산물에 불과할 수 있다.

좀 비관적인 견해 같다. 나는 꿈이 어떤 의미를 지니고 유용한 목적을 지니고 있다고 느끼는 이들이 많을 것이라고 확신한다.

꿈을 생성하는 수면 단계를 넘어서서 꿈 자체가 진정한 목적을 지니고 있는지를 탐구함으로써 이 교착 상태를 해결하기 위해, 과학자들은 렘수면의 기능을 명확히 정의하는 일부터 시작했다. 일단 이 기능들을 밝혀내고 나니, 렘수면에 수반되는 꿈 — 그리고 꿈의 구체적인 내용 — 이 중요한 적응 혜택을 제공하는지 여부를 조사할 수 있었다. 꿈꾸는 내용을 살펴보고서 렘수면이 어떤 혜택을 줄지 예상할 수 없다면, 꿈이 부수 현상이며 렘수면만으로 충분함을 시사한다고 할 것이다. 그러나 그런 기능을 해내는 데 렘수면뿐 아니라 구체적인 무언가를 꿈꾸는 것까지 필요하다면, 렘수면이 필요하긴 하지만 그것만으로는 부족하다는 뜻이 될 것이다. 오히려 렘수면 더하기 꿈꾸기라는 독특한 조합, 그리고 구체적인 경험의 꿈을 꾸는 것이야말로 이 야간 혜택을 집행하는 데 필요하다는 뜻이 된다. 그렇다고 증명된다면, 꿈은 렘수면의 부수 현상이라고 치부할 수가 없게 된다. 오히려 과학은 렘수면 자체를 넘어서서, 꿈이 수면과 수면이 제공하는 적응적 이점의 본질적인 일부임을 인정해야 할 것이다.

이 기본 틀을 써서, 우리는 렘수면의 두 가지 핵심 혜택을 찾아냈다. 이 두 기능적 혜택을 보려면, 렘수면뿐 아니라 꿈, 그것도 구체적인 것들에 관한 꿈이 필요하다. 렘수면은 필요하지만, 렘수면만으로는 충분치 않다. 꿈은 전구의 열이 아니다. 결코 부산물이 아니다.

첫 번째 기능은 우리의 정서적 및 정신적 건강을 함양하는 일과 관련이 있으며, 이 장에서 다룰 것이다. 두 번째 기능은 문제 해결 능력과 창의력이다. 일부에서 자신의 꿈을 통제함으로써 더 제대로 이용하고자 애쓰는 바로 그 힘 말이다. 그 이야기는 다음 장에서 하기로 하자.

꿈꾸기 — 진정제

시간이 모든 상처를 치유한다는 말을 흔히 한다. 몇 년 전 나는 이 오래된 지혜를 과학적으로 검증하기로 마음먹었다. 수정하는 것이 나을지 생각하면서다. 아마 모든 상처를 치유하는 것은 시간이 아니라, 꿈꾸는 잠으로 보내는 시간일지 모른다. 나는 렘수면의 뇌 신경 과학과 뇌 활성 패턴을 결합한 것을 토대로 이론을 개발해 왔으며, 이 이론으로부터 한 가지 구체적인 예측이 나왔다. 렘수면 꿈이 일종의 야간 요법을 제공한다는 것이다. 즉 렘수면 꿈은 낮 동안 겪었던 힘든, 심지어 정신적 외상까지 일으킬 수 있는 감정적 사건들에서 고통을 제거함으로써, 다음 날 아침에 감정을 해소한 상태로 깨어날 수 있게 해준다.

그 이론의 핵심은 렘수면 때 뇌의 화학적 칵테일에 놀라운 변화가 일어난다는 것이었다. 노르아드레날린noradrenaline이라는 스트레스와 관련된 주요 화학 물질의 농도가 이 꿈꾸는 수면 단계에 들어갈 때 뇌에서 완전히 바닥까지 떨어진다. 사실 렘수면은 하루 24시간 중 우리 뇌에서 이 불안을 자극하는 분자가 완전히 사라지는 유일한 시간이다. 노르에피네프린이라고도 하는 노르아드레날린은 앞서 이미 설명했고 그 효과도 이미 느꼈을 뇌 바깥의 몸속을 돌아다니는 화학 물질에 상응하는 뇌 화학 물질이다. 아드레날린(에피네프린)이 바로 그렇다.

이전의 MRI 연구들은 뇌에서 감정 및 기억과 관련된 주요 구조들이 렘수면 때, 즉 꿈을 꿀 때 모두 재활성화한다는 것을 밝혀냈다. 감정과 관련된 피질 영역들과 편도체, 핵심 기억 중추인 해마가 그렇다. 이는 확실하지는 않지만 꿈꾸는 상태에서 감정 특이적 기억 처리가 이루어질 가능성을 시사했을 뿐 아니라, 이제 우리는 이 감정 기억 재활성화가 뇌에 주요 스트레스 화학 물질이 없는 상태에서 일어난다는 것까지 알게 되었다. 그래서 나는 렘수면 때 뇌가 이 신경 화학적으로 차분한(노르아드레날린이 적은), 〈안전한〉 꿈꾸는 환경에서 감정을 자극하는 기억 경험을 재처리하는 것이 아닐까 생각했다. 렘수면 꿈꾸는 상태가 완벽하게 고안된 야간 진정제가 아닐까? 일상생활에서 날카로워진 감정의 끝을 잘라 내는? 신경 생물학과 신경 생리학에서 나오는 모든 자료들이 우리에게(내게) 그렇다고 말하는 듯했다. 실제로 그렇다면, 우리는 전날 낮에 마음을 불편하게 했던 사건들을 떨치고 더 나은 기분으로 깨어날 것이다.

이것이 바로 야간 요법 이론이었다. 이 이론은 렘수면 꿈꾸기 과정이 두 중요한 목표를 이룬다고 가정했다. (1) 기존 지식과 통합하고 자전적 관점에서 끼워 맞춤으로써 가치 있고 특출한 경험들의 세부 사항들을 기억하기 위해 잠을 자는 한편으로, (2) 앞서 그 기억들을 감싸고 있던 속을 뒤집어 놓는 고통스러운 감정들을 잊거나 해소하기 위해 잠을 잔다는 것이다. 정말로 그렇다면, 꿈꾸는 상태가 치유를 위한 일종의 인생 성찰을 지원한다는 의미가 될 것이다.

유년기를 돌아보면서 자신이 지닌 가장 강렬한 기억을 떠올리려 해보라. 거의 다 감정이 짙게 배어 있는 기억들임을 알아차릴 것이다. 부모와 떨어져서 몹시 무서워했던 기억이나 거리에서 자동차에 거의 치일 뻔했던 기억일 수도 있다. 그러나 이런 구체적인 기억을 회상할 때 따라붙는 감정은 그 경험을 할 당시에 느꼈던 것에 훨씬 못 미친다는 점도 알아차리게 된다. 그 기억을 잊지는 않았지만, 거기에 배어 있던 감정은 사라졌거나, 적어도 상당한 수준으로 줄어들었다. 기억을 정확히 되살릴 수 있지만, 그 일화를 겪을 당시에 겪었고 새겨졌던 바로 그 본능적인 반응은 다시 돌아오지 않는다.* 그 이론은 경험에 들러붙어 있던 감정을 이렇게 해소하기 위해 우리가 렘수면 꿈을 꾼다고 주장한다. 이 야간 치유 작업을 하면서, 렘수면은 정보가 풍부한 열매에서 쓰디쓴 감정 껍질을 벗겨 내는 우아한 솜씨를 발휘한다. 덕분에 우리는 원래 그 고통스러운 기억에 짙게 배어 있던 감정에 옥죄는 일 없이 살면서 겪은 인상적인 사건들을 떠올리면서 유용한 교훈을 얻을 수 있다.

사실 나는 렘수면이 이 작업을 하지 않는다면, 우리 모두 자전적 기억의 그물에 얽매여서 만성적인 불안에 빠져 살게 될 것이라고 주장했다. 인상적인 경험을 떠올릴 때마다, 우리는 세세한 기억까지 떠올리지만, 그 기억에 밴 스트레스를 주는 감정까지 다시 겪지는 않는다. 렘수면의 꿈꾸는 단계는 이 독특한 뇌 활성과 신경 화학적 조

* 외상 후 스트레스 장애가 있을 때는 예외다. 이 문제는 이 장의 뒤쪽에서 다룬다.

성을 토대로, 우리가 그런 상황에 다시 놓이는 것을 피하게 해준다.

이렇게 이론과 예측이 다 제시되어 있었다. 이제 실험을 통해 검증할 차례였다. 그 결과가 바로 이론과 예측이 둘 다 반증되거나 입증되는 첫 단계였다.

우리는 건강한 젊은 성인들을 모집하여, 무작위로 두 집단으로 나누었다. 각 참가자는 MRI 스캐너에 들어가서 감정을 자극하는 사진들을 보았다. 그들이 사진들을 보는 동안 우리는 감정 뇌의 반응을 기록했다. 열두 시간 뒤, 참가자들은 다시 MRI 스캐너에 들어가서 앞서 본 감정을 자극하는 사진들을 다시 보았다. 그렇게 회상을 자극하면서 감정 뇌 반응을 다시 측정했다. 열두 시간 간격을 두고 두 차례 사진을 접할 때, 참가자들은 각 사진이 얼마나 감정을 강하게 자극하는지도 적었다.

또 한 가지 중요한 점은 참가자들 중 절반은 사진들을 아침에 보고 저녁에 다시 보았다는 사실이다. 그 사이에는 계속 깨어 있었다. 나머지 절반은 사진들을 저녁에 보고서 잠을 푹 잔 뒤, 다음 날 아침에 다시 보았다. 이런 방법으로 우리는 MRI 영상을 써서 참가자들의 뇌가 객관적으로 말하고 있는 것을 측정할 수 있었고, 더 나아가 경험을 회상할 때 하룻밤 잠을 잤는지 안 잤는지 여부에 따라 감정의 정도가 어떠한지를 참가자들이 주관적으로 평가할 수 있도록 했다.

중간에 잠을 잔 참가자들은 사진을 다시 보았을 때 감정 반응이 상당히 줄어들었다고 적었다. 게다가 MRI 영상에서도 고통스러운 감정을 일으키는 뇌 감정 중추인 편도체의 활성이 상당히 줄어든 것으로 나타났다. 게다가 자고난 뒤에는 감정 반응의 제동 장치를 유지하는 데 기여하는 뇌의 이성 중추인 전전두엽 피질이 다시 관여했다. 반면에 낮 동안 내내 깨어 있어서 그 경험을 잠을 자면서 소화시킬 기회가 없었던 이들은 시간이 흐른 뒤에도 그런 감정 반응이 해소되었다는 기미를 전혀 보이지 않았다. 처음 보았을 때에 비해 두 번째 보았을 때에도 감정 뇌는 설령 더하지는 않았다고 해도 마찬가지로 강하고 부정적인 반응을 보였다. 그리고 그들은 비슷하게 강렬한 고통스러운 감정을 다시금 경험했다고 적었다.

중간에 잠을 잔 참가자들의 수면 양상도 기록했기 때문에, 우리는 다음의 질문에도 답할 수 있었다. 개인이 경험하는 수면의 유형이나 질을 살펴보고서, 잠이 다음 날 감정을 얼마나 잘 해소할지를 예측할 수 있을까?

그 이론이 예측했듯이, 야간 요법의 성공 여부를 결정하는 것은 렘수면의 꿈꾸는 상태였다. 그리고 꿈꾸는 상태에서 스트레스 관련 뇌 화학 물질이 감소했음을 반영하는 특정한 전기 활성 패턴이었다. 따라서 모든 상처를 치유하는 것은 시간 자체가 아니라, 정서적 요양을 제공하는 꿈꾸는 잠을 잔 시간이었다. 잠을 자라, 그러면 이마 치유될 것이다.

감정적 상처를 치유하려면, 분명히 잠, 특히 렘수면이 필요했다. 하지만 감정을 해소하고 불안과 반응성 우울증의 손아귀로부터 마음을 안전하게 지키려면, 렘수면 동안의 꿈꾸는 행위, 더 나아가 그 감정 사건들 자체의 꿈이 필요하지 않을까? 그것이 바로 시카고에 있는 러시 대학교의 로절린드 카트라이트Rosalind Cartwright가 병원 환자들을 대상으로 탁월하게 밝혀낸 질문이었다.

나는 카트라이트가 지크문트 프로이트만큼 꿈 연구의 선구자라고 본다. 그녀는 가슴 아픈 이별이나 쓰디쓴 이혼 같은 몹시 힘겨운 감정 경험을 겪다가 우울증의 징후를 보이고 있는 사람들의 꿈 내용을 연구하기로 결심했다. 그녀는 그들이 감정적으로 정신적 외상을 겪을 무렵부터 야간 꿈 기록을 모으기 시작했다. 그리고 그 기록을 훑어서 깨어 있을 때의 생활에 비추어서 꿈속 생활에서도 동일한 감정적 주제가 출현한다는 징후가 명확한 사례들을 찾았다. 그런 뒤 1년 동안 후속 평가를 계속하면서, 감정적인 정신적 외상으로 생긴 우울증과 불안이 해소되는지 아니면 지속되는지를 파악했다.

내가 지금까지도 탄복해 마지않으면서 다시 들추곤 하는 일련의 출판물들을 통해서, 카트라이트는 사건이 일어날 당시의 고통스러운 경험에 관한 꿈을 확실히 꾸었던 환자들만이 임상적으로 볼 때 절망에서 벗어나서, 1년 뒤 우울증을 전혀 찾아볼 수 없다는 진료 결과가 나올 수준까지 정신적으로 회복된다는 것을 보여 주었다. 꿈을 꾸고 있었지만, 그 고통스러운 경험의 꿈을 꾸지 않았던 환자들은 그 사건을 지난 일로 넘길 수가 없었고, 우울증의 강한 저류에 잠긴 채 여전히 허우적거리고 있었다.

카트라이트는 과거의 감정을 해소하려 한다면, 렘수면, 아니 일반적인 꿈으로도 부족하다는 것을 보여 주었다. 그녀의 환자들은 꿈이 있는 렘수면을 필요로 했지만, 아주 특수한 종류의 꿈이었다. 깨어 있을 때 입은 그 정신적 외상의 감정 및 기분과 명백하게 관련이 있는 꿈이었다. 이런 환자들에게서 임상적으로 증세를 완화시키고 감정 차단을 제공함으로써, 과거에 입은 정신적 외상에 사로잡혀 있지 않고 새로운 감정을 갖고 나아갈 수 있도록 해주는 것은 오로지 이 구체적인 내용을 지닌 형태의 꿈이었다.

카트라이트의 자료는 우리의 생물학적 야간 요법 이론이 옳음을 심리학적으로 뒷받침했지만, 우리의 기초 연구와 이론이 연구실을 떠나 현실에 적용될 수 있었던 것은 어느 폭풍이 찾아온 토요일에 시애틀에서 열린 학술 대회에서 이루어진 우연한 만남 덕분이었다. 그리하여 외상 후 스트레스 장애PTSD의 지독한 정신 질환 증상을 해소하는 데 도움을 줄 수 있었다.

PTSD 환자 중에는 역전의 용사들이 많다. 끔찍한 정신적 외상 경험에서 벗어나는 데 어려움을 겪는 이들이다. 그들은 낮에도 이 끔찍한 기억이 떠오르고 밤에는 계속 악몽을 꾸면서 시달리곤 한다. 나는 우리가 건강한 성인들에게서 발견한 렘수면 야간 요법 메커니즘이 PTSD 환자들에게서는 망가졌으며, 그 때문에 그들의 정신적 외상 기억을 치료하려는 노력들이 효과가 없는 것이 아닐까 추측했다.

예를 들어, 전쟁터에서 돌아온 군인은 자동차 엔진에서 역화가 일어날 때 생기는 소음에 그 기억을 떠올리는 순간, 과거의 정신적 외상 경험을 고스란히 다시금 겪게 될 수 있다. 나는 잠자는 동안 정신적 외상 기억에서 감정이 떨어져 나가야 하는데, 그 과정이 제대로 일어나지 않아서 그런 증상들이 나타나는 것이 아닐까 생각했다. 병원에서 PTSD 환자들을 면담하면, 그 경험을 〈극복할〉 수가 없을 뿐이라는 말을 종종 듣는다. 그 말은 어느 정도는 뇌가 정신적 외상 기억에서 감정을 떼어 내지 못하고 있다는 뜻이기도 하다. 그렇기에 기억이 재생될 때(플래시백)마다 감정도 고스란히 재생된다. 감정이 효과적으로 제거되지 않았기 때문이다.

　이미 우리는 PTSD 환자의 수면, 특히 렘수면이 교란된다는 것을 알고 있었다. 또 PTSD 환자의 신경계에서 노르아드레날린이 정상보다 더 많이 분비됨을 시사하는 증거도 나와 있었다. 렘수면 꿈이 야간 요법이라는 우리의 이론과 그것을 뒷받침하는 새로운 증거들을 토대로, 나는 그 이론을 PTSD에 적용한 후속 이론을 내놓았다. 뇌의 노르아드레날린 농도가 지나치게 높아서 정상적인 렘수면 꿈에 빠지고 그 상태를 유지하는 능력이 차단되는 것이 PTSD에 기여하는 근본적인 메커니즘이라는 이론이었다. 그 결과 그들의 뇌는 밤에 정신적 외상 기억에서 감정을 제거할 수 없다. 스트레스 호르몬 농도가 너무 높은 환경에 있기 때문이다.

　하지만 내가 가장 중요하게 여긴 것은 PTSD 환자들이 악몽을 반복하여 꾼다고 말한 점이었다. 그 병의 진단을 내리는 데 쓰일 만치 너무나 일관되게 나타나는 증상들 중 하나였다. 우리 이론은 뇌가 정신적 외상을 겪은 뒤 그날 밤에 기억에서 감정을 분리하지 못한다면, 그 다음 날 밤에도 기억에서 감정을 제거하려는 시도를 되풀이할 것이라고 말한다. 그 기억에 〈감정의 꼬리표〉가 여전히 너무 강하게 붙어 있기 때문이다. 두 번째 시도에도 실패한다면, 다음 날 밤에도, 그 다음 날 밤에도 똑같은 시도가 다시 이루어질 것이다. 망가진 레코드판이 튀는 것처럼. PTSD 환자들이 정신적 외상의 악몽을 계속해서 꾸는 듯한 이유가 바로 그 때문이었다.

　여기에서 검증 가능한 예측이 하나 나왔다. PTSD 환자가 잘 때 뇌에 있는 노르아드레날린의 농도를 낮춤으로써, 정신적 외상의 치료가 이루어질 수 있도록 수면에 알맞은 화학적 조건을 복원시킨다면, 렘수면도 더 건강한 상태로 회복되어야 한다는 것이다. 렘수면의 질이 회복되면 PTSD의 임상 증후군도 개선되어야 하고, 더 나아가 고통스럽게 반복되던 악몽을 꾸는 빈도도 줄어들어야 한다. 이는 임상적 증거가 필요한 과학 이론이었다. 바로 그때 놀랍게도 우연한 행운이 찾아왔다.

그 이론을 담은 논문을 발표한 직후에 나는 머리 래스킨드Murray Raskind를 만나게 되었다. 그는 시애틀에 있는 미국 보훈부 소속의 한 병원에서 일하는 저명한 의사였다. 우리는 시애틀에서 열린 학술 대회에 각자 연구 결과를 발표하기 위해 참석했는데, 서로가 내놓을 새 연구 자료가 어떤 것인지 모른 채였다. 그는 훤칠했지만 상대의 긴장을 풀어헤치는 상냥한 눈에 익살맞은 행동을 하는 탓에, 그가 의사로서 탁월한 능력이 있음을 놓치기 십상이었다. 그는 PTSD와 알츠하이머병 양쪽 분야에서 잘 알려진 연구자였다. 래스킨드는 최근에 자신을 당혹스럽게 만들고 있는 새로운 사실을 발견했다고 발표했다. 그의 PTSD 진료실에서는 고혈압이 있는 퇴여 군인 환자들에게 흔히 쓰이는 고혈압 약인 프라조신prazosin을 처방해 왔다. 그런데 래스킨드는 그 약이 혈압을 낮추는 데 좀 효과가 있긴 했지만, 전혀 예상도 못한 더욱 강력한 혜택을 환자의 뇌에 준다는 것을 알아차렸다. PTSD 환자들에게서 반복되던 악몽이 줄어들었던 것이다. 그 처방약을 겨우 몇 주 동안 먹고서 환자들이 진료실로 와서 어리둥절한 표정으로 이렇게 말하곤 했다. 「선생님, 정말 이상해요. 악몽이 사라졌어요. 기분이 좋아졌고요. 밤에 잘 때 덜 겁나요.」

래스킨드가 그저 혈압을 좀 낮추기 위해 처방하던 프라조신이라는 약은 우연히도 뇌의 노르아드레날린 분비를 억제하는 부작용을 일으키는 것으로 드러났다. 래스킨드는 내가 해볼 생각을 품고 있던 바로 그 실험을 우연히 수행한 셈이었다. 그는 PTSD 환자들이 렘수면 때 그토록 오랫동안 접한 적이 없었던 바로 그 뇌 내 신경 화학적 조건을 조성했다. 비정상적인 수준으로 높았던 스트레스 호르몬인 노르아드레날린 농도를 낮춘 것이다. 프라조신은 뇌 속에서 해로울 만치 높았던 노르아드레날린 농도를 서서히 낮춤으로써, 환자가 더 건강한 렘수면에 들 수 있도록 했다. 건강한 렘수면을 취함에 따라 환자들의 임상 증상들도 줄어들었다. 더욱 중요한 점은 반복되는 악몽의 빈도도 줄어들었다는 것이다.

래스킨드와 나는 대회 기간 내내 대화를 나누면서 과학적 논의를 했다. 그 뒤에 몇 달 지나지 않아서 그는 UC 버클리에 있는 내 연구실을 방문했고, 우리는 내 야간 감정 치유라는 신경 생물학적 모델과 그것이 그가 발견한 프라조신의 임상적 효과를 어떻게 완벽하게 설명할 수 있는지를 놓고 낮부터 저녁 식사를 할 때까지 쉴 새 없이 이야기를 나누었다. 대화를 하는 동안 나는 등줄기에 전율이 일면서 온몸의 털들이 바짝 곤두서는 듯한 느낌을 받았다. 학자로 살아오면서 그토록 짜릿한 기분을 느낀 것은 처음이었다. 그 기초 과학 이론에는 더 이상 임상적 증거가 필요 없었다. 폭우가 내리던 시애틀에서의 그날이 이미 짝이 맞추어져 있었다.

양쪽 분야의 연구가 알려지고, 래스킨드의 탄탄한 연구와 몇몇 독자적인 대규모 임상 시험을 토대로, 프라조신은 보훈부로부터 정신적 외상에 따른 반복되는 악몽의 치료제로 공식 승인을 받았고, 이어서 미국 식품 의약청으로부터도 같은 용도로 승인을 받았다.

성적 학대나 폭력 같은 다른 유형의 정신적 외상에서도 같은 결과가 나오는지를 독립적으로 확인해야 하는 등, 풀어야 할 의문들이 아직 많이 남아 있다. 또 고용량으로 투여할 때 부작용이 있고, 모든 사람에게서 동일한 치료 효과가 나타나는 것도 아니기 때문에 이 약이 완벽한 치료제는 아니다. 그러나 출발점은 될 수 있다. 이제 우리는 렘수면과 그 꿈꾸는 과정의 기능 중 하나를 과학적으로 설명할 수 있으며, 그 지식을 토대로 고통스럽고 무력하게 만드는 PTSD의 증상을 치료하는 방향으로 첫 걸음을 내딛었다. 그 지식이 우울증을 비롯하여 수면과 관련된 다른 정신 질환들에서도 새로운 치료 방향을 제시할지도 모른다.

깨어 있을 때의 경험을 해독하는 꿈

내가 렘수면이 우리 정신 건강에 제공할 수 있는 혜택이 모두 드러났다고 생각하던 바로 그때, 렘수면이 감정 뇌에 제공하는 또 다른 혜택이 드러났다. 생존과 더 관련이 있다고 할 수 있는 혜택이다.

사람이 원활하게 사회 활동을 하려면 얼굴의 표정과 감정을 정확히 읽는 것이 선결조건이다. 대부분의 고등한 영장류도 이 기능을 지니고 있다. 얼굴 표정은 우리 환경에서 가장 중요한 신호 중 하나에 속한다. 개인의 감정 상태와 의도를 드러내며, 제대로 해석한다면 그에 반응하는 상대방의 행동에 영향을 미친다. 우리 뇌에는 감정 신호, 특히 얼굴에서 보이는 신호의 가치와 의미를 읽고 해독하는 일을 맡은 영역들이 있다. 그리고 그 영역들은 렘수면이 밤에 재조정을 하는 뇌 영역들의 핵심 집합, 즉 망이기도 하다.

이 추가 역할을 이야기할 때는 렘수면을 피아노 조율의 대가라고 생각할 수도 있다. 밤에 뇌의 감정 악기를 완벽하게 다시 조율함으로써, 다음 날 아침에 일어날 때면 뻔히 드러나거나 미묘하게 감추는 미세한 표정까지 정확하게 파악할 수 있게 해준다. 렘수면 꿈을 빼앗기면, 뇌의 감정 조율 곡선이 예리하게 정확히 맞추어지지 못한다. 서리 낀 유리창을 통해 보거나, 초점이 맞지 않은 사진을 보는 것처럼, 꿈을 못 꾼 뇌는 얼굴 표정을 정확히 해독할 수가 없다. 그래서 왜곡하게 된다. 적을 친구로 착각하기 시작한다.

우리는 다음의 실험을 통해 이를 발견했다. 우리는 참가자들을 연구실로 오게 해서 잠을 푹 재웠다. 다음 날 아침 그들에게 한 개인의 얼굴을 찍은 사진들을 여러 장 보여 주었다. 똑같은 사진은 한 장도 없었다. 호의적인 표정(웃음을 약간 머금고 눈웃음을 살짝 비치는 상냥한 얼굴)에서 점점 더 엄격하고 위협적인 표정(악다문 입술, 찌푸린 눈썹, 위협적인 눈매)에 이르기까지 단계적으로 변하는 표정들이 담겨 있었다. 즉 사진마다 감정 기울기상의 위치가 미묘하게 달랐고, 수십 장에 걸쳐서 아주 호의적인(다정한) 것에서 강하게 반사회적인(불친절한) 것에 이르기까지 의도의 전체 범위가 표정으로 담겨 있었다.

참가자들이 무작위로 비치는 얼굴 사진을 보는 동안, 우리는 MRI 장치로 그들의 뇌 활성을 촬영했다. 그리고 참가자들은 표정이 호의적인지 위협적인지 점수를 매겼다. 우리는 MRI 영상을 써서 잠을 푹 잔 뒤에 뇌가 위협적인 표정과 호의적인 표정을 얼마나 정확하게 해석하고 구별하는지를 측정할 수 있었다. 그런 뒤 이번에는 렘수면 이라는 중요한 단계를 포함하여 수면을 빼앗은 상태에서 다시 같은 실험을 했다. 참가자들 중 절반은 수면 부족 단계를 먼저 거치도록 했고, 나머지 절반은 그 반대로 했다. 기억이나 반복 효과가 영향을 미치지 않도록, 2차 실험 때에는 다른 사람의 사진을 보여 주었다.

렘수면을 포함하여 잠을 푹 잔 상태에서 참가자들은 얼굴의 감정 표현들을 정확히 알아보았다. V자와 좀 비슷한 완벽한 조율 곡선을 보였다. 그들의 뇌는 MRI 스캐너 안에서 비치는 다양한 얼굴 표정 들 사이를 아무런 문제없이 능숙하게 헤치고 나아갔다. 미묘하게 변 하는 감정 기울기 범위 전체에 걸쳐서 감정들을 잘 구분했고, 매긴 점수가 정확했기에 그렇다는 것을 알 수 있었다. 감정의 조류가 불길 한 방향으로 넘어갈 때, 다정하고 호의적인 신호와 위협이 미미하게 담긴 표정을 수월하게 구별했다.

꿈꾸는 단계가 중요함을 확인해 주듯이, 밤에 푹 자도록 했을 때 렘수면의 질이 더 좋았던 사람일수록 다음 날 뇌의 감정 해독망이 더 정확히 조율되었다. 이 최상급 야간 서비스를 받을 때, 밤에 렘수면 의 질이 더 좋을수록 다음 날 인간 사회를 더 잘 파악할 수 있었다.

하지만 잠을 못 자게 하여 렘수면이 끼치는 중요한 혜택을 못 받게 하자, 그들은 더 이상 감정들을 정확히 구분하지 못했다. V자 형태 의 뇌 조율 곡선은 아래쪽이 위로 올라옴으로써 수평선처럼 편평해 졌다. 마치 뇌가 바깥 세계로부터 오는 감정 신호들의 단계적 변화를 파악할 능력을 잃고서 전반적으로 과민한 상태에 빠진 듯했다. 남의 얼굴에서 드러나는 단서들을 정확히 읽는 능력이 사라지고 없었다. 뇌의 감정 항해 시스템에서 감정의 방향과 세기를 알려 줄 자침이 사라진 것이다. 수많은 진화적 이점을 향해 나아가도록 우리를 이끄는 나침반이 말이다.

잠을 못 잔 참가자들은 보통은 밤에 렘수면의 재조율 솜씨를 통해 제공되는 그런 예리한 감정 파악 능력이 사라지자, 두려움 쪽으로 치우쳐 있는 기본 설정 상태로 빠져들었다. 온화하거나 좀 다정해 보이는 얼굴조차도 위협적이라고 믿게 되었다. 뇌에 렘수면이 부족할 때, 바깥 세계는 더 위협적이고 피해야 할 곳이 되었다. 믿을 수 없는 곳이 되었다. 잠을 못 잔 뇌의 〈눈〉에는 현실과 지각된 현실이 더 이상 같은 것이 아니었다. 참가자들의 렘수면을 제거함으로써, 우리는 말 그대로 자기 주변의 인간 사회를 읽는 총명한 능력을 제거했다.

이제 경찰관과 군인, 의사, 간호사, 구급 요원처럼 수면 부족을 요구하는 직업들을 생각해 보자. 궁극적인 형태의 돌보미 일을 하는 이들, 즉 갓난아기의 부모는 말할 것도 없다. 모두 중요한, 심지어 목숨이 걸린 판단을 내리려면 남의 감정을 정확히 읽어야 하는 역할들이다. 무기를 써야 할 만큼 진정으로 위험한지 알아차리거나, 진통제 처방 용량을 바꾸어야 할지 판단을 내리기 위해서 감정 불안이나 고통 수준을 평가하거나, 위로를 해야 할지 단호하게 훈계를 해야 할지 판단을 내려야 한다. 렘수면과 뇌의 감정 나침반을 재설정하는 그 능력을 접하지 못하면, 주변 세계를 사회적, 감정적으로 부정확하게 파악하게 될 것이고, 부적절한 판단과 행동을 함으로써 심각한 결과가 빚어질 수도 있다.

사람의 생애 전체를 살펴본 우리는 이 렘수면 재조정 서비스가 청소년기로 넘어가기 직전에 운영되기 시작한다는 것을 밝혀냈다. 그전까지, 즉 아이가 부모의 세밀한 보살핌을 받고 있을 때에는 주된 평가와 결정을 대부분 엄마와 (또는) 아빠가 하며, 렘수면이 아이 뇌에 제공하는 재조율 혜택은 크지 않다. 그러나 십대 초반에 청소년이 스스로 사회 감정적 세계를 헤쳐 나가야 하는 부모로부터의 독립이라는 변곡점에 다다르면, 그 젊은 뇌가 렘수면의 이 감정 재조정 혜택을 누리는 것을 보게 된다. 그렇다고 해서 아이나 유아에게 렘수면이 불필요하다는 말은 아니다. 매우 중요하다. 앞서 말했듯이(뇌 발달) 그리고 뒤에서 논의하겠지만(창의성) 렘수면은 다른 기능도 제공하기 때문이다. 그게 아니라, 발달상의 특정한 이정표를 이루는 렘수면의 이 특정한 기능 덕분에 성년기 전 단계의 뇌가 복잡한 감정 세계라는 격류를 스스로 헤치고 나아갈 수 있다고 말하는 것이다.

끝에서 둘째 장에서 이른 등교 시간이 십대 청소년의 뇌에 어떤 피해를 끼치는지를 논의할 때 이 주제로 다시 돌아가기로 하자. 가장 중요한 점은 새벽부터 움직이는 통학 버스가 청소년에게서 이른 아침의 잠을 선택적으로 빼앗는다는 것이다. 수면 주기상 발달하는 뇌가 몹시 필요로 하는 렘수면의 대부분에 흠뻑 빠지려 할 바로 그 시간이다. 우리는 그들의 꿈을 파괴하고 있다. 여러모로 말이다.

11장

꿈 창의성과 꿈 제어

온전한 정신과 정서적 안녕을 지키는 냉철한 경비원인 한편으로, 렘 수면과 꿈꾸는 행위는 또 다른 혜택도 제공한다. 창의성을 자극하고 문제 해결을 촉진하는 지적인 정보 처리를 말한다. 그렇기에 대개는 의지력이 작용하지 않는 이 과정을 통제하여 꿈꾸는 동안에 자신의 꿈 경험을 원하는 방향으로 이끌려고 시도하는 이들도 있다.

꿈: 창의력 배양기

이제 우리가 알다시피, 깊은 비렘수면은 개별 기억을 강화한다. 하지만 추상적이고 고도로 새로운 방식으로 이 원료 성분들을 뒤섞고 융합하여 탁월하게 상승 효과를 일으키는 혜택을 제공하는 것은 렘 수면이다. 꿈꾸는 수면 단계에서, 우리 뇌는 엄청난 양의 습득한 지식을 살핀 다음,* 가장 중요한 규칙과 공통점을 추출할 것이다. 〈핵심〉을 말이다. 우리는 이전까지 난공불락이었던 문제의 해결책을 탐사할 수 있는 갱신된 〈마음 와이드 웹 Mind Wide Web〉을 지닌 채 깨어난다. 이런 면에서 렘수면 꿈은 정보 연금술이다.

인류 역사에서 일어난 가장 혁신적인 도약 중에는 내가 착상 감각 ideasthesia이라고 부르곤 하는 이 꿈꾸는 과정을 통해 나온 것들도 있다. 우리가 아는 모든 것들을 어떻게 하나로 끼워 맞출지를 알려 준 탁월한 해답만큼 렘수면 꿈의 영리함을 가장 잘 보여 주는 사례는 아마 없을 것이다. 헛소리가 아니다. 내가 말하려는 것은 드미트리 멘델레예프 Dmitri Mendeleev가 1869년 2월 17일에 꾼 꿈이다. 그 꿈으로부터 원소들의 주기율표가 나왔다. 자연의 알려진 모든 기본 구성 단위들을 체계적으로 배열한 숭고한 표다.

창의적인 인물로 유명한 러시아 화학자인 멘델레예프는 한 가지 생각에 강박적으로 매달려 있었다. 그는 당시까지 밝혀진 우주의 원소들이 어떤 논리적인 체계를 이루고 있지 않을까 생각하고서 그것을 찾는 일에 매달렸다. 그것을 신의 주판 abacus을 찾는 일이라고 완곡하게 표현한 이들도 있었다. 각 원소와 그 독특한 화학적 및 물리적 속성들을 적은 카드 한 벌을 만들기까지 한 것을 보면, 얼마나 매달렸는지 짐작할 수 있다. 그는 연구실이든 집이든 기차 안에서든 자리에 앉기만 하면 미친 듯이 카드를 섞어서 탁자 위에 한 장씩 펼치면서 이 우주적인 조각 그림 퍼즐이 어떻게 끼워 맞추어질지를 설명

---

* 언어 학습과 새로운 문법 규칙의 추출이 한 예다. 이 점은 아이들을 통해서 잘 드러난다. 아이들은 접속사, 시제, 대명사 같은 문법을 그런 것들이 무엇인지 이해하기 훨씬 전부터 사용하기 시작할 것이다. 그들의 뇌가 이 규칙들을 명시적으로 알지 못하면서도, 깨어 있을 때의 경험을 토대로 그것들을 암묵적으로 추출하는 과정은 잠잘 때 일어난다.

하는 규칙 중의 규칙을 추론하려고 애썼다. 그는 여러 해 동안 이 자연의 수수께끼를 붙들고 씨름했다. 그리고 그 세월만큼 실패를 거듭했다.

한번은 사흘 밤낮을 꼬박 잠 안 자고 고심했지만, 좌절감만 계속 쌓여 갔다. 사실 그렇게까지 잠을 안 자고 버텼을 가능성은 적지만, 그렇게 노력했어도 멘델레예프가 그 암호를 깨지 못했다는 점은 분명하다. 결국 지친 그는 머릿속에서 계속 맴돌 뿐 체계적인 조직 원리를 보여 주기를 거부하는 원소들을 생각하다가 잠이 들었다. 잠자는 동안 그는 꿈을 꾸었고, 꿈꾸는 뇌는 깨어 있는 뇌가 할 수 없었던 성취를 이루었다. 꿈은 그의 마음속에서 맴돌고 있는 원소들을 모았다가 한 순간 뛰어난 창의성을 발휘하여 신묘한 격자 안에 딸깍 끼워 넣었다. 각 행(주기)과 열(족)의 원소들은 각각 원자의 속성과 그 궤도를 도는 전자의 속성에 따라서 논리적으로 배열되어 있었다. 멘델레예프의 말을 직접 들어보자.[**]

꿈에서 모든 원소들이 딱 맞게 제자리에 끼워진 표를 보았다. 나는 깨어나자마자 그 표를 종이에 적었다. 나중에 보니 단 한 군데만 수정하면 될 듯했다.

그 꿈의 해답이 얼마나 완벽했는지를 두고 논란이 있긴 하지만, 멘

[**] B. M. Kedrov, "On the question of the psychology of scientific creativity (on the occassion of the discovery by D. I. Mendeleev of the periodic law)," *Soviet Psychology*, 1957, 391 – 113.

델레예프가 꿈에서 영감을 얻어서 주기율표를 구성했다는 증거 자체에 의문을 제기하는 사람은 아무도 없다. 알려진 모든 화학 원소들의 체계적인 배치를 떠올릴 수 있었던 것은 깨어 있는 뇌가 아니라 꿈꾸는 뇌였다. 우주의 알려진 모든 구성 요소들을 어떻게 끼워 맞출 것인가라는 난감한 수수께끼를 푸는 일은 렘수면 꿈에 맡겨라. 그러면 우주적인 규모로 계시를 받을 것이다.

내가 속한 신경 과학 분야도 비슷하게 꿈에서 얻은 계시의 수혜를 누려 왔다. 가장 인상적인 것은 신경 과학자 오토 뢰비 Otto Loewi 의 꿈이다. 뢰비는 개구리 두 마리의 심장을 대상으로 탁월한 실험을 하는 꿈을 꾸었다. 그 꿈은 이윽고 신경 세포들이 서로 물리적으로 접촉해야만 일어날 수 있는 직접적인 전기 신호 전달 방식이 아니라, 두 신경 세포가 만나는 미세한 틈새(시냅스)로 화학 물질(신경 전달 물질)을 분비하는 방식으로 의사소통을 한다는 발견으로 이어졌다. 꿈에서 유래한 이 발견이 대단히 심오한 것이었기에, 뢰비는 노벨상을 받았다.

또 우리는 꿈에서 귀중한 예술적 재능도 나온다는 것을 안다. 폴 매카트니 Paul McCartney 의 노래 「예스터데이 Yesterday」와 「렛잇비 Let It Be」가 어떻게 창작되었는지를 생각해 보라. 둘 다 매카트니의 잠에서 나왔다. 매카트니는 「예스터데이」가 어떻게 꿈에서 나왔는지를 상세히 이야기한다. 흥겨운 영화 「헬프 Help」를 찍으면서 런던 윔폴 가에 있는 자택의 작은 다락방에서 지낼 때였다.

깨어났을 때 머릿속에서 아름다운 곡조가 맴돌고 있었다. 나는 생각했다. 〈와, 대단한데? 이게 대체 뭐지?〉 내 바로 옆, 창가에 놓인 침대 오른쪽에 업라이트 피아노가 있었다. 나는 침대에서 나와 피아노 앞에 앉았다. G 그리고 F#m7. 이어서 B에서 Em, 마지막으로 다시 E. 코드 흐름이 논리적으로 딱 들어맞았다. 그 곡조가 너무나 마음에 들었다. 하지만 그 곡조는 꿈꾼 것이었다. 내가 작곡했다고 도저히 믿을 수가 없었다. 〈아니야, 전에 이런 곡을 쓴 적이 없어.〉 그러나 썼다는 것도 분명했다. 너무나 마법 같은 일이 벌어진 것이다.

내가 리버풀에서 태어나 자랐기에, 비틀스의 그 멋진 꿈을 즐겨 예로 들곤 한다는 점을 인정한다. 그에게 지지 않겠다는 듯이, 롤링스톤스의 키스 리처즈Keith Richards도 꿈이 영감을 준 사례 중 최고라고 할 만한 이야기를 간직하고 있다. 바로 그 그룹의 노래「새티스팩션Satisfaction」의 도입부가 어떻게 만들어졌는지에 관한 이야기다. 리처즈는 밤에 문득 떠오르는 악상을 녹음하기 위해 침대 옆에 늘 기타와 녹음기를 비치해두고 있었다. 그는 1965년 5월 7일, 저녁 공연을 마치고 플로리다 클리어워터에 있는 호텔 방으로 돌아왔다.

평소처럼 기타를 옆에 두고 잠이 들었는데, 다음 날 아침에 깨어나니 녹음테이프가 끝까지 돌아가 있었다. 그래서 생각했다. 〈어라, 건드린 적이 없는데. 자다가 단추를 눌렀나보군.〉 그래서 테이프를 처음으로 다시 감았다가 재생 단추를 눌렀다. 그러자 유령이 부른 것 같은 음악[〈새티스팩션〉의 도입부]이 거기에 담겨 있었다. 도입부 전체가 담겨 있었다. 그 뒤로는 40분 동안 코고는 소리가 이어졌다. 하지만 그 노래의 싹이 거기에 있었다. 즉 그 걸작은 사실상 꿈에서 나왔다.

꿈속의 창의적인 뮤즈는 문학 쪽에서도 무수한 착상과 서사의 불꽃을 튀겨 왔다. 작가 메리 셸리 Mary Shelley 를 보라. 셸리는 1816년 어느 여름 밤 제네바 호수 인근 로드 바이런의 저택에 머물다가 너무나도 섬뜩한 꿈을 꾸었다. 거의 현실 같은 생생한 꿈이었다. 셸리는 꿈에서 본 장면과 이야기를 글로 적었고, 그리하여 경이로운 고딕 소설 『프랑켄슈타인 Frankenstein』이 탄생했다. 또 프랑스의 초현실주의 시인 상트 폴 부 St. Paul Boux 의 사례도 있다. 그는 꿈이 풍부한 상상력을 지니고 있음을 잘 이해하고 있었다. 그래서 매일 밤 자러 갈 때면, 침실 문에 이런 팻말을 걸었다. 〈방해하지 마시오: 시인이 일하는 중임.〉*

이런 일화들이 남에게 들려줄 만큼 재미있기는 하지만, 실험을 통해 얻은 자료는 아니다. 그렇다면 잠, 특히 렘수면과 꿈이 일종의 연상 기억 처리 능력, 즉 문제 해결을 돕는 능력을 제공한다는 과학적 증거는 무엇일까? 그리고 신경 생리학적으로 볼 때, 렘수면의 이 창의적인 혜택을 설명해 줄, 그리고 거기에 꿈꾸기가 꼭 필요한 이유를 설명해 줄 특별한 무언가가 있을까?

---

* 꿈꾸는 잠의 창의력에 바치는 이 송시의 원작자가 프랑스의 상징주의 시인 폴 피에르 루 Paul-Pierre Roux 라는 주장도 있다.

렘수면 퍼지 논리

잠자고 있는 뇌를 인지 검사하는 일은 한 가지 뻔히 보이는 난제와 마주치게 된다. 바로 뇌가 자고 있다는 것이다. 인지과학자들은 뇌를 조사할 때 대개 컴퓨터 화면으로 문제를 내면서 참가자의 반응을 살펴보는 방식을 쓰는데, 자고 있는 사람은 컴퓨터 화면을 보면서 문제를 맞출 수도 없고, 유용한 반응도 제공하지 않는다. 이 장의 끝에서 다룰 자각몽을 제외하고, 수면 과학자들은 이 문제를 손도 못 대고 있었다. 참가자가 자고 있는 동안 인지 검사를 할 수가 없으므로, 잠자는 뇌의 활성을 수동적으로 지켜보는 일만 하곤 했다. 대신에 잠자기 전과 후에 깨어 있을 때의 성과를 측정한 뒤, 그 사이의 수면 단계나 꿈이 다음 날 관찰된 혜택을 설명할 수 있는지를 파악한다.

나는 하버드 의대 동료인 로버트 스틱골드와 함께 이 문제의 해결책을 하나 고안했다. 비록 간접적이고 불완전한 것이긴 하지만. 7장에서 수면 관성이라는 현상을 이야기한 바 있다. 깨어난 뒤 몇 분 동안 잠자고 있던 뇌 상태가 아직 남아 있는 것을 말한다. 우리는 수면 관성이 일어나는 이 짧은 순간을 수면 상태를 엿볼 유리창으로 활용할 실험 방법을 궁리했다. 실험 참가자를 아침에 깨워서 설문 조사를 하는 대신에, 밤에 비렘수면과 렘수면의 다양한 단계들에 들어가 있는 참가자를 깨워서 물어보면 어떨까?

비렘수면과 렘수면 때의 뇌 활성이 크게 다르고, 신경 화학 물질의 농도도 마찬가지로 다른데, 깨어나는 순간에 그런 것들이 즉시 각성 상태로 바뀌는 것은 아니다. 각 수면 단계의 신경학적 및 화학적 특성은 아직 미적거리면서 남아 있을 것이다. 그러면서 잠과 진정한 각성 상태를 가르는 수면 관성 상태가 몇 분 동안 이어질 것이다. 억지로 깨웠을 때, 뇌는 신경 생리학적으로 각성 상태보다는 수면 상태에 훨씬 더 가깝다가, 시간이 흐를수록 수면 상태가 서서히 옅어지면서 진정한 각성 상태로 들어설 것이다.

우리는 어떤 인지 검사를 하든 간에 검사 기간을 단 90초로 제한한다면, 참가자를 깨워서 이 수면 전이 단계에 있을 때 아주 재빨리 검사를 할 수 있지 않을까 생각했다. 그러면 참가자가 깨기 직전의 바로 그 수면 단계가 어떤 기능을 하는지를 얼마간 파악할 수 있지 않을까? 증발하는 물질의 증기를 모아 분석하여, 그 물질 자체의 특성이 어떻다고 결론을 내리는 것과 비슷하다.

그 방법은 통했다. 우리는 실제 단어의 글자들을 뒤섞어서 단어 맞추기 문제를 고안했다. 각 단어는 글자 다섯 개로 되어 있고, 단어 맞추기 퍼즐마다 정답은 단 하나였다(예를 들어, 〈OSEOG〉 = 〈GOOSE〉). 참가자들은 단 몇 초 동안 화면에서 한 번에 하나씩 뒤죽박죽된 단어를 본 뒤 답을 말했다. 답을 맞추면, 다음 단어 퍼즐이 화면에 떴다. 각 검사 기간은 딱 90초였고, 우리는 이 짧은 관성 기간에 몇 문제나 정답을 맞추었는지를 기록했다. 그런 뒤 참가자가 다시 잠들도록 했다.

참가자들은 과제 설명을 들은 뒤, 머리와 얼굴에 전극을 붙이고 수면 연구실에서 잠을 청했다. 우리는 그들의 수면 단계를 옆방에서 화면으로 지켜볼 수 있었다. 또 참가자에게 잠들기 전에 그 과제를 여러 차례 풀도록 해서 푸는 방법과 과제에 익숙해지도록 했다. 참가자가 잠이 들면 밤 동안 네 번에 걸쳐 깨웠다. 비렘수면 때 두 번, 렘수면 때 두 번씩 각각 수면 초기와 후기에 깨웠다.

비렘수면 때 깨우면, 참가자는 그다지 창의적이지 않아 보였다. 단어 맞추기 퍼즐을 거의 풀지 못했다. 그러나 렘수면 때, 꿈꾸는 단계에서 깨웠을 때는 상황이 전혀 달랐다. 전반적으로 문제 푸는 능력이 급상승했다. 참가자들은 비렘수면 단계에서 깨웠을 때나 깨어 있는 낮에 풀었을 때에 비해 렘수면 단계에서 깨웠을 때 퍼즐을 15~35퍼센트 더 잘 풀었다!

게다가 참가자들이 렘수면에서 깨어난 직후에 문제를 푸는 방식은 비렘수면에서 깨어났을 때와 낮에 깨어 있는 동안 문제를 푸는 방식과 달랐다. 한 참가자가 내게 한 말을 그대로 쓰자면, 렘수면에서 깨어난 직후에는 정답이 그냥 〈튀어나왔다〉. 사실 그들은 당시에는 렘수면 단계에서 깨어났다는 것을 몰랐다. 뇌가 꿈꾸는 잠의 잔영에 잠겨 있을 때에는 정답이 더 수월하게 떠오르는 듯했다. 반응 시간을 토대로 판단할 때, 렘수면에서 깨어나면 정답이 더 즉시 나왔다. 같은 사람이 비렘수면에서 깨어나거나 낮에 깨어 있는 상태에서 문제를 풀 때에는 그보다 더 느리고 곰곰이 생각한 끝에 정답이 나왔다. 렘수면의 잔류 증기는 더 유연하고 여기저기로 뻗어나가는 〈열린〉 정보 처리 상태를 제공하고 있었다.

스틱골드는 같은 유형의 깨우기 방법을 써서 또 다른 기발한 검사를 했다. 창의적인 기억 처리 문제를 풀 때 렘수면 단계에서 꿈을 꾸는 뇌가 얼마나 근본적으로 다른 방식으로 작동하는지를 재확인하는 실험이었다. 그는 의미 지식 semantic knowledge이라고도 하는 서로 연관된 개념들의 지식 창고가 밤에 어떤 식으로 기능하는지를 조사

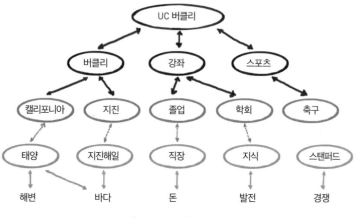

그림 14 기억 연합망의 사례

했다. 이런 의미 지식은 관련된 정도에 따라서 위에서부터 아래로 가면서 쭉 펼쳐지는 피라미드 형태의 연관 계통수를 이룬다. 그림 14는 내 머릿속에서 내가 교수로 있는 UC 버클리와 관련된 단어들을 끄집어내 만든 그런 연상 그물 중 하나다.

스틱골드는 표준 컴퓨터 검사 방법을 써서, 이런 정보 연합망이 비렘수면과 렘수면 상태에서 깨웠을 때, 그리고 낮에 깨어서 정상적으로 활동할 때 어떻게 작동하는지를 측정했다. 비렘수면에서 깨우거나 낮에 측정하면, 뇌는 그림 14에서처럼 지식을 긴밀하게 논리적으로 연결하는 원리에 따라 작동한다. 그러나 렘수면에서 깨우면, 전혀 다른 알고리듬이 작동한다. 논리적인 연상에 따른 연결 계층구조는 사라지고 없다. 렘수면 꿈을 꾸는 뇌는 밋밋하고 상식적인 연결고리, 즉 단계적인 연상에는 전혀 관심이 없었다. 대신에 그 뻔한 연결 고리들을 뛰어넘어 지름길을 택하여 연관성이 아주 적은 개념들 사이를 연결하는 쪽을 선호했다. 뇌가 렘수면 꿈을 꿀 때는 논리 경비원들이 자리를 비웠다. 논리 따위에 전혀 개의치 않고 날뛰는 미치광이들이 연상 기억이라는 정신 병원을 마구 뛰어다니고 있었다. 렘수면 꿈꾸는 상태에서는 거의 어떤 연상이든 가능하다. 그리고 결과가 시사하듯이, 기묘할수록 더 낫다.

단어 맞추는 능력과 의미론적 연결을 살펴본 이 두 실험은 비렘수면 상태와 각성 상태의 뇌와 비교할 때, 꿈꾸는 뇌의 작동 원리가 근본적으로 다르다는 것을 보여 주었다. 렘수면에 빠져서 꿈을 꿀 때, 영감을 주는 형태의 기억 혼합이 일어나기 시작한다. 기억 단위들 사이의 가장 전형적이면서 뻔한 연결들을 보라고 얽매여 있는 상태에서 풀려난다. 뇌는 가장 멀리 떨어지고 명백하지 않은 정보들 사이에 연결을 추구하는 쪽으로 적극적으로 나선다.

이런 기억의 조리개 넓히기는 망원경을 거꾸로 대고 보는 것과 비슷하다. 깨어 있을 때 우리는 탈바꿈을 하는 수준의 창의성을 발휘하는 것이 목표라면서 망원경을 거꾸로 들고 들여다보고 있다. 대뇌에 제시되는 정보 우주 전체를 포착할 수 없는 근시안적이고 초점을 지나치게 좁힌 협소한 관점을 취한다. 깨어 있을 때 우리는 가능한 모든 기억 상호관계 중에서 협소한 한 부분집합만을 본다. 그러나 꿈꾸는 상태에 들어가서 기억 탐사 망원경의 다른 쪽(올바른 쪽) 끝으로 들여다보기 시작하면, 정반대 현상이 일어난다. 꿈의 광각 렌즈를 씀으로써, 우리는 저장된 정보의 전 영역을 훑으면서 가능한 온갖 조합을 시도할 수 있다. 그 모든 것들이 창의성에 기여한다.

꿈의 용광로에서 이루어지는 기억 융합

이 두 실험으로 얻은 결과들을 꿈에서 영감을 얻어 문제를 해결했다는 드미트리 멘델레예프 같은 이들의 주장과 겹쳐놓고 보면, 두 가지 명확하면서 과학적으로 검증 가능한 가설이 나온다.

첫째, 렘수면 꿈꾸는 단계에 들었다가 깨어난 뇌에 한 문제의 각 구성 요소들을 입력하면, 같은 기간을 깬 상태로 보낸 뇌에 비해, 새로운 연결과 문제 해결책이 더 잘 — 전적으로 그렇지는 않을지라도 — 출현할 것이다. 둘째, 단순히 렘수면에 드는 차원을 넘어서 꿈의 내용이 고도로 연상을 요구하는 문제의 해결에 기여할지 여부를 판단해야 한다. 앞장에서 렘수면이 정서적 및 정신적 건강에 미치는 영향을 살펴볼 때에도 그랬듯이, 두 번째 가설이 옳다면 렘수면이 필요조건이지만 충분조건은 아니라는 의미가 된다. 창의성을 발휘하는 데 성공하려면, 꿈꾸는 행위와 그 꿈에서 연상된 내용 둘 다 필요하다.

우리를 비롯한 연구자들은 그렇다는 것을 입증하는 연구 결과들을 잇달아 내놓았다. 한 예로, 내가 A와 B라는 두 대상 사이에 있는 단순한 관계를 독자에게 알려 준다고 하자. B보다는 A를 골라야 한다는 식으로다(A>B). 이어서 또 다른 관계를 알려 준다. C보다 B를 골라야 한다고 말한다(B>C). 이 두 전제는 다르며, 서로 동떨어져 있다. 이제 A와 C를 함께 보여 주면서 어느 쪽을 고르겠냐고 물으면, 독자는 C가 아니라 A를 고를 가능성이 매우 높다. 독자의 뇌가 추론 도약을 했기 때문이다. 독자는 기존의 두 기억(A>B와 B>C)을 취해서 유연하게 상호 연관을 지음으로써(A>B>C), 전에 들어보지 않았던 질문에 대한 완전히 새로운 답을 내놓았다(A>C). 이것이 바로 연상 기억 처리의 힘이며, 렘수면을 통해서 촉진되는 것이 바로 그 능력이다.

내가 하버드 동료 제프리 엘런보건Jeffrey Ellenbogen과 함께 한 연구가 있다. 우리는 실험 참가자에게 개별 전제들을 많이 가르쳤다. 이 전제들은 상호 연결되어 대규모 사슬을 구성하는 것들이었다. 그런 뒤 이 개별 전제들에 관한 지식만이 아니라, 이 항목들이 연상 사슬 속에 어떻게 엮일지를 아는지 여부를 평가하는 시험을 보았다. 잠을 잘 자고 꿈을 풍성하게 꾸는 아침 렘수면까지 취한 사람들만이 기억 요소들을 하나로 연결하여(A>B>C>D>E>F 등) 가장 동떨어진 연상 도약(예를 들어, B>E)까지 이룰 수 있다는 증거를 보여 주었다. 렘수면을 포함한 낮잠을 60~90분쯤 자고난 뒤에도 거의 같은 혜택이 나타났다.

깨어 있는 낮에는 명확히 드러나지 않던, 연관성이 적은 요소들 사이의 연관 관계를 구축하는 것은 잠이다. 참가자들은 서로 공통점이 없는 조각 그림 퍼즐 조각들을 품고서 잠자리에 들었는데, 깨어나니 퍼즐이 다 맞추어져 있었다. 이는 지식(개별 사실 자료의 보유)과 지혜(그것들을 끼워 맞추면 무엇을 의미하는지를 아는 것)의 차이다. 더 단순히 말하면, 학습과 이해의 차이다. 렘수면은 뇌가 전자를 넘어서 후자를 진정으로 이해할 수 있게 해준다.

이 정보 엮기가 사소한 일이라고 생각할지 모르지만, 이것이야말로 우리 뇌를 컴퓨터와 구분하는 핵심 작동 방식 중 하나다. 컴퓨터는 수천 개의 개별 파일들을 정확히 저장할 수 있다. 그러나 표준 컴퓨터는 수많은 창의적인 조합을 통해 이 개별 파일들을 지능적으로 상호 연결하지 못한다. 대신에 컴퓨터 파일은 고립된 섬처럼 놓여 있다. 반면에 우리 인간의 기억들은 풍부하게 상호 연결되어 연상의 그물을 이루고 있어서 융통성과 예측력을 발휘한다. 렘수면과 꿈꾸는 행위 덕분에 우리는 창의성을 발휘해야 하는 어려운 일을 많이 할 수 있다.

암호 해독과 문제 해결

렘수면 꿈은 단순히 창의적인 방식으로 정보들을 융합하는 차원을 넘어서 한 단계 더 나아갈 수 있다. 렘수면은 정보 집합으로부터 추상적인 일반 지식과 상위 개념을 창안할 수 있다. 환자에게서 수십 가지의 갖가지 미묘한 증상들을 보고서 마치 직관적으로 하는 양 진단을 끌어낼 수 있는 경험 많은 의사를 생각해 보라. 이런 유형의 추상화 실력은 여러 해에 걸쳐 힘들여 얻은 경험에서 나올 수 있지만, 단지 하룻밤 렘수면을 취했을 때에도 똑같이 핵심을 추출할 수 있다는 것을 우리는 관찰해 왔다.

유아가 자신이 배워야 하는 언어의 복잡한 문법 규칙을 추출하는 것도 그런 사례다. 생후 18개월 된 아기도 자신이 듣는 새 언어로부터 고도의 문법 구조를 추론한다는 것이 드러났다. 그런데 처음에 그 언어를 접하고서 잠을 잔 뒤에야만 그러했다. 앞서 말했듯이, 이 생애 초기에는 렘수면이 유달리 높은 비율을 차지하며, 우리는 렘수면이 언어 발달에 핵심적인 역할을 한다고 믿는다. 그러나 그 혜택은 유아기에만 나타나는 것이 아니다. 새로운 언어와 문법 구조를 학습해야 하는 성인들에게서도 매우 비슷한 결과가 나타났다.

아마 깨달음이 잠에 영감을 얻는다는 것을 증명하는 가장 인상적인 사례는 독일 뤼베크 대학교의 울리히 바그너 Ullrich Wagner가 한 연구일 것이다. 나는 신생기업이나 기술 기업, 혁신 기업의 임원들을 대상으로 강연을 할 때면, 그들이 직원들의 수면을 우선순위에 올리도록 이 연구를 자주 언급하곤 한다. 덧붙이자면, 이런 실험에는 자원하지 않는 편이 낫다고 장담한다. 며칠 동안 극도의 수면 부족에 시달려야 하기 때문이 아니라, 숫자들이 줄줄이 이어지는 지독히도 고역스러운 문제를 수백 개씩 풀어야 하기 때문이다. 한 시간 넘게 긴 나눗셈을 하고 있어야 하는 것과 거의 비슷하다. 〈고역스럽다〉는 말도 아주 온건하게 표현한 것이다. 죽치고 앉아서 이런 숫자 문제를 수백 개 풀려고 애쓰다가, 삶의 의지를 잃는 이들까지 나올지 모른다! 직접 겪어 봤으니까 하는 말이다.

연구진은 참가자들에게 실험이 시작될 때 제공되는 개별 규칙들을 써서 이런 문제들을 풀 수 있다고 말할 것이다. 하지만 연구신이 말하지 않는 것이 하나 있는데, 이 모든 문제들에 공통적으로 적용되는 숨겨진 규칙, 즉 지름길이 있다는 사실이다. 이 숨겨진 규칙을 알아낸다면, 훨씬 더 짧은 기간에 훨씬 더 많은 문제를 풀 수 있다. 이 지름길 이야기는 잠시 뒤에 다시 하기로 하자. 참가자들은 이런 문제를 수백 개 푼 다음, 열두 시간 뒤에 다시 머리를 멍하게 만드는 문제 수백 개를 더 풀었다. 두 번째로 문제를 푸는 시간이 끝나면, 연구진은 참가자들에게 숨은 규칙을 알아차렸는지 물었다. 참가자들 중 일부는 아침에 1차로 문제를 풀고, 열두 시간 동안 깨어 지내다가 저녁에 다시 문제를 풀었다. 반면에 일부는 저녁에 1차로 문제를 풀었기에, 그 열두 시간 중에는 밤에 꼬박 여덟 시간을 자는 것까지 포함되어 있었다.

열두 시간을 줄곧 깨어 있는 상태로 보낸 이들은 원한다면 얼마든지 문제를 곱씹을 기회가 있었음에도, 숨겨진 지름길을 찾아낼 수 있었던 비율이 겨우 20퍼센트에 불과했다. 꼬박 여덟 시간 밤잠을 잔 참가자들은 전혀 달랐다. 렘수면이 풍부한 아침 잠까지 푹 잔 이들이었다. 거의 60퍼센트는 2차로 풀 때 숨겨진 규칙을 깨닫는 〈아하!〉하는 순간을 접했다. 잠을 제공받자 세 배나 더 많은 이들이 창의적인 해결책을 떠올렸다!

그러니 〈밤잠을 거르면서 계속 문제를 붙들고 있어〉라는 조언을 결코 듣지 못하는 것도 놀라운 일이 아니다. 대신에 〈자고 나서 생각해〉라는 말을 흔히 듣는다. 흥미롭게도 대다수의 언에는 그와 똑같거나 비슷한 격언이 있다(프랑스어에는 〈dormir sur un problème〉, 스와힐리어에는 〈kulala juu ya tatizo〉). 이는 꿈꾸는 잠의 문제 해결 혜택이 지구 전체에서 보편적으로 나타남을 시사한다.

기능은 형태를 따른다 ─ 꿈의 내용이 중요하다

작가 존 스타인벡 John Steinbeck은 이렇게 썼다. 〈밤에 풀기 어려운 문제는 잠의 위원회가 그 문제에 매달린 뒤인 아침에는 해결된다.〉 그런데 〈꿈〉이라는 단어 앞에 〈위원회 committee〉라는 단어를 붙여야 했을까? 그런 듯하다. 단지 꿈 자체, 또는 잠 자체가 아니라, 꿈의 내용이 문제 해결에 성공할지를 결정한다. 비록 그런 주장이 오래 전부터 있어 왔지만, 그렇다는 것을 증명하게 된 것은 가상현실이 등장하면서였다. 그리고 그 과정에서 멘델레예프와 뢰비를 비롯하여 밤잠이 문제를 해결했다는 많은 이들의 주장을 뒷받침하는 증거도 나왔다.

내 동료인 로버트 스틱골드의 실험이 바로 그랬다. 그는 참가자들에게 컴퓨터 속의 가상현실 미로를 탐사하도록 하는 탁월한 실험을 고안했다. 첫 학습 단계에서는 참가자들을 가상 미로 안에 무작위로 배치한 뒤, 시행착오를 통해서 미로를 빠져나오라고 했다. 스틱골드는 학습을 돕기 위해, 방향 표지나 이정표 역할을 할 크리스마스트리 같은 색다른 대상들을 가상 미로의 곳곳에 배치했다.

첫 학습 단계에서 거의 100명의 참가자가 미로를 탐사했다. 그 뒤에 절반은 90분 동안 낮잠을 잤고, 나머지 절반은 깨어 있으면서 동영상을 시청했다. 머리와 얼굴에 전극을 붙인 채로였다. 스틱골드는 이 90분 동안 잠자는 이들을 이따금 깨워서 어떤 꿈을 꾸고 있었는지를 물었고, 깨어서 보내는 이들에게는 어떤 특이한 생각이 떠올랐는지 묻곤 했다. 90분이 지난 뒤 낮잠을 잔 사람들의 수면 관성까지 사라질 때까지 다시 한 시간쯤 더 기다렸다. 참가자들을 가상 미로에 다시 떨군 뒤, 처음 학습할 때보다 미로 탐색 기술이 더 나아졌는지를 검사했다.

낮잠을 잔 이들이 미로 과제에서 더 뛰어난 기억력을 보여 주었다고 말해도 이제는 전혀 놀랍지 않을 것이다. 그들은 잠을 자지 않은 이들보다 탐색 단서들을 더 쉽게 찾아내어 더 빨리 방향을 파악하여 미로를 일찍 빠져나올 수 있었다. 새로운 내용은 그 차이를 만들어낸 것이 바로 꿈이라는 점이었다. 잠을 잘 때 꿈에 미로의 어떤 요소가 나왔다거나 미로를 돌아다닌 경험과 확실히 관련이 있는 무언가가 나왔다고 말한 이들은 잠을 자고 꿈도 꾸었지만 미로 경험과 관련이 없는 꿈을 꾼 이들보다 깨어난 뒤 과제 수행 능력이 무려 열 배쯤 향상되었다.

앞서 했던 연구들에서와 마찬가지로, 스틱골드는 이 뛰어난 탐색자들의 꿈이 처음에 깨어 있을 때의 학습 경험을 고스란히 재현한 것이 아님을 알아냈다. 예를 들어, 한 참가자는 이런 꿈을 꾸었다고 했다.「그 미로를 생각하고 있었어요. 일종의 체크포인트 같은 지점에 사람들도 보였고요. 그러다가 몇 년 전에 여행을 갔을 때 박쥐 동굴을 보러 갔던 일이 떠올랐어요. 그런데 그 동굴이 바로 미로처럼 생겼더라고요.」스틱골드의 가상 미로에는 박쥐가 전혀 없었고, 다른 사람들이나 체크포인트도 없었다. 꿈꾸는 뇌는 미로에서 일어났던 일을 단순히 재연하거나 재생하는 것이 아니었다. 꿈 알고리듬은 앞서 했던 학습 경험 중 인상적인 부분들만을 골라서 기존 지식 목록 속에 그 새 경험들을 끼워 넣고 있었다.

통찰력 있는 면접관처럼, 꿈은 최근의 자전적 경험을 샅샅이 훑어서 과거의 경험과 성취라는 맥락 속에 노련하게 끼워 넣어서 풍부한 의미가 담긴 태피스트리를 짠다. 〈최근에 배운 것을 이미 알고 있는 것과 어떻게 연관지어서 이해할 수 있을까, 그리고 그렇게 함으로써 통찰이 담긴 새로운 연결과 발견을 할 수 있을까?〉〈과거에 했던 경험 중에서 앞으로 이 새로 접한 문제를 푸는 데 유용한 것이 있을까?〉 현재 우리가 알고 있다시피, 비렘수면은 기억을 굳히는 일을 하는 반면, 한 경험을 통해 배운 것을 기억에 저장된 다른 경험들 사이에 끼워넣는 일을 하는 것은 렘수면 그리고 꿈이다.

내가 대중 강연을 하면서 이런 과학적 발견 사례들을 설명할 때면, 잠을 줄여가면서 놀라운 창의성을 발휘했다고 찬사를 받은 역사적인 인물들의 일화를 들면서 이런 발견의 타당성에 의문을 제기하는 이들이 꼭 있다. 그런 반론을 제기할 때 가장 흔히 나오는 이름은 발명가 토머스 에디슨Thomas Edison이다. 우리는 에디슨이 자신을 포함하여 일부에서 주장하듯이 정말로 잠을 적게 자는 사람이었는지 여부를 결코 알지 못할 것이다. 그러나 우리가 알고 있는 것이 하나 있다. 에디슨이 습관적으로 낮잠을 자곤 하는 사람이었다는 사실이다. 그는 꿈이 매우 창의적임을 잘 알고 있었고, 그래서 좀 난폭한 방식으로 꿈을 도구로 삼았다. 그는 꿈을 〈재능 간격genius gap〉이라고 했다.

에디슨은 서재 책상 옆에 팔걸이가 있는 의자를 갖다 놓곤 했다고 한다. 책상에는 종이와 펜을 올려놓았다. 그런 뒤 의자 오른쪽 팔걸이 바로 아래 바닥에, 위치를 잘 맞추어서 금속 냄비를 뒤집어놓았다. 그 정도로는 부족하다는 듯이, 그는 오른손으로 쇠로 된 볼 베어링을 두세 개 움켜쥐었다. 이윽고 그는 의자에 앉아 볼 베어링을 쥔 오른손을 팔걸이에 걸쳤다. 그제야 편안하게 등을 기댄 채 잠을 청했다. 그가 꿈을 꾸기 시작하면, 근육의 긴장이 풀리면서 손에 쥐고 있던 볼 베어링이 굴러 떨어졌다. 베어링은 바로 밑의 냄비에 탕하고 부딪혔다. 그는 그 소리에 잠에서 깼다. 그러면 꿈에 빠져 있을 때 밀려들었던 창의적인 착상들을 모두 적곤 했다. 정말로 천재적이지 않은가?

자신의 꿈을 통제하기 — 자각몽

꿈을 다루는 장은 자각몽을 언급하지 않고서는 끝을 맺을 수가 없다. 자각몽 lucid dreaming 은 자신이 지금 꿈을 꾸고 있다는 것을 자각한 채로 꾸는 꿈을 말한다. 하지만 그 용어는 일상어법에서 자신이 꾸는 꿈을 자의적으로 조절하는 능력을 지닌다는 의미로도 쓰인다. 즉 하늘을 날자고 결심하거나 문제 해결 같은 꿈의 기능들을 활용하는 쪽으로 꿈 속 경험을 조작할 수 있다는 의미로다.

자각몽이라는 개념은 예전에 헛소리라고 치부되었다. 과학자들은 그런 꿈이 존재하는지를 놓고 논쟁을 벌였다. 그렇게 회의론이 난무했던 것도 충분히 이해할 수 있다. 첫째, 대개 의지와 무관하게 일어나는 과정을 의식적으로 제어할 수 있다는 주장은 꿈이라고 하는 이미 상식을 벗어난 경험을 더욱 터무니없게 만드는 꼴이 된다. 둘째, 그런 주관적인 주장을 어떻게 객관적으로 증명할 수 있겠는가? 특히 그런 꿈을 꾸는 동안 잠들어 있는데?

4년 전, 이 모든 의구심을 제거할 창의적인 실험이 이루어졌다. 과학자들은 자각몽을 꾼다는 사람들을 MRI 스캐너 안에 넣었다. 실험 참가자들은 깨어 있는 상태에서 먼저 왼손, 이어서 오른손을 꽉 쥐는 연습을 반복했다. 그 동안 연구진은 참가자들의 뇌 활성을 촬영하여, 개인별로 각 손을 통제하는 뇌 영역을 정확히 파악했다.

그런 뒤 참가자들은 MRI 스캐너 안에서 잠이 들었고, 이윽고 꿈을 꿀 수 있는 렘수면 단계에 들어섰다. 렘수면 때에는 모든 수의근이 마비된다. 마음속에서 일어나는 경험에 몸이 반응하지 못하게 하기 위해서다. 하지만 눈을 움직이는 근육은 예외다. 그래서 이 수면 단계에서 눈알이 미친 듯이 움직인다. 렘(빠른 눈 운동)수면이라는 말이 거기에서 나왔다. 자각몽을 꾸는 이들은 이 자유로운 눈 움직임을 이용하여, 연구자들과 의사소통을 할 수 있었다. 미리 약속한 눈 운동을 써서 연구자에게 자각몽의 특성을 알릴 수 있었다(이를테면, 자각몽의 통제권을 확보했을 때에는 눈을 왼쪽으로 세 번 움직이고, 오른손을 쥘 생각을 한다면 오른쪽으로 두 번 움직이는 식으로). 자각몽을 꾸지 않는 이들은 자고 있을 때 그런 계획적인 눈 운동이 가능하다는 사실이 믿어지지가 않겠지만, 자각몽을 꾸는 이들이 그런 행동을 계속 하는 모습을 지켜보고 있자면 부정하기가 불가능하다.

참가자들이 자각몽을 꾸기 시작했다고 신호를 보내면, 연구진은 MRI로 뇌 활성 영상을 찍기 시작했다. 그 직후에 참가자들은 깨어 있을 때 했듯이 왼손과 오른손을 번갈아 반복하여 움직이는 꿈을 꾸겠다고 알렸다. 그들의 손은 실제로는 움직이지 않았다. 렘수면 마비 때문에 움직일 수가 없었다. 하지만 그들은 꿈속에서는 손을 움직이고 있었다.

적어도 참가자들은 깨어난 뒤에 그렇게 주관적인 주장을 펼쳤다. 그리고 MRI 영상은 그들이 거짓말을 하고 있지 않다고 객관적으로 입증했다. 깨어 있을 때 실제로 오른손과 왼손을 자의적으로 움직일 때 활성을 띠었던 바로 그 뇌 영역들이 꿈속에서 양손을 번갈아 움켜쥐고 있다고 신호를 보내던 바로 그 시기에 동일한 양상으로 활성을 띠었다!

이 결과는 의문의 여지가 없었다. 과학자들은 자각몽을 꾸는 이들이 꿈꾸는 동안 언제 어떤 꿈을 꿀지를 통제할 수 있다는 객관적인 뇌 영상 증거를 얻은 것이다. 비슷하게 눈 운동 의사소통 방식을 이용한 다른 연구들에서는 자각몽을 꾸는 동안 특정한 시각에 자의적으로 오르가슴을 느낄 수 있다는 것까지도 보여 주었다. 이 결과는 (용감한) 과학자들이 생리 활동 ─ 특히 남성에게서 ─ 을 측정하여 객관적으로 검증할 수 있다.

자각몽이 이로운지 해로운지는 아직 불분명하다. 인구 중 80퍼센트 이상은 본래 자각몽을 꾸지 않기 때문이다. 그런데 자의로 꿈을 통제하는 능력이 아주 유용하다면, 대자연이 당연히 다수에게 그런 능력을 부여하지 않았을까?

하지만 이 논리는 우리가 진화를 멈추었다는 잘못된 가정을 전제로 하고 있다. 거꾸로 자각몽을 꾸는 이들이 호모 사피엔스 진화의 다음 단계를 나타낼 수도 있다. 그들이 이 특별한 꿈을 꾸는 능력에 힘입어서 미래에 선택될 수도 있지 않을까? 꿈의 창의적인 문제 해결 능력을 그들 자신이나 인류가 깨어 있을 때 접하는 도전 과제들에 들이댐으로써, 그 힘을 더 신중하게 다룰 수 있게 된다면?

4부

수면제에서
변모한 사회까지

12장

밤에 부딪치는 것들
수면 장애와 수면 부족에 따른 죽음

잠과 관련된 온갖 장애들만큼 우리를 가장 심란하게 만들거나 놀라게 하는 장애는 다른 의학 분야들에서 거의 찾아내기 어렵다. 다른 의학 분야들에서 접하는 장애들이 대단히 비극적이고 놀랍다는 점을 생각하면, 이 주장에 고개를 갸우뚱할 수도 있다. 하지만 낮 시간의 수면 발작과 신체 마비, 살인을 저지르는 몽유병, 꿈 행동화, 외계인 납치 등 잠의 온갖 기이한 사례들을 생각하면, 이 주장이 더 타당하게 들리기 시작한다. 아마 가장 놀라운 사례는 몇 달 안에 사람의 목숨을 앗아가는 희귀한 형태의 불면증일 것이다. 동물 연구들도 극단적인 완전한 수면 결핍이 죽음을 가져온다는 것이 드러났다.

이 장에서 모든 수면 장애를 포괄적으로 검토하려는 의도는 결코 없다. 현재 그런 수면 장애는 100가지 넘게 알려져 있다. 게다가 그런 장애에 관한 의학적 지침을 제공하려는 생각도 없다. 나는 수면 의학 전문의 자격증을 딴 의사가 아니라, 수면 과학자이기 때문이다. 수면 장애에 관한 조언을 얻고 싶은 이들은 미국 국립 수면 재단 National Sleep Foundation 웹사이트*를 방문하시기를. 각 지역의 수면 치료 센터 정보도 나와 있다.

알려진 수십 가지의 수면 장애들을 수박 겉핥기식으로 죽 훑고 넘어가는 대신에, 나는 과학의 관점에서 몇 가지 장애에 초점을 맞추기로 했다. 몽유병, 불면증, 발작 수면(기면병), 치명적 가족성 불면증이다. 그리고 이런 장애들을 연구하는 과학이 수면과 꿈의 수수께끼에 관한 수수께끼들을 풀 수 있을지를 살펴보기로 하자.

몽유병

〈몽유병 somnambulism〉은 어떤 움직임 ambulation 을 수반하는 수면 somnus 장애를 말한다. 자면서 걷고, 자면서 말하고, 자면서 먹고, 자면서 문자를 보내고, 자면서 섹스를 하고, 아주 드물게는 자면서 살인을 저지르는 등의 증상들이 속한다.

아마 대부분은 이런 사건들이 꿈을 꾸는 렘수면 때 일어난다고, 특히 꾸고 있는 꿈이 행동으로 나타나는 것이라고 믿을 것이다. 그러나 이 모든 일들은 꿈꾸지 않는 잠, 즉 비렘수면의 가장 깊은 단계와 꿈꾸지 않는 렘수면 단계에서 일어난다. 몽유병에 빠진 이를 깨워서 마음속에서 어떤 일이 일어나고 있었는지를 물으면, 그들은 거의 아무 대답도 못할 것이다. 꿈을 꾸고 있지 않았으니, 정신적인 경험도 전혀 하고 있지 않았으니까.

우리는 몽유병의 원인을 아직 완전히 이해하지 못하고 있지만, 나

* https://sleepfoundation.org

와 있는 증거들은 깊이 잠들어 있을 때 신경계 활성이 예기치 않게 갑자기 분출함으로써 촉발된다는 것을 시사한다. 이 전기 충격은 뇌를 깊은 비렘수면이라는 지하실에서 각성이라는 펜트하우스까지 곧장 단번에 밀어 올리지만, 뇌는 그 중간의 어딘가에 갇히고 만다(원한다면, 13층이라고 해도 좋다). 깊은 수면과 각성이라는 두 세계 사이에 갇히면서, 당사자는 깨어 있는 것도 잠들어 있는 것도 아닌 애매모호한 의식 상태에 놓인다. 이 혼란스러운 상태에서 뇌는 기본적이지만 연습을 많이 한 행동을 한다. 옷장으로 걸어가서 문을 열거나, 유리잔을 입에 갖다 대거나, 몇 개의 단어나 문장을 말하는 식이다.

몽유병이라고 확실하게 진단을 내리려면, 환자를 병의원의 수면 연구실에서 하루나 이틀 밤 동안 살펴보아야 할 때도 있다. 머리와 몸에 전극을 붙이고 수면 단계를 기록하고, 야간 투시경처럼 천장에 달린 적외선 비디오카메라로 밤에 벌어지는 사건들을 찍는다. 몽유병 사건이 일어나는 순간, 동영상카메라 영상과 전기 뇌파 기록은 서로 어긋난다. 한쪽은 다른 쪽이 거짓말을 한다고 암시한다. 동영상을 보면, 환자는 분명히 〈깨어나서〉 활동을 한다. 침대 가장자리에 걸터앉아서 말을 시작할 수도 있다. 옷을 입고 밖으로 걸어 나가려 할 수도 있다. 하지만 뇌파 활성을 보면, 환자, 아니 적어도 환자의 뇌가 푹 잠이 들어 있음을 알게 된다. 깨어 있을 때의 빠르면서 마구 뛰는 뇌파 활성은 전혀 보이지 않고, 깊은 비렘수면의 느린 전기 뇌파가 명확히 드러난다.

대개 수면 보행이나 잠꼬대에 병리학적인 요소는 전혀 없다. 그런 일은 성인 집단에서 흔하며, 아이들에게서는 더욱 흔하게 일어난다. 어른보다 아이에게서 몽유병이 더 많이 나타나는 이유는 불분명하며, 왜 어떤 아이는 자라면서 이런 야간 사건을 더 이상 겪지 않고 어떤 아이는 평생 동안 계속 겪는지도 잘 모른다. 전자에 제시된 한 가지 설명은 어릴 때에는 깊은 비렘수면의 비율이 더 높기 때문에 통계적으로 수면 보행과 잠꼬대가 생길 확률이 더 높다는 것이다.

이런 증상들은 대부분 무해하다. 하지만 성인의 몽유병은 때로 훨씬 더 극단적인 행동을 불러올 수 있다. 1987년 케니스 파크스Kenneth Parks가 한 행동이 그랬다. 당시 파크스는 23세였고, 아내 및 5개월 된 딸과 함께 토론토에 살았다. 그는 직장도 없고 도박 빚도 지고 있어서 그 스트레스 때문에 심한 불면증에 시달리고 있었다. 그는 어느 모로 보나, 폭력과 거리가 먼 사람이었다. 장모와도 사이가 좋았고, 장모는 그를 〈점잖은 거인〉이라고 했다. 키가 크고 어깨가 딱 벌어진 체구(키 190센티미터에 체중 102킬로그램)에 걸맞지 않게 온순했기 때문이다. 그런데 5월 23일에 일이 벌어졌다.

파크스는 소파에서 텔레비전을 보다가 잠이 들었는데, 오전 1시 반 경에 일어나더니 맨발로 나가서 자기 차에 올라탔다. 어느 길로 달렸는지에 따라 다르지만, 그는 약 23킬로미터를 달려서 장인장모의 집으로 갔다. 집에 들어간 파크스는 부엌에서 칼을 들고는 위층으로 올라갔다. 그리고 장모를 찔러 죽이고는 고기 자르는 칼로 마찬가지로 장인을 공격한 뒤 목을 졸랐다(장인은 정신을 잃었지만 살아남았다). 그런 뒤 파크스는 차로 돌아갔다. 그랬다가 어느 시점엔가 의식이 완전히 깨어났다. 그는 차를 몰고 경찰서로 가서 이렇게 말했다. 「내가 사람을 죽인 것 같아요. 내 손으로요.」 그제야 그는 칼에 팔의 굽힘 힘줄이 잘려서 피가 흘러 내리고 있다는 사실을 깨달았다.

그가 살해 과정을 흐릿하게 단편적으로만 기억할 수 있었고(〈도와줘〉 하는 표정의 장모 얼굴이 언뜻 떠오르는 식으로), 살해 동기가 전혀 없었고, 오랫동안 몽유병이 있었기에(집안의 다른 이들도 그랬다), 변호인단은 파크스가 범죄를 저지를 때 자고 있었다고 결론을 내렸다. 심각한 몽유병에 빠진 상태에서 한 일이라는 것이었다. 변호인단은 그가 자신이 어떤 행동을 하는지 전혀 의식하지 못하고 있었으므로, 책임을 물을 수 없다고 주장했다. 1988년 5월 25일, 배심원단은 무죄 평결을 내렸다. 그 뒤로 이런 변호 방식이 무수한 사건에서 시도되었지만, 대부분 성공하지 못했다.

케니스 파크스의 이야기는 가장 비극적인 사례에 속하며, 오늘날까지도 파크스는 범죄 용의자라는 시선을 받으며 살아간다. 아마 결코 그 혐의를 벗지 못할 것이다. 독자를 겁주기 위해서 이 이야기를 하는 것은 아니다. 1987년 5월 밤에 일어난 이 끔찍한 사건을 선정적으로 보여 주기 위해서도 아니다. 그게 아니라, 의지와 무관하게 수면에서 비롯되는 행위와 수면 장애가 법과 개인, 사회에 얼마나 현실적인 영향을 미칠 수 있는지를 보여 주고, 적절한 법적 정의를 이루는 데 과학자와 의사가 참여해야 한다고 말하기 위해서다.

또 이 장을 읽으면서 걱정하는 몽유병이 있는 이들에게 한 마디 덧붙이고 싶다. 대부분의 몽유병 일화(즉 수면 보행, 잠꼬대)는 온건하며 의학적 개입이 필요 없다고 여겨진다는 것이다. 의학은 대개 환자나 그 보호자, 배우자, 부모(당사자가 자녀일 때)가 증상이 건강을 해치거나 위험하다고 느낄 때에만 치료라는 해결책을 들이밀 것이다. 효과적인 치료법들도 있으며, 5월의 불행한 사건이 일어나기 전에 파크스가 제때 치료를 못 받았다는 것이 안타깝다.

불면증

작가 윌 셀프 Will Self가 한탄했다시피, 요즘 많은 이들에게는 〈잘 자〉라는 말이 그냥 넘겨들을 수 없는 인사가 되었다. 그의 투덜거림에 원인을 제공한 불면증은 가장 흔한 수면 장애다. 많은 이들이 불면증에 시달리지만, 불면증이 있음에도 아니라고 믿는 이들도 있다. 그러니 불면증의 특징과 원인(그리고 다음 장에서 다룰 가능한 치료 대안들)을 이야기하기에 앞서, 무엇이 불면증이 아닌지를 설명하자. 그럼으로써 불면증이 무엇인지도 드러난다.

수면이 부족한 상태는 불면증이 아니다. 의학계에서 수면 부족은 (i) 잠을 잘 능력이 충분히 있지만, (ii) 잠을 잘 기회가 부족한 상태를 말한다. 즉 수면이 부족한 사람은 잠을 잘 시간을 충분히 주기만 하면 잠을 잘 수 있다. 불면증은 정반대다. (i) 스스로에게 잠을 잘 기회를 충분히 주어도, (ii) 잠을 잘 능력이 부족한 상태다. 따라서 불면증에 시달리는 사람은 잠을 잘 시간을 충분히 가져도(일곱 시간에서 아홉 시간), 잠의 질/양을 충분히 확보할 수 없다.

여기서 수면 상태를 착각하는 증상도 언급할 필요가 있겠다. 역설 불면증 paradoxical insomnia이라는 것이다. 이 환자들은 자신이 밤새도록 잠을 제대로 못 잔다고, 또는 아예 못 잔다고 말할 것이다. 하지만 전극 등 수면 양상을 정확히 기록하는 장치를 써서 객관적으로 지켜보면, 그렇지 않다. 수면 기록을 보면, 이들이 자신이 믿고 있는 것보다 훨씬 더 잠을 자며, 너무나도 건강하게 푹 잔다는 것을 시사하는 사례도 있다. 따라서 역설 불면증 환자는 실제로는 잠을 잘 자면서 잠을 못 잔다고 착각, 즉 오인한다. 그래서 그런 환자는 건강 염려증 환자로 분류된다. 비록 그 용어가 경멸적이거나 그저 고상하게 표현했을 뿐인 양 들릴지 모르지만, 사실 수면 의학자들은 매우 진지하게 받아들인다. 그리고 그런 진단을 받은 이들을 돕는 심리적 치료법들이 나와 있다.

진정한 불면증 문제로 돌아가자. 암이 여러 유형으로 나뉘듯이, 불면증도 몇 가지 유형으로 나뉜다. 한 분류법은 불면증을 두 유형으로 구분한다. 첫 번째는 수면 시작 불면증sleep onset insomnia으로서, 잠이 들기가 어려운 유형이다. 두 번째는 수면 유지 불면증sleep maintenance insomnia으로서, 말 그대로 잠자는 상태를 계속 유지하기가 어려운 유형이다. 배우이자 코미디언인 빌리 크리스털Billy Crystal은 불면증과의 싸움을 이렇게 묘사했다. 〈나는 아기처럼 잡니다. 매시간 깨요.〉 수면 시작 불면증과 수면 유지 불면증은 상호 배타적이지 않다. 어느 한쪽 또는 양쪽 다 생길 수 있다. 어느 쪽에 시달리든 간에, 수면 의학계는 매우 구체적인 임상 증상들이 들어맞을 때에야 비로소 불면증이라는 진단을 내린다. 이런 것들이다.

- 수면의 양이나 질이 불만이다(잠들기 어렵거나, 계속 자기가 어렵거나, 새벽에 깨는 등).

- 낮 시간에 상당한 스트레스나 지장을 받는다.
- 3개월 이상 적어도 1주일에 3일을 잠을 제대로 못 잔다.
- 불면증처럼 보이는 것을 일으킬 수 있는 다른 정신 장애나 의학적 증상을 갖고 있지 않다.

환자의 상태를 파악하기 위한 이런 항목들이 진정으로 염두에 두고 있는 것은 다음과 같은 만성적인 상황이다. 잠이 들기가 어렵고, 자다가 깨곤 하고, 새벽에 너무 일찍 잠이 깨고, 다시 잠을 청해도 잠이 안 오고, 낮 동안 내내 몽롱하다. 불면증의 이런 증상들 중 어느 하나에 익숙하고, 그런 증상이 몇 달째 이어진다면, 수면 의학 전문의를 찾아갈 생각을 해보라고 권하는 바다. 여기서 일반 가정의가 아니라 수면 의학 전문의라는 점을 강조하는 이유가 있다. 실력 좋은 이들이 많긴 해도, 가정의는 의대와 수련의 과정을 거치는 긴 세월 동안 수면 의학을 놀라울 만치 조금 접하기 때문이다. 그러니 일부 가정의들이 쉽게 수면제를 처방하곤 하는 것도 이해가 간다. 그러나 다음 장에서 살펴보겠지만, 수면제가 올바른 해결책인 사례는 거의 없다.

이 수면 문제에서 지속 시간(3개월 이상, 1주일에 3일 이상)을 강조하는 데에는 중요한 이유가 있다. 누구나 때때로 잠을 제대로 못 자는 날이 있다. 하룻밤만 그럴 수도 있고 며칠 동안 그럴 수도 있다. 그런 일은 정상이다. 그런 일에는 대개 명백한 원인이 있다. 업무 스트레스 때문일 수도 있고, 인간관계나 연애에 문제가 생겼을 수도 있다. 하지만 일단 상황이 나아지면, 수면 문제는 대개 사라진다. 그런 급성 수면 문제는 대개 만성 불면증이라고 보지 않는다. 몇 주가 흐르도록 계속 잠을 못 이루어야 불면증이라는 임상적 진단이 내려진다.

이런 엄격한 정의를 취해도, 만성 불면증은 허탈할 만큼 흔하다. 미국의 거리에서 당신이 마주치는 아홉 중 약 한 명은 불면증의 이 엄격한 임상 기준을 충족시킬 것이다. 즉 4000만 명이 넘는 미국인이 뜬눈으로 밤을 보낸 탓에 힘겹게 낮에 돌아다니고 있다는 뜻이다. 이유는 불분명하지만, 불면증은 남성보다 여성에게 거의 2배 더 많다. 남성이 더 수면 문제를 인정하지 않으려 한다는 단순한 이유만으로 남녀의 이 엄청난 차이를 설명할 수 있을 것 같지는 않다. 인종과 민족에 따라서도 상당한 차이가 나타난다. 아프리카계 미국인과 라틴아메리카계 미국인이 코카서스계 미국인보다 불면증에 시달리는 비율이 높다. 이는 수면 부족과 관련이 있다고 알려진, 당뇨병, 비만, 심혈관 질환 등의 환자 비율이 이런 집단들 사이에 차이를 보인다는 점에서 중요한 의미를 지닌다.

사실 불면증은 이 많은 인구가 시사하는 것보다도 더 널리 퍼져 있으면서 심각할 가능성이 높다. 엄격한 임상 기준을 느슨하게 하여 단지 역학적 자료만을 써서 판단한다면, 이 책을 읽고 있는 독자 세 명 중 두 명은 매주 적어도 하루는 밤에 잠을 청하거나 계속 자는 데 어려움을 겪고 있을 것이다.

요점을 간결하게 말하자면, 불면증은 현대 사회의 가장 심각하면서 가장 만연해 있는 문제에 속하지만, 불면증을 그런 식으로 표현하는 사람도, 그 부담을 알아차리는 사람도, 뭔가 조치를 취해야 한다는 필요성을 느끼는 사람도 거의 없다는 것이다. 처방전을 받아서 구입하는 약과 처방전 없이 살 수 있는 약을 포함한 〈수면제〉 산업은 미국에서 연간 매출액이 무려 300억 달러에 달한다. 이 통계만 제시해도 수면 문제가 얼마나 심각한지를 알아차릴 것이다. 하룻밤이라도 푹 자기 위해 기꺼이 많은 돈을 쏟아 부을 절실한 사람들이 수백만 명에 달한다.

하지만 이 엄청난 비용에 놀라서, 불면증의 원인이 무엇인가라는 더 중요한 문제를 간과하지는 말자. 유전자가 불면증에 관여한다는 것은 분명하다. 모든 것을 설명하지는 못하지만 말이다. 불면증은 어느 정도 유전되는 경향이 있다. 부모에게서 자녀에게로 유전되는 비율이 28~45퍼센트로 추정된다. 거꾸로 보면, 이 말은 불면증의 대다수가 비유전적 원인, 또는 유전자와 환경(본성-양육)의 상호 작용과 관련이 있다는 뜻이다.

지금까지 심리, 신체, 약물, 환경 요인(앞에서 논의했듯이, 노화도 한 요인이다)을 비롯하여 수면 장애를 일으키는 많은 촉발 요인들이 발견되어 왔다. 너무 밝은 야간 조명, 잘못된 실내 온도, 카페인, 담배, 술 등 잠을 방해하는 외부 요인들 — 이 요인들은 다음 장에서 자세히 다룰 것이다 — 은 불면증을 야기할 수 있다. 그런 요인들은 신체 내에서 생기는 것이 아니며, 따라서 심신의 장애가 아니다. 그런 것들은 바깥에서 오는 영향이며, 일단 해결을 하면 당사자는 자기 자신에 관한 그 어떤 것도 바꾸지 않아도 잠을 더 잘 자게 될 것이다.

그러나 개인의 내부에서 비롯되는 요인들도 있으며, 그것들이야말로 불면증의 타고난 생물학적 원인이다. 위의 임상 진단 기준에 적혀 있듯이, 이 요인들은 어떤 질병(예를 들어, 파킨슨병)의 증상이나 약물(천식 약 같은)의 부작용일 리가 없다. 수면 문제의 원인이 그런 것들과 무관해야 진정한 불면증을 겪고 있다고 할 수 있다.

만성 불면증을 일으키는 가장 흔한 두 가지 원인은 심리적인 것이다. (1) 감정이 밴 걱정, 즉 근심과 (2) 감정 스트레스, 즉 불안이다. 정보 과부하 상태에서 바쁘게 돌아가는 현대 사회에서, 우리는 지속적으로 하는 정보 소비를 멈추고 자기 자신을 돌아볼 시간이 거의 없다. 그런데 베개에 머리를 뉘일 때가 바로 그런 시간 중 하나다. 그 일을 의식적으로 해야 한다면 그 시간은 정말 최악일 것이다. 오늘 했던 일들, 깜박 잊어서 못한 일들, 내일 해야 할 일들, 심지어 먼 미래에 할 일이 걱정되면서 마음속에 감정이 마구 난무하기 시작할 때, 잠을 자거나 유지하기가 거의 불가능해지는 것도 놀랄 일은 아니다. 평온하게 잠이 들어서 밤 내내 꿀잠을 잘 수 있도록, 잠의 차분한 뇌파를 뇌로 불러들이는 초청장 같은 것은 없다.

심리적 스트레스가 불면증의 주된 촉발 요인 중 하나이므로, 연구자들은 감정 동요의 토대를 이루는 생물학적 원인들을 살펴보는 데 초점을 맞추어 왔다. 그중에 명확히 드러난 것이 하나 있다. 앞서 살펴본 바 있는 교감 신경계가 지나치게 활동하면서 몸의 싸움-도피 메커니즘을 악화시킨다는 것이다. 교감 신경계는 위협이나 급성 스트레스를 받을 때 반응하여 작동한다. 과거에 우리가 진화할 때에는 그런 상황에서 올바른 싸움-도피 반응을 기동할 필요가 있었다. 그 결과 심장 박동수, 혈압, 대사율, 코르티솔 같은 스트레스 대응 화학물질의 분비량, 뇌 활성이 증가하는 생리적 반응이 일어난다. 진짜로 다급하게 위험이나 위협에 처할 때 유용한 반응들이다. 그러나 싸움-도피 반응은 본래 장시간 〈켜짐〉 상태를 유지하도록 되어 있지 않다. 앞의 장들에서 이미 다루었듯이, 싸움-도피 신경계가 만성적으로 활성 상태를 유지하면 건강에 여러 가지 문제가 생긴다. 지금은 그중 하나가 불면증이라고 여겨지고 있다.

과다 활성을 띤 싸움-도피 신경계가 꿀잠을 방해하는 이유는 지금까지 논의한 주제들 중 몇 가지와 아직 다루지 않은 몇 가지 주제를 토대로 설명이 가능하다. 첫째, 불면증 환자들에게 공통된 특징인 싸움-도피 신경계 활성으로 대사율이 증가함으로써 심부 체온이 더 높아진다. 2장에서 잠이 들려면 심부 체온이 몇 도 떨어져야 한다고 말한 바 있다. 대사율이 증가하여 뇌를 비롯한 신체 기관들이 더 높은 온도에서 활동해야 하는 불면증 환자는 체온을 떨어뜨리기가 더 어렵다.

둘째는 각성도를 높이는 호르몬인 코르티솔과 그 자매 분자인 아드레날린 및 노르아드레날린이라는 신경 화학 물질의 농도가 더 높다는 것이다. 이 세 화학 물질은 모두 심장 박동수를 높인다. 보통 우리가 얕은 수면을 거쳐서 깊은 수면 단계로 넘어감에 따라, 심혈관계도 점점 차분해진다. 심장이 더 활발하게 뛰고 있다면, 이렇게 넘어가기가 더 어려워진다. 이 세 화학 물질은 대사율을 높일 뿐 아니라, 심부 체온도 높인다. 그래서 위에 말한 첫 번째 문제도 더욱 복잡하게 만든다.

셋째, 이 화학 물질들과 관련이 있는 사항인데, 교감 신경계와 연동되어 뇌 활성 양상이 바뀐다는 것이다. 연구자들은 잠을 푹 자는 이들과 불면증 환자를 뇌 스캐너에 넣어서, 양쪽 집단이 잠을 청할 때 뇌 활성에 어떤 변화가 일어나는지를 기록했다. 잠을 푹 자는 이들에게서는 잠에 빠져들 때 감정을 불러일으키는 일과 관련된 뇌 영역(편도체)과 기억 회상과 관련된 뇌 영역(해마)의 활성이 빠르게 떨어졌다. 뇌줄기에서 기본 각성을 담당하는 영역들도 그랬다. 불면증 환자들은 달랐다. 감정을 생성하는 영역과 기억을 회상하는 중추 모두가 계속 활성을 띠고 있었다. 마찬가지로 뇌줄기에 있는 기본 각성 중추들도 완고하게 계속 깨어서 지켜보고 있었다. 또 불면증 환자들에게서는 시상 ― 잠을 자려면 닫혀야 하는 뇌의 감각 관문 ― 도 계속 활성을 띤 채로 자기 일을 했다.

간단히 말하자면, 불면증 환자는 걱정하고 반추하는 달라진 뇌 활성 양상에서 벗어날 수가 없었다. 노트북을 끄기 위해 뚜껑을 닫았는데, 나중에 보니 뚜껑이 닫힌 상태에서도 화면이 여전히 켜져 있고 냉각팬이 여전히 돌아가는 등 컴퓨터가 여전히 켜져 있는 것을 알았을 때를 생각해 보라. 대개는 프로그램과 루틴이 여전히 돌아가고 있어서 컴퓨터가 수면 모드로 전환될 수 없을 때 이런 일이 일어난다.

뇌 영상 연구 결과에 비추어볼 때, 불면증 환자들에게서 비슷한 문제가 일어나는 듯하다. 감정 프로그램들이 되풀이하여 작동하고, 거기에 과거나 미래에 대한 기억과 생각이 머릿속에서 계속 떠오름으로써, 뇌가 작동을 멈추고 수면 모드로 전환되는 것을 막는다. 이는 신경계의 싸움-도피 계통과 뇌의 감정, 기억, 각성과 관련된 이 모든 영역들이 직접적이고 인과적으로 연결되어 있음을 의미한다. 몸과 뇌 사이의 양방향 의사소통은 반복되면서 수면 방해를 촉진하는 악순환을 일으킨다.

불면증 환자들의 수면 질에서 관찰된 넷째이자 마지막 변화는 그들이 마침내 잠이 들 때 나타난다. 이런 변화도 과다 활성을 띠는 싸움-도피 신경계에서 유래하는 듯하다. 불면증 환자는 깊은 비렘수면 때의 전기 뇌파가 덜 강력하고 더 얕다는 점에서, 수면의 질이 낮다. 또 렘수면이 더 조각나 있다. 알아차리지 못할 때도 많은데, 도중에 짬짬이 깨곤 한다. 그래서 꿈 수면의 질이 더욱 떨어진다. 이 모든 증상들은 불면증 환자가 상쾌한 기분으로 깨어나지 않는다는 것을 의미한다. 그리하여 불면증 환자들은 인지적 및(또는) 감정적으로 낮에 제대로 활동을 할 수가 없다. 이런 점에서 볼 때, 불면증은 사실 일주일 내내 하루 24시간 이어지는 장애다. 밤의 장애에 못지않게 낮의 장애이기도 하다.

이제 그 기본 조건이 생리적으로 얼마나 복잡한지 이해가 갈 것이다. 고등한 뇌, 즉 피질을 단순히 그리고 원초적으로 진정시키는 수면제라는 투박한 수단을 미국 의학 협회가 더 이상 불면증의 일차 치료법으로 권하지 않는 것도 놀랄 일이 아니다. 다행히도 약물에 의지하지 않는 치료법이 개발되어 왔다. 그 이야기는 다음 장에서 자세히 하기로 하자. 이 치료법은 불면증에 시달리는 이들의 자연스러운 잠을 복원하는 능력이 더 뛰어나며, 위에 말한 불면증의 생리적 구성 요소 각각에 바람직한 효과를 미친다. 진짜 불면증에 시달리고 있다면, 약물에 의지하지 않는 이 새로운 요법에서 진정한 희망을 찾아보기를 권한다.

발작 수면

지금까지 살아오면서 두 아주 단순한 규칙의 지배를 받지 않은 행동을 진정으로 해본 적이 있는지? 우리가 기분을 불쾌하게 할 무언가를 멀리하거나, 기분을 좋게 할 무언가를 성취하려고 한다는 규칙 말이다. 아마 없을 것이다. 이 접근과 회피 법칙은 아주 어릴 때부터 동물과 인간의 행동 대부분을 규정한다.

이 법칙을 실행하는 힘들은 긍정적 감정과 부정적 감정이다. 감정은 우리에게 무언가를 하게 만든다. 그 단어 emotion가 시사하듯이(영어 단에서 첫 글자를 빼보라). 감정은 놀라운 성취를 이루도록 동기를 부여하고, 실패했을 때 다시 시도하도록 자극하고, 피해를 줄 만한 것에서 안전하게 떨어져 있도록 하고, 보상을 주고 혜택을 주는 결과를 성취하라고 충동질하고, 사회관계를 맺고 연애를 하라고 재촉한다. 한 마디로, 적절한 양의 감정은 삶을 살 가치가 있게 해준다. 심리적 및 생물학적으로 건강하고 활기 찬 존재가 되게 한다. 감정을 빼앗기면, 즐거울 일도 슬플 일도 없는 메마르기 그지 않는 존재가 된다. 감정이 없으면, 살아가는 것이 아니라, 그냥 있을 뿐인 상태가 될 것이다. 많은 발작 수면 환자들이 바로 그런 비극적인 현실에 처해 있다. 이제 설명할 이유들 때문에 그들은 그런 삶을 택할 수밖에 없다.

의료계에서는 발작 수면을 신경계 장애라고 본다. 즉 중추 신경계, 특히 뇌에서 생긴다는 뜻이다. 그 증상은 대개 생후 10~20년 사이에 출현한다. 발작 수면에 유전적인 요소가 관여하긴 하지만, 이 증상이 유전되는 것은 아니다. 그보다는 신생 돌연변이가 유전적 원인인 듯하다. 따라서 부모로부터 자녀에게로 유전되는 장애가 아니다. 그러나 유전자 돌연변이, 적어도 우리가 현재 이 장애라는 맥락에서 이해하고 있는 돌연변이가 모든 발작 수면 사례들을 설명하지는 못한다. 아직 밝혀지지 않은 다른 촉발 요인들이 있다. 발작 수면은 인간에게서만 나타나는 것이 아니다. 다른 여러 포유동물에게서도 나타난다.

이 장애를 이루는 핵심 증상은 적어도 3가지다. (1) 낮 과다 졸림증, (2) 수면 마비, (3) 탈력 발작이다.

첫 번째 증상인 낮 과다 졸림증 excessive daytime sleepiness 은 발작 수면 환자의 일상생활에 가장 심한 교란과 문제를 일으키곤 한다. 낮에 수면 발작을 일으키기 때문이다. 책상 앞에서 공부를 하거나, 운전을 하거나, 식구들이나 친구들과 식사를 할 때처럼 깨어 있고 싶을 때 거역할 수 없는 압도적인 수면 충동을 느끼는 것이다.

이 문장을 읽는 독자 중에도 이렇게 생각할 이들이 많을 것이다. 〈맙소사, 나도 발작 수면이 있어!〉 하지만 그럴 가능성은 적다. 그냥 만성 수면 부족에 시달리고 있을 가능성이 훨씬 더 높다. 발작 수면 환자는 2,000명에 약 1명꼴이다. 다발성 경화증 환자의 비율과 비슷하다. 낮 과다 졸림증의 전형적인 특징인 수면 발작은 대개 첫 번째로 나타나는 증상이다. 독자가 생각할 법한 것과 그 느낌이 어떻게 다를지 감을 잡을 수 있도록 비교하자면, 사나흘 동안 잠을 전혀 안 잤을 때의 졸음이라고 할 수 있다.

발작 수면의 두 번째 증상은 수면 마비 sleep paralysis다. 자고서 깨어났는데 말도 못하고 움직일 수도 없는 섬뜩한 상태를 가리킨다. 본질적으로 당신은 자신의 몸에 일시적으로 갇히게 된다.

이 사건들은 대부분 렘수면 때 일어난다. 렘수면 때 꿈꾸는 대로 행동하는 것을 막기 위해서 뇌가 몸을 마비시킨다는 것을 기억할 것이다. 정상적인 상황에서는 꿈에서 깨면, 의식이 돌아오는 바로 그 순간에 뇌는 완벽하게 동조를 이루어서 마비 상태에 있던 몸을 푼다. 하지만 아주 드물게 뇌가 잠을 끝냈음에도 렘수면의 마비 상태가 풀리지 않는 일이 일어날 수 있다. 행사가 끝나서 행사장을 떠나야 한다는 것을 받아들이지 않으려는 양 미적거리고 있는 마지막 손님과 비슷하다. 그 결과 당신은 깨어나기 시작하지만, 눈을 뜨거나, 몸을 뒤척거리거나, 소리를 내거나, 팔다리를 통제하는 근육 한 가닥도 움직일 수가 없다. 시간이 흐르면서 렘수면의 마비 상태는 서서히 사라지고, 이윽고 당신은 눈꺼풀, 팔, 다리, 입을 비롯하여 몸의 통제권을 회복한다.

생애의 어느 시기에 수면 마비를 겪었다고 해도 걱정마시라. 발작 수면에 걸려야만 생기는 것은 아니니까. 건강한 사람은 네 명 중 약 한 명꼴로 수면 마비를 경험한다. 즉 수면 마비가 딸꾹질만큼 흔하다는 소리다. 나도 수면 마비를 몇 번 경험했지만, 발작 수면을 앓고 있지는 않다. 발작 수면 환자는 건강한 사람보다 수면 마비를 훨씬 더 자주 겪고 더욱 심하게 겪는다. 이는 수면 마비가 발작 수면과 관련 있는 증상이긴 하지만, 발작 수면 특유의 현상은 아님을 뜻한다.

수면 마비가 일어나는 순간에는 짧게 다른 세상에 와 있는 듯한 느낌을 받는다. 수면 마비를 겪는 순간에는 섬뜩하면서 방에 어떤 침입자가 와 있는 느낌을 받곤 한다. 그 두려움은 소리를 지르면서 일어나서 방에서 뛰쳐나가거나 자신을 방어할 준비를 할 수 없는 식으로, 지각된 위험에 반응을 할 수 없다는 데에서 나온다. 현재 우리는 이른바 외계인 납치 주장의 대다수를 이 수면 마비의 특징들로 설명할 수 있다고 믿는다. 한낮에 증언할 목격자들이 놀라서 지켜보고 있는데, 외계인들이 다가와서 자신을 납치했다고 말하는 체험담은 찾아보기 어렵다. 대신에 이른바 외계인 납치는 대개 밤에 일어난다. 「미지와의 조우」나 「E. T.」같은 할리우드 영화에 등장하는 고전적인 외계인 방문도 밤에 일어난다. 게다가 외계인에게 납치당했다는 이들은 으레 방에 어떤 존재(외계인)이 있다는 느낌을, 실제로 존재한다는 느낌을 받았다고 말하곤 한다. 마지막이자, 진실을 드러내는 핵심적인 내용은 이른바 납치 피해자들이 외계인이 〈마비시키는 약〉을 주사했다는 말을 흔히 한다는 것이다. 그래서 납치 피해자는 맞서 싸우거나 달아나거나 도움을 요청하려고 했지만, 불가능했다고 말하곤 한다. 물론 그들을 섬뜩하게 한 힘은 외계인이 아니라, 깨어났을 때 남아 있는 렘수면 마비 증상이다.

발작 수면의 세 번째이자 가장 놀라운 핵심 증상은 탈력 발작cataplexy이라는 것이다. 아래를 뜻하는 그리스어 카타kata와 발작이나 뇌졸중을 뜻하는 플렉시스plexis에서 유래했다. 즉 쓰러지게 만드는 발작이다. 하지만 탈력 발작은 사실 발작이 아니라, 근육 통제력의 갑작스러운 상실이다. 고개가 푹 숙여지고, 얼굴이 처지고, 턱이 벌어지고, 말이 어눌해지는 약한 것부터, 무릎이 푹 꺾이거나 모든 근육의 긴장이 갑작스럽게 한 순간에 사라지면서 그 자리에서 풀썩 주저앉는 것까지 범위가 다양하다.

아이 손바닥만 한 작은 발판 위에 당나귀 같은 동물이 서 있는 장난감을 기억할지 모르겠다. 발판 밑면에는 누름판이 있다. 동물은 실로 연결된 꼭두각시와 비슷하다. 실이 바깥에서 팔다리에 연결되어 있는 것이 아니라, 안쪽에서 연결되어 있고 발판 누름판에 연결되어 있다는 점이 다를 뿐이다. 누름판을 꾹 누르면 팽팽했던 실이 느슨해지면서 당나귀가 풀썩 쓰러진다. 누름판에서 손을 떼면 다시 실이 팽팽해지면서 당나귀는 원래의 곧은 자세로 순식간에 돌아간다. 전면적인 탈력 발작 때 근육의 긴장이 다 풀리면서 풀썩 쓰러지는 현상은 바로 이 장난감에 일어나는 일과 비슷하다. 하지만 그 결과는 결코 웃을 일이 아니다.

그러고도 덜 괴롭혔다는 양, 환자의 삶의 질을 진정으로 황폐하게 만드는 악의적인 층이 하나 더 있다. 탈력 발작은 무작위로 일어나는 것이 아니라, 긍정적이든 부정적이든 간에 중간 수준의 감정 또는 강한 감정을 통해 촉발된다. 탈력 발작 환자에게 웃긴 농담을 하면, 말 그대로 당신 앞에서 주저앉을 수도 있다. 환자가 날카로운 칼로 고기를 썰어먹고 있는데, 방으로 들어가서 깜짝 놀라게 한다면, 풀썩 쓰러짐으로써 위험한 일이 벌어질 수 있다. 욕실에 서서 따뜻한 물로 샤워를 한다면 아주 기분이 좋아질 수도 있지만, 그 순간 탈력 발작으로 근육의 긴장이 사라지면 무릎이 팍 꺾이면서 위험한 상황이 닥칠 수 있다.

상황을 더 넓혀서, 자동차를 몰고 있는데 갑작스러운 경적 소리에 놀라면 어떻게 될지 생각해 보라. 아이들과 신나는 놀이를 하고 있거나, 아이들이 올라타서 당신을 간질일 때, 학교 음악회에서 연주하는 아이를 보면서 감정이 북받쳐서 눈물이 핑 돌 때라면? 탈력 발작 증세를 지닌 기면병 환자는 이런 모든 상황에서 풀썩 쓰러져서 몸이라는 감옥에 꼼짝 못하게 갇힌 신세가 될 수도 있다. 또 수면발작을 일으키는 연인과 사랑이 넘치는 기분 좋은 성관계를 갖기가 얼마나 어렵겠는가. 이 목록은 한없이 이어진다. 그리고 어떤 가슴을 에는 일들이 일어날지 충분히 예상할 수 있다.

이런 압도적인 공격을 기꺼이 받아들이지 않는다면 — 물론 사실상 다른 대안이 아예 없지만 — 정서적으로 충족된 삶을 살아간다는 희망을 아예 버려야 한다. 발작 수면 환자는 감정적으로 중립을 유지하는 단조로운 삶을 살아가게 된다. 매순간 우리 모두에게 자양분이 되는 풍부한 감정과 비슷한 것은 모조리 버려야 한다. 매일 똑같은 미지근한 죽을 먹는 것과 똑같다. 그런 삶을 위해 식욕을 버린다고 상상할 수도 있다.

탈력 발작이 일어나서 쓰러진 환자를 본다면, 완전히 의식을 잃었거나 깊은 잠에 빠졌다고 확신할지도 모른다. 틀렸다. 환자는 깨어서 주변의 바깥 세계를 계속 지각하고 있다. 강한 감정이 촉발한 것은 렘수면 상태에서 잠을 제거한, 렘수면의 완전한(또는 때로 부분적인) 신체 마비다. 따라서 탈력 발작은 뇌 내 렘수면 회로의 기능 이상이다. 그래서 렘수면의 특징 중 하나인 근육 무긴장증이 자면서 꿈을 꿀 때가 아니라 깨어서 움직이고 있을 때 부적절하게 나타난다.

물론 우리는 성인 환자에게는 이런 내용을 설명할 수 있다. 무슨 일이 일어나는지를 이해시킴으로써 그 일이 벌어질 때 불안감을 줄이고, 탈력 발작이 덜 일어나게 감정의 등락을 피하거나 억제하도록 도움을 줄 수 있다. 그러나 환자가 열 살짜리 아이라면, 그렇게 하기가 결코 쉽지 않다. 발작 수면이 있는 아이에게 그런 지독한 증상과 장애를 어떻게 설명할 수 있을까? 그리고 자라는 아이의 삶과 발달하는 뇌의 자연적이고 통합된 일부인 정상적인 감정의 롤러코스터를 즐기려는 아이를 어떻게 막겠는가? 다시 말해, 어떻게 하면 아이가 아이가 되지 않도록 막을 수 있을까? 너무나도 어려운 질문들이다.

그러나 우리는 발작 수면 그리고 그와 관련된 건강한 수면 자체의 신경학적 토대를 발견하기 시작했다. 3장에서 정상적인 각성 상태를 유지하는 데 관여하는 뇌 영역들을 설명한 바 있다. 뇌줄기라는 각성시키고 활성화하는 영역과 그 위에 놓인 시상이라는 감각 관문이다. 콘(뇌줄기) 위에 올린 아이스크림(시상)과 거의 비슷해 보인다. 밤에 뇌줄기의 위세가 약해지면, 시상이라는 감각 관문을 자극하는 힘도 사라진다. 그러면 감각 관문이 닫히면서, 바깥 세계를 지각하는 활동이 멈춘다. 그러면 우리는 잠에 빠진다.

그러나 내가 말하지 않은 것이 있다. 뇌줄기는 전능을 꺼야 할 때가 되었다는 것을, 말하자면 각성의 전원을 내리고 잠자기 시작할 때가 되었다는 것을 어떻게 알까? 무언가가 뇌줄기의 활성화하는 영향을 꺼야 하며, 그럼으로써 수면이 켜질 수 있도록 해야 한다. 그 스위치 ─ 수면-각성 스위치 ─ 는 뇌 중심에 자리한 시상의 바로 밑, 시상하부라는 영역에 있다. 아마 그리 놀랍지 않겠지만, 24시간 생물학적 시계가 있는 바로 그곳이다.

시상하부에 든 수면-각성 스위치는 뇌줄기의 발전소 영역과 직통 회선으로 연결되어 있다. 전등 스위치처럼, 그 전원을 켜고(각성) 끌(수면) 수 있다. 그렇게 하기 위해, 시상의 수면 – 각성 스위치는 오렉신 orexin이라는 신경 화학 물질을 분비한다. 우리는 오렉신을 스위치를 〈켬〉, 즉 각성 위치로 딸깍 누르는 화학적 손가락이라고 생각할 수 있다. 오렉신이 뇌줄기로 분비되면, 스위치가 확실하게 젖혀지면서, 뇌줄기의 각성을 일으키는 중추들에 전력을 공급한다. 일단 스위치가 켜져서 활성화하면, 뇌줄기는 시상의 감각 관문을 밀어 열어서, 지각 세계가 뇌로 밀려들도록 한다. 그러면 완전하면서 안정적인 각성 상태로 넘어간다.

밤에는 일이 정반대로 진행된다. 수면 – 각성 스위치가 뇌줄기로 오렉신이 분비되는 것을 멈춘다. 그 화학적 손가락은 이제 스위치를 〈꺼짐〉 위치로 돌림으로써, 뇌줄기의 발전소에서 나오는 각성 작용을 차단한다. 시상 내에서 수행되는 감각 업무는 감각 관문이 닫히면서 멈춘다. 바깥 세계와 지각을 통한 접촉이 끊기고, 이제 잠이 든다. 전등이 꺼지고, 켜지고, 꺼지고, 다시 켜진다. 이것이 바로 시상하부의 수면 – 각성 스위치가 오렉신의 통제를 받아서 하는 신경 생물학적 업무다.

공학자에게 기본 전기 스위치의 핵심 특성이 무엇인지 물으면, 한 가지 필수적인 사항을 알려 줄 것이다. 바로 스위치가 확정적인 형태여야 한다는 것이다. 완전히 켜지거나 완전히 꺼져야 한다. 이진수 상태다. 〈켜짐〉과 〈꺼짐〉 위치 사이를 미적거리면서 떠다녀서는 안 된다. 그러면 전기 시스템이 안정적이지도 예측 가능하지도 않게 될 것이다. 불행히도 발작 수면 장애에서는 오렉신이 확연히 비정상적인 양상을 띰으로써, 수면-각성 스위치에 바로 그런 일이 벌어진다.

과학자들은 발작 수면 환자들이 사망한 뒤, 그들의 뇌를 공들여서 상세히 부검을 했다. 그러자 오렉신을 생산하는 세포들이 거의 90퍼센트가 사라졌음이 드러났다. 더욱 안 좋은 상황은 정상인에 비해 발작 수면 환자의 뇌에서는 뇌줄기의 발전소 표면을 뒤덮고 있으면서 오렉신을 맞이하는 자리, 즉 수용체들도 수가 크게 줄어 있었다.

오렉신 생산량이 줄어든 데에다가 그 찔끔찔끔 나오는 오렉신을 받는 수용체까지 수가 줄어듦으로써, 발작 수면 뇌의 수면-각성 상태는 망가진 똑딱이 스위치처럼 불안정하다. 딱 부러지게 켜짐 또는 꺼짐 상태에 놓이는 일이 없이, 수면과 각성 사이를 오락가락하면서 불확실하게 중간 지점에서 꿈틀거린다.

이 수면-각성 체계의 오렉신 부족 상태야말로 발작 수면의 첫 번째이자 주된 증상의 주요 원인이다. 낮 과다 졸음증과 언제든 갑작스럽게 일어날 수 있는 수면 발작 말이다. 확실하게 〈켜짐〉 위치로 수면-각성 스위치를 누르는 오렉신의 강한 손가락이 없다면, 발작 수면 환자들은 낮 동안 확고한 각성 상태를 유지할 수가 없다. 같은 이유로 발작 수면 환자는 밤에 잠을 제대로 못 잔다. 시시때때로 깨곤 한다. 밤낮으로 끊임없이 켜짐과 꺼짐을 되풀이하면서 깜박거리는 고장 난 전등 스위치처럼, 발작 수면 환자는 24시간 내내 끊임없이 자고 깨는 일을 되풀이한다.

내 동료들이 혁혁한 연구 성과를 내놓고 있지만, 효과적인 치료라는 차원에서 보면 발작 수면은 아직도 수면 연구가 제 역할을 못하고 있는 영역이다. 불면증과 수면 무호흡증 등 다른 수면 장애들에는 효과적인 개입이 가능하지만, 발작 수면 치료 쪽은 한참 뒤처져 있다. 이 증상이 흔치 않다는 점도 거기에 한몫을 한다. 제약회사는 연구에 투자를 함으로써 치료법을 빨리 발견할 추진력을 제공하곤 하는데, 이 장애에는 투자해도 수익이 남지 않기 때문이다.

발작 수면의 첫 번째 증상 — 낮 시간의 수면 발작 — 에는 각성을 촉진하는 약인 암페타민을 고용량으로 투여하는 것이 유일한 치료 법이었다. 하지만 암페타민은 중독성이 강하다. 또 〈더러운〉 약물이 다. 뇌와 몸의 다양한 화학 체계에 제멋대로 영향을 미침으로써 끔찍 한 부작용을 일으킨다. 지금은 프로비질 Provigil이라는 더 새롭고 〈더 깨끗한〉 약이 쓰인다. 부작용이 덜하면서 낮에 더 안정적으로 깨어 있도록 돕는 약물이다. 하지만 약효가 크지는 않다.

항우울제는 렘수면을 억제하기 때문에, 발작 수면의 두 번째와 세 번째 증상인 수면 마비와 탈력 발작에 처방되곤 한다. 렘수면 마비는 이 두 증상의 핵심 요소다. 그렇긴 하지만, 항우울제는 단순히 이 두 증상의 발병 횟수를 줄이는 것일 뿐, 없애지는 못한다.

전반적으로 현재로서는 발작 수면 환자를 치료할 수 있을 가능성 은 요원하며, 완치 가능성은 전혀 보이지 않는다. 발작 수면 환자와 그 가족이 원하는 치료 가능성은 발 빠르게 일을 진행하는 대형 제약 사가 아니라, 진척 속도가 더 느린 학술 연구에 달려 있다. 지금으로 서는 환자가 그 장애를 지닌 채 가능한 한 최선을 다해 삶을 관리하 려 애쓰는 방법밖에 없다.

아마 독자는 우리가 발작 수면에서 오렉신과 수면 – 각성 스위치가 어떤 역할을 하는지 발견했다는 말을 했을 때, 몇몇 제약사가 알아차린 것과 동일한 응용 가능성을 엿보았을지도 모르겠다. 이 지식을 토대로 역설계를 할 수 있지 않을까? 발작 수면 환자에게는 낮에 오렉신을 늘려서 더 안정적으로 깨어 있도록 하고, 불면증 환자에게는 밤에 오렉신을 차단하여 수면을 유도할 새로운 방법을 찾아낼 수 있지 않을까? 실제로 제약사들은 밤에 오렉신을 차단함으로써 스위치를 〈꺼짐〉 위치로 전환할 수 있는 화합물을 개발하려고 시도하고 있다. 그런 약물은 현재 쓰이는 부작용이 심한 진정시키는 약물인 수면제보다 더 자연스러운 잠을 유도할 수 있을 것이다.

불행히도 첫 번째로 나온 약물인 수보렉산트 suvorexant — 약품명은 벨솜라 Belsomra — 는 많은 이들이 기대한 마법의 탄환임을 증명하지 못하고 있다. 그 약의 임상 시험에 참가한 환자들은 플라세보를 투여한 대조군에 비해 겨우 6분 더 빨리 잠들었다. 앞으로 더 효과적인 약물이 나올지도 모르지만, 지금으로서는 다음 장에서 개괄할 비약물적인 치료법이 불면증 환자들에게 훨씬 더 나은 대안이다.

치명적 가족성 불면증

마이클 코크 Michael Corke는 잠을 잘 수 없는 사람이 되었다. 그리고 그 대가로 목숨을 잃었다. 코크는 불면증에 걸리기 전에는 매우 활기차고 재능이 뛰어난 사람이었다. 헌신적인 남편이자, 시카고 바로 남쪽 뉴렉손에 있는 고등학교의 음악 교사였다. 그런데 40세가 되었을 때 잠을 설치기 시작했다. 처음에는 아내의 코골이 탓이 아닐까 생각했다. 아내인 페니 코크는 그 말을 듣고는 열흘 동안 소파에서 따로 잤다. 그런데 코크의 불면증은 나아지기는커녕 더욱 나빠지기만 했다. 그는 몇 달 동안 잠을 못 이루다가, 원인이 따로 있다는 사실을 깨닫고는 의학의 도움을 받기로 했다. 그런데 코크를 처음 진찰한 의사들은 어느 누구도 불면증의 원인을 알아내지 못했다. 다발성 경화증 같은 수면 관련 장애가 있다고 진단을 내린 의사들도 있었다.

코크의 증세는 점점 심해지다가 이윽고 잠을 아예 잘 수 없는 지경에 이르렀다. 잠깐 눈을 붙일 수조차도 없었다. 약한 수면제도 심지어 강한 진정제도 영구적인 각성 상태에 사로잡힌 그의 뇌를 풀어줄 수가 없었다. 당시의 코크를 지켜보았다면, 그가 잠을 자기 위해 얼마나 필사적으로 애쓰는지 금방 알아차렸을 것이다. 그의 눈을 보고 있으면 자신도 피곤함을 느낄 것이다. 그의 눈 깜박임은 고역스러울 만치 느렸다. 마치 눈꺼풀이 닫힌 상태로 있지 않으려는 양 반쯤 감겼다가 며칠 동안 그 상태로 있었다. 우리가 상상할 수 있는 가장 절실한 수면 욕구를 드러내는 눈이었다.

8주 동안 잠을 전혀 못 자자, 코크의 정신 기구들은 빠르게 스러지고 있었다. 인지 능력의 쇠퇴에 발맞추어서 신체 능력도 빠르게 쇠약해져 갔다. 운동 기능이 너무나 빠르게 쇠퇴하는 바람에, 그는 걷기조차도 힘겨웠다. 어느 날 저녁, 그는 학교 오케스트라 공연을 지휘하기로 했다. 오케스트라를 지나 앞쪽 지휘대로 올라가기까지, 그는 몇 분 동안 고통스럽게(그러나 영웅적으로) 지팡이를 짚으면서 힘겹게 걸어가야 했다.

잠 한 숨 못 자는 상태가 6개월째 이어지면서, 점점 죽음의 그림자가 짙게 드리워졌다. 젊은 나이였음에도, 신경학적으로 보면 코크는 치매 말기 상태의 노인과 비슷했다. 그는 혼자서 목욕을 할 수도 옷을 입을 수도 없었다. 환각과 망상이 난무했다. 말하는 능력도 거의 사라졌고, 그는 간신히 고개를 움직이거나 더 드물게는 알아듣지 못할 웅얼거림으로 의사를 전달했다. 잠 못 이루는 상태로 다시 몇 개월이 지나자, 코크의 몸과 마음은 완전히 망가졌다. 42세 생일을 맞이한 직후에 코크는 죽음을 맞이했다. 치명적 가족성 불면증 FFI: fatal familial insomnia이라는 매우 희귀한 유전병이 원인이었다. 이 질병은 치료법도, 치료제도 전혀 없다. 모든 환자는 진단을 받은 지 10개월 이내에 사망한다. 더 일찍 사망하는 이들도 있다. 의학 역사에서 가장 수수께끼 같은 병 중 하나이며, 우리에게 충격적인 교훈을 안겨준다. 수면 부족이 사람을 죽인다는 것이다.

FFI의 근본 원인은 점점 더 밝혀져 왔으며, 지금까지 설명한 수면 생성의 정상적인 메커니즘 중 상당수를 토대로 한다. 원인은 PrNP이라는 유전자의 비정상이다. 이 이름은 프리온 단백질 prion protein을 뜻한다. 프리온 단백질은 우리 모두의 뇌에 들어 있으며, 유용한 기능을 수행한다. 하지만 이 유전적 결함으로 생기는 돌연변이 프리온 단백질은 바이러스처럼 퍼진다.* 이 유전적으로 꼬부라진 형태의 단백질은 뇌의 특정한 영역들을 표적으로 삼아서 파괴하기 시작한다. 그 결과 이 단백질이 퍼질수록 뇌 퇴화가 가속된다.

이 변형 단백질이 공격하는, 포괄적으로 공격하는 영역 중 하나는

---

* 치명적 가족성 불면증은 크로이츠펠트야콥병, 즉 이른바 광우병도 포함하는 프리온 단백질 장애군에 속한다. 비록 후자는 뇌의 다양한 영역을 파괴하며, 수면과 강한 관련성은 없지만.

시상이다. 각성 상태를 끝내고 잠을 오게 하려면 닫혀야 하는 뇌 속의 감각 관문이다. 과학자들이 FFI 환자들의 뇌를 부검했더니, 시상에 구멍이 송송 나 있었다. 거의 스위스 치즈 덩어리 같았다. 프리온 단백질이 시상 전체에 구멍을 뚫음으로써 구조 자체를 망가뜨렸다. 시상의 바깥층이 특히 그러했다. 매일 밤 닫혀야 하는 감각 관문을 이루는 곳이다.

프리온 단백질의 구멍파기 공격을 받은 시상의 감각 관문은 사실상 영구히 〈열린〉 상태에 놓였다. 환자는 바깥 세계의 의식적 지각을 결코 차단할 수가 없었고, 그 결과 그토록 절실히 필요로 하는 자애로운 잠에 결코 빠질 수가 없었다. 수면제나 다른 약을 아무리 투여해도 이 감각 관문을 결코 닫을 수가 없었다. 게다가 뇌가 잠을 잘 준비를 하라고 몸으로 내려 보내는 신호 — 심장 박동수, 혈압, 대사율, 심부 체온을 낮추라는 — 는 모두 시상을 통과하여 척수로 내려가야 한다. 그런 뒤에야 몸의 여러 조직과 기관으로 퍼져나간다. 그런데 시상이 손상되면 신호 전달이 방해를 받아서 잠들기가 더욱 불가능해진다.

현재로서는 치료 가능성이 거의 보이지 않는다. 독시사이클린doxycycline이라는 항생제가 얼마간 관심이 쏟아지긴 했다. 이 약물은 크로이츠펠트야콥병, 즉 이른바 광우병 같은 다른 프리온 질병들에서는 변형된 단백질이 쌓이는 속도를 늦추어주는 듯하다. 현재 이 가능성을 염두에 두고서 임상 시험이 진행 중이다.

치료법과 치료제를 먼저 찾으려는 경쟁도 있지만, 이 질병은 윤리적 문제도 제기한다. FFI는 유전되므로, 세대를 거슬러서 이 유산의 근원을 역추적할 수 있었다. 이 유전 계통을 계속 거슬러 올라가면 유럽, 특히 이탈리아로 향한다. 그곳에는 이 유전병을 지닌 집안들이 많이 있다. 탐정처럼 꼼꼼하게 추적을 계속하니 더욱 거슬러 올라가서 18세기 말의 한 베네치아 의사에게로 가 닿았다. 그는 이 장애를 지녔던 것이 분명해 보인다. 이 유전자는 틀림없이 그보다 더욱 거슬러 올라갈 것이다. 하지만 이 병의 과거를 추적하는 일보다 더 중요한 것은 미래를 예측하는 것이다. 이 장애는 발병할 것이 확실한 유전병이기에, 우생학적 분위기를 풍기는 질문이 제기된다. 당신 집안의 유전자가 당신이 언젠가는 잠을 못자는 치명적인 병에 쓰러질 것이라고 예고한다면, 자신의 운명을 미리 알고 싶어질까? 더 나아가 당신이 아직 자녀가 없는 상태에서 그렇게 될 운명임을 알게 되었다면, 자녀를 갖겠다는 결심을 바꾸게 될까? 자신이 보인자이며, 그 병이 다음 세대로 전달되지 않게 막을 수 있다는 것을 안다면? 이런 질문들에는 결코 단순한 답이 없다. 그리고 분명히 과학은 그런 답을 제공할 수가 없다(아니, 아마 제공해서는 안 될 것이다). 가뜩이나 괴로운 이에게 더욱 잔인한 짓을 하는 꼴이 될 테니까.

수면 부족 대 음식 부족

FFI는 수면 부족이 사람을 죽일 것이라는 가장 강력한 증거다. 그러나 과학적으로는 아직 확정적이지 않다고 주장할 수도 있다. 죽음에 기여할 수 있는 질병과 관련된 다른 과정들이 있고, 그것들을 수면 부족의 결과와 구분하기 어려울 수도 있기 때문이다. 계속 잠을 아예 자지 않았을 때 죽는다는 개별 사례들도 있다. 장 샤오샨Jiang Xiaoshan 이 그랬다. 그는 2012년 유럽 축구 선수권 대회의 모든 경기를 시청하겠다고 11일 동안 잠을 안 잤다고 한다. 낮에는 직장에서 일을 하면서. 그는 12일째에 자신의 아파트에서 죽은 채 모친에게 발견되었다. 수면 부족으로 사망했을 것이다. 그리고 뱅크 오브 아메리카의 수습사원 모리츠 에어하트Moritz Erhardt의 비극적인 사례도 있다. 그 직업, 특히 그런 기관의 하위 직원이 으레 하기 마련인 과다 업무에 따른 급성 수면 부족으로 간질 발작이 일어나서 목숨을 잃었다. 그렇긴 해도, 이런 일화들은 개별 사례에 불과하며, 일이 일어난 뒤이므로 과학적으로 검증하기가 어렵다.

그러나 동물 연구들은 동반된 질병이 전혀 없는 상태에서, 전면적인 수면 부족이 치명적인 특성을 지닌다는 명확한 증거를 제시했다. 그중에서 1983년 시카고 대학교 연구진이 한 것이 가장 극적이고 마음을 불편하게 하면서 윤리적 문제까지 일으킨 연구였다. 그들은 단순한 의문을 규명하고자 했다. 살아가는 데 잠이 꼭 필요할까? 쥐들을 몇 주 동안 잠을 못 자게 하는 지독한 시련을 받게 함으로써, 그들은 쥐들이 평균 15일을 잠을 못 자면 죽는다는 것을 밝혀냈다.

곧 두 건의 추가 결과가 나왔다. 첫째, 전면적인 수면 박탈은 전면적인 음식 박탈만큼 단기간에 죽음을 가져왔다. 둘째, 쥐들은 렘수면만을 선택적으로 박탈했을 때에도 전면적인 수면 박탈 때와 거의 비슷하게 단기간에 사망했다. 비렘수면을 전면적으로 박탈했을 때에도 치명적이다. 그저 사망하기까지 더 오래 걸릴 뿐이다. 평균 45일이 걸린다.

하지만 문제가 하나 있었다. 사망 원인을 쉽게 파악할 수 있는 굶주림과 달리, 연구자들은 수면 박탈 때 쥐들이 죽는 이유를 알아낼 수가 없었다. 빨리 죽음을 맞이함에도 그랬다. 실험 동안에 이루어지는 측정과 사후 부검을 통해서 몇 가지 단서를 얻긴 했다.

첫째, 잠을 안 재운 쥐들은 잠을 푹 자는 쥐들보다 훨씬 더 많이 먹었음에도, 실험하는 동안 체중이 빠르게 줄어들기 시작했다. 둘째, 그들은 더 이상 심부 온도를 조절할 수가 없었다. 잠 못 자는 날이 늘수록 체온이 점점 더 떨어지면서 실내 온도에 가까워졌다. 위험한 상태였다. 인간을 포함한 모든 포유동물은 체온 측면에서 보면, 낭떠러지의 끝에서 살아간다. 포유동물의 체내에서 일어나는 생리적 과정들은 놀라울 만치 좁은 온도 범위에서만 일어날 수 있다. 이 생명을 한정짓는 온도 범위보다 체온이 더 낮아지거나 높아지면, 금방 죽음으로 이어진다.

이 대사와 온도 양쪽으로 문제가 한꺼번에 나타나는 것은 결코 우연이 아니다. 심부 온도가 떨어질 때, 포유동물은 대사율을 높임으로써 대처한다. 음식을 태울 때 나오는 에너지는 열을 내어 뇌와 몸을 체온의 하한 문턱보다 더 높게 유지함으로써 죽음을 막아준다. 하지만 잠을 못 잔 쥐에게서는 그런 노력이 헛수고가 된다. 위쪽 배기구가 활짝 열려 있어서 장작을 아무리 많이 넣어도 열이 그냥 위로 쑥쑥 빠져나가는 낡은 장작 난로와 비슷하다. 쥐들은 저체온증에 대처하겠다고 사실상 자기 자신을 태우는 물질 대사를 하고 있었다.

수면 결핍의 세 번째이자 아마도 가장 많은 것을 말해 줄 결과는 피부 밑에서 나타났다. 잠을 못자니 쥐들을 말 그대로 초라해졌다.

쥐들은 피부 전체에 궤양이 생겼고, 발과 꼬리에도 상처가 가득해졌다. 쥐의 내부에서 대사 체계가 폭발하기 시작했을 뿐 아니라, 면역계도 그러했다.* 표피 — 아니, 곧 살펴보겠지만 그 아래 — 에 난 가장 단순한 감염조차도 막을 수가 없었다.

건강이 망가지고 있음을 보여 주는 이 외부 징후들이 주는 충격만으로도 모자라다는 듯이, 사후 부검을 하니 내부도 마찬가지로 끔찍하게 손상되었음이 드러났다. 병리학자들이 살펴보니, 극심한 생리적 스트레스를 받았음이 뚜렷했다. 허파에 물이 차고 장기에 출혈이 일어난 것부터 위궤양으로 위벽에 구멍이 뚫리는 것까지 온갖 합병증이 나타났다. 간, 비장, 콩팥 같은 몇몇 기관들은 크기와 무게가 줄어들어 있었다. 반면에 감염과 스트레스에 반응하는 부신샘 같은 기관들은 뚜렷이 커졌다. 잠을 못 잔 쥐에게서는 부신샘에서 분비되는 불안 관련 호르몬인 코르티코스테론의 분비량이 대폭 증가해 있었다.

그렇다면 죽음의 원인은 무엇이었을까? 바로 그 점이 문제였다.

* 이 연구를 수행한 연구 책임자 앨런 레크트샤펜Allan Rechtschaffen이 이런 발견들을 발표했더니, 한 유명한 여성 패션지에서 연락을 해왔다. 기자는 전면적인 수면 결핍이 여성의 체중 감소에 좋은 짜릿하면서 새롭고 효과적인 방법이 될 수 있을지 알고 싶어 했다. 어떻게 그런 용감한 질문을 할 수 있는지 어처구니없어 하면서도, 그는 어떻게 대답해야 할지 고심했다. 이윽고 그는 쥐의 수면을 완전히 박탈했을 때 체중이 줄었다고 인정했다. 며칠 동안 잠을 아예 못 자게 하면 체중이 줄어드는 것은 맞다. 기자는 원하는 이야기를 듣더니 흥분했다. 하지만 레크트샤펜은 한 마디 덧붙였다. 체중이 뚜렷이 감소할 때 피부 상처로 림프액이 흘러나오고, 궤양이 심해져서 발이 썩어 나가고, 노화가 가속된 것처럼 늙고, 재앙 수준으로(그리고 궁극적으로 치명적으로) 장기와 면역계가 망가진다고 말이다. 〈그 잡지의 독자들이 외모뿐 아니라 더 오래 사는 일에도 관심이 있을까 봐 하는 말입니다.〉 그 말에 인터뷰도 흐지부지 되었다.

과학자들은 전혀 알 수 없었다. 모든 쥐가 동일한 병리학적 손상 징후를 보인 것은 아니었다. 쥐들의 공통점은 죽음 그 자체뿐이었다 (또는 그럴 가능성이 매우 높다는 것이었다. 어느 시점이 되면 연구자들이 쥐를 안락사시켰으니까.)

그 뒤로 여러 해에 걸쳐서 후속 실험들 — 그 뒤로 그런 유형의 실험은 다시는 이루어진 적이 없다. 과학자들이 실험 결과를 보고서 윤리적으로 불편함을 느꼈기 때문이다(내 생각에도 당연하다) — 이 이루어진 끝에 마침내 수수께끼가 풀렸다. 마지막 일격을 가한 것은 패혈증임이 드러났다. 유독한 세균이 혈액을 타고 온몸으로 퍼져서 마구 파괴함으로써 죽음을 가져왔다. 그러나 이 세균은 바깥에서 들어온 병원균이 아니라, 쥐의 창자에 살고 있던 평범한 것들이었다. 잠의 지원을 받는 건강한 면역계라면 쉽게 억제할 수 있는 세균들이 치명적인 타격을 가한 것이다.

사실 한 세기 전에 러시아 과학자 마리아 마나세이나Marie de Manacéine는 지속적인 수면 부족이 치명적인 결과를 가져온다는 논문을 발표한 바 있었다. 그녀는 강아지들을 잠을 못 자게 했더니 며칠 사이에 죽었다고 했다(고백하지만, 나로서는 정말이지 읽고 싶지가 않다). 마나세이나의 논문이 나온 지 몇 년 뒤, 이탈리아 연구진도 개들에게서 잠을 완전히 박탈하면 마찬가지로 치명적인 효과가 나타난다고 발표하면서, 부검하니 뇌와 척수의 신경이 퇴화했다고 덧붙였다.

마나세이나의 실험이 이루어진 지 100년 뒤, 그리고 정확한 실험 평가 기법들이 개발된 이후에 시카고 대학교의 과학자들은 마침내 잠을 못 자면 왜 그렇게 빨리 목숨을 잃는지를 알아냈다. 아마 작업 환경이 극도로 위험한 곳에서 벽에 빨간색의 작은 플라스틱 상자가 붙어 있는 광경을 본 적이 있을 것이다. 상자 앞에는 이런 식으로 적혀 있다. 〈응급 상황시 유리를 깨시오.〉 쥐나 사람 같은 동물의 잠을 완전히 박탈하면, 정말로 응급 상황이 된다. 당신의 뇌와 몸 전체에 이 박살난 유리 조각들에 해당하는 생물학적 요소들이 널려 있으면서 치명적인 효과를 일으킨다. 우리는 마침내 그 점을 이해했다.

아니, 잠깐! 6.75시간만 자도 된다고?

장기/만성 수면 부족과 단기/급성 수면 부족이 이런 치명적인 결과를 가져온다는 점을 염두에 두고서, 최근에 수면 연구 분야에서 벌어진 한 논란을 살펴보기로 하자. 많은 신문이 잘못 이해하고 있는 내용이며, 심지어 몇몇 과학자들도 그렇다. 문제의 연구는 UCLA의 연구진이 산업화 이전 시대의 삶을 살아가는 부족들의 수면 습관을 조사한 것이었다. 연구진은 신체 활동을 기록하는 손목시계 형태의 장치를 써서, 산업화의 영향에서 대체로 벗어나 있는 세 수렵 채집인 부족들을 추적 조사했다. 남아메리카의 트시마네족, 앞서 말한 바 있는 아프리카의 산족과 하드자족이었다. 여러 달에 걸쳐서 매일 그들이 언제 자고 깨는지를 추적했다. 결과는 이러했다. 그 부족들은 평균적으로 여름에는 겨우 6시간, 겨울에는 약 7.2시간을 자고 있었다.

유력 언론 매체들은 이 발견이 어쨌든 우리가 꼬박 여덟 시간을 잘 필요가 없다는 증거라고 떠들어 댔고, 일부에서는 우리가 여섯 시간만 자고서도 얼마든지 살아갈 수 있다는 주장까지 펼쳤다. 미국의 한 유명한 신문은 기사 제목을 이렇게 썼다.

〈현대 수렵 채집인들의 수면을 조사한 결과는 우리가 하루에 여덟 시간을 잘 필요가 있다는 개념을 타파한다.〉

다른 매체들도 현대 사회가 겨우 7시간만 자면 된다는 잘못된 가정에서 출발하여, 그만큼 잘 필요조차도 없지 않을까 하고 의문을 제기했다. 〈우리가 정말로 하루에 일곱 시간씩 잘 필요가 있을까?〉

그런 유력하면서 명성 있는 매체들이 어떻게 이런 결론을 내릴 수 있을까? 특히 내가 이 장에서 제시한 과학 연구 자료들이 있는데? 문제의 연구를 꼼꼼히 재검토하면서, 그래도 같은 결론이 나오는지를 알아보자.

첫째, 논문을 읽어보면, 부족민들이 사실 매일 밤 7~8.5시간의 수면 기회를 갖는다는 사실을 알게 된다. 게다가 그들이 그 시간 중 6~7.5시간을 잔다고 추정한 손목시계형 장치는 정확하지도 않으며, 표준 측정 방법도 아니다. 따라서 이 부족민들이 스스로에게 제공하는 수면 기회는 미국 국립 수면 재단과 질병 통제 예방 센터가 모든 성인에게 권하는 수면 시간과 거의 똑같다. 잠자리에서 7~9시간을 누워 있으라는 것이다.

문제는 일부에서 수면 기회 시간을 잠잔 시간과 혼동한다는 데 있다. 우리는 현대 사회의 많은 이들이 자기 자신에게 수면 기회를 5~6.5시간만 준다는 것을 안다. 그 말은 실제로 잠자는 시간은 대개 약 4.5~6시간에 불과하다는 뜻이다. 그러니 그 발견은 수렵 채집인 부족들의 수면이 산업화 이후 시대의 우리 수면과 비슷하다고 증명하는 것이 아니다. 우리와 달리, 그들은 스스로에게 더 많은 수면 기회를 제공하기 때문이다.

둘째, 손목시계형 장치가 측정한 값이 정확하고, 이 부족들이 연평균 6.75시간만 잔다고 가정하자. 그렇다고 해도, 곧바로 인간이 본래 6.75시간만 자면 된다는 식으로 주장한다면, 또 한 가지 잘못된 결론을 내리는 셈이 된다. 바로 그 점이 문제다.

앞서 인용한 두 신문 시사 제목을 다시 보면, 〈필요〉라는 단어를 쓰고 있음을 알아차릴 것이다. 그런데 우리가 말하고 있는 그 필요가 무슨 뜻일까? 여기서 (부정확한) 가정이 이루어진다. 부족민들이 잠을 얼마나 자든 간에, 그 기간이 바로 인간이 필요로 하는 수면 시간이라는 가정이다. 그 추론은 두 가지 측면에서 문제가 있다. 필요는 얻은 양을 통해 정의되는 것이 아니라(불면증이 우리에게 말해 주듯이), 수면의 양이 잠이 하는 모든 일을 이루는 데 충분한가 여부에 따라서 정해지는 것이다. 따라서 삶, 나아가 건강한 삶이야말로 명백히 가장 필요한 것이라고 할 수 있다. 지금 우리는 이 수렵 채집인들의 평균 수명이 58세임을 안다. 우리보다 훨씬 더 신체 활동이 많고, 비만인 사람이 거의 없고, 우리 건강을 잠식하는 가공식품의 공습도 받지 않는데 말이다. 물론 그들은 현대 의료와 위생을 접하지 않은 채 살아간다. 그 두 가지가 바로 산업화한 선진국에 사는 우리 중 상당수가 그들보다 기대 수명이 10년 더 긴 이유다. 하지만 역학 자료를 토대로 보면, 평균 수면 시간이 6.75시간인 성인들의 기대 수명이 겨우 60대 초에 불과하다는 점은 시사하는 바가 있다. 이 부족민들의 평균 수명에 아주 가깝다.

하지만 더 많은 내용을 담고 있는 자료는 이 부족들의 일반적인 사망 원인이 무엇인가다. 높은 유아 사망률을 이겨 내고 청소년기까지 살아남았다면, 성인이 되었을 때의 가장 흔한 사망 원인은 감염이다. 앞서 상세히 다루었듯이, 잠이 부족하면 면역계가 약해진다는 것은 잘 알려져 있다. 여기서 수렵 채집인 부족을 죽음에 이르게 하는 가장 흔한 면역계 실패 사례 중 하나가 장내 감염이라는 점도 말해 두자. 위의 연구에서 잠을 못 잔 쥐들을 죽인 치명적인 장내 감염과 흥미로운 공통점을 보여 준다.

언론이 환호한 그 짧은 수면 시간에 걸맞게 그 부족민들이 수명도 짧다는 점을 이야기했으니, 많은 이들이 저지르는 또 하나의 논리적 오류로 넘어가자. 그 오류는 우리가 아는 수천 건의 연구 사례들을 토대로 판단할 때 이 부족민들이 너무 적게 자는 듯한데, 그 이유가 무엇이냐고 물을 때 드러난다.

우리는 아직 모든 이유를 다 파악하지는 못했지만, 이 부족들에게 붙이는 명칭 자체에 그 기여 요인이 들어 있을 가능성이 높다. 수렵 채집인이라는 명칭 말이다. 온갖 동물들의 수면 시간을 정상적인 수준보다 줄이는 보편적인 방식이 몇 가지 있다. 그중 하나는 바로 먹이 부족, 굶주림을 일으키는 정도다. 먹이가 부족해지면, 잠도 부족해진다. 더 오랫동안 깨어서 먹이를 구하러 다니기 때문이다. 이 수렵 채집인 부족민들이 비만이 아닌 이유도 어느 정도는 끊임없이 식량을 찾아 돌아다녀야 하기 때문이다. 이들이 사는 곳에서는 식량이 풍족한 상태가 장기간 이어지는 일이 없다. 이들은 깨어 있는 시간의 상당 부분을 식량을 찾아다니고 먹을 수 있게 준비하는 데 쓴다.

예를 들어, 하드자족에게는 하루에 섭취하는 열량이 1,400칼로리에 못 미치는 날이 부지기수다. 현대 서구 사회에 사는 우리보다 하루에 300~600칼로리를 덜 섭취하는 날이 대부분이다. 따라서 그들은 한 해 중 대부분을 약한 수준의 기아 상태로 보낸다. 기아 상태에서는 음식이 풍부할 때보다 수면 필요성이 더 커져 있음에도, 수면 시간을 줄이는 생물학적 경로들이 촉발될 수 있다. 따라서 현대인이든 산업화 이전 수렵 채집인이든 간에 사람에게 필요한 수면 시간이 일곱 시간 미만이라는 결론은 그저 희망 사항이자 시선을 끌기 위한 자극적인 속설인 듯하다.

하룻밤에 아홉 시간을 자다니, 너무 길지 않을까?

역학 자료는 수면과 사망 위험의 관계가 선형이 아님을 시사한다. 즉 잠을 더 많이 잘수록 사망 위험이 더욱더 낮아지는 것은 아니며, 사망 위험이 낮아질수록 잠을 더 많이 자게 되는 것도 아니다. 오히려 평균 수면 시간이 아홉 시간을 넘어서면, 사망 위험이 다시 높아짐으로써 좌우를 뒤집은 J자 모양 같은 곡선이 나온다.

이와 관련하여, 언급할 사항이 두 가지 있다. 첫째, 그런 연구들을 자세히 살펴보면, 아홉 시간 이상 잠을 자는 이들의 사망 원인에 감염(폐렴 같은)과 면역계를 활성화하는 암이 포함되어 있음을 알게 된다. 앞에서 논의한 증거들이 말해 주듯이, 질병, 특히 강력한 면역 반응을 활성화하는 질병은 잠도 더 많이 오게 한다. 따라서 가장 아픈 사람은 수면이 제공하는 건강 도구 집합을 써서 질병에 맞서느라 더 오래 자야 한다. 그렇긴 해도 암 같은 몇몇 질병은 수면의 장엄한 힘조차도 이길 만치 강력해질 수 있다. 잠을 아무리 자도 소용없어진다. 그래서 잠을 너무 많이 자면 일찍 죽는다고 착각하게 된다. 유익한 잠을 늘리려 갖은 애를 썼음에도 질병이 너무 강해서라는, 수면의 힘을 더 옹호할 수 있는 결론을 내리는 것이 아니라 말이다. 여기서 나는 똑같이 옹호할 수 있다고 하지 않고 더 옹호할 수 있다고 말하련다. 수면이 어떤 식으로든 해롭다는 것을 보여 주는 생물학적 메커니즘이 전혀 발견된 바 없기 때문이다.

둘째, 내 요지를 지나치게 확대 해석하지 않는 것이 중요하다. 나는 매일 18~22시간씩 잠을 자는 것 ─ 생리적으로는 가능하지만 ─ 이 아홉 시간 자는 것보다 더 낫다고 주장하는 것이 아니다. 수면은 그런 선형 방식으로 작동할 것 같지가 않다. 음식, 산소, 물도 결코 다르지 않으며, 그것들 역시 사망 위험과 뒤집힌 J자 모양의 관계를 갖는다는 점을 명심하자. 지나치게 많이 먹으면 수명이 짧아진다. 극도의 수화 작용 hydration은 혈압을 치명적인 수준으로 높여서 뇌졸중이나 심근 경색을 일으킬 수 있다. 피에 산소가 지나치게 많아지는 고산소혈증은 세포, 특히 뇌세포에 해롭다.

음식, 물, 산소처럼 수면도 극단적으로 가면 사망 위험과 비슷한 관계를 보여 줄지 모른다. 어쨌든, 잠과 마찬가지로, 적절한 양의 각성도 진화적으로 적응성을 띤다. 잠과 각성은 서로 상승 작용을 하며, 비록 서로 다른 방식으로일 때가 많지만, 생존에 기여를 한다. 각성과 수면은 적응적인 균형 상태에 있다. 사람에게서는 평균적인 성인을 기준으로, 전반적으로 각성 약 열여섯 시간, 수면 약 여덟 시간이 균형 상태인 듯하다.

13장

아이패드, 공장 사이렌, 밤술
무엇이 잠을 방해하는가

많은 이들은 몹시 피곤한 상태로 살아간다. 왜 그럴까? 현대성의 특징 중 정확히 무엇이 그토록 본능적인 수면 패턴을 교란하고, 잠잘 자유를 빼앗고, 밤에 푹 자는 능력을 앗아가는 것일까? 수면 장애가 없는 이들에게는 이 수면 부족 상태의 근원이 되는 이유들을 콕 찍기가 어려운 양 보일 수 있다. 아니, 명확해 보인다면, 틀린 것이다.

길어진 통근 시간과 늦은 밤의 텔레비전 시청과 디지털 기기 이용에 따른 〈수면 지체〉 — 우리 자신 및 자녀의 수면 시간 중 앞과 뒤를 잘라먹는 데 중요한 역할을 하는 — 외에, 우리가 얼마나 많이, 그리고 얼마나 잘 자는지에 강한 영향을 미친 핵심 요인이 5가지 있다. (1) LED 조명을 비롯하여 계속 켜져 있는 전등, (2) 조절되는 실내 온도, (3) 카페인(2장에서 논의했다), (4) 알코올, (5) 천공 타임카드의 유산이다. 많은 이들에게 스스로 불면증에 시달리고 있다고 착각하게 만드는 것이 바로 이 사회적으로 가공된 힘들이다.

현대 조명의 이면

브루클린 다리에서 그리 멀지 않은 로어맨해튼의 펄 스트리트 255~257번지는 인류 역사에서 가장 조명을 덜 받고 있는 경천동지할 전환이 이루어진 곳이라고 할 수 있다. 바로 이곳에 토머스 에디슨은 지역 사회에 전기를 공급할 최초의 발전소를 세웠다. 그리하여 역사상 처음으로 인류는 빛과 어둠으로 된 자연의 24시간 주기라는 족쇄로부터 스스로를 해방시킬 진정한 방법을 지니게 되었다. 스위치를 딸깍 누르는 것만으로, 우리는 환경의 빛을, 그리고 그와 함께 우리의 각성과 수면 단계를 통제할 별난 능력을 지니게 되었다. 이제는 행성 지구의 자전 메커니즘이 아니라, 우리 자신이 언제가 〈밤〉이고 언제가 〈낮〉일지를 결정할 수 있었다. 우리는 그런 극적인 효과를 일으킬 만치 밤에 불을 환하게 밝힐 능력을 지닌 유일한 종이다.

인간은 시각 위주의 동물이다. 우리 뇌의 3분의 1 이상은 시각 정보를 처리하는 데 쓰인다. 청각이나 후각, 언어와 움직임을 처리하는 데 쓰이는 영역보다 훨씬 넓다. 초기 호모 사피엔스는 해가 지면 대부분의 활동을 멈추었을 것이다. 시각을 토대로 행동했기에, 그들은 햇빛이 있어야 움직일 수 있었다. 그러다가 불과 그 한정된 범위의 후광을 이용할 수 있게 되자, 그들은 어스름이 깔린 뒤에도 얼마간 활동할 수 있게 되었다. 그러나 그 효과는 크지 않았다. 하드자족과 산족 같은 수렵 채집인 부족들은 초저녁 모닥불의 불빛 아래, 노래하고 이야기를 하는 것 같은 명목상의 사회 활동을 해 왔다. 하지만 모닥불의 불빛은 실질적으로 한계가 있기 때문에, 우리의 수면-각성 주기의 진행 시각에는 별 다른 영향을 끼치지 못했다.

가스등과 기름등, 그리고 그 전의 촛불은 야간 활동을 지속시키는 쪽으로 더 강력한 영향을 미쳤다. 19세기 파리의 생활을 묘사한 르누아르의 그림을 보면, 인공조명이 어느 정도까지 뻗어나가는지를 알 수 있다. 집의 창밖으로, 거리로 쏟아지는 가스등 불빛은 도시의 구역 전체를 빛에 잠기게 하기 시작했다. 이때부터 인공조명은 인류의 수면 패턴에 영향을 미치기 시작했고, 그 영향은 계속 커져가기만 했다. 사회 전체 — 개인이나 가족 차원에서만이 아니라 — 의 야간 리듬이 빠르게 확산되는 야간 조명의 영향을 받게 되었고, 우리가 잠자리에 드는 시각도 점점 더 늦어지기 시작했다.

하지만 시교차상핵 — 뇌의 주된 24시간 시계 — 에 미칠 최악의 영향은 아직 닥치지 않은 상태였다. 에디슨이 맨해튼 발전소를 세우자, 이제 백열전구를 대량으로 설치하는 것이 가능해졌다. 에디슨이 백열전구를 최초로 만든 것은 아니었다. 그 영예는 1802년 영국 화학자 험프리 데이비 Humphry Davy에게 돌아간다. 하지만 1870년대 중반, 에디슨전기조명회사는 대량 생산이 가능하면서 믿을 만한 전구를 개발하기 시작했다. 백열전구와 수십 년 뒤의 형광등에 힘입어서 현대 인류는 수만 년 동안 해왔던 것과 달리, 밤의 상당 시간을 더 이상 어둠 속에서 지내지 않게 되었다.

에디슨 이후로 한 세기가 흐른 지금, 우리는 전구가 우리의 자연적인 수면의 시간과 질을 방해하는 생물학적 메커니즘을 이해하고 있다. 가시 스펙트럼 — 우리 눈이 볼 수 있는 빛의 범위 — 은 우리가 차가운 보라색과 남색으로 지각하는 짧은 파장(약 380나노미터)에서 더 따뜻한 노란색과 빨간색으로 지각하는 긴 파장(약 700나노미터)에 걸쳐 있다. 햇빛은 이 모든 색깔들에 그 사이의 모든 색깔이 뒤섞인 강력한 혼합물이다(핑크 플로이드의 상징적인 앨범「달의 이면」표지가 보여 주듯이).

에디슨 이전에, 그리고 가스등과 기름등이 등장하기 이전에는 해가 질 때 우리 눈에서 이 온전한 햇빛의 흐름이 사라지고, 그것을 뇌 속에 있는 24시간 시계(2장에서 말한 시교차상핵)가 감지했다. 시교차상핵은 햇빛이 사라지는 것을 보고서 밤이 되었음을 안다. 솔방울샘의 제동 장치를 풀 때 되었다고 판단한다. 그러면 엄청난 양의 멜라토닌이 왈칵 분비되면서, 뇌와 몸에 어둠이 찾아왔고 잠잘 때가 되었음을 알린다. 인류 전체는 어둠이 깔린 지 몇 시간 이내에 때맞추어 밀려드는 피곤함을 느끼고 곧 잠에 빠져든다.

전등은 이 자연적인 진행 과정을 끝장냈다. 그 뒤로 한밤중이라는 개념은 의미가 달라졌다. 밝기, 즉 럭스lux가 적당한 수준이라고 해도, 저녁의 인공 불빛은 시교차상핵을 속여서 해가 아직 지지 않았다고 믿게 만들 것이다. 어둠이 깔리기 시작할 때 풀렸어야 할 멜라토닌을 억누르고 있던 제동 장치는 전등의 강압 아래 뇌 속에서 여전히 강하게 눌린 채로 남아 있다.

현대 실내 세계를 비추는 인공조명은 정상일 때 저녁에 멜라토닌이 쇄도하면서 진행하라고 알리는 생물학적 시간의 전개를 중단시킨다. 현대 인류에게서 잠은 저녁 활주로에서 이륙하는 시간이 지연되어 있다. 본래는 수렵 채집인 부족에게서처럼, 오후 8~10시의 어느 시점에 일어났을 것이다. 따라서 현대 사회의 인공조명은 밤이 아직 낮이라고 믿도록 우리를 속이며, 생리학적 거짓말을 써서 그렇게 한다.

저녁의 전등이 24시간 체내 시계를 얼마나 되감는지도 중요하다. 대개 평균적으로 하루에 두세 시간을 되감는다. 어떤 개념인지 감을 잡을 수 있도록, 당신이 뉴욕시에서 오후 11시에 이 책을 읽고 있다고 하자. 온통 전등 불빛에 에워싸인 환경에서다. 침대 옆 시계는 오후 11시를 가리키고 있지만, 인공조명이 사방에 있어서 멜라토닌의 분비가 억제되어 체내 시계는 째깍거리기를 멈춘 상태다. 생물학적으로 말해서, 당신은 북미 대륙의 서쪽으로 끌려간 상태다. 그래서 체내 시계는 시카고 시간(오후 10시)이나, 심지어 샌프란시스코 시간(오후 8시)을 가리키고 있다.

따라서 저녁과 밤의 인공조명은 수면 시작 불면증인 양 위장할 수 있다. 잠자리에 들자마자 잠이 들지 못하게 함으로써다. 저녁의 인공조명은 멜라토닌 분비를 지연시킴으로써, 적절한 시각에 잠이 들 가능성을 크게 줄인다. 그러다가 마침내 침대 옆 전등을 끈다. 잠이 금방 오기를 바라겠지만, 그 희망을 충족시키는 일은 더 어려워진다. 이제야 시작된 어둠의 지시를 받아서 밀려들기 시작한 멜라토닌의 농도가 정점에 이를 때까지는 시간이 좀 걸릴 것이다. 다시 말해, 확실하게 안정적인 잠이 시작될 수 있도록 생물학적 변화가 일어나려면 시간이 걸린다.

자그마한 침대 옆 취침등이라면 괜찮지 않을까? 시교차상핵에 정말로 얼마나 영향을 미칠 수 있을까? 많이 미친다고 밝혀졌다. 아주 약한 불빛 — 8~10럭스 — 조차도 밤에 사람의 멜라토닌 분비를 지연시킨다는 것이 드러났다. 그런데 가장 희미한 침대 옆 취침등이라도 그보다 두 배 이상 밝다. 20~80럭스다. 대부분의 사람들이 잠자러 가기 전 몇 시간 동안 머물곤 하는 거실의 적당히 밝은 조명은 밝기가 200럭스쯤 된다. 세기가 햇빛의 고작 1~2퍼센트에 불과하지만, 이 백열등 실내조명은 뇌 안에서 멜라토닌을 50퍼센트까지 억제할 수 있다.

백열등이 시교차상핵에 가장 나쁜 영향을 주는 것처럼 보이지만, 1997년에 나온 새로운 발명품은 상황을 훨씬 더 악화시켰다. 청색광을 내는 다이오드, 즉 청색 LED다. 이 발명으로 수지 나카무라(中村修二), 이사무 아카사키(赤崎勇), 히로시 아마노(天野浩)는 2014년 노벨상을 받았다. 놀라운 성취였다. 청색 LED는 에너지 소비량이 더 적고 조명 자체의 수명이 더 길다는 점에서 백열등보다 상당한 이점을 지니고 있었다. 하지만 뜻하지 않게 우리 자신의 수명을 줄일 수도 있다.

〈낮〉에 시교차상핵과 의사소통을 하는 눈의 광수용체는 청색 스펙트럼에 속한 짧은 파장의 빛에 가장 민감하다. 청색 LED도 바로 그 파장에서 가장 강하게 빛을 발한다. 그 결과 저녁의 청색 LED 조명은 밝기가 같은 기존 백열전구의 따뜻하고 노란 빛보다 두 배나 더 야간 멜라토닌을 억제하는 해로운 영향을 미친다.

물론 저녁마다 LED 전등의 불빛을 직접 바라보는 사람은 거의 없다. 하지만 우리는 LED가 장착된 노트북, 스마트폰, 태블릿 화면을 매일, 때로 몇 시간씩 보며, 망막에서 겨우 30센티미터나 심지어 10센티미터 앞에 갖다 대고서 보기도 한다. 최근 미국인 성인 1,500명 이상을 설문 조사했더니, 90퍼센트가 잠자러 가기 60분 이

내까지도 휴대용 전자 기기를 으레 사용한다고 답했다. 그런 행동은 우리의 멜라토닌 분비, 따라서 잠이 드는 능력에 지대한 영향을 미친다.

초기에 이루어진 한 연구에서는 아이패드 — 청색 LED 불빛이 많은 태블릿 — 를 잠자러 가기 전 두 시간 동안 사용하니, 멜라토닌 분비량이 무려 23퍼센트나 줄어들었다고 나왔다. 더 최근에는 더욱 우려되는 연구 결과가 발표되었다. 연구진은 건강한 성인들을 세밀하게 통제되는 실험실 환경에서 2주 동안 지내게 했다. 1주별로 다른 실험이 이루어졌다. 모든 참가자들은 (1) 5일 동안 밤마다 잠자러 가기 전에 몇 시간 동안 아이패드로 책을 읽었고(전자 우편과 인터넷 같은 다른 용도로는 이용할 수 없었다), (2) 5일 동안은 밤마다 잠자러 가기 전 몇 시간 동안 종이책을 읽었다. 어느 쪽을 먼저 할지는 무작위로 정했다.

종이책에 비해 아이패드로 읽었을 때에는 밤에 멜라토닌 분비량이 50퍼센트 이상 억제되었다. 사실 종이책을 읽을 때에는 멜라토닌 농도가 자연스럽게 증가했는데, 그에 비해 아이패드로 읽을 때에는 농도 증가가 세 시간까지도 지연되었다. 아이패드로 읽었을 때에는 멜라토닌 농도가 정점에 이르는, 즉 자라고 지시하는 시점이 자정 이전이 아니라 새벽 시간이었다. 인쇄본에 비해 아이패드로 읽은 뒤에 잠드는 데 더 오래 걸린 것도 놀랍지 않다.

아이패드로 읽었을 때 멜라토닌의 분비 시기라는 차원을 넘어서 수면의 양/질에도 사실상 변화가 일어났을까? 그랬다. 세 가지 걱정되는 방식으로다. 첫째, 아이패드로 읽은 뒤에는 렘수면을 상당량 잃었다. 둘째, 밤에 아이패드로 읽은 참가자들은 다음 날 낮에 내내 덜 안정되고 졸린 기분이었다. 셋째 오랫동안 후유증이 남았다. 아이패드를 더 이상 사용하지 않아도, 며칠 뒤까지 멜라토닌 농도 증가가 90분 동안 지연되었다. 거의 디지털 숙취 효과라고 할 수 있었다.

밤에 LED 기기를 이용하면 자연적인 수면 리듬, 수면의 질, 낮에 머리가 맑은 정도에 영향을 미친다. 뒤에서 두 번째 장에서 논의할 텐데, 사회와 공중 보건에 미치는 영향도 작지 않다. 많은 이들처럼 나도 어린아이들이 낮 내내. 그리고 밤에도 기회가 있을 때마다 태블릿을 사용하는 모습을 보아 왔다. 그 기기는 경이로운 기술의 산물이다. 우리 아이들의 삶과 교육을 풍성하게 한다. 하지만 그런 기술은 수면에 해를 끼치는 강력한 청색광으로 눈과 뇌를 현혹시키기도 한다. 발달하고 있는 어린 뇌가 잘 자라기 위해서 그토록 절실하게 필요로 하는 바로 그 잠을 말이다.*

인공조명이 어디에나 있기 때문에, 저녁에 인공조명 노출을 제한한다는 것은 쉬운 일이 아니다. 먼저 저녁 시간을 보내는 방의 조명

---

* 차가운 청색광이 왜 가시 스펙트럼 중에서 멜라토닌 분비를 조절하는 데 가장 강력한 역할을 하는지 궁금해 할 독자도 있을 것이다. 답은 우리의 먼 과거 조상들이 간직하고 있다. 모든 육상 생물이 그렇듯이 우리 인간도 해양 생물에서 기원했다. 바닷물은 빛 필터처럼 작용한다. 파장이 더 긴 노란색과 빨간색 빛은 대부분 흡수한다. 남는 것은 더 짧은 파장의 파란색 빛이다. 그것이 바로 바다와 물속에 들어갔을 때 우리 시야가 온통 파란색을 띠는 이유다. 따라서 해양 생물의 대부분은 파란색 가시 스펙트럼 내에서 진화했다. 물속에서 보는 눈도 마찬가지다. 우리가 차가운 파란 빛에 더 민감한 것은 선조인 해양 생물로부터 물려받은 유산이다. 불행히도, 이 진화적 운명이 청색 LED 빛이라는 새로운 시대에 우리에게 시련으로 들이닥치고 있다. 우리의 멜라토닌 리듬, 따라서 우리의 수면 - 각성 리듬을 혼란에 빠뜨리면서다.

을 흐릿하게 하는 것이 좋은 출발점이 된다. 천장의 강한 조명은 피하라. 밤에는 무드등이 딱 좋다. 몇몇 철저한 이들은 멜라토닌을 억제하는 가장 해로운 청색광을 거르는 데 도움이 될까 해서 오후와 저녁에 노란 색깔의 실내용 안경을 쓰기까지 한다.

밤 내내 완전한 어둠을 유지하는 것도 마찬가지로 중요하다. 가장 쉬운 방법은 암막 커튼을 치는 것이다. 마지막으로 밤이 깊어갈수록 해로운 청색 LED 빛의 포화도를 서서히 낮추는 소프트웨어를 컴퓨터, 전화기, 태블릿에 까는 것도 좋다.

밤술을 피하라 — 알코올

수면제 처방을 제외하고, 모든 〈수면 보조제〉 중 가장 잘못 알려져 있는 것이 바로 알코올이다. 많은 이들은 알코올이 잠이 더 쉽게 들도록 도와주고, 심지어 밤새 더 푹 자게 해준다고까지 믿는다. 하지만 둘 다 명백히 틀렸다.

알코올은 진정제라는 약물의 일종이다. 뇌 속의 수용체에 결합하여 신경 세포가 전기 펄스를 내보내지 못하게 막는다. 알코올이 진정제라고 말하면 사람들은 혼란스러워 하곤 한다. 적당한 양의 알코올은 기분을 붕 뜨게 하고 더 사교적으로 만들기 때문이다. 진정제가 어떻게 기분을 북돋을 수 있는 것일까? 답은 사회성 증가가 알코올의 효과가 일어나는 시간표상에서 뇌의 한 부분인 전전두엽 피질이 먼저 진정되기 때문에 나타난다는 것이다. 앞서 말했듯이, 사람 뇌의 이 전두엽 영역은 충동을 조절하고 행동을 자제하는 데 도움을 준다. 알코올은 우리 뇌의 이 부분을 먼저 마비시킨다. 그 결과 우리는 〈느슨해져〉서 자제력이 약해지고 더 외향적이 된다. 하지만 해부학적으로 진정 효과가 나타나는 뇌 영역은 더 있다.

알코올이 좀더 들어오면, 뇌의 다른 영역들에서도 진정 효과가 나타나기 시작한다. 전전두엽 피질과 마찬가지로, 그 영역들도 멍한 상태에 빠진다. 기운이 없고 몽롱하다는 느낌이 들기 시작한다. 이제 뇌는 진정 상태로 빠져든다. 정신을 차리려는 욕구와 능력이 점점 줄어들면서, 더욱 쉽게 의식을 잃을 수 있다. 나는 여기서 일부러 〈잠〉이라는 용어를 피하는 중이다. 진정 상태는 잠이 아니기 때문이다. 알코올은 우리를 진정시켜서 각성 상태에서 빼내지만, 자연스러운 잠을 유도하지는 않는다. 알코올이 빠뜨리는 전기 뇌파 상태는 자연적인 잠의 뇌파와 다르다. 마취 상태의 가벼운 형태와 비슷하다.

하지만 밤술이 잠에 미치는 효과야말로 최악이다. 알코올은 인위적인 진정 작용을 일으키는 차원을 넘어서, 추가로 두 가지 방식으로 잠을 엉망으로 만든다.

첫째, 알코올은 밤에 시시때때로 깨게 함으로써 잠을 조각낸다. 알코올에 취한 잠은 연속적이지 않으며, 그리하여 회복시키는 잠이 아니다. 유감스럽게도 당사자는 밤에 이렇게 여러 번 깨곤 했다는 사실을 거의 알아차리지 못한다. 기억하지 못하기 때문이다. 그래서 다음 날 피곤한 이유가 전날 마신 술 때문에 밤에 잠을 설쳤기 때문인데도, 둘을 연관 짓지 못한다. 자기 자신과 남들에게서 어떤 일들이 동시에 나타난다면, 그 관계를 주목하기를.

둘째, 알코올은 우리가 알고 있는 가장 강력한 렘수면 억제제 중 하나다. 몸이 알코올을 대사할 때 알데히드와 케톤이라는 화학 물질이 부산물로 나온다. 알데히드는 뇌의 렘수면 생성을 차단한다. 심장 정지의 대뇌판이라고 할 수 있다. 꿈잠을 일으키는 역할을 하는 고동치는 뇌파를 차단한다. 오후나 저녁에 술을 적당량 마신다고 해도, 꿈잠은 사라진다.

알코올 중독자들은 이 사실을 안타깝고도 극단적인 형태로 보여준다. 그들이 술을 마시면, 렘수면이라고 알아볼 수 있는 것이 거의 보이지 않을 수도 있다. 그렇게 오랜 세월을 꿈잠이 없이 보내면 렘수면을 취하고자 하는 압력이 엄청나게 쌓인다. 사실 너무나 커지는 바람에 무서운 결과가 일어난다. 멀쩡히 깨어 있을 때 꿈이 공격적으로 침입한다. 쌓인 렘수면 압력이 깨어 있는 의식으로 강력하게 밀려들면서, 환각, 망상, 총체적인 혼란에 빠진다. 이 끔찍한 정신병적 상태를 가리키는 전문 용어도 있다. 〈떨림 섬망 delirium tremens〉이다.[*]

중독자가 재활 프로그램에 참여하여 술을 끊으면, 뇌는 렘수면을 마음껏 탐식하기 시작할 것이다. 그토록 오랫동안 굶주렸던 것을 만회하려고 필사적으로 노력한다. 이 효과를 렘수면 반동 REM-sleep rebound이라고 한다. 잠 줄이기 세계 기록(목숨이 위험한 일이기에 금지되기 전에)을 깨려고 시도하는 이들에게서도 렘수면 압력이 지나치게 쌓이면서 같은 일이 일어났다.

하지만 연구를 통해서 드러났듯이, 학대 수준까지 알코올을 섭취해야만 렘수면 교란의 해로운 효과가 나타나는 것은 아니다. 렘수면

[*]   V. Zarcone, "Alcoholism and sleep," *Advances in Bioscience and Biotechnology* 21 (1978): 29–38.

의 기능 중 하나가 기억의 통합과 연상을 돕는 것임을 떠올리자. 새로운 언어를 배울 때 문법을 파악하거나, 관련이 있는 사실들을 대량으로 종합하여 상호 연결된 전체를 구축할 때 필요한 유형의 정보 처리 과정이다. 연구진은 대학생들을 많이 모집하여 7일 동안 실험을 했다. 먼저 실험 조건을 세 가지로 정하고, 참가자들을 무작위로 배분했다. 1일째에 모든 참가자는 새로운 컴퓨터 코딩 언어나 새로운 유형의 대수를 배우는 것과 비슷한, 새로운 인공 문법을 학습했다. 렘수면이 촉진한다고 알려진, 바로 그 유형의 기억 과제였다. 첫날에 모두 그 새로운 문법을 매우 능숙하게 쓸 수 있을 만치 학습했다. 정확도가 약 90퍼센트에 달했다. 그런 뒤 6일 밤 동안 잠을 잘 때 학습한 정보가 얼마나 많이 응고되는지를 알아보기 위해, 일주일 뒤 참가자들을 검사했다.

세 집단은 잠의 유형이 서로 달랐다. 첫 번째 집단은 대조군이었는데, 6일 밤 동안 자연스럽게 푹 잤다. 두 번째 집단은 첫날 낮에 학습을 한 뒤, 밤에 잠자러 가기 직전에 술을 약간 마셨다. 오렌지 주스를 섞은 보드카 두세 잔이었다. 연구진은 성별과 체중을 토대로 혈중 알코올 농도가 같아지도록 음주량을 조절했다. 세 번째 집단은 첫날 밤과 둘째 날 밤에 자연스럽게 잠을 잔 뒤, 셋째 날 밤에 잠들기 전에 비슷하게 술을 마셨다.

세 집단 모두 첫날 멀쩡한 정신에 학습을 했고, 7일째에 멀쩡한 정신으로 검사를 받았다. 따라서 세 집단의 기억력에 차이가 나타난다면, 알코올이 기억 형성이나 회상에 직접적으로 영향을 미쳐서 나타난 것이 아니라, 그 사이의 기억 통합 과정에 일어난 교란 때문에 생겼다고 봐야 했다.

7일째에 대조군에 속한 이들은 원래 배웠던 사항들을 다 기억했고, 심지어 지식의 추상화와 보유를 통해 초보 학습 수준에 비해 실력이 더 향상되기까지했다. 잠을 푹 잔 이들에게서 충분히 예상할 수 있는 결과였다. 대조적으로 첫날 밤에 알코올을 섭취하고 잠을 잔 집단은 7일 뒤에 좀 온건하게 표현하여 부분 기억 상실증이라고 말할 수 있을 정도로 낮은 성적을 보였다. 원래 배운 것 중 50퍼센트 이상을 잊었다. 이 점도 앞서 논의한 증거들에 잘 들어맞는다. 즉 기억 처리를 위해서는 학습한 뒤 첫날 밤에 잠을 푹 자는 것이 필수적이다.

진정으로 놀라운 결과는 세 번째 집단을 조사했을 때 나왔다. 학습한 뒤 이틀 밤을 푹 잤음에도, 셋째 날 밤에 알코올을 섭취하고 자자 거의 동일한 수준의 기억 상실증이 나타났다. 즉 그들은 첫날에 그토록 열심히 학습했던 지식의 40퍼센트를 잊었다.

복잡한 지식을 기억에 통합하는 렘수면의 밤샘 작업이 그 알코올에 방해를 받았던 것이다. 아마 더욱 놀라운 점은 뇌가 첫날 밤에 잘 자도 그 지식을 처리하는 과정이 다 끝나지 않는다는 사실일 것이다. 기억은 이틀 동안 잠을 푹 잔 뒤에도 학습한 지 3일 밤까지 여전히 수면 교란(알코올 섭취에 따른 것도 포함하여)에 위태로울 만치 취약한 상태로 남아 있다.

실제 상황을 가정해 보자. 당신이 월요일 시험을 위해 벼락공부를 하는 학생이라고 하자. 당신은 열심히 공부하여 수요일에 시험에 나올 만한 내용을 모조리 다 외웠다. 그런데 그날 밤에 친구들이 한잔하자고 꾄다. 당신은 잠이 매우 중요하다는 사실을 알고 있기에 거절한다. 목요일에 친구들이 다시 찾아와서는 저녁에 한잔만 하자고 꾄다. 당신은 혹시나 싶어서 이번에도 거절하고, 둘째 날도 잠을 푹 잔다. 이윽고 금요일 — 공부한 지 3일째 밤 — 이 오고, 모두가 신나게 마시고 즐기기 위해 거리로 나간다. 당신은 공부한 뒤로 이틀 밤을 푹 잤으니, 이제는 좀 괜찮겠지 하는 마음이 든다. 공부한 내용이 완전히 처리되어 기억 창고에 안전하게 보관되었을 것이라고 확신한다. 안타깝게도 그렇지 않다. 사흘째에도 알코올은 렘수면을 차단함으로써 당신이 학습하고 회상할 수 있는 많은 내용을 쓸어버릴 것이다.

그렇다면 얼마나 지나야 새 기억이 안전해질까? 사실 우리는 아직 알지 못한다. 실험 기간을 여러 주까지 연장하여 연구를 하고 있지만. 우리가 아는 것은 수면이 3일째 밤까지도 새로 이식된 기억을 처리하는 일을 다 끝내지 않는다는 사실이다. 내가 강의 때 이런 발견들을 알려 주면 여기저기서 으 하고 신음이 터져 나온다. 내가 할 만한 정치적으로 올바르지 않는 조언(물론 그런 조언을 결코 하지 않지만)이 있다면 이런 것이 아닐까? 한잔 마시고 싶다면 아침에 술집에 가도록. 그러면 잠들 무렵에는 몸에서 다 분해되었을 테니까.

이 그럴싸한 조언은 제쳐 두고, 잠과 알코올이라는 문제에서 타당한 조언은 무엇일까? 금욕주의적으로 들릴 수밖에 없겠지만, 알코올이 수면에 해를 끼친다는 증거가 워낙 확실하므로, 술을 마시면 당신과 공부에 피해가 가게 될 것이다. 많은 이들은 저녁식사를 하면서 반주를 즐기며, 입맛을 돋우기 위해 미리 한잔 마시기도 한다. 하지만 간과 콩팥이 그 알코올을 분해하여 배출하는 데에는 여러 시간이 걸린다. 당신이 에탄올을 빨리 분해하는 효소를 지닌다고 해도 마찬가지다. 밤술은 수면을 교란할 것이고, 내가 할 수 있는 최선의 조언이자 가장 정직한 조언은 짜증날지 모르겠지만 술을 끊으라는 것이다.

밤에는 선선하게

온도 환경, 특히 몸과 뇌 주위의 온도야말로 오늘밤 금방 잠이 들지, 그리고 수면의 질이 어떠할지를 결정하는 요인들 중에서 아마 가장 경시되는 것이라고 할 수 있다. 실내 온도, 침구, 잠옷은 밤에 몸을 감싸는 열 덮개를 이룬다. 실내 온도는 현대에 들어서 가장 큰 폭으로 바뀐 요인일 듯하다. 이 변화를 통해서 현대인의 수면 습관이 산업화 이전 시대 인류 및 동물의 수면 습관과 크게 달라졌다.

2장에서 말했듯이, 잠을 청하는 데 성공하려면, 심부 온도가 섭씨 1도쯤 떨어져야 한다. 그래서 우리는 너무 더운 방보다는 너무 추운 방에서 잠들기가 더 쉽다. 아주 추운 방은 적어도 뇌와 몸을 수면에 맞는 온도 방향(아래쪽)으로 끌어내리기 때문이다.

심부 온도의 감소는 뇌 한가운데 시상하부 안에 들어 있는 열 감지 세포 집단이 검출한다. 이 세포들은 뇌의 시교차상핵이라는 24시간 시계 바로 옆에 있다. 거기에는 타당한 이유가 있다. 일단 저녁에 심부온도가 어떤 문턱값 아래로 떨어지면, 열 감지 세포는 시교차상핵으로 빠르게 신호를 보낸다. 거기에 빛이 자연적으로 약해지고 있다는 쪽지도 덧붙여서, 시교차상핵에게 멜라토닌을 분비할 때가 되었음을, 그리하여 잠을 잘 준비를 하라고 알린다. 따라서 우리의 야간 멜라토닌 농도는 해가 저물면서 깔리는 어스름만이 아니라, 해넘이와 함께 일어나는 기온 저하의 통제를 받는다. 환경의 빛과 온도는 개별적으로 야간 멜라토닌 농도를 정하고 잠을 자기에 이상적인 시각을 정하지만, 상승효과도 일으킨다.

우리 몸은 수동적으로 밤의 선선함이 잠을 불러오도록 허용하는 것이 아니라, 그 과정에 적극적으로 참여한다. 심부 온도를 조절하는 한 가지 방법은 피부 표면을 이용하는 것이다. 체열 배출은 대부분 몸의 세 부분에서 이루어진다. 손, 발, 머리다. 이 세 부위에는 피부 바로 밑에 동정맥 연결 arteriovenous anastomosis이라는 서로 얽히고 설킨 혈관들이 많이 퍼져 있다. 빨랫줄에 널린 옷처럼, 이 혈관들은 피부의 넓은 표면적에 걸쳐서 피를 퍼뜨려서 공기와 가까이 접촉하게 한다. 따라서 손, 발, 머리는 대단히 효율적인 방열기다. 잠들기 직전에는 이 부위들로 체열을 대량으로 배출하여 심부 온도를 떨어뜨린다. 따뜻한 손과 발은 심부를 식히는 데 도움을 줌으로써, 잠이 빨리 효율적으로 오도록 유도한다.

우리 인류가 잠자리에 들기 전, 몸에서 가장 혈관이 많이 분포한 부위 중 하나에 물을 끼얹는 습관을 갖게 된 것도 진화적으로 볼 때 결코 우연이 아니다. 마찬가지로 넓게 혈관이 분포한 표면인 손을 써서 얼굴에 물을 끼얹는 행동이 그렇다. 얼굴이 깨끗이 닦였을 때의 느낌이 잠을 더 잘 오도록 돕는다고 생각할지 모르지만, 얼굴이 깨끗한지 여부는 잠이 얼마나 빨리 드느냐와 무관하다. 잠을 청하는 힘을 발휘하는 것은 씻는 행동 자체다. 따뜻하든 차갑든 간에, 물은 증발할 때 피부 표면에서 열을 빼앗으며, 그럼으로써 심부 온도를 낮춘다.

밤에 덮고 있는 이불 밖으로 손발을 삐죽 내밀곤 하는 것도 그 말단 부위들로 열을 내보낼 필요가 있기 때문이다. 자고 있는 당사자는 대개 알아차리지 못하지만, 심부 온도가 너무 높아져서다. 자녀가 있다면, 아마 밤늦게 잘 자는지 살펴볼 때 그런 모습을 보곤 했을 것이다. 재울 때 이불로 팔다리를 잘 덮어 주었음에도, 이불 밖으로 팔다리가 쏙 튀어나와 있는 웃긴 (그리고 사랑스러운) 모습으로 자고 있다. 그 드러난 팔다리는 심부를 식힘으로써 잠을 푹 자도록 돕는다.

잠과 체온 저하의 상호 의존성은 진화적으로 볼 때 하루 24시간에 걸쳐 기온이 오르내리는 현상과 관련이 있다. 호모 사피엔스(따라서 현대의 수면 패턴)는 아프리카 동부 적도 지역에서 진화했다. 한 해 동안 평균 기온이 미미하게 변동할 뿐이지만(+/-3도), 밤과 낮의 온도 차이는 겨울(+/-8도)과 여름(+/-7도)에 모두 훨씬 더 큰 곳이다.

케냐 북부의 유목민족인 가브라족, 하드자족과 산족 같은 수렵 채집인 부족 등 산업화 이전 문화에 속한 이들은 지금도 기온의 이 낮-밤 주기에 맞추어서 살고 있다. 그들은 냉난방 장치가 전혀 없이 사방이 휑하니 뚫려 있는 오두막에서 침구도 거의 없이 반쯤 벌거벗은 채 누워 잔다. 태어날 때부터 죽을 때까지 그렇게 잠을 잔다. 기온의 변동에 그렇게 거리낌 없이 노출되는 것이 그들이 때가 되면 잠이 들고 건강하게 푹 잘 수 있는 주된 요인이다(밤에 인공조명에 노출되지 않는 것과 더불어). 실내 온도 조절, 두꺼운 침구, 지나치게 몸을 덮은 잠옷 같은 것들이 없기에, 그들은 수면의 조건부 요구에 맞서 싸우는 것이 아니라, 그것을 거드는 일종의 열적 자유주의를 펼친다.

정반대로 산업화한 사회는 환경의 자연스러운 기온 오르내림과 단절했다. 중앙 냉난방을 통해서 온도 조절이 되는 집에서 침구와 잠옷을 이용함으로써, 우리는 침실의 온도 변화를 최소한으로 줄이거나 아예 일정하게 유지해 왔다. 저녁에 자연스럽게 떨어지는 기온을 접하지 못하는 까닭에, 우리 뇌는 자연적인 시점에 맞추어서 멜라토닌 분비를 촉진하는 시상하부 내의 냉각 명령을 받지 못한다. 게다가 심부 온도를 떨어뜨리고 수면 단계로 전환하기 위해서는 피부로 열을 〈뿜어내야〉 하는데, 실내 온도가 조절되면서 열이 계속 일정하게 유지되는 바람에 힘들어진다.

일반적인 침구와 옷을 갖추고 있다고 가정할 때, 대부분의 사람에게 이상적인 침실 온도는 약 18.3도다. 이 말에 놀랄 사람도 많을 것이다. 편안하다고 하기에는 좀 추운 온도처럼 들리기 때문이다. 물론 이 온도는 생리, 성별, 나이 등 개인의 특성에 따라서 달라질 것이다. 하지만 열량 섭취 권고량처럼, 평균적인 사람에게 맞는 온도다. 우리 대다수는 좋은 수면에 최적인 온도보다 실내와 침실의 온도를 더 높게 설정하며, 그래서 더 푹 잘 수 있는 데에도 수면의 양과 질이 더 안 좋아질 가능성도 있다. 온도가 12.5도 미만이면 수면에 도움이 되기보다는 해로울 수 있다. 물론 따뜻한 이불이나 잠옷을 이용하면 달라질 수 있다. 하지만 우리 대다수는 제어되는 침실 온도를 너무 높게 설정하는 정반대 범주에 속한다. 21~22도다. 불면증 환자를 치료하는 수면 전문의들은 집의 실내 온도가 얼마인지를 묻곤 하며, 환자에게 현재 설정한 온도보다 1.5~3도쯤 낮추라고 조언할 것이다.

온도가 수면에 영향을 미친다는 것을 못 믿는 이들은 연구 문헌들을 한번 살펴보시기를. 이 주제를 다룬 진정으로 기이한 실험들을 곳곳에서 찾을 수 있다. 예를 들어, 과학자들은 쥐의 발이나 몸을 천천히 덥혀서 피가 피부 표면으로 올라와서 열을 방출하도록 자극했다. 그러면 심부 온도가 떨어진다. 그런 쥐는 평소보다 훨씬 더 빨리 잠이 들었다.

사람을 대상으로 한 더욱 별난 실험도 있다. 과학자들은 온몸을 감싸는 발열 수면복을 개발했다. 겉으로 보면 웨트슈트 wet suit*와 비슷했다. 물도 쓰였지만, 그 옷을 입음으로써 품위가 떨어질 위험을 기꺼이 받아들인 이들에게는 다행스럽게도 몸이 젖지는 않았다. 수면복에는 가느다란 관들이 복잡한 그물처럼 퍼져 있었다. 세밀한 도로 지도처럼 몸을 얼기설기 감싸는 이 인공 혈관은 몸의 주요 부위들 전체로 퍼져 있었다. 팔, 손, 몸통, 다리, 발 등. 그리고 한 나라의 각 주나 군이 개별적으로 관리하는 지방도로처럼, 각 부위별로 따로따로 물을 공급받았다. 그럼으로써 과학자들은 몸의 어느 부위에 물을 순환시킬지를 선택하여, 각 부위의 피부 표면 온도를 조절할 수 있었다. 실험 참가자들이 침대에 가만히 누워 있는 가운데 조절을 했다.

발과 손만 선택적으로 약간(약 0.5도) 따뜻하게 하여 그 부위들의 혈액량을 국소적으로 늘리면, 심부에 갇혀 있던 열을 빼낼 수 있었다. 이 창의적인 실험의 결과는 이러했다. 참가자들은 꽤 더 짧은 기간에 잠이 들었다. 평소보다 20퍼센트 더 빨리 잠이 들었다. 이미 젊

* 고무로 된 착 달라붙는 형태의 잠수복 —— 옮긴이주.

고 건강하고 빨리 잠드는 이들이었음에도 그랬다.[*]

　이런 성공에 고무된 과학자들은 훨씬 더 문제가 되는 두 집단의 수면을 개선한다는 도전과제에 뛰어들었다. 전반적으로 잠을 청하기가 더 어려운 노년층과 유달리 치료가 어려운 불면증 환자들이었다. 젊은 성인들처럼 노년층도 수면복을 입고 똑같이 온도 조절을 받자, 평소보다 18퍼센트 더 일찍 잠이 들었다. 불면증 환자들에게서는 더욱 인상적인 결과가 나왔다. 잠이 드는 데 걸린 시간이 무려 25퍼센트나 줄었다.

　연구자들이 밤새도록 체온을 낮은 상태로 유지하자, 깨는 시간이 줄어들고 수면이 안정적으로 지속되는 시간이 늘어났다. 저온 요법이 나오기 전까지, 이 집단들은 밤의 후반기에 깨었다가 다시 쉽게 잠들지 못할 확률이 58퍼센트였다. 이는 수면 유지 불면증의 고전적인 증후이기도 하다. 그런데 수면복의 온도 조절을 받자 그 확률이 무려 4퍼센트로 낮아졌다. 수면의 전기 뇌파 특성도 달라졌다. 이 온도 조절 실험에 참가한 모든 이들에게서 특히 비렘수면의 깊고도 강력한 뇌파가 늘어났다.

　알든 모르든 간에, 당신도 아마 자신의 수면을 돕는 쪽으로 이 검증된 온도 조절 방식을 이용하고 있을 것이다. 많은 이들은 잠자리에 들기 전에 뜨거운 물에 몸을 푹 담그는 흡족한 시간을 갖는다. 우리는 그렇게 하면 잠이 더 빨리 온다고 느끼며, 실제로 그럴 수 있다. 하

[*]　R. J. Raymann and Van Someren, "Diminished capability to recognize the optimal temperature for sleep initiation may contribute to poor sleep in elderly people," *Sleep* 31, no. 9 (2008): 1301–9.

지만 그 이유는 대부분의 사람들이 생각하는 것과 정반대다. 몸이 더 워지고 심부까지 따뜻해지기 때문에 빨리 잠드는 것이 아니다. 정반 대로 따뜻한 물에 혈관이 팽창하면서 피부 표면으로 피가 몰리기 때문이다. 그래서 몸이 붉게 달아오른다. 이제 욕조에서 나오면, 표면의 팽창한 혈관들을 통해 속의 열이 빠르게 밖으로 달아나면서, 심부 온도가 급격히 떨어진다. 그 결과 심부 온도가 더 차가워져서 더 빨리 잠들게 된다. 또 건강한 성인은 잠자기 전에 뜨거운 물에 목욕을 하면 깊은 비렘수면의 양도 10~15퍼센트 더 늘어날 수 있다.**

우려되는 사실

산업화 시대는 야간 조명과 일정한 실내 온도뿐 아니라, 또 다른 방식으로도 우리 수면에 타격을 가한다. 바로 억지로 깨우기 enforced awakening다. 산업화 시대의 여명기에 대규모 공장들이 출현하자, 한가지 해결해야 할 과제가 생겼다. 교대 근무가 시작될 때처럼, 대규모 인력이 제 시간에 딱 맞추어서 동시에 일터에 도착하도록 하려면 어떻게 해야 할까?

해법으로 등장한 것이 바로 일종의 공장 사이렌이었다. 자명종의 최초 (그리고 가장 시끄러운) 형태라고 할 수 있다. 사이렌은 매일 아

***
** IV. J. A. Horne and B. S. Shackell, "Slow wave sleep elevations after body heating: Proximity to sleep and effects of aspirin," *Sleep* 10, no. 4 (1987): 383–92. Also J. A. Horne and A. J. Reid, "Night-time sleep EEG changes following body heating in a warm bath," *Electroencephalography and Clinical Neurophysiology* 60, no. 2 (1985): 154–57.

침 똑같은 시각에 많은 사람들을 동시에 깨우기 위해 공장이 들어선 마을 전체로 시끄럽게 울려 퍼졌다. 교대 근무가 시작될 때에도 마찬가지로 시끄럽게 두 번째 사이렌이 울리곤 했다. 이 다짜고짜 들이닥쳐서 깨우는 전령은 나중에 현대의 자명종 형태로 침실로 들어왔다 (그리고 두 번째 사이렌은 타임카드라는 진부한 것으로 대체되었다).

수면을 이토록 성급하게 인위적으로 끝내는 부자연스러운 행위를 하는 종은 인간 외에는 없다.* 그리고 거기에는 그럴 만한 이유가 있다. 자연스럽게 깨어난 뒤와 알람 소리에 황급히 깨어난 뒤의 몸 생리 상태를 비교해 보라. 인위적으로 깨어나면 신경계의 싸움-도피 계통의 활동이 폭발적으로 분출함으로써 일어나는 혈압 급증과 심장 박동수의 충격적인 가속을 겪을 것이다.**

또 우리 대다수는 알람 시계에 더욱 큰 위험이 숨겨져 있다는 것도 알아차리지 못한다. 바로 다시 알림 단추다. 말 그대로 심장을 한번 놀래는 것만으로는 충분치 않다는 양, 다시 알림 기능을 쓰면 짧은 기간에 걸쳐 심혈관계에 반복하여 공격을 가하게 된다는 뜻이다. 이런 식으로 일주일에 적어도 5일을 되풀이하면, 그 가중되는 학대로 심장과 신경계가 평생 동안 영향을 받을 것임을 깨닫기 시작한다. 당신에게 수면 문제가 있다면, 주중이든 주말이든 간에 매일 똑같은 시간에 깨어나는 것이 안정적인 수면 일정을 유지하는 좋은 방법이다.

---

* 수탉도 아니다. 수탉은 새벽에만 우는 것이 아니라 온종일 울기 때문이다.

** K. Kaida, K. Ogawa, M. Hayashi, and T. Hori, "Self-awakening prevents acute rise in blood pressure and heart rate at the time of awakening in elderly people," *Industrial Health* 43, no. 1 (January 2005): 179–85.

사실, 그것은 불면증 환자가 잠을 더 잘 잘 수 있도록 돕는 가장 믿을 만하고 효과적인 방법 중 하나다. 이는 불가피하게 많은 이들이 알람 시계를 이용하게 된다는 의미다. 알람 시계를 이용한다면, 다시 알림 기능을 쓰지 말고, 심장이 충격을 되풀이하여 받지 않도록 단 차례 울렸을 때 일어나는 습관을 들이도록 하자.

말이 나온 김에 덧붙이자면, 나는 우리 인류가 뇌를 잠에서 억지로 깨우는 타락한 방식의 목록을 작성하고 싶은 마음도 좀 있어서, 가장 혁신적인(즉, 우스꽝스러운) 디자인의 알람 시계를 모으는 취미를 들었다. 그런 시계 중 하나는 받침에 난 다양한 모양의 구멍들에 딱 들어맞는 기하학적 모양의 블록들이 여러 개 끼워진 형태다. 아침에 알람이 울릴 때, 이 시계는 날카로운 소리를 내는 차원을 넘어서 블록들을 확 뿜어내어 바닥 전체로 흩뿌린다. 블록들을 다 찾아서 제자리에 끼워 넣어야만 알람이 꺼지게 되어 있다.

하지만 내 마음에 드는 장치는 종이 파쇄기다. 밤에 시계 앞쪽으로 지폐 — 이를테면 20달러짜리 — 를 살짝 밀어 넣는다. 아침에 알람이 울릴 때, 일어나서 정해진 시간 안에 알람을 끄지 않으면, 시계가 지폐를 파쇄하기 시작한다. 뛰어난 행동경제학자 댄 에리얼리 Dan Ariely는 더 지독한 방식을 제안한 바 있다. 알람 시계를 와이파이를 통해 은행 계좌와 연결한다. 알람이 울리는 데에도 미적거리고 있으면, 시계는 1초마다 어느 정치 단체에 10달러씩 보내도록 되어 있다. 당신이 지독히도 싫어하는 단체에다가 말이다.

우리가 아침에 그렇게 창의적으로, 더 나아가 고역스럽게 자신을 깨우는 방식을 고안해 왔다는 것은 현대의 우리 뇌가 얼마나 잠을 덜 자고 있는지를 말해 주는 것이기도 하다. 전등과 이른 아침에 시작되는 일과에 짓눌리고, 24시간 온도 변화 주기와 단절되고, 다양한 양의 카페인과 알코올을 몸에 쏟아 붓고 있으니, 많은 이들이 피곤해하면서 늘 잡힐 듯 말 듯 한 무언가를 갈망하는 것도 당연하다. 밤에 자연스러운 깊은 잠을 푹 자고 싶어 한다. 우리가 진화할 당시의 내외부 환경은 21세기에 우리가 잘 때 눕는 환경과 다르다. 탁월한 작가이자 시인인 웬델 베리 Wendell Berry가 농업 쪽을 겨냥해 한 말을 좀 바꿔 말하면,* 현대 사회는 자연의 완벽한 해답(잠)을 취해서 산뜻하게 둘로 나누어 두 개의 문제를 만들어냈다. (1) 밤의 수면 부족, (2) 낮의 몽롱한 상태. 이 두 문제들 때문에 많은 이들은 어쩔 수 없이 수면제라는 처방을 받게 된다. 이것이 현명한 짓일까? 다음 장에서 과학과 의학 지식을 토대로 답을 제시하기로 하자.

---

* 〈미국 농업 전문가들의 천재성은 이 점에서 아주 잘 드러난다. 그들은 한 해 답을 취해서, 산뜻하게 두 개의 문제로 나눈다.〉 Wendell Berry, *The Unsettling of America: Culture & Agriculture* (1996), p. 62.

14장

잠을 해치거나 돕는 방법들
약물 대 요법

지난 한 달 동안, 미국에서는 거의 1천만 명이 일종의 수면 보조제를 삼켰을 것이다. 그중에서 우리 이야기와 가장 관련이 깊으면서, 이 장에서 주로 초점을 맞출 부분은 처방약인 수면제의 이용(남용)이다. 수면제는 자연적인 수면을 불러오지 않고, 건강을 해칠 수 있고, 치명적인 질병에 걸릴 위험을 증가시킨다. 여기서는 수면을 개선하고 지겨운 불면증에 맞설 수 있는 대안들을 살펴볼 것이다.

잠자기 전에 두 알을 먹어야 할까?

합법적으로(또는 불법적으로) 판매되는 과거와 현재의 모든 수면제들은 자연 수면을 유도하지 않는다. 오해하지 말라. 처방받은 수면제를 먹어도 깨어 있을 것이라고 주장할 사람은 아무도 없으니까. 하지만 수면제를 먹으면 자연 수면에 든다고 주장한다면, 깨어 있을 것이라는 주장에 못지않게 틀렸다고 할 수 있다.

더 오래된 수면제, 즉 디아제팜 diazepam 같은 〈진정 수면제 sedative hypnotic〉는 섬세하지가 못했다. 잠들게 돕는 것이 아니라 진정시키는 약물이었다. 많은 이들은 후자를 전자로 착각한다. 그럴 만도 하다. 지금 판매되고 있는 더 신형 수면제들도 대부분 비슷한 처지에 있다. 진정 효과가 좀 덜할 뿐이다. 예전 것이든 지금 것이든 간에 수면제는 뇌에서 알코올이 작용하는 바로 그 체계를 표적으로 삼으며 — 뇌세포의 발화를 막는 수용체 — 따라서 같은 일반적인 약물 범주에 속한다. 바로 진정제다. 즉 수면제는 우리 뇌 피질의 고등한 영역들을 억제하는 효과가 있다.

자연적인 깊은 수면 뇌파 활성을 졸피뎀 zolpidem(상품명은 암비엔)이나 에스조피클론 eszopiclone(상품명은 루네스타) 같은 현재 쓰이는 수면제들이 유도하는 뇌파 활성과 비교하면, 후자는 그 수면 특유의 전기적 특성이 없다. 이 약물들이 유도하는 〈수면〉의 전기 뇌파 활성을 보면, 가장 크고 가장 깊이 진동하는 뇌파가 없다.* 게다가 다음 날 몽롱하고, 낮에 잘 잊어먹고, 밤에 의식하지 못한 행동을 하고(아니, 적어도 아침에 부분 기억 상실증을 보이고), 낮에 운전 같은 운동 기능에 영향을 미칠 수 있을 만치 반응 속도가 느려지는 등, 원치 않은 부작용이 많이 나타난다.

현재 나와 있는 약효 지속 시간이 더 짧은 신형 수면제도 마찬가지다. 이런 증상들은 악순환을 일으킨다. 깨어 있지만 몽롱한 상태라

* E. L. Arbon, M. Knurowska, and D. J. Dijk, "Randomised clinical trial of the effects of prolonged release melatonin, temazepam and zolpidem on slow-wave activity during sleep in healthy people," *Journal of Psychopharmacology* 29, no. 7 (2015): 764-76.

면 낮과 저녁 내내 카페인의 힘으로 활력을 높이기 위해서 커피나 차를 더 많이 마시게 될 수 있다. 그 카페인은 밤에 잠들기 더 어렵게 만들어서 불면증을 악화시킨다. 그에 반응하여 사람들은 카페인과 맞설 수면제를 반 알 또는 한 알 밤에 삼키고 한다. 하지만 그랬다가는 약 기운이 남아서 다음 날 더욱 몽롱한 상태가 될 뿐이다. 그러면 카페인을 더 많이 섭취하게 되고, 그런 식으로 나선을 그리면서 끝없이 추락하게 된다.

수면제가 일으키는 몹시 불쾌한 또 한 가지 특성은 반동 불면증rebound insomnia이다. 먹던 수면제를 끊으면, 사람들은 훨씬 더 잠을 못 이루곤 한다. 애초에 수면제를 먹은 이유가 잠을 못 자서였는데, 그때보다 더욱 나빠진다. 반동 불면증은 일종의 의존성 때문에 생긴다. 뇌는 증가한 약물 투여량에 반응하여 수용체들의 균형을 바꾼다. 뇌로 들어온 외래 화학 물질에 대처하기 위해 다소 덜 민감하게 반응하는 쪽으로 균형을 옮긴다. 이를 약물 내성이라고도 한다. 하지만 약물을 끊으면, 금단 과정이 일어나며, 불쾌하게 더 심각한 불면증이 나타나는 것도 그 증상 중 하나다.

이 사실에 놀랄 필요는 없다. 어쨌거나 처방되는 수면제는 대부분 신체적으로 중독성을 띠는 약물에 속한다. 약물을 오래 투여할수록 의존성은 더 커지며, 끊었을 때 금단 증상도 찾아온다. 물론 환자는 하룻밤 약을 끊었는데 반동 불면증이 생기면서 잠을 지독히도 못 이룬다면, 다음 날 밤에 다시 그 약을 먹곤 한다. 이런 심각한 불면증과 다시 약을 먹기 시작할 필요성이 둘 다 전적으로 또는 어느 정도는 애초에 수면제를 상용한 탓임을 알아차리는 사람은 거의 없다.

많은 이들이 이런 약을 먹어도 〈잠〉이 겨우 조금 늘어날 뿐이고, 그 혜택이라는 것도 객관적이기보다는 주관적일 때가 많다는 점을 생각하면 역설적이다. 최근에 손꼽히는 의사들과 연구자들로 이루어진 한 위원회는 수면제를 먹는 이들 중 대다수가 먹는 신형 수면 진정제들을 연구한 모든 논문들을 분석했다.* 그들이 검토한 약물 - 플라세보 연구 자료는 65건이었고, 실험 참가자는 거의 4,500명에 달했다. 전체적으로 참가자들의 주관적 평가를 보면, 그들은 플라세보를 먹었을 때보다 수면제를 먹었을 때 더 빨리 잠들고 더 적게 깨면서 더 푹 잤다고 느꼈다. 그러나 실제 수면 기록은 그렇지 않았다. 개인이 얼마나 푹 잤는지는 수면제를 먹었든 안 먹었든 아무 차이가 없었다. 플라세보와 수면제 둘 다 사람들이 잠드는 데 걸리는 시간을 줄였지만(10~30분), 둘 사이에는 통계적으로 의미 있는 차이가 전혀 없었다. 다시 말해, 객관적으로 볼 때, 수면제가 플라세보다 낫다는 말은 결코 할 수 없었다.

위원회는 이런 조사 결과를 요약하면서, 수면제가 〈주관적이고 수면다원적으로 수면 잠복기를 미미하게 개선〉할 뿐이라고 적었다. 즉, 잠드는 데 걸리는 시간을 조금 줄일 뿐이라는 뜻이다. 위원회는 보고서에서 현재 쓰이는 수면제의 효과가 〈작고 임상적으로 의미가 있는지 의심스럽다〉고 결론지었다. 12장에서 살펴보았듯이, 수보렉산트 suvorexant(상품명 벨솜라)라는 가장 최근에 나온 불면증용 수

---

* T. B. Huedo-Medina, I. Kirsch, J. Middlemass, et al., "Effectiveness of non - benzodiazepine hypnotics in treatment of adult insomnia: Meta-analysis of data submitted to the Food and Drug Administration," *BMJ* 345 (2012): e8343.

면제도 효과가 미미한 것으로 드러났다. 앞으로 더 의미 있는 수준으로 수면을 개선할 약물이 나올지도 모르지만, 처방되는 수면제를 과학적으로 조사한 자료들은 현재로서는 수면제가 잠을 푹 자려고 애쓰는 이들에게 건강한 잠을 되돌려줄 해결책이 아닐 수 있음을 시사한다.

수면제 — 나쁜 것, 나쁜 것, 추한 것

현재 처방되고 있는 수면제들이 미미한 도움밖에 못 줄 뿐 아니라, 해롭고, 심지어 치명적이기까지 하다면? 그 점에 관해 무언가 말하는 연구 결과들이 많이 나와 있지만, 대중은 대개 어떤 발견들이 이루어졌는지 거의 모르고 있다.

앞서 설명했듯이, 자연적인 깊은 수면은 뇌에 새로운 기억 흔적을 굳히는 데 도움을 준다. 그러려면 기억 회로를 이루는 시냅스들 사이의 연결이 적극적으로 강화되어야 한다. 최근 들어서 이 필수적인 야간 저장 기능이 약물로 유도된 잠에 어떻게 영향을 받는지를 알아보는 동물 실험들이 이루어졌다. 펜실베이니아 대학교 연구진은 동물들에게 집중 학습을 시킨 뒤, 암비엔이나 플라세보를 체중을 감안하여 투여했다. 그런 뒤 양쪽 집단이 잠을 잔 뒤에 뇌의 회로 재배선이 어떻게 이루어졌는지를 조사했다. 예상한 대로, 플라세보를 투여한 상태에서 이루어진 자연 수면은 처음 학습 단계 때 형성된 뇌 내의 기억 연결들을 굳혔다. 하지만 암비엔으로 유도된 수면은 이런 혜택을 제공하지 못했을 뿐 아니라(같은 시간만큼 잠을 잤어도), 원래 학습할 때 형성되었던 뇌세포 연결을 50퍼센트 약화시켰다(배선을 해체했다). 그럼으로써, 암비엔으로 유도된 잠은 기억 조각기가 아니라 기억 지우개가 되었다.

사람을 대상으로 한 연구까지 포함하여, 비슷한 발견들이 계속 이어진다면, 제약사들은 수면제를 먹었을 때 밤에 평소보다 더 빨리 잠들지는 모르지만, 어제의 기억을 덜 지닌 채 깨어난다고 예상해야 한다는 점을 인정해야 할 것이다. 수면제 처방을 받는 이들의 평균 연령이 낮아지고 있다는 점을 생각할 때 이 점은 특히 우려가 된다. 소아 불면증의 빈도와 고통이 증가하고 있기 때문이다. 실제로 그렇다면, 의사와 부모는 아이에게 수면제를 처방하려는 유혹에 빠지지 않도록 경계할 필요가 있을 것이다. 그렇지 않았다가는 어린 뇌, 즉 20대 초까지 계속 배선이 이루어지는 뇌는 가뜩이나 힘겨운 신경 발달과 학습이라는 과제를 처방받은 수면제의 안 좋은 영향 아래 하려고 애써야 할 것이다.*

뇌 재배선보다 더욱 우려되는 것은 수면제를 사용함으로써 온몸에 나타나는 약물 효과다. 이 효과는 더 널리 알려져야 하지만 그렇지 못하다. 가장 논란이 되고 걱정되는 것은 UC 샌디에이고의 의사 대니얼 크립키 Daniel Kripke가 조명한 사항이다. 크립키는 처방받은

---

* 이와 관련이 있는 또 한 가지 우려는 임신부의 수면제 사용이다. 최근에 세계적으로 손꼽히는 전문가들이 암비엔을 과학적으로 검토한 바 있다. 〈임신기에는 졸피뎀[암비엔] 이용을 피해야 한다. 졸피뎀 같은 진정 수면제를 먹는 산모에게서 태어난 아기는 신생아 때 신체 의존성과 금단 증상을 겪을 위험을 지닐 수 있다고 믿어진다.〉 (J. MacFarlane, C. M. Morin, and J. Montplaisir, "Hypnotics in insomnia: The experience of zolpidem," *Clinical Therapeutics* 36, no. 11 (2014): 1676–1701.)

수면제를 쓰는 이들이 그렇지 않은 이들보다 사망하거나 암에 걸릴 가능성이 상당히 더 높다는 것을 발견했다.[**] 여기서 크립키가(나처럼) 어느 제약사와도 이해관계가 없으며, 따라서 구체적으로 수면제와 건강의 관계를 조사할 때 금전적 이득이나 손해도 고려하지 않는다는 점을 말해 두자. 조사 결과를 나온 그대로 알릴 뿐이다.

2000년대 초에 불면증 발병률이 급증하면서 수면제 처방 건수도 기하급수적으로 늘어났다. 그것은 훨씬 더 많은 자료를 이용할 수 있게 되었다는 뜻이기도 하다. 크립키는 이 대량의 역학 데이터베이스를 조사하기 시작했다. 그는 수면제 이용과 질병 또는 사망 위험도의 변화 사이에 관계가 있는지 알아보고자 했다. 있었다. 모든 분석에서 똑같은 결과가 나왔다. 수면제를 먹은 이들은 안 먹은 이들보다 (대개 몇 년인) 연구 기간에 죽을 가능성이 상당히 더 높았다. 그 이유는 잠시 뒤에 설명하기로 하자.

하지만 이 초기 데이터베이스는 더 뒤의 연구 자료와 비교하기가 까다로울 때가 많다. 실험 참가자의 수나 관련 요인들의 측정값이 부족하여 순수하게 수면제의 효과를 추려낼 수 없을 때가 많기 때문이다. 그러나 2012년에 크립키 연구진은 해냈다. 그들은 관련 요인들을 잘 감안하여 비교를 했다. 1만 명이 넘는 수면제 복용 환자들을 조사했는데, 대부분은 졸피뎀, 일부는 테마제팜 temazepam(상품명 레스토릴)을 복용했다. 그들을 연령, 인종, 성별, 배경이 잘 일치하면서 수면제를 먹지 않은 2만 명과 비교했다. 게다가 크립키는 체질량 지

[**] D. F. Kripke, R. D. Langer, and L. E. Kline, "Hypnotics' association with mortality or cancer: A matched cohort study," *BMJ Open* 2, no. 1 (2012): e000850.

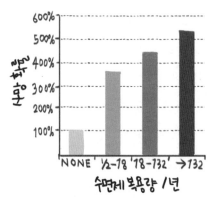

그림 15 수면제 복용에 따른 사망 위험

수, 운동 경력, 흡연, 음주 등 부주의하게 사망률에 기여할 수 있는 다른 많은 요인들까지 감안할 수 있었다. 그는 2.5년에 걸쳐서 질병과 사망의 확률을 살펴보았다. 그 결과가 그림 15에 있다.[*],[**]

수면제를 복용하는 이들은 그렇지 않은 이들보다 2.5년이라는 짧은 기간에 죽을 확률이 4.6배 높았다. 더 나아가 크립키는 이용 빈도에 따라 사망 위험이 높아진다는 것도 발견했다. 연간 132알 이상을 먹는 상습 사용자라고 분류되는 이들은 조사 기간에 사망할 확률이 대조군보다 5.3배 높았다.

더욱 우려되는 점은 수면제를 어쩌다가 한 번씩 복용한 이들의 사망 위험이었다. 어쩌다가 한번씩 손대는 이들 ─ 연간 겨우 18알을 먹는 이들 ─ 조차도 비복용자보다 그 평가 기간의 어느 시점에 죽

---

[*] D. F. Kripke, R. D. Langer, and L. E. Kline, "Hypnotics' association with mortality or cancer: A matched cohort study," *BMJ Open* 2, no. 1 (2012): e000850.

[**] Dr. Daniel F. Kripke, "The Dark Side of Sleeping Pills: Mortality and Cancer Risks, Which Pills to Avoid & Better Alternatives," March 2013, http://www.darksideofsleepingpills.com

을 확률이 3.6배 높았다. 사망 위험과의 연관성을 발견한 연구자가 크립키만은 아니었다. 수면제를 복용하는 이들의 사망 위험이 훨씬 높다는 것을 보여 주는 연구 결과가 전 세계에서 15건 이상 나와 있다.

수면제를 복용하는 사람을 죽이는 것이 무엇일까? 지금 나와 있는 자료로는 답하기가 무척 어렵다. 하지만 원인이 여러 가지라는 점은 분명하다. 그 답을 찾기 위해 크립키뿐 아니라 다른 독자적인 연구진들도 졸피뎀(암비엔), 테마제팜(레스토릴), 에스조피클론(루네스타), 잘레플론zaleplon(소나타) 같은 흔한 수면제와 트리아졸람triazolam(할시온), 플루라제팜flurazepam(달메인) 같은 진정 수면제를 거의 다 포함시켜서 연구 자료들을 검토하고 있다.

사망의 주요 원인 중 하나는 평균보다 높은 감염률인 듯하다. 앞의 장들에서 논의했다시피, 자연 수면은 면역계의 가장 강력한 증진 요인 중 하나로서, 감염을 막는 일을 돕는다. 그렇다면 이른바 잠을 〈개선한다〉고 수면제를 먹는 이들이 다양한 감염에 시달리는 비율이 더 높은 이유는 무엇일까? 잠이 개선되면 감염률이 줄어들 텐데? 약물로 유도된 잠이 자연 수면과 동일한 면역 회복 혜택을 제공하지 않을 가능성이 있다. 이 점이 아마 노인들에게는 가장 문제가 될 것이다. 노인은 감염에 훨씬 더 취약하다. 우리 사회에서 신생아와 더불어 면역학적으로 가장 취약한 이들이다. 또 노년층은 수면제를 가장 많이 복용하는 이들이기도 하다. 그런 약을 처방받는 이들 중 50퍼센트 이상을 차지한다. 이런 점들이 함께 나타난다는 사실을 고려할 때, 의료계가 노년층에게 수면제를 처방하는 빈도를 재검토할 때가 된 것일 수도 있다.

수면제 이용과 관련된 사망의 또 한 가지 원인은 치명적인 자동차 사고 위험 증가다. 이런 사고는 그런 약물이 유도한 비회복형 수면과 그 후유증인 몽롱한 상태 때문에 일어날 가능성이 가장 높다. 양쪽 요인이 작용하여 다음 날 운전할 때 졸음이 올 수 있다. 밤에 넘어질 위험이 커지는 것도 사망 요인이다. 노년층에게서는 더욱 그렇다. 처방받은 수면제와 관련된 추가 위험은 심장병과 뇌졸중 발병률 증가다.

이어서 암 이야기가 튀어나왔다. 초기 연구들에서 수면제와 암에 걸려 사망할 위험 사이에 관계가 있다는 단서가 나오긴 했지만, 비교할 수 있을 만큼 엄격한 조건에서 실험이 이루어진 것은 아니었다. 크립키의 연구는 이 점에서 훨씬 더 나았고, 더 새롭고 더 관련성이 높은 수면제 암비엔이 조사에 포함되어 있었다. 수면제를 먹은 이들은 안 먹은 이들보다 2.5년 동안 암에 걸릴 확률이 30~40퍼센트 더 높았다. 테마제팜(레스토릴) 같은 더 예전의 수면제들은 연관성이 더 강했다. 적게 또는 중간 수준으로 복용한 이들이 암에 걸릴 위험이 60퍼센트 이상 높았다. 한편 졸피뎀(암비엔)을 가장 많이 복용한 이들도 취약했다. 2.5년 동안 암에 걸릴 확률이 거의 30퍼센트 더 높았다.

흥미로운 점은 제약사 자체가 수행한 동물 실험에서도 같은 발암 위험의 단서가 엿보인다는 것이다. 제약사가 미국 식품 의약청 웹사이트에 올린 자료들은 다소 모호하긴 하지만, 이런 흔한 수면제를 투여한 쥐와 생쥐에게서 발암 위험이 높아질 수 있음을 시사하는 듯하다.

이 모든 발견이 수면제가 암을 유발한다고 입증하는 것일까? 그렇지 않다. 다른 설명들도 가능하다. 예를 들어, 수면제 자체가 아니라, 수면제를 먹기 전에 겪고 있던 나쁜 수면, 즉 애초에 처방을 받으려는 동기가 된 수면이 건강이 나빠질 조건을 조성한 것일 수도 있다. 게다가 애초에 수면에 더 문제가 많을수록, 아마 나중에 수면제 복용량이 더 많아질 것이고, 따라서 크립키를 비롯한 연구자들이 관찰했던 용량-발암 물질 관계와 용량 의존적 사망률도 수면 문제로 설명이 가능하다.

하지만 죽음과 암을 가져오는 것이 수면제일 가능성도 있다. 명확한 답을 얻으려면, 이 질병과 사망 위험을 따로 조사할 목적으로 고안된 특수한 임상 시험이 필요할 것이다. 역설적이게도, 그런 임상 시험은 결코 이루어질 수 없을지도 모른다. 윤리 위원회가 수면제와 관련된 사망 위험과 발암 위험이 이미 너무 높다고 생각할 수도 있기 때문이다.

제약사들이 수면제와 관련된 현재의 증거와 위험을 더 투명하게 공개해야 하지 않을까? 유감스럽게도 대형 제약사들은 의료 법규를 준수하고 있다는 미명하에 완강하게 거부할 수 있다. 어떤 약물이 일단 기본 안전성 평가를 거쳐 승인을 받았고, 게다가 엄청난 이윤을 안겨 주고 있을 때에는 더욱 그렇다. 원래의 「스타워즈」 영화 시리즈 — 지금까지 가장 큰 수익을 올린 영화에 속한다 — 가 30억 달러의 매출을 올리는 데는 40여 년이 걸렸다. 그런데 암비엔은 암시장에서 거래되는 것을 제외하고도, 시판된 지 24개월 사이에 무려 40억 달러가 넘는 매출을 올렸다. 엄청난 액수이며, 나는 대형 제약사의 의사 결정이 사회의 모든 수준에서 얼마나 큰 영향을 미칠지 그저 상상만 할 수 있을 뿐이다.

이 모든 증거들을 토대로 내릴 수 있는 가장 보수적이면서 소송을 당할 가능성이 가장 적은 결론은 수면제가 생명을 구한다는 연구 결과는 지금까지 단 한 건도 나온 적이 없다는 것이다. 어쨌거나 그것이 의학과 약물 치료의 목표가 아니던가? 비록 내 견해가 의학 쪽이 아니라 과학 쪽이긴 하지만, 나는 적어도 기존 증거들이 수면제를 먹을까 생각하는 환자들에게 훨씬 더 투명하게 의학적 사실을 알려야 한다고 말할 근거는 된다고 믿는다. 그러면 사람들은 위험을 인식하고 더 충분히 안 상태에서 선택을 할 수 있다. 이런 증거들을 알고 나면 수면제를 복용하거나 계속 복용할지를 생각할 때 더 신중해지지 않겠는가?

분명히 말하지만, 나는 약물 치료를 반대하는 사람이 아니다. 정 반대로, 진정으로 자연스러운 수면을 취하도록 도울 약물이 나오기를 절실히 원한다. 제약사에서 수면제를 개발하는 일을 하는 과학자들 중 상당수는 오로지 잠을 못 이루는 이들을 돕겠다는 정직하고 순수한 의도와 의지로 그 일을 한다. 직업상 그런 사람들을 많이 만났기에 안다. 그리고 연구자로서 나는 세심하게 통제된 독립적인 과학적 연구들을 통해서 새로운 약물을 찾아내는 일을 돕고 싶다. 그런 약물, 즉 혹시라도 일으킬 수 있는 건강 위험을 훨씬 초월하는 혜택을 준다고 과학적 자료를 통해 확실하게 입증된 약물이 마침내 개발된다면, 나는 지지하련다. 그저 문제는 아직까지 그런 약물이 나와 있지 않다는 것이다.

하지 말아야 할 것 두 가지와 그 대안들

더 나은 수면제를 찾으려는 노력이 계속되는 한편으로, 약물에 의존하지 않으면서 수면을 개선하는, 흥분을 불러일으키는 새로운 방법들이 빠르게 출현하고 있다. 앞서 논의한(그리고 아직 배아 단계에 있는) 깊은 수면의 질을 향상시킬 전기적, 자기적, 청각적 자극 방법들 외에, 수면의 질을 개선하는 효과적인 행동 요법들이 이미 많이 나와 있다. 이 방법들은 불면증에 특히 효과가 있다.

현재 이런 방법들 중 가장 효과가 있는 것은 불면증을 위한 인지 행동 요법 CBT-I: cognitive behavioral therapy for insomnia이라는 것으로서, 의학계에서 1차 치료법으로서 빠르게 받아들여지고 있다. 치료사는 몇 주에 걸쳐서 환자에게 나쁜 수면 습관을 없애고 잠을 설치게 했던 불안을 해소하기 위해 고안된 개인별 맞춤 기법들을 알려 준다. CBT-I는 이 책의 부록에 제시한 기본적인 수면 위생 원리들에다가, 환자의 성향, 문제, 생활양식에 맞춘 방법들을 보완하여 구성한다. 방법들 중에는 명백한 것도 있고, 좀 모호한 것도 있고, 직관에 반하는 것도 있다.

카페인과 알코올 섭취를 줄이고, 침실에서 화면 기기들을 치우고, 침실 온도를 내리라는 것 등은 명백한 부류에 속한 방법들이다. 또 환자는 (1) 주중과 주말을 가릴 것 없이 잠자리에 드는 시간과 일어나는 시간이 일정해야 하고, (2) 졸음이 올 때만 잠자러 가고 저녁 일찍 또는 중간에 소파에서 잠들지 않도록 하고, (3) 잠이 안 오는 데도 잠자리에서 긴 시간 동안 누워 있지 말고, 일어나서 긴장을 풀어 주는 차분한 무언가를 하면서 졸음이 올 때까지 기다리며, (4) 밤에 잠들기가 어렵다면 낮잠을 피하고, (5) 마음을 가라앉히는 법을 배움으로써 잠자기 전에 불안을 자극하는 생각과 걱정을 줄이고, (6) 밤에 시계를 보면서 불안감을 갖지 않도록 시계 글자판이 보이지 않게 두는 것이 좋다.

불면증 환자의 수면을 돕는 데 쓰이는 좀 역설적인 CBT-I 방법 중 하나는 침실에서 보내는 시간을 제한하는 것이다. 처음에는 잠자는 시간을 여섯 시간 이내까지 제한할 수도 있다. 환자를 더 오래 깨어 있게 함으로써, 수면 압력을 더 높이는 것이다. 즉 아데노신이 더 많이 쌓이도록 한다. 이렇게 수면 압력이 더 강해지면, 환자는 더 일찍 잠이 들고, 밤새 더 안정적이고 확고한 형태의 잠을 잘 수 있다. 그럼으로써 환자는 스스로 매일 밤 일찍 잠이 들고 건강하게 푹 잘 수 있다는 심리적 자신감을 회복할 수 있다. 몇 년까지는 아니라고 해도 몇 달 동안 접하지 못했던 자신감이다. 이런 식으로 자신감을 회복하고 나면, 잠자는 시간이 서서히 늘어난다.

회의적인 독자, 혹은 으레 약물에 의존하는 독자에게는 이 말이 좀 꾸며 냈거나 의심스럽게 들릴지 몰라도, 무턱대고 내치기 전에 CBT-I의 검증된 혜택들을 먼저 살펴보기를 바란다. 지금까지 전 세계에서 많은 임상 연구를 통해서 재연되어 온 이 결과를 보면, CBT-I가 불면증 환자의 여러 수면 문제들을 해결하는 데 수면제보다 더 효과가 있음을 알 수 있다. CBT-I는 더 빨리 잠들게 하고, 밤에 깬 채로 보내는 시간을 상당히 줄임으로써 더 오래 더 푹 잘 수 있게 돕는 일관성 있는 결과를 보여 준다.* 더 중요한 점은 CBT-I의 혜택이 장기간 지속된다는 것이다. 치료사의 도움을 받는 기간이 끝난 뒤에도 유지된다. 이 지속성은 끊자마자 반동 불면증을 겪어야 하는 수면제의 효과와 극명한 대조를 이룬다.

CBT-I가 수면제보다 모든 수준에 걸쳐서 잠을 개선하는 효과가 뛰어나고, 수면제와 달리 안전성 측면에서 위험이 극히 적거나 아예 없다는 증거가 너무나 많기에, 2016년 미국내과학회는 기념비적인 권고를 내놓았다. 그에 앞서서 저명한 수면의사들과 과학자들로 위원회가 꾸려져서 일반적인 수면제와 비교하여 CBT-I의 효과와 안전성을 모든 측면에서 평가했다. 기존의 모든 자료들을 이렇게 포괄적으로 평가하여 얻은 결론은 저명한 학술지인 『내과 학회보 *Annals of Internal Medicine*』에 발표되었다. 모든 만성 불면증 환자를 치료할 때 수면제가 아니라 CBT-I를 1차 치료법으로 써야 한다는 것이다.[**]

미국 국립 수면 재단 웹사이트에 가면, CBT-I에 관한 더 많은 자료와 자격을 갖춘 치료사 목록도 찾아볼 수 있다.[***] 불면증이 있거나 혹시나 불면증이 있는 것 같다고 생각하는 독자는 수면제에 의존하기 전에, 먼저 제발 이 자료들을 활용하기를 바란다.

---

[*] M. T. Smith, M. L. Perlis, A. Park, et al., "Comparative meta-analysis of pharmacotherapy and behavior therapy for persistent insomnia," *American Journal of Psychiatry* 159, no. 1 (2002): 5-11.

[**] 그런 위원회는 임상 권고에 약한 수준부터 강한 수준까지 등급을 매기기도 한다. 이 등급은 전국의 일반 의사들이 권고를 얼마만큼 따를지 판단할 때 정보와 지침을 제공한다. 해당 위원회는 CBT-I에 이런 평가를 내렸다. 강하게 권고함.

[***] https://sleepfoundation.org

전반적으로 좋은 수면 습관들

불면증 같은 수면 장애로 고생하지 않는 이들도 좋은 〈수면 위생 sleep hygiene〉 습관이라고 부르는 것을 씀으로써 훨씬 더 잠을 푹 잘 수 있다. 이 열두 가지 핵심 비결은 미국 국립보건원 웹사이트에 나와 있다. 이 책에도 부록으로 실어 두었다.* 이 열두 항목 모두 탁월한 조언이지만, 그중 하나만 골라서 매일 실천할 수 있다면, 첫 번째를 골라라. 무슨 일이 있든 간에, 매일 똑같은 시간에 자고 일어나라. 알람 시계를 쓸 수도 있겠지만, 아마 그것이 수면을 개선하는 가장 효과적인 방법일 것이다.

마지막으로 내가 잠을 더 잘 자는 법을 주제로 대중 강연을 할 때 가장 자주 받는 질문 두 가지를 살펴보자. 운동과 다이어트다. 이 요인들도 마찬가지로 대단히 중요하다.

수면과 신체 운동은 쌍방향 관계에 있다. 낮에 온종일 등산을 하거나 자전거를 타거나, 심지어 녹초가 될 때까지 화단을 가꾸는 등 장시간 신체 활동을 하고 나면, 잠이 깊이 푹 들곤 했던 경험을 한 이들이 많을 것이다. 이런 주관적인 지혜를 어느 정도 지지하는 과학적 증거는 1970년대부터 나오기 시작했다. 하지만 독자가 기대하는 만큼 강력하지는 않다. 1975년에 발표된 한 초기 연구 결과에 따르면, 건강한 남성들에게서 신체 활동 수준을 점점 높이자 그에 발맞추어서 밤에 깊은 비렘수면 시간이 점점 늘어났다고 한다. 그러나 달리기

---

* "Tips for Getting a Good Night's Sleep," *NIH Medline Plus*, https://www.nlm.nih.gov/medlineplus/magazine/issues/summer12/articles/summer12pg20.html (그냥 인터넷에서 〈12 tips for better sleep, NIH〉로 검색해도 된다).

를 많이 하는 사람과 연령과 성별이 같으면서 달리기를 안 하는 사람들과 비교한 연구는 달랐다. 달리기를 하는 사람의 깊은 비렘수면 시간이 좀더 길긴 했지만, 그 차이가 의미 있다고 할 수준은 아니었다.

더 큰 규모로 더 세심한 통제 하에 한 연구들은 좀더 긍정적인 결과를 내놓지만, 한 가지 흥미로운 현상이 따라붙는다. 더 젊고 건강한 성인들은 운동 빈도가 늘수록 총 수면 시간, 특히 깊은 비렘수면 시간이 는다. 수면의 질도 좋아져서, 전기 뇌파 활성이 더욱 강해진다. 중년층과 노년층에게서도 더 크진 않을지라도 비슷하게 수면 시간과 질이 향상된다. 스스로 잠을 잘 못 잔다고 말하거나 불면증이라는 진단을 받은 이들까지 포함해서다.

대개 이런 연구를 할 때는 먼저 며칠 동안 수면을 측정하여 개인별 기준선을 파악한다. 그런 뒤 몇 달에 걸쳐서 정해진 운동을 하도록 한다. 그러면서 운동을 함으로써 수면이 개선되는지 여부를 검사한다. 평균적으로 보면, 개선 효과가 있다. 당사자들은 주관적으로 수면의 질이 좋아지고, 총 수면 시간도 길어진다고 평가한다. 또 잠드는 데 걸리는 시간도 대개 더 짧아지고, 밤새 깨는 횟수도 줄어든다고 말한다. 실험 기간이 가장 길었던 연구 중 하나를 보면, 4개월 동안 신체 활동을 늘리고 나서 조사하니, 나이가 많은 성인 불면증 환자들은 평균적으로 매일 밤 잠자는 시간이 거의 한 시간씩 늘었다.

그런데 뜻밖에도 운동과 잠 사이에는 일관된 관계가 나타나지 않았다. 하루마다 달라졌다. 즉 운동을 하지 않은 날에 비해 운동을 한 날에는 밤에 한결같이 잠을 더 푹 잘 것이라고 예상하겠지만, 실제로는 그렇지 않았다. 아마 그보다는 덜 놀랍겠지만, 수면과 다음 날의 운동 사이에는 역관계가 있었다(운동이 그 뒤에 밤의 수면에 미치는 영향과 달리). 전날 밤에 잠을 설쳤다면, 다음 날 운동의 강도와 지속 시간이 훨씬 떨어졌다. 잠을 푹 잔 뒤에는 다음 날 운동 강도가 최대에 달했다. 다시 말해, 운동이 잠에 미치는 영향보다 잠이 운동에 미치는 영향이 더 클 수 있다.

그래도 잠과 운동의 관계는 분명히 쌍방향이다. 잠을 더 잘 잘수록 신체 활동의 수준이 증가하고, 잠이 낮의 신체 활동에 강한 영향을 미치는 유의미한 추세가 나타난다. 또 실험 참가자들은 잠이 개선됨으로써 머리가 더 맑아지고 더 활력이 넘치며, 우울증의 증후들은 반비례하여 줄어든다는 느낌을 받는다. 앉아서 지내는 생활이 건강한 잠에 도움이 안 된다는 것은 분명하며, 우리 모두는 몸의 건강뿐 아니라 잠의 질과 양을 위해서라도 어느 정도 규칙적으로 운동을 하려고 노력해야 한다. 그 대가로 잠은 신체 활동(그리고 정신 건강)을 향상시키는 긍정적인 자가 추진되는 주기를 구축함으로써, 건강과 활력을 증진시킬 것이다.

여기서 신체 활동과 관련하여 주의할 점이 하나 있다. 잠자러 가기 직전에는 운동을 하지 말라는 것이다. 운동을 한 뒤에는 한두 시간쯤 체온이 높게 유지될 수 있다. 잠자러 가기 직전에 운동을 하면, 운동으로 증가한 대사율 때문에 심부 온도가 잠들기 좋을 만큼 떨어지지 않을 수 있다. 그러니 침실 전등(LED 전등은 결코 아니기를)을 끄기 적어도 두세 시간 전까지는 운동을 끝내는 편이 좋다.

다이어트로 넘어가서 보면, 우리가 먹는 음식과 먹는 양상이 밤잠에 어떻게 영향을 미치는지를 조사한 연구 자료는 적다. 한 달 동안 하루 섭취 열량이 800칼로리에 불과할 만치 식사량을 줄이는 식의 심한 열량 제한을 하면, 평소보다 잠이 들기가 더 어려워지고, 밤에 깊은 비렘수면을 취하는 시간도 줄어든다.

무엇을 먹느냐도 밤잠에 얼마간 영향을 미치는 듯하다. 이틀 동안 탄수화물 함량이 높고 지방 함량이 낮은 식사를 하면, 정반대로 탄수화물 함량이 낮고 지방 함량이 높은 식사를 했을 때보다 밤에 깊은 비렘수면 시간이 줄어들고, 대신에 렘수면 꿈의 비율은 늘어난다. 한 세심하게 통제된 실험에서는 건강한 성인들에게 4일 동안 당분 같은 탄수화물 함량이 높고 섬유질이 적은 식사를 하도록 했더니, 깊은 비렘수면 시간이 줄고 밤에 더 자주 깨었다.*

평균적인 성인을 위한 확정적인 권고안을 내놓기는 쉽지 않다. 대규모의 역학 연구들에서 특정한 음식을 먹은 집단들과 수면의 양 또는 질 사이에 일관된 관계가 나타나지 않았기 때문에 더욱 그렇다. 그렇긴 해도, 과학적 증거들은 건강한 잠을 자려면 너무 많이 먹지도 말고 굶지도 말고, 탄수화물, 특히 당분 함량이 지나치게 높은 식단 (총 에너지 섭취량의 70퍼센트 이상)을 피하는 것이 좋다고 말하고 있다.

* M. P. St-Onge, A. Roberts, A. Shechter, and A. R. Choudhury, "Fiber and saturated fat are associated with sleep arousals and slow wave sleep," *Journal of Clinical Sleep Medicine* 12 (2016): 19–24.

15장

잠과 사회

의학과 교육이 잘못하고 있는 것, 구글과 나사가 잘하고 있는 것

100년 전에는 밤에 여섯 시간 이내로 자는 사람이 미국 인구의 2퍼센트도 안 되었다. 지금은 미국 성인의 거의 30퍼센트에 달한다.

 2013년 국립 수면 재단은 수면 부족 양상을 파악하기 위해 설문 조사를 했다.* 미국 성인 중 65퍼센트 이상이 조사한 그 주에 일곱에서 아홉 시간이라는 권고 수면 시간에 못 미치게 잠을 잤다고 대답했다. 다른 나라들의 상황도 전혀 나아보이지 않는다. 예를 들어, 영국과 일본에서는 조사한 성인들 중에서 일곱 시간 미만으로 잔다는 사람이 각각 39퍼센트와 66퍼센트였다. 수면을 소홀히 하는 분위기는 모든 선진국에 퍼져 있으며, 이 때문에 세계 보건 기구는 현재 사회 차원의 수면 부족이 세계적인 건강 유행병이라고 본다. 전체적으로 보면, 선진국들을 통틀어서 성인 두 명에 한 명꼴로(약 8억 명) 다음 주

---

* National Sleep Foundation, 2013 International Bedroom Poll, https://sleepfoundation.org/sleep-polls-data/other-polls/2013-international-bedroom-poll

에 필요한 만큼 수면을 취하지 못할 것이다.

중요한 점은 그들 중 상당수는 잠을 적게 자는 쪽을 원하거나 필요로 하는 것이 아니라고 답한다는 것이다. 주말에 선진국의 수면 시간을 보면, 전혀 딴판인 이들이 많다. 평균적으로 여덟 시간 이상을 자는 성인이 30퍼센트에 불과한 것이 아니라, 거의 60퍼센트가 여덟 시간 이상 잠을 〈만끽하려고〉 애쓴다. 주말마다 아주 많은 이들이 주중에 쌓였던 수면 부채를 갚으려고 필사적으로 애쓰고 있다. 이 책에서 내내 이야기했듯이, 잠은 신용카드 회사나 은행과 다르다. 뇌는 빼앗긴 잠을 결코 모두 되찾을 수가 없다. 우리는 벌금을 내지 않고서는 빚을 쌓을 수가 없으며, 나중에 수면 빚을 다 갚을 수도 없다.

개인 차원을 넘어서, 사회까지 걱정해야 하는 이유가 뭘까? 수면을 대하는 태도를 바꾸고 수면 시간을 늘리면 인류 전체의 삶에, 우리의 직업과 직장에, 업무 생산성에, 봉급에, 아이들의 교육에, 더 나아가 도덕성에 어떤 차이가 생길까? 당신이 기업 경영자든 직원이든, 병원 원장이든 개업의든 간호사든, 공무원이든 군인이든, 공공 정책 결정자든 지역 보건 담당자든 간에, 생애의 어느 시점에든 어떤 형태로든 의료 서비스를 받을 것이라고 예상되는 모든 사람, 또는 그 부모에게 답은 확실히 〈예〉다. 거기에는 당신이 상상도 못할 이유들까지 있다.

다음 절들에서 수면 부족이 인류 사회에 어떻게 충격을 가하고 있는지를 명확히 보여 주는 다양한 사례를 네 가지 제시하련다. 직장에서의 수면, 고문(그렇다, 고문 맞다), 교육 체제에서의 수면, 보건 의료에서의 수면이다.

직장에서의 수면

수면 부족은 대부분의 직업에 필요한 핵심 능력들 중 상당수를 퇴화시킨다. 그렇다면 우리가 잠의 가치를 경시하는 직원들을 높이 평가하는 이유가 대체 무엇일까? 우리는 오전 1시까지 전자 우편을 들여다보고 오전 5시 45분까지 사무실에 출근하는 고위 임원을 우러러본다. 8일 동안 일곱 편의 비행기를 타고서 다섯 개 시간대를 돌아다니는 항공 〈전사〉를 찬미한다.

많은 경영 문화에는 잠의 무용론을 들먹거리는, 나름대로 논리를 갖추었다고 하지만 억지스러운 오만한 주장이 아직 판치고 있다. 기업들이 직원의 건강, 안전, 품행 등 다른 모든 영역들에서는 대단히 분별력 있게 처신한다는 점을 생각할 때, 이 점은 기이하기 그지없다. 내 하버드 동료인 찰스 체이슬러 Charles Czeisler가 지적해 왔듯이, 직장 내에는 흡연, 약물 남용, 윤리적 행동, 부상과 질병 예방에 관한 정책들이 무수히 있다. 그런데 수면 부족 — 또 하나의 해로울 뿐 아니라 치명적일 수도 있는 요인 — 은 으레 용인되고 심지어 끔찍하게도 장려되기까지 한다. 이런 태도는 어느 정도는 몇몇 기업 경영자들이 업무를 붙들고 있는 시간을 업무 완수 및 생산성과 동일시하는 잘못된 믿음을 지니고 있기 때문에 유지되어 왔다. 이런 믿음은 공장에서 단순 작업을 반복하던 산업화 시대에도 잘못된 것이었다. 잘못된 생각인 동시에, 값비싼 대가를 치른 오류이기도 했다.

미국의 많은 기업들을 조사했더니, 수면 부족이 연간 직원 1인당 거의 2,000달러의 생산성 감소를 가져온다는 것이 드러났다. 게다가 가장 심각한 수면 부족에 시달리는 직원에게서는 3,500달러를 넘

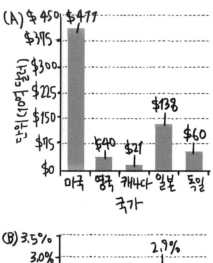

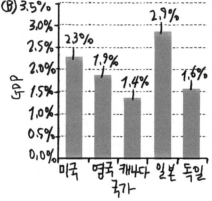

그림 16 수면 부족이 세계 경제에 끼치는 손실

었다. 이 수치가 사소해 보일지 모르지만, 그런 수치들을 지켜보는 회계 담당자의 입장에서 말하면, 이 기업들이 연간 5400만 달러의 자본 손실을 본다는 뜻이 된다. 기업 이사회에 연간 5000만 달러가 넘는 손실을 가져오는 문제 하나를 바로잡겠냐고 안건을 올리면, 단번에 만장일치로 바로잡자는 결정이 내려질 것이다.

랜드 코퍼레이션RAND Corporation은 수면 부족의 경제적 비용을 조사한 독자적인 보고서를 낸 바 있다. CFO와 CEO의 정신을 번쩍 들게 할 결과가 담겨 있었다.* 밤잠을 평균 일곱 시간 미만으로 자는 직원은 여덟 시간 이상을 자는 직원에 비해 자국에 엄청난 재정 손실을 가져온다는 것이다. 그림 16A에서 보듯이, 수면 부족은 미국과 일본에 각각 연간 4,110억 달러와 1,380억 달러의 손실을 끼친다. 영국, 캐나다, 독일의 자료도 있다.

물론 이 액수는 각국의 경제 규모에 따라서 달라진다. 국내 총생산GDP을 쓰면 경제 규모가 미치는 영향을 제거하고 표준화할 수 있다. GDP는 한 나라의 경제 성장, 즉 경제의 건강을 파악하는 일반적인 척도다. 이런 식으로 보면, 상황이 훨씬 더 심각해 보인다. 그림 16B에 잘 나타나 있다. 수면 부족은 대부분의 국가에서 GDP를 2퍼센트 넘게 앗아간다. 각국의 국방비 총액에 맞먹는 액수다. 또 각국이 교육에 투자하는 예산과 거의 맞먹는다. 이 국가적인 수면 부채를 제거한다면, GDP에서 우리 아이들의 교육에 투자될 예산의 비율을 거의 두 배까지 늘릴 수 있다고 생각해 보라. 충분한 수면은 또 한 가지 방식으로 국가 재정에 기여하는데, 이 점을 보면 국가 수준에서 수면을 강조할 동기가 충분하고도 남는다.

개인이 잠을 덜 잘 때 기업과 국가 경제에 재정적으로 피해가 가는 이유가 무엇일까? 내가 강연을 해본 포천 500대 기업 중 상당수는 KPI에 관심이 있었다. 순익, 목표 달성 속도, 상업적 성공 같은 핵심 성과 지표를 말한다. 이 지표를 결정하는 데 쓰이는 직원의 속성들은

* "RAND Corporation, Lack of Sleep Costing UK Economy Up to £40 Billion a Year," http://www.rand.org/news/press/2016/11/30/index1.html

많지만, 공통적인 속성들이 있다. 창의성, 지성, 동기, 노력, 능률, 집단에서 일할 때의 효과성, 정신적 안정, 사회성, 정직 등이다. 부족한 잠은 이 모든 속성들을 전반적으로 와해시킨다.

수면이 부족하면 업무 처리 속도와 기본 업무의 완수 속도가 느려진다는 것은 연구를 하자마자 일찌감치 드러났다. 한 마디로 조는 직원은 비생산적인 직원이다. 또 잠이 부족한 사람은 맡고 있는 업무 관련 문제에 정확한 해결책을 내놓는 빈도와 횟수가 더 적다.[*]

그 뒤로 우리는 부족한 수면이 직원의 노력, 생산성, 창의성에 미치는 효과를 살펴보기 위해 업무와 관련된 과제들을 더 많이 고안해왔다. 어쨌거나 창의성은 업무 혁신의 엔진이라고 찬사를 받는다. 실험 참가자들에게 쉬운 것(예를 들어, 음성 메일을 듣는 것)부터 어려운 것(신중한 문제 해결과 창의적인 기획 능력을 요구하는 복잡한 과제를 기안하는 일을 돕는 것)에 이르기까지 다양한 수준의 노력을 요구하는 업무들 중에서 고를 수 있도록 하면, 앞서 며칠 동안 잠을 덜 잔 이들은 일관되게 덜 힘든 문제를 선택한다. 그들은 창의적인 해결책을 덜 요구하는 쉬운 길을 택한다.

물론 잠을 덜 자겠다고 마음먹는 유형의 사람들이 도전을 하지 않는 쪽을 선호하는 사람들이기도 하고, 양쪽 사이에 직접적인 관계가 전혀 없을 가능성도 있다. 연관관계는 인과 관계를 증명하는 것이 아니다. 그러나 같은 사람들을 대상으로 이런 실험을 두 번 되풀이한다면? 한 번은 밤에 잠을 푹 자게 한 뒤, 또 한 번은 잠을 덜 자게 한 뒤에

[*] W. B. Webb and C. M. Levy, "Effects of spaced and repeated total sleep deprivation," *Ergonomics* 27, no. 1 (1984): 45–58.

실험을 하면? 잠을 잘 잤을 때를 각자의 기준선으로 삼는다면, 수면 부족이 게으름을 가져오는 동일한 효과를 일으킴을 볼 수 있다.** 즉 사실상 수면 부족이 원인이다.

따라서 잠을 덜 잔 직원은 생산적인 혁신을 통해 당신의 사업을 발전시킬 직원이 아니다. 실내 운동용 고정 자전거를 타는 사람들처럼, 모두가 똑같이 페달을 밟고 있는 양 보이지만 풍경은 결코 바뀌지 않는다. 직원들이 놓치고 있는 역설적인 점은 잠을 충분히 자지 않을 때, 일에 생산성이 떨어지고 따라서 목표를 달성하기 위해 더 오래 일해야 한다는 것이다. 즉 더 오래 더 밤늦게까지 일하고, 더 늦게 퇴근하고, 더 늦게 잠자리에 들고, 더 일찍 일어나야 하고, 그럼으로써 부정적인 되먹임 고리가 형성되곤 한다는 의미다. 고온으로 끓이면 시간이 절반밖에 안 걸리는데 중불로 물을 끓이려고 하는 이유가 대체 뭘까? 사람들은 종종 내게 이렇게 말한다. 할 일이 너무 많아서 잠을 충분히 자지 못하는 것이라고. 무엇에든 어떤 식으로든 논쟁을 하려는 의도가 전혀 없기에, 나는 아마 하루 일을 마감할 무렵에 할 일이 그렇게 많은 이유가 전날 밤에 충분히 잠을 자지 않았기 때문일 수 있다고 알려 주고서 말을 끝낸다.

흥미로운 점은 위에 언급한 연구들에 참가한 이들은 잠을 덜 잤을 때 자신이 해결하는 데 노력이 덜 드는 일을 택하거나 업무 능률이 떨어진다는 점을 알아차리지 못했다. 실제로는 양쪽 다였는데도 말

** M. Engle-Friedman and S. Riela, "Self-imposed sleep loss, sleepiness, effort and performance," *Sleep and Hypnosis* 6, no. 4 (2004): 155–62; M. Engle-Friedman, S. Riela, R. Golan, et al., "The effect of sleep loss on next day effort," *Journal of Sleep Research* 12, no. 2 (2003): 113–24.

이다. 그들은 자신의 업무 노력과 수행력이 떨어진다는 것을 알아차리지 못한 듯했다. 이는 수면이 부족할 때 자신의 능력을 주관적으로 착각하게 된다는 뜻이며, 이 책의 앞부분에서 논의한 바 있다. 출근하기 위해 옷을 깔끔하게 또는 세련되게 입는 데 걸리는 시간처럼, 노력이 거의 필요하지 않은 가장 단순한 틀에 박힌 일상적인 일들조차도 밤에 잠을 덜 자고 나면 덜 하는 것으로 드러났다.* 또 잠이 부족하면 자신의 직업을 덜 좋아하게 된다. 수면 부족이 기분을 울적하게 만든다는 점을 생각하면 그리 놀랄 일도 아닐 것이다.

잠을 덜 잔 직원은 덜 생산적이고, 동기 부여가 덜 되고, 덜 창의적이고, 덜 행복하고, 더 게으를 뿐 아니라, 더 비윤리적이기까지 하다. 사업에서는 평판이 일을 성사시키느냐 파탄내느냐를 결정하는 요인이 될 수 있다. 당신의 회사에서 잠이 부족한 직원은 당신의 평판이 나빠질 위험을 더 높인다. 앞에서 자제력을 발휘하고 감정 충동을 억제하는 데 중요한 전두엽이 수면 부족으로 활성이 억제된다는 것을 보여 주는, 뇌 영상 실험에서 나온 증거를 설명한 바 있다. 그 결과 참가자들은 더 감정에 휩싸여서 성급하게 선택을 하고 의사 결정을 내렸다. 직장에서 더 중대한 업무를 처리할 때도 같은 결과가 나오리라는 것을 충분히 예측할 수 있다.

직장에서 조사를 하니, 잠을 6시간 이하로 잔 직원들이 6시간 넘게 잔 직원들보다 다음 날 일탈을 하거나 거짓말을 할 가능성이 상당히 더 높게 나왔다. 워싱턴 대학교 포스터 경영대의 크리스토퍼 반즈Christopher Barnes는 선구적인 연구를 했다. 사람이 잠이 부족할수

* 같은 책.

428

록, 가짜 영수증을 만들어서 비용 청구를 할 가능성이 더 높고, 공짜 복권을 얻으려고 거짓말을 하려는 의향이 더 커진다는 것을 밝혀냈다. 또 반즈는 잠이 부족한 직원이 직장에서 자신의 실수를 남의 탓으로 돌리고, 남이 해낸 성과를 자신의 것인 양 가로채려 할 가능성이 더 높다는 것도 발견했다. 팀을 꾸리고 협력하는 사업 환경을 구축하기가 어려운 상황이 된다.

수면 부족과 연관된 윤리적 일탈은 〈사회적 태만social loafing〉이라고 하는 다른 모습으로 위장하여 일터로도 침입한다. 이 용어는 평가되는 것이 집단의 수행인데, 자기 홀로 일할 때보다 집단에 소속되어 일할 때 노력을 덜하기로 마음먹는 사람을 가리킨다. 게을러질 기회를 포착하고 남들이 함께 열심히 일할 때 숟가락만 하나 얹는다. 그 업무 자체를 완수하는 데 기여하는 바가 더 적고, 그 업무는 각자가 홀로 하여 평가를 받을 때보다 잘못되거나 질이 더 낮은 경향이 있다. 따라서 졸린 직원은 팀을 짜서 일할 때, 사회적 태만이라는 불성실한 표를 들고는 가장 힘이 덜 드는 이기적인 경로를 고른다.** 이런 행태가 집단의 생산성을 낮출 뿐 아니라, 구성원 사이에 분노와 개인 간 공격성을 불러일으키곤 한다는 것도 이해할 수 있다.

사업하는 독자에게 한 마디 하자면, 이런 연구 중 상당수는 개인의 수면 시간이 아주 조금 줄어들어도 업무 성과에 해로운 효과가 나타난다고 말한다. 정직하고 창의적이고 혁신적이고 협력적이고 생산적

** C. Y. Hoeksema-van Orden, A. W. Gaillard, and B. P. Buunk, "Social loafing under fatigue," *Journal of Personality and Social Psychology* 75, no. 5 (1998): 1179-90.

인 직원과 그렇지 않은 직원의 수면 시간 차이는 20~60분에 불과하다.

수면 부족이 CEO와 관리자에게 미치는 영향을 살펴보자. 그 이야기도 마찬가지로 인상적이다. 조직의 무능한 지도자는 자신이 영향을 미치는 많은 이들에게 다양한 연쇄적인 영향을 미칠 수 있다. 우리는 좋은 지도자는 매일 같이 늘 좋고 나쁜 지도자가 늘 한결 같이 나쁘다고 생각하곤 한다. 안정적인 특징이라는 것이다. 하지만 그렇지 않다. 개인의 지도력은 하루 사이로 극적인 차이를 보이면서 요동치며, 그 차이는 이 지도자와 저 지도자의 평균 차이를 훨씬 초월하는 규모다. 그렇다면 하루마다 달라지는 지도자의 능력 오르내림을 무엇으로 설명할 수 있을까? 그들이 자는 수면 시간이야말로 확실한 한 가지 요인이다.

관리자들의 수면을 몇 주 동안 추적하고, 그 결과를 직원들이 그들을 보면서 뭐라고 하는지를 통해서 지도력을 얼마나 발휘하는지와 비교한 기만적일 만치 단순하면서도 탁월한 연구가 있다(지식 편향을 제거하기 위해서, 직원들은 자신들의 상사가 매일 밤 잠을 얼마나 잘 자는지 전혀 몰랐다는 점을 말해 두자). 관리자가 밤마다 자고 일어나서 기록하는 수면의 질이 더 낮을수록 낮에 자제력이 더 떨어지고 직원들에게 더 함부로 대한다는 것을 정확히 예측할 수 있었다. 후자는 직원들의 말을 통해 평가했다.

또 한 가지 마찬가지로 흥미로운 결과가 있었다. 관리자가 잠을 제대로 못 잔 다음 날에는 직원들 자신은 잘 잤다고 해도 그날 내내 관리자의 수면 부족 때문에 일을 제대로 못했다. 일종의 연쇄 반응 효과였다. 사업 조직 내 한 상사의 수면 부족이 바이러스처럼 전파되면서 푹 잔 직원들에게조차도 주의 산만과 생산성 감소를 가져왔다.

이 상호관계는 더욱 강화된다. 그 뒤로 우리는 중간 관리자와 CEO가 잠을 덜 자면 권위가 덜 먹히고 직원들에게 영감과 동기를 불어넣기가 더 어렵다는 것도 발견했다. 상사에게는 안 된 일이지만, 잠이 부족한 직원은 잠을 푹 잔 관리자가 실제보다 지도력이나 영감을 훨씬 덜 발휘하고 있다고 잘못 인식할 것이다. 경영자와 직원이 양쪽 다 과로와 수면 부족에 시달린다면, 해로운 영향들이 상승 작용을 일으키면서 그 사업이 어떻게 될지 미루어 짐작할 수 있다.

직원, 관리자, 경영자가 푹 자고 출근할 수 있도록 허용하고 장려한다면, 그저 바빠 보일 뿐 업무 능률이 엉망이었던 이들이 서로 영감과 도움을 주고 든든하게 지원하는 생산적이고 정직하고 유용한 이들로 바뀔 것이다. 잠을 한 톨만큼 주면, 회사는 한 마지기로 보상을 받는다.

수면 시간이 증가하면 직원은 금전 면에서도 이득을 본다. 경제학자 매슈 깁슨Matthew Gibson과 제프리 슈레이더Jeffrey Shrader가 미국 전역의 직장인들과 그 연봉을 분석했더니, 잠을 더 많이 자는 이들이 평균적으로 돈을 더 많이 번다고 드러났다. 그들은 같은 시간대에 속하면서 사회교육적 수준과 직업군이 매우 비슷한 도시들을 조사했다. 같은 시간대라고 해도 서쪽 끝과 동쪽 끝에 있는 도시는 일광 시간의 길이가 상당히 달랐다. 서쪽 끝에서 일하는 사람들은 저녁 늦게까지 햇빛을 더 많이 받았다. 그래서 동쪽 끝의 직장인들보다 평균적으로 한 시간 더 늦게 잠자리에 들었다. 하지만 양쪽 지역의 직장인들 모두 같은 시간대에 속해 있고 같은 일과표에 따라 움직이므로, 아침에 같은 시간에 일어나야 했다. 그래서 같은 시간대의 서쪽 끝에 사는 직장인들은 동쪽 끝에 사는 이들보다 수면 기회 시간이 더 짧았다.

다른 많은 잠재적인 요인과 영향(지역의 경제 수준, 주택 가격, 생활비 등)을 감안했을 때, 한 시간 더 자는 동쪽 직장인들의 임금이 상당히 더 많다는 것이 드러났다. 4~5퍼센트 더 많았다. 잠에 60분을 더 투자해서 그 정도냐고 코웃음을 칠지도 모르겠지만, 그 수치는 사소한 것이 아니다. 미국의 평균 임금 상승률은 약 2.6퍼센트다. 대부분의 사람들은 그 비율만큼 연봉을 올리려는 의지를 강하게 불태우며, 그렇지 못하면 몹시 동요한다. 그런데 그 상승률이 거의 두 배로 늘어난다고 상상해 보라. 게다가 일하는 시간을 더 늘려서가 아니라, 잠을 더 잠으로써 늘어난다니!

사실 대부분의 사람들은 연봉을 더 올리기 위해 잠을 줄이는 쪽을 택할 것이다. 코넬 대학교의 한 연구진은 최근에 미국 직장인 수백 명에게 설문 조사를 했다. (1) 매일 약 여덟 시간을 자면서 정상적인 근무 시간을 일하고 연봉 8만 달러를 받는 쪽과 (2) 하루에 여섯 시간만 자면서 계속 교대 근무를 하고 연봉 14만 달러를 받는 쪽 중 고르라면? 안타깝게도 대부분은 잠을 덜 자고 연봉을 더 받는 쪽을 택했다. 역설적이다. 방금 깨달았듯이, 양쪽을 다 얻을 수 있는데 말이다.

잠이 없음을 자랑스러워하면서 기업인의 성공 모델로 추켜세우는 태도는 지금까지 우리가 살펴본 모든 분석 수준에서 드러났듯이 명백히 잘못된 것이다. 건강한 잠이야말로 사업을 탄탄하게 해준다. 그런데도 많은 기업들은 여전히 잠을 줄이면서 일하라는 관행을 고집한다. 이런 태도는 자기 회사의 사업을 호박(琥珀)에 갇힌 파리처럼, 혁신과 생산성 향상이 없는 얼어붙은 정체 상태에 놓으며, 직원들에게 불행, 불만족, 질병을 안겨 준다.

그러나 이런 연구 결과들을 접하고서 업무 관행을 바꾸는 선견지명이 있는 기업들이 점점 늘어나고 있다. 더 나아가 나 같은 과학자들을 불러서 경영자와 임원에게 잠을 더 자는 것이 어떤 가치가 있는지 가르쳐달라고 하는 기업도 늘고 있다. 예를 들어, 프록터앤갬블와 골드만삭스는 직원들에게 무료 〈수면 위생〉 강좌를 제공한다. 멜라토닌이 더 때맞추어 분비될 수 있도록 직원들의 하루 주기 리듬 조절을 돕는 값비싼 첨단 조명을 건물에 설치하는 기업도 있다.

나이키와 구글은 업무 일정을 더 유연하게 함으로써 직원들이 자신의 하루 주기 리듬과 올빼미형인지 종다리형인지에 맞추어서 업무 시간을 조정할 수 있게 한다. 이런 앞서가는 기업들은 아예 직원들이 직장에서 잠을 잘 수 있도록 허용할 만치, 매우 급진적으로 태도를 바꾸고 있다. 본사 건물 곳곳에 〈낮잠 기기nap pod〉를 갖춘 전용 휴게실이 마련되어 있다. 직원들은 이런 〈쿨쿨〉 지역에서 언제든 수면을 취할 수 있다. 그럼으로써 생산성과 창의성이 향상되는 한편으로 건강도 좋아지고 결근도 줄어든다.

직원이 근무 시간에 꾸벅꾸벅 졸면 질책하거나 기강을 잡거나 아예 해고하던 혹독한 시절에 비하면 격세지감을 느끼게 하는 변화다. 안타깝게도 대부분의 CEO와 관리자는 직원을 푹 자게 하는 것이 중요하다는 사실을 여전히 받아들이려 하지 않는다. 그들은 그런 편의 조치가 〈유약한 접근법〉을 나타낸다고 본다. 하지만 착각하지 말자. 나이키와 구글 같은 기업은 수익이 날지 여부를 기민하게 판단한다. 그들은 이익을 본다는 점이 입증되었기 때문에 수면을 받아들인 것이다.

이 기업들보다도 훨씬 더 오래 전부터 수면의 업무상 혜택을 알고 있었던 기관이 있다. 1990년대 중반에 미 항공 우주국은 우주비행사들에게 도움을 주고자 수면 과학을 연구했다. 그들은 26분처럼 짧게 낮잠을 잤을 때에도 업무 수행력이 34퍼센트 향상되고 전반적인 각성도가 50퍼센트 이상 증가한다는 것을 밝혀냈다. 이런 결과들에 힘입어서 미 항공 우주국의 지상 직원들 사이에 이른바 낮잠 문화가 널리 퍼졌다.

사업의 성공을 어떤 척도로 판단하든 간에 — 이익률, 시장 점유율/지배율, 능률, 직원의 창의성, 직원의 만족도와 행복도 — 밤에 또는 낮에 직장에서 잠을 충분히 잘 조건을 조성하는 것을 생리적 차원의 새로운 벤처 투자라고 생각해야 한다.

수면 부족을 비인간적으로 이용하는 사회

수면 부족과 윤리가 충돌하는 곳이 기업만은 아니다. 정부와 군대에서는 더욱 불명예스러운 일이 벌어진다.

지속적인 수면 부족이 몸과 마음에 엄청난 피해를 미친다는 사실에 깜짝 놀라서, 1980년대에 『기네스북』은 수면 단축 세계 기록을 깨려는 시도를 더 이상 인정하지 않기로 했다. 심지어 앞으로 수면 시간을 줄이려는 행위를 부추길까 봐 우려하여 기존 수면 단축 기록들까지 삭제하기 시작했다. 비슷한 이유로 과학자들은 완전한 수면 박탈의 장기(하루나 이틀을 넘는) 효과를 알아보는 실험을 제한했다.

사람에게 그런 상태를 강요하는 것이 윤리적으로 용납할 수 없다고 느낀다. 다른 종에게도 마찬가지라고 보는 이들도 점점 늘고 있다.

몇몇 정부는 이런 도덕 가치를 받아들이지 않는다. 그들은 고문하기 위해 개인의 수면을 강제로 박탈할 것이다. 이 윤리적으로나 정치적으로나 살풍경한 주제는 이 책에 넣기에는 안 맞는 양 보일지도 모른다. 하지만 나는 사회 구조의 최고 수준, 즉 정부가 수면을 보는 관점을 어떻게 재고해야 하는지를 강력하게 시사하는 사례이기 때문에, 또 수면을 학대하기보다는 존중함으로써 더욱 훌륭한 문명을 구축할 수 있음을 보여 주는 명확한 사례이기 때문에 다루고자 한다.

「흔적을 남기지 말 것: 강화된 심문 기법과 범죄 위험 Leave No Marks: Enhanced Interrogation Techniques and the Risk of Criminality」이라는 2007년 보고서에는 심란하게도 오늘날까지 그런 행위가 자행되고 있음을 보여 준다. 고문 종식을 목표로 한 시민 단체인 인권을 위한 의사회 Physicians for Human Rights가 편찬한 보고서다. 보고서 제목에서 드러나듯이, 많은 현대 고문 기술들은 신체 학대의 증거를 전혀 남기지 않도록 고안되어 있다. 수면 박탈은 이 목표를 달성하기 위한 핵심 수난이며, 이 글을 쓰고 있는 현재 미얀마, 이란, 이라크, 미국, 이스라엘, 이집트, 리비아, 파키스탄, 사우디아라비아, 튀니지, 터키 등 여러 나라에서 심문할 때 아직도 쓰이고 있다.

수면 연구의 현황을 잘 아는 과학자로서, 나는 두 가지 명확한 사실을 근거로 삼아서, 그런 행태를 폐지할 것을 강력하게 주장한다. 첫 번째는 덜 중요한 쪽인데, 실용적인 근거다. 심문이라는 맥락에서 볼 때, 수면 박탈은 정확한 정보, 즉 활용할 수 있는 정보를 얻을 목적에는 적합하지 않다. 앞서 살펴보았듯이, 심하지 않은 수준이라고 해도, 수면 부족은 타당한 정보를 얻는 데 필요한 모든 정신 능력들을 훼손한다. 기억을 정확히 떠올리지 못하게 되고, 감정이 불안정해져서 논리적 사고를 방해하고, 기본 언어 이해력조차도 떨어지게 된다. 설상가상으로, 수면 박탈은 일탈 행동을 증가시키고 거짓말과 정직하지 못한 행동을 더 많이 하게 만든다.* 수면 박탈은 사람을 혼수상태에 근접하게 만듦으로써, 뇌를 신뢰할 만한 정보를 얻는다는 목적에 가장 덜 유용한 상태에 놓는다. 혼란에 빠진 정신에서는 거짓 자백이 쏟아질 것이다. 물론 고문자의 의도가 그것일 수도 있다. 본래 솔직했던 사람이 하룻밤 잠을 못 자면 자신이 하지 않은 일을 했다고 거짓으로 자백할 확률이 두 배, 심지어 네 배까지도 높아진다는 것을 보여 주는 연구 결과가 최근에 나온 바 있다. 따라서 단순히 잠을 못 자게 하는 것만으로도 개인의 태도, 행동, 굳은 믿음까지 바꿀 수 있다.

이스라엘의 총리였던 메나헴 베긴Menachem Begin은 자서전인 『백야: 한 러시아 죄수의 이야기 White Nights: The Story of a Prisoner in Russia』에서 이 비참한 사실을 뛰어난 필체로 확인해준다. 1977년 총리가 되기 훨씬 전인 1940년대에 그는 소련의 포로가 되었다. 투옥된 상태에서 KGB의 고문을 받았는데, 계속 잠을 안 재우는 것도 고문 방식의 하나였다. 이때의 경험(대다수 정부가 〈죄수 수면 관리〉라고 온건하게

* C. M. Barnes, J. Schaubroeck, M. Huth, and S. Ghumman, "Lack of sleep and unethical conduct," *Organizational Behavior and Human Decision Processes* 115, no. 3 (2011): 169–80.

436

표현하는)을 그는 이렇게 썼다.

심문 받는 죄수의 머릿속이 뿌옇게 흐려지기 시작한다. 영혼은 지쳐 죽어가고, 다리는 후들거리고, 오로지 한 가지 욕구만 남는다. 자고 싶다고. 그저 조금만 자고 싶다고. 일어나지 않고, 누워서, 쉬면서, 모든 것을 잊고 싶다고. 이 욕구를 경험한 이들은 허기와 갈증조차도 비교가 안 된다는 것을 잘 안다. 나는 오로지 고문관이 약속한 것을 얻기 위해서, 지시하는 대로 서명을 한 죄수들을 만났다. 고문관이 약속한 것은 자유가 아니었다. 서명만 하면 푹 자게 해주겠다고 했을 뿐이다.

강제 수면 박탈 행위를 폐지해야 한다는 두 번째이자 더욱 강력한 논리는 그런 행위가 몸과 마음에 영구적인 손상을 입힌다는 것이다. 고문관에게는 편리하겠지만, 안타깝게도 그 손상은 겉으로는 잘 드러나지 않는다. 여러 날에 걸친 장기적인 수면 박탈은 자살하려는 생각과 자살 시도를 부추기며, 이 두 가지는 일반 집단에 비해 억류자들에게서 훨씬 더 높은 비율로 나타난다. 더 나아가 수면 부족은 일시적인 형태가 아닌, 사람을 무력하게 하는 우울증과 불안 증세를 악화시킨다. 신체적으로 지속적인 수면 박탈은 심근 경색이나 뇌졸중 같은 심혈관 사건이 일어날 가능성을 높이고, 면역계를 약화시켜서 암과 감염 위험을 높이고, 불임 가능성을 높인다.

미국의 몇몇 연방 법원은 수면 박탈이 잔인하고 비인간적인 처벌로부터의 보호를 규정하고 있는 미국 수정 헌법 8조와 14조에 위배된다고 판결함으로써 이런 행태를 나쁘게 본다. 그들은 건전하면서 확고한 논리를 댄다. 〈잠은 생명에 기본적으로 필요한 것〉이라고 봐야 한다고 판결했다. 그 점은 명확하다.

그럼에도 미국 국방부는 이 판결을 뒤덮고서, 2003~2004년에 관타나모 수용소에 억류된 이들에게 24시간 심문을 하도록 승인했다. 이 글을 쓰고 있는 현재까지도 그런 조치가 허용되고 있다. 수정된 미 육군 야전 교범의 부록 M에는 억류자들을 4주까지 24시간마다 겨우 네 시간만 재워도 된다고 적혀 있다. 예전에도 죽 그랬던 것이 아님을 밝혀 두자. 같은 교범의 1992년도 판에는 지속적인 수면 박탈이 〈정신 고문〉의 명백하면서 비인간적인 사례라고 적시되어 있었다.

자의에 따른 동의와 세심한 의료진 없이 사람의 수면을 박탈하는 행위는 심리적으로 생물학적으로 야만적인 공격 행위다. 장기적으로 사망률에 미치는 영향을 따지면, 기아와 맞먹는다. 그러니 수면 박탈을 포함하여 고문이라는 행위 자체를 이제 그만 없애야 할 때다. 나는 미래에 우리가 과거를 돌이켜 볼 때 그런 용납할 수 없는 비인간적인 행위를 저질렀다는 사실에 가장 깊은 수치심을 느낄 것이라고 믿는다.

수면과 교육

미국의 공립 고등학교 중 80퍼센트 이상은 오전 8시 15분 이전에 수업을 시작한다. 그중에 오전 7시 20분 이전에 시작하는 학교가 거의 절반이다. 오전 7시 20분까지 학생들을 등교시킬 통학 버스는 대개 새벽 5시 45분경부터 학생들을 태우기 시작한다. 그러니 일부 어린

이와 십대 청소년은 오전 5시 30분이나 5시 15분, 그보다 더 일찍 일어나야 한다. 게다가 학교를 마칠 때까지 여러 해 동안 일주일에 5일을 그래야 한다. 한마디로 미친 짓이다.

자신이 그렇게 일찍 일어났을 때 뭔가에 집중을 해서 배울 수 있다고 생각하는지? 십대 청소년의 오전 5시 15분이 성인의 5시 15분과 다르다는 점도 명심하자. 앞에서 십대 청소년의 하루 주기 리듬이 한 시간에서 세 시간쯤 크게 앞당겨져 있다고 말한 바 있다. 따라서 독자가 성인이라면, 내가 물은 질문은 사실상 이런 것이다. 매일 새벽 3시 15분에 억지로 깨우면, 무언가에 집중을 하여 배울 수 있을까? 상쾌한 기분을 유지할 수 있을까? 동료들과 잘 협력하면서 일을 하고, 관용과 인내와 존중과 즐거움을 드러내면서 행동할 수 있을까? 당연히 아니다. 그렇다면 왜 우리는 선진국의 수많은 십대 청소년과 어린이에게 그렇게 하라고 요구하고 있는가? 이것이 교육을 위한 최적의 방식이 아님은 분명하다. 게다가 우리 아이들과 청소년들의 신체적 또는 정신적 건강을 함양하는 일과 닮은 구석이 전혀 없다.

일찍 학교 수업을 시작하는 탓에 어쩔 수 없이 일어나는 이 만성 수면 박탈 상태는 청소년기가 우울증, 불안, 조현병, 자살 충동 같은 만성 정신 질환들이 생기기에 가장 취약한 시기라는 점을 생각할 때 더욱 우려된다. 십대 청소년의 잠을 불필요하게 망가뜨리는 이 행위는 청소년이 심리적 건강함과 평생 이어질 정신 질환 사이의 위태위태한 전환점에 서 있을 때 엄청난 차이를 빚어낼 수 있다. 이는 강력한 진술이며, 나는 증거 없이 경박하게 이 주장을 하고 있는 것이 아니다. 1960년대에 수면의 기능이 거의 알려지지 않았을 때, 젊은 성인의 렘수면, 따라서 꿈을 일주일 동안 선택적으로 박탈하고, 비렘수면만 취하도록 한 실험이 이루어졌다.

이 불행한 실험에 참가한 이들은 전극을 머리에 붙인 채 연구실에서 온종일 지냈다. 밤에 그들이 렘수면 상태에 들 때마다, 연구 조수가 재빨리 방으로 들어와서 깨우곤 했다. 그러면 참가자는 흐릿한 눈으로 5~10분 동안 수학 문제들을 풀어야 했다. 다시 꿈잠으로 빠져들지 않게 막기 위해서였다. 참가자들이 렘수면 단계로 접어들자마자, 같은 일이 되풀이되었다. 이런 일이 매시간, 매일 밤, 일주일 내내 이어졌다. 비렘수면은 거의 온전히 남겨두었지만, 렘수면의 양은 평소 때보다 크게 줄어들었다.

꿈잠 박탈이 정신 건강에 미치는 효과가 나타나기 시작하는 데에는 7일까지 걸리지 않았다. 사흘째가 되자, 참가자들은 정신병의 징후를 드러내고 있었다. 그들은 불안해하고 우울해하고, 환각을 보기 시작했다. 실재하지 않은 것들을 보고 듣고 있었다. 또 망상증도 보였다. 예를 들어, 연구자들이 공모하여 자신을 독살하려 한다고 믿은 이들도 있었다. 과학자들이 비밀 요원이며, 이 실험이 정부가 어떤 사악한 목적을 위해 꾸미고 있는 음모를 위장한 것이라고 믿은 이들도 있었다.

그제야 과학자들은 그 실험에 담긴 심오한 결론을 알아차렸다. 렘수면은 합리성과 광기 사이에 서 있는 무엇이라고 말이다. 정신과의사에게 렘수면 박탈이라는 맥락을 쏙 빼놓고 이 증상들만을 말한다면, 의사는 우울증, 불안 장애, 조현병이라는 진단을 내릴 것이 확실하다. 하지만 이들은 며칠 전만 해도 지극히 건강한 젊은이들이었다.

우울하지도 않았고, 불안 장애나 조현병에 시달리지도 않았으며, 자신이나 가족 중 누구도 그런 병력을 지니고 있지 않았다. 예전에 수면 단축 세계 기록을 깨려고 시도한 사례들의 자료를 찾아보면, 이와 똑같은 이런저런 유형의 감정 불안과 정신병의 보편적인 징후들을 발견할 것이다. 안정한 정신 상태와 불안정한 정신 상태의 차이를 만들어 내는 것은 바로 렘수면의 유무다. 학교 수업을 일찍 시작함으로써 어린이와 십대 청소년에게서 우리가 빼앗는, 밤잠의 마지막 시간에 생기는 매우 중요한 수면 단계 말이다.

우리 아이들이 언제나 이 생물학적으로 불합리한 시간에 등교한 것은 아니었다. 한 세기 전만 해도, 미국의 학교들은 오전 9시 정각에 수업을 시작했다. 그래서 아이들의 95퍼센트는 알람 시계 없이 일어났다. 지금 현실은 정반대다. 수업 시작 시간이 끊임없이 앞으로 당겨짐으로써 벌어진 일이다. 이는 렘수면이 풍부한 이 귀중한 아침 시간에 잠을 자도록 한, 진화적으로 미리 프로그래밍된 필요성과 정면으로 충돌한다.

IQ 검사법을 짜는 데 기여한 인물로 유명한 스탠퍼드 심리학자 루이스 터먼 Lewis Terman 은 아이들의 교육 환경을 개선하는 일에 평생을 헌신했다. 1920년대부터 터먼은 아동의 지적 성취에 기여하는 요인들을 모두 표로 작성했다. 그가 발견한 요인 중 하나가 바로 충분한 수면이었다. 그는 선구적인 논문들과 『천재의 유전적 연구 Genetic Studies of Genius』라는 저서를 통해서, 나이에 상관없이 아이가 잠자는 시간이 더 길수록 지적으로 더 뛰어나다는 것을 보여 주었다. 더 나아가 그는 수면 시간이 합리적인(즉 더 늦은) 학교 수업 시작 시간과 가장 강하게 연관되어 있음을 밝혀냈다. 아직 성숙 중인 이 어린 뇌의 선천적인 생물학적 리듬과 조화를 이루는 시간 말이다.

터먼의 연구에서는 원인과 결과를 파악할 수 없었지만, 자료를 살펴본 그는 아동의 학교 교육과 건강한 발달을 논의할 때 수면을 공공정책으로 삼아서 강력하게 옹호해야 한다고 확신했다. 당시 미국심리학회의 회장으로서 그는 미국이 일부 유럽 국가에서 출현하고 있던 추세를 결코 따라서는 안 된다고 매우 강력하게 경고했다. 당시 유럽 국가들의 학교 수업 시작 시간은 오전 9시가 아니라, 8시, 심지어 7시까지로 슬금슬금 앞당겨지고 있었다.

터먼은 등교 시간을 앞당기자는 이 교육 모형으로의 전환이 어린 아이들의 지적 성장을 훼손할, 심하게 훼손할 것이라고 믿었다. 그의 경고가 있었음에도, 거의 100년 뒤 미국 교육 체제는 일찍 등교하는 쪽으로 옮겨간 반면, 많은 유럽 국가들은 정반대 방향으로 나아갔다.

현재 우리는 터먼의 혜안이 옳다는 과학적 증거들을 지니고 있다. 일본 초등학생 5,000명 이상을 추적 조사한 종단 연구에 따르면, 잠을 더 많이 잔 아이들이 전반적으로 성적이 더 나았다고 한다. 더 소규모 집단을 대상으로 수면 연구실이라는 통제된 조건에서 조사한 결과를 보면, 총 수면 시간이 더 긴 아이들이 자라면서 IQ가 더 높아졌다. 그 더 똑똑한 아이들은 자라면서 IQ가 더 낮게 나온 아이들보다 일관되게 40~50분을 더 잤다.

일란성 쌍둥이를 조사한 자료는 잠이 유전자 결정론을 바꿀 수 있는 대단히 강력한 요인이라는 인상을 더욱 심어준다. 1980년대에 루이스빌 의대의 로널드 윌슨Ronald Wilson이 시작하여 지금까지 이어지고 있는 연구가 있다. 쌍둥이 수백 쌍을 아주 어릴 때부터 지켜보고 있는 연구다. 연구자들은 특히 한쪽이 다른 쪽보다 으레 잠을 덜자는 쌍둥이들에게 초점을 맞추어서, 수십 년 동안 발달 양상을 추적했다. 10세쯤에 평가하니, 수면 시간이 더 긴 쪽이 지적 능력 및 학습능력이 더 뛰어났다. 읽기와 이해력을 평가하는 표준 검사에서 더 높은 점수를 받았고, 어휘력도 더 뛰어났다.

그런 증거들은 연관관계가 있음을 보여 주지만, 수면이 그런 강력한 교육적 혜택을 주는 원인임을 증명하는 것은 아니다. 그렇긴 해도, 6장에서 살펴본 수면과 기억 사이에 인과 관계가 있다는 증거와결합하면, 한 가지 예측이 가능해진다. 수면이 정말로 학습에 그렇게 중요하다면, 수업 시작 시간을 늦춤으로써 수면 시간을 늘리면 학습에 변화가 일어난다고 입증되어야 한다. 실제로 그랬다.

지금은 생물학적으로 좀더 합당한 시간에 수업을 시작함으로써, 이른 수업 시작 시간 모형에 맞서기 시작한 학교들이 미국에서 점점늘어나고 있다. 미네소타 에디나시는 최초의 시범 사례 중 하나였다. 이 시는 십대 청소년들을 위해 학교 수업 시작 시간을 오전 7시 25분에서 8시 30분으로 늦추었다. 이 청소년들이 평균 43분을 더 잔다고보고한 것보다 더 놀라운 점은 SAT(대학 입학 자격 시험)이라는 표준 척도를 써서 평가한 학업 성적의 변화였다.

시간을 바꾸기 전해에 상위권 학생들의 언어 SAT 평균 점수는605점으로 꽤 높았다. 다음해에, 수업 시작 시간을 8시 30분으로바꾼 뒤에는 같은 상위권 학생들의 평균 점수가 761점으로 상승했다. 수학 SAT 점수도 향상되었다. 바꾸기 전해에는 평균 683점이었는데, 그 다음해에는 739점으로 올랐다. 이 모든 결과들을 종합하면, 학교 수업 시작 시간을 늦추면 — 잠을 더 잘 수 있도록 함으로써 학생 자신의 불변의 생물학적 리듬에 더 잘 맞추면 — SAT에서 총 212점이 올라간다. 이 점수 상승으로 학생들이 갈 수 있는 대학교도 달라질 것이고, 그리하여 아마 그들의 인생 궤적도 달라질 것이다.

에디나 시범 사례가 얼마나 정확한지 또는 타당한지를 놓고 반론이 제기되기도 했지만, 에디나 사례가 결코 요행이 아님을 입증한 잘 통제되고 훨씬 더 규모가 큰 체계적인 연구 결과들이 나와 있다. 미국 몇몇 주의 여러 군이 학교 수업 시작 시간을 더 늦추어 왔고, 그 결과 학생들의 평균 점수는 상당히 높아져 왔다. 놀랄 일도 아니겠지만, 수행 향상은 낮의 어떤 시간에 조사하든 관찰되었지만, 아침 수업 시간에 가장 극적으로 이루어졌다.

잠을 덜 잔 피곤한 뇌는 줄줄 새는 기억 거름망과 다를 바 없다. 학습한 것을 받아들여서 흡수하거나 효과적으로 보존할 수 있는 상태가 아니다. 그런 방식을 고집하는 것은 우리 아이들에게 부분 기억 상실증을 일으키는 것과 다를 바 없다. 어린 뇌에게 일찍 일어나는 새가 되라고 강요하는 것은 벌레를 잡아먹지 못하게 만드는 셈이 될 것이다. 그 벌레가 지식이나 좋은 성적이라면 말이다. 따라서 우리는 잠을 박탈함으로써 한 세대의 아이들을 불리한 조건에 놓이게 만들고 있다. 등교 시간을 늦추는 것이야말로 확실하게, 그리고 말 그대로 영리한 선택이다.

수면과 뇌 발달 분야에서 나타나고 있는 가장 우려되는 추세 중 하나는 저소득 가정과 관련이 있다. 교육과 직접적인 관련이 있는 추세다. 사회 경제적으로 하층에 속한 아이들은 자가용으로 등교할 가능성이 더 적다. 부모가 오전 6시나 그 이전에 업무를 시작하는 서비스 산업에서 일을 하는 사례가 많기 때문이기도 하다. 따라서 그런 아이들은 통학 버스를 타고 등교를 하며, 따라서 부모가 학교까지 태워주는 아이들보다 더 일찍 일어나야 한다. 그 결과 그렇지 않아도 불리한 입장에 있는 이 아이들은 더 부유한 가정의 아이들보다 잠을 으레 덜 자기 때문에 더욱 불리해진다. 그 결과 한 세대에서 다음 세대로 악순환이 지속된다. 깨고 나오기가 무척 어려운 닫힌 체계다. 우리에게는 이 악순환을 타파할 적극적인 개입 방법이 절실히, 그것도 빨리 필요하다.

또 연구자들은 수업 시각 시작을 늦춤으로써 수면 시간이 늘어나면 놀랍게도 출석률도 높아지고, 행동 문제와 심리적 문제가 줄어들고, 마약과 알코올에 빠지는 학생들도 줄어든다는 것을 발견했다. 게다가 시작 시간을 늦춘다는 것은 끝나는 시간도 늦어진다는 의미다. 그러면 학교를 마친 뒤부터 부모가 퇴근하기까지 오후 3~6시의 잘 알려진 〈위험 시간대 danger window〉로부터 많은 십대 청소년을 보호할 수 있다. 이 방치되는 취약한 시간대는 청소년이 범죄와 알코올과 마약을 접하는 원인 중 하나라고 인정되고 있다. 학교 수업 시작 시간을 늦추면 이 위험 시간대도 더 짧아짐으로써, 그런 안 좋은 일이 벌어질 여지가 줄어들고, 그에 따라 사회가 치르게 될 비용도 줄어든다(그렇게 절약된 돈은 등교 시간을 늦춤으로써 필요해지는 추가 지출을 상쇄시키는 쪽으로 재투자할 수 있다).

그런데 이렇게 등교 시간을 늦추는 움직임이 일어나는 동안, 더욱 심오한 일이 따라서 일어나 왔다. 연구자들이 미처 예견하지 못한 일이었다. 바로 학생들의 기대 여명이 늘어났다는 것이다. 십대 청소년의 주된 사망 원인은 도로 교통사고다.* 앞서 논의했듯이, 이런 쪽에서는 잠이 조금만 부족해도 심각한 결과가 빚어질 수 있다. 미네소타의 마토메디 교육청이 등교 시간을 7시 30분에서 8시로 늦추자, 16~18세 운전자의 교통사고 건수가 무려 60퍼센트나 줄었다. 와이오밍 주 테턴 군은 등교 시간을 7시 35분에서 생물학적으로 훨씬 더 타당한 시간인 8시 55분으로 옮기는 더욱 파격적인 조치를 취했다. 결과는 놀라웠다. 16~18세 운전자의 교통사고 건수가 70퍼센트나 줄었다.

이런 맥락에서, ABS(잠김 방지 제동 장치) — 브레이크를 꽉 밟았을 때 자동차 바퀴가 잠기는 것을 막아서 운전자가 여전히 바퀴를 조작할 수 있게 해주는 장치 — 가 등장하면서 교통사고율이 약 20~25퍼센트 줄었다는 것과 비교해 보라. 그 장치는 혁신이라고 여겨졌다. 그런데 단순한 생물학적 요인 — 충분한 잠 — 은 십대 청소년들의 교통사고율을 그보다 두 배 이상 낮춘다.

이런 연구 결과들이 누구나 볼 수 있게 공개되어 있다는 점을 생각하면, 등교 시간의 전면적인 개혁이 물결처럼 교육계 전체를 휩쓸어야마땅했다. 그런데 오히려 교육계는 그런 발견들은 안 보이게 치워

---

* Centers for Disease Control and Prevention, "Teen Drivers: Get the Facts," Injury Prevention & Control: Motor Vehicle Safety, http://www.cdc.gov/motorvehiclesafety/teen_drivers/teendrivers_factsheet.html

버리느라 바빴다. 미국 소아과 학회와 질병 통제 예방 센터가 공개적으로 호소하고 나섰음에도, 변화는 느리고 힘겹게 이루어지고 있다. 너무나 미흡하다.

미국에서 통학 버스 시간표와 버스 노조는 등교 시간을 적절히 늦추는 것을 막는 주요 장애물이다. 부모가 일찍 일을 시작할 수 있도록 아침 일찍 아이를 문밖으로 내보내는 것이 정해진 일과이기 때문이다. 이런 이유들 때문에 늦은 등교 시간 모델을 전국으로 확대하기가 쉽지 않다. 매우 현실적인 문제들이며, 나도 진심으로 이해하고 공감한다. 하지만 자료가 그래서는 안 된다고 매우 확실하게 말하고 있는데, 낡고 피해를 끼치는 등교 모델을 계속 유지해야 한다는 평계 치고는 미흡하다고 느낀다. 교육의 목표가 교육하는 것이고, 그 과정에서 생명의 위협을 느껴서는 안 된다면, 현행 조기 등교 모델은 가장 장엄한 방식으로 실패하고 있다.

바꾸지 않는다면, 세대마다 아이들을 반쯤 혼수상태에서 비틀거리면서 교육을 받게 하는 악순환을 영속시키는 꼴이 된다. 학창시절이 끝날 때까지 다년간 만성 수면 부족에 시달리고, 그 결과 몸과 마음의 발달이 제대로 이루어지지 못하고, 진정한 성공의 잠재력을 최대로 발휘하지 못하게 되고, 수십 년 뒤에 자녀들도 똑같은 처지에 놓이게 할 뿐이다. 이 해로운 나선은 악화되기만 할 뿐이다. 지난 세기에 걸쳐 5~18세의 학생 75만 명 이상으로부터 얻은 자료들은 그들이 100년 전의 학생들보다 밤잠을 두 시간 덜 잔다고 말한다. 연령을 집단별로 더 세분해도 마찬가지다.

우리 아이들의 교육과 삶에서 수면을 최우선 순위로 놓아야 할 또 한 가지 이유는 수면 부족과 ADHD(주의력 결핍 과잉 행동 장애)의 유행 사이의 관계 때문이다. 이 진단을 받은 아이들은 낮에 학습할 때 흥분 잘하고, 기분이 오락가락하고, 더 어수선하고 산만하며, 우울증과 자살 충동을 일으키는 빈도도 상당히 높다. 이 증상들(주의를 집중하지 못하고, 학습 능력이 떨어지고, 행동을 자제하기 어렵고, 정신이 불안정한)의 복합체에서 ADHD라는 꼬리표를 제거한다면, 이 증상들은 수면 부족으로 생기는 증상들과 거의 똑같다. 수면 부족인 아이를 의사에게 데려가서 수면 부족 이야기는 쏙 빼고 이 증상들을 묘사하면 — 그런 사례는 드물지 않다 — 의사는 아이에게 어떤 진단을 내리고 어떤 처방을 할까? 수면 부족이 아니라, ADHD라고 진단할 것이다.

여기에는 겉으로 드러나는 것보다 더 심한 역설이 있다. 흔히 쓰이는 ADHD 처방약의 이름을 들어본 사람이 많을 것이다. 아데랄Adderall과 리탈린Ritalin이다. 하지만 이 약들이 실제로 뭔지 아는 사람은 거의 없다. 아데랄은 암페타민amphetamine에 특정한 염 성분을 첨가한 것이고, 리탈린도 메틸페니데이트methylphenidate라는 유사한 자극제다. 암페타민과 메틸페니데이트는 성인의(이 사례에서는 아동도) 뇌가 잠이 들지 못하게 막아서 각성 상태를 유지하는 가장 강력한 약물에 속한다. 즉 그런 아이가 가장 필요로 하지 않는 것이다. 이 분야의 내 동료인 찰스 체이슬러는 이런 약물을 대하는 이중적인 태도를 지적한다. 길거리에서 청소년에게 암페타민을 팔다가 걸려서 수십 년 형을 받고 교도소에 들어간 사람들이 있다. 그런데 제약사는 텔레비전 방송 황금시간대 ADHD에 초점을 맞추면서

448

암페타민 기반의 약(아데랄과 리탈린 같은)을 거리낌 없이 광고하는 듯하다. 냉소주의자들은 길거리 마약 밀매자를 고상하게 위장한 것과 뭐가 다르냐고 물을 것이다.

나는 결코 ADHD라는 장애를 놓고 논쟁하려는 것도, ADHD가 있는 아이가 모두 잠을 제대로 못 잔다고 말하는 것도 아니다. 하지만 우리는 수면이 부족한, 즉 제대로 진단이 내려지는 대신에 ADHD로 위장하고 있는 수면 장애를 겪고 있는 아이들이 있다는, 그것도 많이 있다는 것을 안다. 그들은 발달에 매우 중요한 몇 년 동안 암페타민 기반의 약물을 복용하고 있다.

진단 받지 않은 수면 장애 중 하나는 소아 수면 장애성 호흡, 즉 소아 폐쇄 수면 무호흡증 child obstructive sleep apnea이다. 심한 코골이가 수반되는 장애다. 편도가 지나치게 커지는 병인 아데노이드 adenoid에 걸리면 잠잘 때 호흡 근육이 이완되어 편도가 아이의 숨길을 막을 수 있다. 힘겨운 코골이는 반쯤 짓눌려서 씰룩거리는 숨길을 통해 공기가 거칠게 허파 속으로 빨려 들어갈 때 나는 소리다. 그렇게 산소가 부족해지면 몇 차례 제대로 호흡을 하여 혈액의 신소 포화도를 회복할 수 있도록 뇌가 아이를 억지로 깨우는 상황이 벌어진다. 그런 일이 밤새도록 되풀이된다. 그 결과 아이는 중요한 깊은 비렘수면에 들거나 그 잠을 오래 유지할 수가 없다. 이 수면 장애성 호흡 때문에 아이는 몇 달 동안, 아니 여러 해 동안 밤마다 만성 수면 부족에 시달리게 된다.

시간이 지나면서 만성 수면 부족 상태에 들면, 아이는 인지적, 감정적, 교육적으로 점점 더 ADHD와 유사한 성향을 드러낼 것이다.

다행히도 수면 장애임이 알려져서 편도를 잘라낸 아이들은 ADHD에 걸리지 않았다는 것을 드러낼 뿐 아니라 그 이상의 효과가 나타나곤 한다. 수술하고 나면 몇 주에 걸쳐서 아이의 잠이 회복되고, 그에 따라 정상적인 심리적 및 정신적 기능들도 몇 달에 걸쳐 돌아온다. 〈ADHD〉가 완치된다. 최근의 설문 조사와 임상 평가 자료를 토대로 할 때, ADHD 진단을 받은 아이들 중 50퍼센트 이상은 사실상 수면 장애가 있다고 추정된다. 하지만 그 아이들의 수면 증상과 그것이 미치는 영향을 알고 있는 보호자는 그중 일부에 불과하다. 그러니 대중의 공중 보건 의식을 제고하기 위한 정부의 캠페인 — 아마 제약사 쪽 압력 단체의 영향 없이 — 에 이 현안도 포함시켜야 한다.

ADHD 문제에서 한 걸음 뒤로 물러나면, 더 큰 그림이 더 명확히 눈에 들어온다. 그 어떤 정부 지침도 마련되어 있지 않고 나 같은 연구자들이 현재의 과학적 증거를 제대로 설명하지 않은 탓도 있어서, 많은 부모는 아이의 수면 부족 상태가 문제라는 점을 여전히 모르기 때문에 이 생물학적 필요성을 과소평가하곤 한다. 국립 수면 재단의 최근 여론 조사 결과도 그렇다는 것을 확인해준다. 부모 중 70퍼센트 이상은 자기 아이가 충분히 잘 잔다고 믿지만, 11~18세 자녀 중에서 실제로 필요한 만큼 잠을 자는 아이는 25퍼센트도 안 된다는 것이다.

부모인 우리는 그렇게 편견을 갖고 있기에, 아이의 수면이 얼마나 필요하고 중요한지를 제대로 보지 못한다. 그저 교육 체제가 안겨 준 수면 부채를 갚기 위해 절실히 필요한 잠을 주말에 몰아 자려고 하는 등 때로 그저 잠을 충분히 자고 싶어 할 뿐인데, 부모는 잘못한 것이 전혀 없는 아이들을 꾸짖거나 오명을 씌운다. 나는 이런 상황을 바꿀 수 있기를 바란다. 부모에게서 자녀로 수면을 소홀히 하는 태도가 대물림되는 것을 끊고, 자녀의 지치고 피곤한 뇌가 그리도 고통스럽게 갈구하던 잠을 제공할 수 있기를 기대한다. 잠이 풍족할 때, 마음은 활짝 핀다. 잠이 부족하면, 마음은 위축된다.

잠과 보건 의료

병원에서 치료를 받을 생각이라면, 의사에게 이런 질문을 하는 편이 좋을 것이다. 〈선생님은 지난 24시간 동안 몇 시간이나 잤나요?〉 의사의 대답에 따라서 심각한 의료 사고나 심지어 죽음까지 빚어질 것인지 여부가 통계적으로 검증 가능한 정도까지 결정될 것이다.

우리 모두는 간호사와 의사가 계속하여 장시간 일하며, 의사가 레지던트 기간에는 더욱더 그렇다는 것을 안다. 그러나 그 이유를 아는 사람은 거의 없다. 왜 이렇게 잠을 못자서 지치게 하는 방식으로 전공 지식을 터득하라고 의사에게 강요해 온 것일까? 그 답은 존경 받는 의사 윌리엄 스튜어트 핼스테드 William Stewart Halsted에게서 나왔다. 그는 스스로 어찌할 수가 없는 약물 중독자이기도 했다.

핼스테드는 1889년 5월 메릴랜드 주 볼티모어의 존스홉킨스 병원에서 외과 수련 프로그램을 짰다. 외과 학과장이었기에 그는 상당한 영향력을 발휘했고, 어떻게 하면 젊은 의사들을 의학에 전념하게 만들 수 있을지 나름의 가공할 신념을 지니고 있었다. 그는 6년이라는 전공의 수련 기간 residency을 계획했는데, 말 그대로 체류 기간이었다. 〈레지던시〉는 의사가 수술 실력과 의학 지식을 함양하는 일에 진정으로 몰두할 수 있도록 훈련받는 기간의 대부분을 병원에서 살아야 한다는 핼스테드의 믿음에서 나왔다. 신입 레지던트는 밤낮으로 교대 근무를 하면서 장시간 계속 일해야 했다. 핼스테드는 잠이 일하고 배우는 능력을 방해하는, 없애도 될 사치품이라고 여겼다. 그 말에 반박하기는 쉽지 않았다. 그 자신이 설파하는 그대로 실천을 하고 있었기 때문이다. 그는 며칠 동안 잠 한숨 안 자고도 전혀 피곤한 기색을 보이지 않는 초인적인 능력을 지닌 인물로 유명했다.

그러나 핼스테드에게는 지저분한 비밀이 하나 있었다. 그 비밀은 그가 세상을 떠난 지 한참 뒤에야 드러났다. 그리하여 그의 제정신이 아닌 듯한 레지던시 프로그램 체계와 잠을 안 자는 능력의 상당 부분이 설명이 가능해졌다. 핼스테드는 코카인 중독자였던 것이다. 그는 존스홉킨스 병원으로 오기 여러 해 전에, 우연한 계기로 그 습관에 빠져들었다.

의학에 뛰어든 초창기에 핼스테드는 수술 때 통증을 줄여 줄 마취제로 쓸 수 있는 약물들의 신경 차단 능력을 연구하고 있었다. 코카인도 그중 하나였다. 코카인은 몸의 신경을 따라 전기 펄스 파동이 전달되는 것을 차단한다. 그래서 통증 신호도 차단된다. 코카인 중독자들은 이 사실을 너무나 잘 안다. 코카인을 코로 흡입하면, 지나치게 열정적인 치과 의사가 마취제를 너무 많이 주사했을 때와 거의 비슷하게 코, 심지어 얼굴 전체가 마비되곤 하기 때문이다.

실험실에서 코카인을 연구하던 핼스테드는 머지않아 자신을 실험 대상으로 삼았고, 그 뒤로 그는 헤어날 수 없이 약물 중독에 빠져들었다. 그가 1885년 9월 12일자 『뉴욕 의학회지』에 발표한 연구 논문을 읽어 보면, 아무리 애써도 뭐라고 썼는지 이해할 수가 없다. 몇몇 의학사가들은 그가 코카인에 심하게 취한 광적인 상태에서 그 글을 쓴 것이 분명하다고 주장한다.

동료들은 핼스테드가 존스홉킨스로 오기 전부터, 또는 온 뒤에 신경이 쓰이게 하는 기이한 행동을 한다는 점을 눈치 챘다. 레지던트들을 감독하면서 수술을 하다가 그들에게 나머지 일을 맡기고 그냥 떠나기도 했다. 손이 너무 후들거려서 아예 수술을 집도할 수 없을 때도 있었다. 그럴 때면 그는 담배 중독 때문이라고 변명하곤 했다.

이윽고 그는 몹시 도움을 필요로 하는 상황에 이르렀다. 수치스럽기도 하고 한편으로는 동료들이 알아차릴까 봐 초조해하다가, 그는 성은 빼고 첫 번째 이름과 두 번째 이름만 적고서 한 재활 병원에 들어갔다. 그 뒤로도 그는 그 습관을 떨치려고 수없이 시도했지만 실패를 거듭하게 된다. 한번은 로드아일랜드주 프로비던스의 버틀러 정신 병원에 입원하여, 운동, 건강한 식단, 맑은 공기, 코카인 금단 증상의 고통과 불쾌함을 덜어 줄 모르핀으로 이루어진 재활 프로그램을 받았다. 그 〈재활〉 프로그램을 끝내고 나온 핼스테드는 코카인 중독에다가 모르핀 중독까지 된 상태였다. 핼스테드가 셔츠를 파리로 보내서 세탁을 하는 도무지 이해할 수 없는 짓까지 했다는 이야기도 전해진다. 하얗게 빤 셔츠가 돌아올 때면 다른 소포 꾸러미가 딸려 왔다는 것이다.

핼스테드는 코카인에 취한 각성 상태를 존스홉킨스 외과 프로그램의 중심에 놓았고, 그리하여 레지던트들에게 훈련 기간 내내 자신처럼 잠을 안 자고 버티라는 비현실적인 정신 상태를 강요했다. 사람을 지치게 만드는 그 레지던시 프로그램은 미국의 의대들에서 이런 저런 형태로 지금까지 이어지면서, 무수한 환자들을 해치거나 죽게 하는 여파를 미쳐 왔다. 레지던트 자신들도 마찬가지였다. 헌신적으로 환자를 돌보는 젊은 의사들과 의료진들이 생명을 구하는 경이로운 일을 하고 있다는 점을 생각하면 부당한 비난처럼 들릴지 모르지만, 이 주장을 뒷받침할 증거가 있다.

많은 의대는 레지던트들에게 으레 서른 시간을 일하도록 요구한다. 독자는 일주일에 적어도 마흔 시간을 일할 것이 분명하므로, 이 시간이 짧다고 생각할지 모른다. 하지만 레지던트에게 서른 시간은 한번에 죽 일하는 시간을 말한다. 더군다나 그들은 일주일에 이 서른 시간 연속 근무를 두 번 교대로 해야 할 때도 종종 있다. 그 사이에 열두 시간 교대 근무까지 몇 번 하면서 말이다.

이런 근무가 얼마나 해로운 영향을 미치는지는 잘 파악되어 있다. 서른 시간을 죽 일하고 교대하는 레지던트들은 열여섯 시간 이내로 일하는 이들에 비해, 약물 투여량을 잘못 처방하거나 수술 도구를 환자의 몸속에 두고 꿰매는 것 같은 더 심한 의료 실수를 저지를 확률이 36퍼센트 더 높다. 게다가 잠 한숨 안 자고 서른 시간 근무를 한 뒤에는 잠을 푹 잤을 때보다 집중 치료실에서 진단 실수를 저지를 확률이 무려 460퍼센트나 높다. 레지던시 과정을 거치는 동안, 레지던트 다섯 중 한 명은 환자에게 상당한 해를 끼칠 수면 부족 관련 의료 과실을 저지를 것이다. 스무 명 중 한 명은 수면 부족 때문에 환자를 죽이게 될 것이다. 현재 미국에서 레지던트 과정을 밟고 있는 의사가 10만 명을 넘으므로, 이는 레지던트들에게 필요한 수면을 허용하지 않음으로써 해마다 불필요하게 목숨을 잃는 사람들 — 누군가의 아들, 딸, 남편, 아내, 조부모, 형제, 자매인 — 이 수백 명에 달한다는 뜻이다. 이 장을 쓰고 있는 현재, 의료 과실이 심근 경색과 암 다음으로 미국인들의 세 번째 사망 원인이라는 새로운 보고서가 발표되었다. 거기에 수면 부족이 한 역할을 했으리라는 점은 의문의 여지가 없다.

젊은 의사들 자신도 이 사망 통계의 일부가 될 수 있다. 서른 시간을 일한 레지던트는 잠을 충분히 자고서 조심스럽게 행동하는 동료에 비해, 자신을 주삿바늘로 찌르거나 수술칼로 뱀으로써 혈액 감염병에 걸릴 확률이 73퍼센트나 높다.

가장 역설적인 통계 중 하나는 졸음운전에 관한 것이다. 잠을 못 잔 레지던트가 응급실에서 자동차 사고 환자를 구하기 위해 열심히 일하는 등 긴 근무를 끝낸 뒤, 자기 차를 몰고 집으로 돌아갈 때면 피곤 때문에 자동차 사고를 일으킬 확률이 168퍼센트나 높다. 그 결과 그들은 자신이 떠난 바로 그 병원 응급실로 돌아올 수도 있다. 미세 수면 때문에 일어난 자동차 사고의 희생자가 되어서다.

고참 의대 교수들과 담당의들도 잠을 너무 적게 자면 똑같이 의료 실력을 제대로 발휘하지 못한다. 당신이 전날 밤에 잠을 잘 기회를 적어도 여섯 시간 이상 갖지 않은 담당 의사에게 수술을 받는다면, 그 의사가 잠을 충분히 자고 나서 본래의 뛰어난 수술 실력을 발휘할 때보다 장기 손상이나 심각한 출혈 등 수술실에서의 심각한 의료 사고를 저지를 위험이 170퍼센트 더 높다는 점을 염두에 두시기를.

비응급 수술을 받을 예정이라면, 의사에게 잠을 얼마나 잤는지 물어보라. 대답이 마뜩치 않다면, 수술을 취소하기를 원할 수도 있다.

경력이 아무리 길다고 해도, 의사는 수면 부족을 극복하고 회복 능력을 계발하는 법을 〈배울〉 수가 없다. 왜 안 될까? 대자연은 수백만 년이라는 시간을 들여서 이 생리적으로 필요한 기구를 갖춰 놓았다. 진화적으로 필요해서 기나긴 세월 동안 전해진 것을 그 허장성세 또는 의지력, 수십 년의 경험을 통해서 당신(의사)이 떨쳐 낼 수 있다고 생각한다면 오만이다. 그리고 증거가 보여 주다시피, 그 오만함은 목숨까지 위태롭게 만든다.

다음에 병원으로 의사를 찾아갈 일이 생기면, 22시간 동안 잠을 자지 않으면 음주 운전 기준을 넘어설 만큼 술을 마신 사람과 동일한 수준으로 심신 능력이 저하되어 있다는 앞서 논의한 연구들을 염두에 두시라. 당신 앞에서 위스키 병을 꺼내어 몇 번 꿀꺽꿀꺽 넘긴 뒤 흐리멍덩한 상태에서 진료를 하겠다는 의사에게 당신은 그대로 진료를 받겠는가? 나라면 결코 받지 않을 것이다. 그런데 왜 사회가 수면 부족이라는 맥락에서 그에 못지않게 무책임하게 보건 의료가 이루어지는 꼴을 그냥 두고 봐야 한단 말인가?

이런 발견들과 비슷한 많은 연구 결과들을 보면서도, 미국 의학계가 레지던트와 담당 의사의 근무 일정표를 책임을 지고 개정하지 않는 이유가 대체 뭘까? 지친, 따라서 실수를 저지를 가능성이 높은 의사들에게 잠을 돌려주지 않는 이유가 뭘까? 어쨌거나 의학계의 목표는 최고 수준의 의료 서비스를 제공하는 것이 아니던가?

이 확실한 증거들을 토대로 미 연방 정부 차원에서 노동 시간을 제한하려는 움직임을 보이자, 위기를 느낀 전공의 수련 평가 위원회 Accreditation Council for Graduate Medical Education는 다음과 같은 수정안을 내놓았다. 레지던트 1년차의 업무 시간을 (1) 주당 80시간 이내로 (그래도 7일 내내 평균 11.5시간을 일하는 것이다), (2) 연속하여 24시간을 초과하지 않고, (3) 야간 근무는 3일에 한 번씩만 하도록 제한하는 내용이었다. 이 수정된 시간표도 뇌가 최적 상태에서 능력을 발휘할 기간을 훨씬 초월하는 수준이다. 수련 기간에 빈약한 수준으로 제공되는 잠 때문에 착오, 실수, 죽음이 계속 이어져 왔다. 연구 결과가 계속 쌓임에 따라, 미국 국립 과학 아카데미 산하 의학 한림원은 명확한 논조의 보고서를 내놓았다. 잠을 자지 않고 열여섯 시간 이상 계속 일하는 방식이 환자와 레지던트 모두에게 해롭다는 것이다.

위의 문단에서 내가 구체적으로 적시한 용어에 주목한 독자가 있을지 모르겠다. 레지던트 1년차라는 말이다. 이렇게 쓴 이유는 개정된 규정(이 책을 쓰고 있는 현재 기준)이 전공의 1년차에만 적용되고 그 뒤의 전공의들에게는 적용되지 않기 때문이다. 이유가 뭘까? 전공의 수련 평가 위원회 — 미국 전공의 수련 제도를 맡고 있는 막강한 권한을 지닌 의사들의 위원회 — 가 수면 부족의 위험을 입증하는 그 자료가 레지던트 1년차에게서만 모은 것이라고 보았기 때문이다. 그래서 위원회는 2~5년차의 레지던트 규정까지 바꾸는 것을 정당화할 증거가 전혀 없다고 느꼈다. 전공의 수련 과정을 12개월까지 견디면, 그 뒤로는 마치 마법처럼 수면 부족의 생물학적 및 심리적 영향을 받지 않을 면역력이 생긴다고 보는 듯하다. 겨우 몇 달 전만 해도 그토록 취약하다는 것이 드러난 그들에게 더 이상 그런 영향이 나타나지 않는다는 식이다.

나이 지긋한 선배들이 윗선을 차지한 교조적인 관료 조직 기관들이 으레 그렇듯이, 이런 깊게 뿌리박힌 오만함은 연구 자료를 중시하는 과학자인 내가 보기에는 의학계에서 설 자리가 없다. 그런 위원회들은 의학의 훈련, 교육, 실습을 논의할 때 우리도 다 잠 못 자고 고생했으니까 너희도 그래야 한다는 태도가 잘못되었음을 깨달아야 한다.

물론 의료 기관들은 수면 학대라는 기존 교육 방식을 정당화하는 다른 논리들도 꺼낸다. 가장 흔한 것은 윌리엄 핼스테드와 비슷한 마음 자세에 기댄다. 지칠 때까지 교대 근무를 하면서 일하지 않으면, 레지던트 수련 과정을 끝내는 데 아주 오래 걸릴 것이고, 효과적으로 배우지 못할 것이라는 논리다. 그렇다면 서유럽의 몇몇 국가들에서는 어떻게 젊은 의사들이 일주일에 48시간 이내라는 노동 시간 규정에 맞추어서 수련의 과정을 밟을 수 있는 것일까? 잠을 못 자면서 장시간 계속 일하지 않으면서? 그들이 제대로 수련을 받지 않기 때문일까? 그렇지 않다. 영국과 스웨덴의 수련의 과정처럼 서유럽 의료 교육 과정 중 상당수는 보건 의료 수준이 최고인 10대 국가에 속해 있다. 반면에 미국 의료 기관의 대다수는 18~32위에 속한다. 사실 미국에서 전공의의 근무 시간을 열여섯 시간 이내로 하면서 적어도 여덟 시간 동안 쉴 기회를 준 뒤 다음 근무조에 투입하는 예비 실험이 몇 건 이루어진 바 있다.* 그러자 심각한 의료 실수 ─ 환자에게

---

* 이렇게 말하면, 전공의가 여덟 시간 수면 기회를 만끽한다고 생각할지도 모르겠다. 불행히도 그렇지 않다. 그 여덟 시간 사이에, 전공의는 퇴근하여, 식사를 하는 등 여러 중요한 일들을 하고, 원하는 운동, 잠, 샤워든 간에 한 뒤에 다시 출근해야 한다. 그러니 눈을 붙이는 시간이 사실상 다섯 시간을 훨씬 넘어설 것이라고 보기는 쉽지 않다. 실제로도 그렇다. 최대 열두 시간 근무를 하고 열두 시간이 지난 뒤 교대 근무를 하는 것이, 전공의에게든 다른 어떤 담당의든 간에 가장 나은 방식이다.

해를 입힐 가능성이 있거나 해를 끼친 사례로 정의되는 — 횟수가 20퍼센트 넘게 떨어졌다. 더 나아가 애초에 진단 오류를 내리는 횟수도 400~600퍼센트 줄었다.

수면 단축을 전제로 한 현행 의학 수련 모델, 즉 젊은 의사들과 환자들의 학습, 건강, 안전을 똑같이 위협하는 방식을 고수하자는 논리 중에서 증거에 토대를 둔 것은 전혀 없다. 그런 식으로 여전히 극기를 강조하는 선배 의사들의 태도는 〈내 생각은 확고해, 사실 따위를 들먹거려서 헷갈리게 하지 마〉라는 마음 자세를 확실하게 보여 주는 사례인 듯하다.

더 일반화하자면, 나는 사회 자체가 잠을 향한 부정적이면서 반직관적인 태도를 무너뜨려야 한다고 느낀다. 그런 태도는 한 미국 상원 의원이 한 말에 고스란히 요약되어 있다. 「나는 잠이 필요하다는 생각만 하면 늘 혐오감이 밀려와. 죽음처럼 잠도 가장 강한 이들까지도 눕게 만들거든.」 이런 태도는 잠을 바라보는 여러 현대적인 견해들을 완벽하게 요약하고 있다. 혐오스럽고, 성가시고, 약하다는 기분을 들게 한다는 것이다. 그 상원 의원이 사실은 미드 「하우스 어브 카드 House of Cards」에 나오는 프랭크 언더우드이긴 하지만, 나는 그 드라마 작가들이 수면 소홀 문제의 핵심을 짚었다고 — 내게 보기에 자신들 이야기일 듯하다 — 믿는다.

이런 수면 소홀은 인류 역사상 최악의 재앙 중 몇 가지를 일으켜 왔다. 1986년 4월 26일, 체르노빌 원자력 발전소의 원자로가 녹아내린 악명 높은 사건을 생각해 보라. 그 재앙으로 유출된 방사선량은

제2차 세계 대전 때 떨어진 원자 폭탄에서 나온 것보다 100배는 더 강력했다. 사고는 오전 1시에 지쳐서 교대 근무를 하는 잠을 제대로 못 잔 담당자들의 실수로 빚어졌다. 결코 우연이 아니다. 그 방사선 누출의 장기 효과로 수십 년이 지나는 동안 수천 명이 목숨을 잃었고, 수십만 명이 평생토록 발달 장애나 질병에 시달려 왔다. 1989년 3월 24일 알래스카에서 블릭리프에 충돌하여 선체에 구멍이 난 엑손발데즈Exxon Valdez 유조선의 사례도 마찬가지다. 당시 1000만 ~4000만 갤런의 원유가 흘러나와서 주변의 2,000킬로미터가 넘는 해안선으로 퍼졌다. 바닷새 50만 마리, 해달 5,000마리, 물범 300마리, 흰머리수리 200마리, 범고래 20마리 이상이 죽었다. 그 뒤로 지금까지 연안 생태계는 완전히 회복되지 않았다. 초기 보고서에는 선장이 술에 취한 채 배를 몰았다고 나왔다. 하지만 선장이 술에 취한 것이 아니라, 3등 항해사에게 배를 맡겼는데, 그 항해사는 앞서 48시간 동안 여섯 시간밖에 못 잔 상태였기에 그만 실수를 하는 바람에 그런 엄청난 재앙을 일으켰다는 것이 나중에 드러났다.

이 두 세계적인 비극은 충분히 예방할 수 있는 것이었다. 이 장에서 다룬 수면 부족과 관련된 통계들도 모두 그렇다.

16장

21세기의 새로운 수면 전망

우리 수면 부족이 느린 형태의 자기 안락사임을 받아들인다면, 거기에 어떻게 대처해야 할까? 이 책에서 나는 우리의 집단 수면 부족의 원인과 그로부터 나오는 문제들을 이야기했다. 그렇다면 해결책은 뭘까? 어떻게 하면 이 상황을 바꿀 수 있을까?

　나는 이 문제를 풀려면 두 단계로 나누어서 생각해야 한다고 본다. 첫째, 우리는 수면 부족 문제가 왜 그렇게 변화에 저항하는 듯한지, 그리하여 섬섬 악화되고 있는 이유를 이해해야 한다. 둘째, 우리는 파악할 수 있는 가능한 모든 개입 지점에서 변화를 일으키는 데 필요한 체계적인 모델을 개발해야 한다. 하나의 마법의 탄환 같은 해결책은 나오지 않을 것이다. 어쨌거나 사회가 집단적으로 잠을 너무 적게 자는 이유는 단 하나가 아니라, 많다. 그림 17은 현대 세계의 잠을 위한 새로운 전망을 개괄한 것이다. 개입 기회의 수준을 따라 점점 향상되는 일종의 로드맵이다.

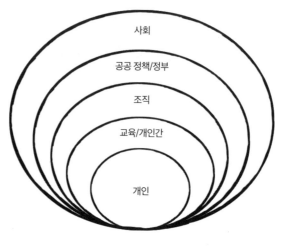

그림 17 수면 개입 수준

개인의 변화

개인을 위한 수면 증가는 개인의 노력을 전혀 요구하지 않음으로써 더 선호되는 수동적인 방법들과 개인의 노력을 요하는 적극적인 방법 양쪽을 통해 이루어질 수 있다. 여기서는 아직까지 가능성이 완전히 발휘되지는 않고 있다고 할 수 있을 몇 가지 가능성을 살펴보자. 모두 수면의 양과 질을 강화한다고 증명된 과학적 방법들을 토대로 한 것이다.

많은 동료 연구자들은 우리의 집과 침실로 기술이 침입하면서 소중한 잠을 빼앗고 있다고 주장하며, 나도 그 말에 동의한다. 밤에 LED 불빛을 내뿜는 기기들의 해로운 효과 등 이 책에서 논의한 증거들은 그 말이 사실임을 증명한다. 그래서 과학자들은 이 점점 디지털화하는 세계에서, 수면을 아날로그 상태로 유지하자고 주장해 왔다. 말하자면, 기술 자체를 논의에서 빼버리자는 것이다.

나는 사실 거기에는 동의하지 않는다. 수면의 미래가 한 세기 전에 우리가 알았던 바로 그 규칙적이고 풍족한 잠과 재결합해야 한다는 의미에서 과거로 돌아가는 것이라는 말은 맞다. 하지만 기술과 힘을 합치는 것이 아니라 기술과 맞서 싸우는 것은 내가 볼 때 잘못된 접근법이다. 한 가지 이유는 지는 싸움이기 때문이다. 우리는 기술이라는 요정을 결코 병에 다시 집어넣을 수 없을 것이고, 그렇게 할 필요도 없다. 대신에 우리는 이 강력한 도구를 우리에게 유리하게 이용할 수 있다. 나는 앞으로 3~5년 이내에 개인의 수면과 하루 주기 리듬을 매우 정확히 추적하는 저렴한 장치가 판매될 것이라고 확신한다. 그렇게 되면, 이 개인 수면 추적기를 온도계와 조명 같은 장치들과 실내 통신망을 통해 결합할 수 있다. 이 글을 쓰는 현재 이미 그런 장치를 개발하는 일에 나선 기업들도 있다.

두 가지 흥분되는 가능성이 펼쳐질 것이다. 첫째, 그런 장치는 각 방에 있는 각 식구의 수면을 온도계로 측정하는 각 방의 온도와 비교할 수 있다. 시간이 흐를수록 더 정확해지는 흔한 기계 학습 알고리듬을 써서, 수면 추석 장치로 계산한 생리학적 패턴을 토대로 각 방의 각 식구별 최적 온도(한 방에 두 명 이상 있을 때는 아마 온도 차이를 세밀하게 나누어서)가 얼마라고 집 온도계에게 지적으로 가르칠 수 있을 것이다. 밤잠을 잘 잘지 설칠지에 영향을 미치는 요인들은 당연히 많지만, 온도가 상당히 중요한 요인임에는 분명하다.

더 나아가 우리는 대부분의 집과 아파트에서 야간 온도를 일정하게 설정하는 것과 달리, 각 사람의 예상 체온 변화에 발맞추어서 밤에 온도가 자연스럽게 오르내리도록 프로그램을 짤 수 있다. 시간이 흐르면 표준 실내 온도계로 맞춘 식구들 대부분의 잠을 성가시게 하는 별 도움이 안 되는 변화 없는 열적 배경에서 벗어나서, 각 침실의 각 거주자의 하루 주기 리듬에 맞춘 열적 수면 환경을 지능적으로 조성할 수 있다. 이 두 가지 변화는 개인의 노력을 전혀 요구하지 않으며, 잠이 더 빨리 들도록 하고, 총 수면 시간을 늘리고, 심지어 모든 식구들의 깊은 비렘수면 질을 높인다(13장에서 논의했듯이).

두 번째로 수동적인 해결책은 전등과 관련이 있다. 많은 이들은 야간 조명, 특히 디지털 기기에서 나오는 파란색 위주의 LED 조명에 지나치게 노출된다. 이 저녁의 디지털 조명은 멜라토닌 생성을 억제하고 수면 시작 시간을 늦춘다. 이 문제를 해결책으로 바꿀 수 있다면? 곧 우리는 멜라토닌에 덜 해로운 따뜻한 노란색에서 멜라토닌을 강력하게 억제하는 강한 청색광에 이르기까지, 방출하는 빛의 파장을 다르게 할 수 있는 필터로 LED 전구를 조작할 수 있을 것이다.

개인의 생물학적 리듬을 정확히 파악할 수 있는 수면 추적기와 연결된 새로운 전구를 집안 전체에 설치할 수도 있다. 그리고 모두 홈 네트워크에 연결한다. 전구(그리고 아이패드 등 망에 연결된 다른 LED 화면 장치들도)는 개인(또는 개인들의 집단)의 자연적인 수면-각성 패턴을 토대로, 밤이 깊어짐에 따라 개인의 해로운 청색광의 다이얼을 서서히 낮출 것이다. 개인이 한 방에서 다음 방으로 실시간으로 이동할 때 역동적으로 끊임없이 그렇게 할 수도 있다. 여기서 다시 방에 있는 사람들의 생리학적 상태를 조합하여 실시간으로 온도 차이를 지능적으로 세분하여 조절할 수 있다. 사용자의 뇌와 몸은 집안의 망에 연결된 착용 기기를 통해 측정되고 번역됨으로써, 통합적으로 조명을 조절할 것이고, 그럼으로써 멜라토닌 분비도 조절되어 수면의 최적 조절을 방해하기보다는 모두의 수면을 촉진하게 될 것이다.

아침에는 이 흐름을 뒤집을 수 있다. 이제는 아직 미적거리면서 남아 있는 멜라토닌을 모두 차단하는 강력한 청색광으로 실내를 가득 채울 수 있다. 그러면 매일 아침 더 빨리 깨고, 더 머리가 맑아지고, 더 상쾌한 기분으로 시작하는 데 도움이 될 것이다.

더 나아가 우리는 이 동일한 조명 조작 개념을 써서 생물학적으로 합당한 범위 내에서 누군가의 수면-각성 리듬을 약간 떠밀 수도 있을 것이다(30~40분 빠르거나 늦게). 원할 때 서서히 앞당기거나 늦춤으로써. 예를 들어, 주중에 아주 일찍 아침 회의가 있다면, 이 기술로 온라인 달력에 맞추어서 월요일부터 잠자리에 들고 일어나는 시간을 조금씩 앞당김으로써 자신의 하루 주기 리듬을 서서히 옮기기 시작한다. 그러면 수요일에 새벽에 일어나기가 덜 괴로울 것이다. 즉 당신의 뇌와 몸에 생물학적인 동요를 덜 일으킬 것이다. 이 방법은 설령 더하지는 않다고 할지라도, 마찬가지로 시간대 사이를 여행할 때 생기는 비행 시차를 극복하는 데 도움을 줄 수 있다. 그리고 사람들이 이미 지니고 다니는 LED를 내뿜는 개인 기기를 통해서도 쓸 수 있다. 휴대 전화, 태블릿, 노트북 컴퓨터를 통해서 가능하다.

이런 일을 실내 환경이나 비행 시차라는 드물게 일어나는 상황에만 한정 지을 이유가 있을까? 자동차에도 같은 조명 해법을 채택하면 아침 출근할 때 각성도를 조절하는 데 도움이 될 수 있지 않을까? 아침, 특히 이른 아침은 졸음운전 사고가 가장 많이 일어나는 시간대

중 하나다. 이른 아침 출근할 때 자동차 운전석을 청색광으로 가득하게 할 수 있다면? 운전자나 도로의 다른 이들을 산만하게 만들지 않도록 세기를 조절해야 하겠지만, 13장에서 말했듯이 그다지 밝은 빛(럭스)이 아니어도 멜라토닌을 억제하고 각성도를 강화할 만큼 확연히 효과를 일으키는 데에는 문제가 없다. 이 방식은 졸음운전이 가장 심할 북반구와 남반구의 각 겨울 아침에 특히 유용할 수 있다. 직장에서 운 좋게도 개인 사무실이 있는 사람들은 같은 원리에 따라서 사무실 조명 리듬을 자신의 하루 주기 리듬에 맞출 수 있다. 하지만 칸막이로 막았을 뿐인 업무 공간도 자동차 좌석과 그리 다르지 않으므로, 이용자에게 맞추어서 같은 식으로 조명을 조절할 수 있을 것이다.

그런 변화가 얼마나 많은 혜택을 줄지는 앞으로 검증되어야 하겠지만, 예전부터 수면 문제에 예민했던 미 항공 우주국에서 나온 자료를 말해 줄 수는 있다. 나는 학자 생활 초기에 그 기관과 공동으로 수면 문제를 연구한 바 있다. 국제 우주 정거장의 우주 비행사들은 시속 약 2만 8,000킬로미터로 90~100분마다 지구 궤도를 한 바퀴 돈다. 그래서 그들은 약 50분 동안 〈낮〉을, 약 50분 동안 〈밤〉을 지난다. 그래서 하루에 열여섯 번씩 해돋이와 해넘이의 장관을 보긴 하지만, 대신에 그들의 수면 – 각성 리듬은 엉망이 되면서 불면증과 수면 부족이라는 끔찍한 문제에 시달리게 된다. 지상에서 맡은 일을 하다가 실수를 하면, 상사로부터 한 마디 듣는 것으로 끝날 수도 있다. 하지만 진공 상태의 우주 공간을 날아가는 금속 통 안에서 실수를 하면, 수억 달러의 장비와 임무가 물거품이 될 수 있으므로, 결과가 훨씬 더 심각해질 수 있다.

이런 문제를 해결하기 위해, 미 항공 우주국은 몇 년 전 대기업인 한 전기 회사와 공동으로 내가 앞서 말한 형태의 특수 전구를 개발하는 일을 시작했다. 우주 정거장에 설치하여 지상의 24시간 낮밤 주기와 더 비슷한 조건에서 우주 비행사들이 지낼 수 있게 할 전구였다. 이렇게 주변 환경의 밝기를 조절하자, 몸의 멜라토닌 리듬이 잘 조절되면서 수면도 좋아졌고, 피로에 따른 조작 실수도 줄어들었다. 전구 하나를 개발하는 데 드는 비용이 거의 30만 달러에 달했다는 점도 언급해야겠다. 하지만 많은 기업들이 그보다 훨씬 적은 비용으로 비슷한 전구를 만들기 위해 애쓰고 있다. 이 글을 쓰고 있는 현재 첫 제품이 막 출시되는 중이다. 표준 전구와 경쟁할 수 있을 만큼 가격이 떨어지면, 이 많은 가능성들이 현실이 될 것이다.

개인이 변화에 능동적으로 참여할 것을 요구하는 덜 수동적인 해결책은 실행하기가 좀더 어려울 것이다. 사람의 습관은 일단 자리를 잡으면 바꾸기가 어렵다. 새해에 온갖 결심을 하지만, 지키지 못하는 것들이 얼마나 많은지를 생각해 보라. 과식을 하지 않겠다거나, 규칙적으로 운동을 하겠다거나, 금연을 하겠다는 결심은 우리가 건강을 지키기 위해 바꾸고 싶어 하지만, 실제로 바꾸는 데 성공하는 사례가 거의 없는 습관의 사례들이다. 잠을 너무 적게 자기를 고집하는 태도도 마찬가지로 명분을 잃은 듯하지만 유지되고 있다. 하지만 나는 몇 가지 적극적인 해결책들이 수면 습관에 실질적인 차이를 가져올 것이라고 낙관한다.

책, 강연, 텔레비전 방송 등을 통해서 사람들에게 수면 문제를 널리 알리는 것도 수면 부족과 맞서 싸우는 데 도움을 줄 수 있다. 매학기에 400~500명의 대학생을 대상으로 수면 과학 강의를 하면서 직접 경험하기에 안다. 나는 한 학기 강의가 시작할 때와 끝날 때 익명으로 설문 조사를 한다. 한 학기 강의가 진행되는 동안, 학생들 스스로가 밝힌 수면 시간은 하룻밤에 평균 42분 늘어난다. 얼마 안 되는 양 들리겠지만, 1주일이면 5시간, 각 학기에 75시간을 추가로 더 자는 셈이다.

하지만 그것만으로는 부족하다. 나는 강의가 끝난 뒤 몇 년 사이에 학생들 중 상당수가 원래의 더 짧고 건강하지 못한 수면 습관으로 돌아갈 것이라고 확신한다. 정크 푸드를 먹으면 비만으로 이어진다는 과학적 위험을 설명한다고 해서 과자 위에 브로콜리를 얹어먹는 사람이 거의 늘어나지 않는 것처럼, 지식만으로는 부족하다. 추가 수단이 필요하다.

건강한 새로운 습관을 영구적인 생활 방식으로 굳힌다고 알려진 한 가지 방법은 자신의 자료에 노출시키는 것이다. 심혈관 질환이 좋은 사례다. 환자에게 운동 일정에 반응하여 생리적 건강이 회복되는 양상을 집에서 추적할 수 있는 장치를 제공하면, 재활 프로그램을 따르는 비율이 높아진다. 운동을 할 때 혈압을 보여 주는 장치, 다이어트를 할 때 체질량 지수를 보여 주는 체중계, 금연을 할 때 폐활량 변화를 보여 주는 폐활량계 같은 것들이다. 그렇게 하면 생활 습관과 행동에 일어난 긍정적인 변화를 1년 뒤, 심지어 5년 뒤까지도 유지하는 이들이 더 늘어난다. 자기 자신을 정량화하여 바라보게 하면, 건강한 습관을 더 오래 유지한다는 측면에서는 〈보면 믿게 된다〉는 오래된 격언이 옳다는 것이 드러난다.

잠을 정확히 추적하는 착용 기기가 빠르게 출현함에 따라, 우리는 같은 접근법을 잠에도 적용할 수 있다. 스마트폰을 다양한 원천에서 나오는 개인의 건강 자료를 모으는 중심축으로 삼으면, 자신의 잠이 어떻게 심신의 건강을 알려 줄 직접적인 예측 지표가 되는지를 보게 된다. 신체 활동(걸음 수나 운동 시간과 강도 같은), 햇빛 노출 시간, 체온, 심장 박동수, 체중, 음식 섭취량, 업무 생산성, 기분 같은 것들이 그런 자료다. 그런 장치를 착용한다면, 잠을 푹 잔 다음 날에는 음식을 덜 먹고 더 건강한 음식을 찾으며, 머리가 더 맑고 더 행복하고 더 긍정적인 기분을 느낀다는 것을 알아차릴 가능성이 높다. 대인 관계도 더 나아지고, 더 짧은 기간에 더 많은 업무를 해낸다는 사실도 깨달을 가능성이 높다. 더 나아가 한 해 중 평균적으로 잠을 더 잔 달에는 질병에 덜 걸리고, 체중, 혈압, 약 투여량도 줄어들며, 인간관계나 혼인 만족도, 성생활도 나아진다는 것을 알아차리게 된다.

매일, 매달, 궁극적으로 매년 이렇게 점점 더 습관이 굳어짐에 따라, 수면을 소홀히 했던 이들은 더 긍정적인 방향으로 바뀔 수 있다. 나는 급진적인 변화가 일어날 것이라는 소박한 생각을 품고 있지는 않지만, 이렇게 함으로써 매일 밤 수면 시간이 15~20분만이라도 늘어난다면, 생애 전체로 보면 상당한 차이가 나타날 것이고, 세계 경제 차원에서 수조 달러가 절약되는 등 많은 혜택을 보게 될 것이다. 그것은 의료 서비스를 지금 우리가 하고 있는 환자 돌보기(치료) 모델에서 건강 돌보기(예방) 모델로 전환한다는 미래 전망을 실현시킬 가장 강력한 요인 중 하나가 될 수 있다. 후자는 전자의 필요성을 없애는 것을 목표로 한다. 예방은 치료보다 훨씬 더 효과가 좋으며, 장기적으로 보면 비용도 훨씬 덜 든다.

더 나아가 분석(과거와 현재의 수면 양상은 이렇고, 과거와 현재의 체중은 이렇고 등등)에서 미래를 내다보는 예측 분석 predictalytics으로 나아간다면 어떨까? 이 용어를 설명하기 위해, 흡연 사례로 돌아가 보자. 현재 예측 분석 앱을 만들려는 노력들이 이루어지고 있다. 먼저 스마트폰 카메라로 자신의 얼굴 사진을 찍는다. 그러면 앱은 당신에게 하루에 담배를 평균적으로 얼마나 피우는지 묻는다. 흡연량이 눈 밑의 처짐, 주름살, 마른버짐, 탈모, 누런 이 등 외모 건강에 어떤 영향을 미치는지를 파악한 과학 자료를 토대로, 그런 앱은 흡연을 계속한다는 가정 하에 1년, 2년, 10년 등 미래의 특정 시점에 얼굴이 어떻게 변할지를 예측한다.

동일한 접근법을 수면에도 적용할 수 있는데, 다양한 수준에서 적용이 가능하다. 외모뿐 아니라, 뇌와 신체 건강에도 적용 가능하다. 예를 들어, 개인이 잠을 계속 너무 적게 잔다면 특정한 암이나 알츠하이머병 같은 질병에 걸릴 위험이 얼마나 증가하는지를(비록 결정론적인 것은 아니지만) 보여 줄 수 있을 것이다. 남성들은 계속 잠을 소홀히 하면 고환이 얼마나 줄어들고 테스토스테론 농도가 얼마나 떨어질지를 예측할 수 있을 것이다. 체중 증가, 당뇨병, 면역 장애, 감염에도 비슷한 위험 예측을 할 수 있을 것이다.

지난주의 수면 시간을 토대로 독감 백신을 맞는 것이 좋을지 안 좋을지를 예측할 수도 있다. 8장에서 설명한 내용을 떠올려보라. 독감 백신을 맞기 전 주에 밤잠을 네 시간에서 여섯 시간밖에 안 잤다면,

항체 반응이 필요한 정상적인 수준의 절반에도 못 미칠 것이라는 의미다. 반면에 일곱 시간 이상을 자면, 강력하면서 포괄적인 면역 반응이 한결같이 일어난다. 따라서 보건 의료 담당 기관과 병원 등에 개인의 수면 양상 자료를 매주 실시간으로 갱신하여 알려 주는 것이 해당 앱의 목표가 될 것이다. 그 소프트웨어는 그런 자료를 통해서 접종하기에 가장 좋은 시기를 파악하여 백신 접종의 성공 확률을 최대화할 수 있다.

그러면 더 효과적인 〈집단 면역 혜택 herd immune benefit〉이 이루어짐으로써, 개인의 면역뿐 아니라 공동체의 면역도 뚜렷이 향상될 것이다. 미국에서 한 해에 독감 때문에 생기는 비용이 약 1,000억 달러에 달한다는 사실을 아는 사람은 거의 없다(직접 비용은 100억 달러, 업무 생산성 감소에 따른 비용이 900억 달러). 이 소프트웨어 해결책이 감염률을 몇 퍼센트라도 줄인다면, 면역 효율 향상으로 입원 환자와 외래 환자 양쪽으로 병원 서비스에 드는 비용 부담이 줄어듦으로써 수억 달러가 절약될 것이다. 독감 유행 때 독감에 걸리고 결근함으로써 생산성이 줄어드는 것을 피함으로써, 기업과 경제는 더욱 많은 돈 — 아마 수십억 달러 — 을 절약할 수 있을 것이므로, 그런 노력에 지원을 하지 않을까?

우리는 이 해결책의 규모를 전 세계로 확대할 수 있다. 백신 접종과 개인의 수면을 추적할 기회가 있는 곳이라면 어디에서든 간에, 보건 의료 체제, 정부, 기업의 비용을 크게 줄일 가능성이 있다. 그것은 사람들이 더 건강한 삶을 살도록 돕는다는 목표에 동기를 부여할 수 있다.

교육의 변화

나는 지난 5주 넘게, 미국과 내 고국인 영국에 있는 동료, 친구, 친척을 대상으로 비공식적인 설문 조사를 해왔다. 또 스페인, 그리스, 호주, 독일, 이스라엘, 일본, 한국, 캐나다의 친구와 동료로부터도 응답지를 받았다.

나는 그들에게 자랄 때 학교에서 어떤 종류의 건강과 보건 교육을 받았는지 물었다. 식단에 관한 내용이 들어 있었나? 98퍼센트가 그렇다고 답했고, 구체적인 내용까지 기억하고 있는 있는 이들도 있었다(현재는 권고 사항이 달라지긴 했지만). 마약, 알코올, 안전한 성관계, 생식 건강에 관한 내용은? 87퍼센트가 받았다고 답했다. 학생 때 운동이 중요하다는 것을 배웠는지, 매주 학교 시간표에 체육이 필수 과목으로 들어 있었는지? 100퍼센트가 그렇다고 대답했다.

이 설문 조사 결과는 과학적 자료라고 보기 어렵지만, 어떤 형태로든 간에 식단, 운동, 건강에 관한 사항이 선진국에 사는 아이들의 대다수가 받는 세계적인 교육 과정의 일부라는 점을 말해 주는 듯하다.

그런데 이 다양한 부류의 사람들에게 잠에 관한 교육도 받았는지를 묻자, 마찬가지로 보편적인 대답이 나왔다. 방향이 정반대라는 점이 달랐을 뿐이었다. 잠에 관한 교육 내용이나 정보를 보고 들었다는 응답은 0퍼센트였다. 몇몇 사람이 받았다고 한 건강과 보건 교육 속에도 수면이 몸과 마음의 건강에 중요하다는 내용은 수박 겉핥기 수준으로조차도 들어 있지 않았다. 이들이 집단 전체를 대변한다면, 수면은 우리 아이들의 교육에서 아예 통째로 빠져 있다는 뜻이 된다. 대대로 우리 아이들은 수면 부족이 직접적으로 어떤 위험을 끼치고 지속적으로 건강에 어떤 영향을 미치는지를 계속 모른 채 살아왔다.

나는 세계 보건 기구와 함께 전 세계 학교에서 활용할 수 있는 단순한 교육 모듈을 개발하기를 몹시 원한다. 연령 집단별로 교육 방식을 다르게 할 수도 있다. 온라인으로 시청할 수 있는 짧은 애니메이션, 실물 형태나 디지털 형태(전 세계의 수면 〈펜팔〉과 게임을 할 수도 있는)로 된 보드 게임, 수면의 비밀을 살피는 데 도움이 되는 가상 현실 등으로다. 많은 방안들이 있으며, 모두 전 세계 국가와 문화에 쉽게 적용할 수 있다.

이 계획의 목표는 두 가지가 될 것이다. 첫째는 아이들 자신의 삶을 바꾸는 것이고, 둘째는 그렇게 높아진 수면에 관한 인식과 향상된 수면 습관을 대대로 후손에게 물려주게끔 하는 것이다. 그러면 우리는 수면에 관한 올바른 인식을 한 세대에서 다음 세대로 전달하기 시작할 것이다. 예의바른 태도와 품행 같은 것들을 대물림하듯이 말이다. 그렇게 되면 의학적인 차원에서 우리 후손들은 수명이 더 늘어날 뿐 아니라, 건강 수명도 더 늘어날 것이다. 후자는 중년과 말년에도 만성 수면 부족으로 생긴다고(즉 단순히 상관관계가 있다는 차원을 넘어선다고) 알려진 질병이 없이 살아간다는 의미이므로 더욱 중요한 의미가 있다. 그런 수면 교육 프로그램을 하는 데 드는 비용은 현재 우리가 제대로 알지 못한 채 전 세계에서 잠을 줄임으로써 치르는 비용에 비하면 미미할 것이다. 이 소망과 생각을 실현시키는 데 도움을 주고 싶은 단체나 기업, 개인이 있다면, 부디 손을 내밀어 주시기를 부탁드린다.

조직의 변화

직장과 주요 산업에서 어떻게 수면 개혁을 이룰 수 있을지 세 가지 사례를 제시해 보자.

첫째, 직장에서 일하는 직원들의 사례다. 직원이 약 5만 명인 대형 보험사 애트나Aetna는 검증된 수면 추적기 자료를 토대로, 잠을 더 많이 자는 직원에게 보너스를 주는 제도를 도입했다. 애트나의 회장 겸 CEO인 마크 베르톨리니Mark Bertolini는 이렇게 설명했다. 〈직장에서 온전한 정신으로 더 나은 판단을 내리는 일이야말로 우리 사업의 토대와 직결됩니다. 졸고 있는 상태에서는 그럴 수가 없어요.〉 밤잠을 일곱 시간씩 20일 이상 계속 잔 직원은 하루당 25달러, 최대 500달러의 보너스를 받는다.

베르톨리니의 유인책을 비웃는 이들도 있겠지만, 밤낮에 걸친 직원의 생활사 전체를 고려하는 새로운 직장 문화를 개발하는 일은 직원을 배려하는 것인 동시에 경제적으로도 현명한 태도다. 베르톨리니는 잠을 푹 잔 직원이 기업에 주는 순이익이 상당하다는 것을 아는 듯하다. 수면에 투자하면 생산성, 창의성, 업무에 대한 열정, 활력, 능률 — 그 직장에 들어가기를 원하고 계속 다니고 싶게 행복감은 말할 필요도 없이 — 이 보상으로 따라온다는 사실은 부정할 수 없다. 경험을 통해 입증된 베르톨리니의 혜안은 직원들을 하루 열여섯 시간에서 열여덟 시간까지 들볶아서 일을 시키는 것이 낫다는 잘못된 개념을 타파한다. 후자는 직원을 소진시켜서 소모품을 만들고 생산성을 떨어뜨리고, 시시때때로 앓게 하며, 결국 사기를 떨어뜨리고 이직률을 높일 뿐이다.

나는 베르톨리니의 생각에 전적으로 동의한다. 한 가지만 바꾸고 싶긴 하다. 돈으로 보너스를 주는 대신에, 휴가일수를 늘릴 수도 있다. 상여금을 조금 더 받는 것보다 휴가 시간을 더 중시하는 이들이 많기 때문이다. 나는 〈수면 점수제 sleep credit system〉를 제안하고 싶다. 수면 시간을 보너스나 휴가일수와 교환할 수 있는 방식이다. 거기에는 적어도 한 가지 조건이 붙을 것이다. 수면 점수제는 단순히 일주일이나 한 달 동안의 총 수면 시간을 계산하는 방식을 쓰지 않을 것이다. 앞서 설명했듯이, 수면의 정신적 및 신체적 혜택을 보려면 수면의 연속성 — 즉 하룻밤에 일곱 시간에서 아홉 시간씩 매일 일관되게 잠으로써, 주중에 수면 부채를 쌓다가 주말에 몰아서 잠으로써 보충을 하기를 바라는 식이 아닌 — 도 총 수면 시간 못지않게 중요하다. 따라서 〈수면 점수〉는 수면 시간과 매일 밤 수면의 연속성을 조합하여 계산하면 될 것이다.

불면증이 있는 사람이라고 해서 불리하지 않다. 오히려 수면을 일상적으로 추적하는 이 방법은 불면증이 있는지 여부를 파악하는 데 도움을 주고, 알고 나면 스마트폰을 이용한 인지 행동 요법을 받을 수 있을 것이다. 수면 점수제는 불면증 치료를 받을 동기를 부여할 수 있으며, 따라서 그런 이들의 건강과 생산성, 창의성, 승진에도 기여할 것이다.

두 번째로 생각을 바꾸어야 할 것은 유연한 근무 시간이다. 기업은 경직된 근무 시간(오전 9시에서 오후 5시까지라는 고전적인 형태 같은)을 고수하기보다는 개인의 업무 능률이 가장 잘 발휘되는 시간에 훨씬 더 맞출 필요가 있다. 이 업무 능률 시간은 좀 짓눌린 뒤집힌 U

자 형태다. 주요 상호 작용이 이루어지는 핵심 시간대에는 모두가 직장에 와 있어야 할 것이다. 이를테면, 정오부터 오후 3시까지가 그렇다. 하지만 개인별 시간형에 맞추려면 근무 시간의 양쪽 끝은 유연하게 정할 필요가 있을 것이다. 올빼미형은 늦게 일을 시작하여(이를테면, 정오에) 저녁 늦게까지 하면, 정신적 능력과 몸의 활력이 최고 수준에 달했을 때 일을 하는 셈이 될 것이다. 반면에 종다리형은 〈표준〉 근무 시간 중 끝부분을 졸면서 비효율적으로 보내는 대신에, 일을 일찍 시작하여 일찍 끝내게 할 수 있다. 그러면 또 한 가지 혜택이 따라 나온다. 출퇴근 시간대의 교통 정체가 한 예다. 아침과 저녁 양쪽으로 교통 정체가 줄어들 것이다. 그럼으로써 간접적으로 절약되는 시간, 돈, 스트레스는 사소한 수준이 아닐 것이다.

아마 당신이 다니는 회사는 어떤 식으로든 그렇게 하고 있다고 주장할지 모른다. 그러나 내가 기업들에 자문을 한 경험에 비추어볼 때, 그럴 기회를 준다고 말할 수는 있겠지만, 직원이 실제로 그렇게 할 때 용납하는 기업은 거의 없다. 관리자와 경영자의 눈에는 더욱 용납이 안 된다. 교조적이면서 경직된 태도는 더 나은(예를 들어, 수면 쪽으로) 업무 습관을 가로막는 가장 큰 장애물 중 하나다.

수면에 관한 개념을 바꿀 필요가 있는 세 번째 산업 분야는 의료계다. 전공의의 근무 시간표에 잠을 더 많이 집어넣을 필요성이 시급하다는 것은 환자 보호에 수면이 얼마나 중요한지를 근본적으로 다시 생각할 필요가 있다는 의미다. 두 가지 확실한 사례를 들어서 이 개념을 설명할 수 있다.

476

사례 1 — 통증

잠을 덜 잘수록, 또 잠이 더 조각날수록, 사람은 온갖 종류의 고통에 더 민감해진다. 사람이 계속해서 상당한 고통을 겪는 가장 흔한 장소 중 하나는 건강한 잠을 자기가 가장 어려운 곳이기도 하다. 바로 병원이다. 병원에서 하룻밤이라도 보내는 불행한 경험을 해보았다면, 그 사실을 너무나 잘 알 것이다. 가장 병세가 심각한(따라서 잠의 도움을 가장 필요로 하는) 환자들이 모여 있는 집중치료실은 더욱 그렇다. 장치들에서 끊임없이 나는 삑삑거리고 윙윙거리는 소리, 이따금씩 튀어나오는 알람 소리, 잦은 검사 때문에, 환자는 편히 잘 수도 길게 푹 잘 수도 없다.

산업 보건 측면에서 병실과 병동을 조사한 자료들은 소음 오염이 시끄러운 식당이나 술집에 맞먹는 수준이라고 말한다. 게다가 하루 24시간 내내 그런 수준이다. 그런데 집중치료실에서 나는 알람 소리 중 50~80퍼센트는 불필요하거나, 병원 직원이 무시하는 것들이다. 게다가 환자가 받는 온갖 검사와 수치 측정 중에는 굳이 그 시간에 할 필요가 없는 데에도 잠을 방해하는 시간에 하는 깃들이 아주 많다. 환자가 자연스러운 이상biphase 낮잠을 즐기는 오후나 이제야 겨우 푹 잠들려고 하는 새벽에 검사를 하곤 한다.

그러니 심장내과, 내과, 외과든 할 것 없이, 집중치료실의 환자들이 한결같이 잠을 제대로 못 잔다는 연구 결과가 나온 것도 놀랄 일은 아니다. 시끄럽고 낯선 집중치료실 환경에서는 안정을 못 찾아서 잠이 드는 데 더 오래 걸리고, 잠들어도 도중에 계속 깨고, 더 얕게 자고, 전체적으로 렘수면의 비율이 더 적다. 설상가상으로, 의사와 간호사는 집중치료실에 있는 환자들의 수면 시간을 한결같이 더 과대 평가한다. 객관적으로 수면 양상을 측정하면 환자들이 훨씬 더 잠을 못 이룬다는 것이 드러난다. 종합하자면, 이런 병원에서 환자의 수면 환경, 따라서 수면의 양은 환자의 회복을 전적으로 방해한다.

이 문제는 해결할 수 있다. 환자 돌봄에 중점을 두어서 잠을 우선순위에 놓거나 그에 근접한 의료 체계를 설계하는 것이 가능하다. 우리 연구진은 밤잠을 8시간 푹 잤을 때에 비해 하룻밤 수면 부족 상태에 놓였을 때, 사람의 뇌에서 통증과 관련된 중추들이 불쾌한 열 자극(물론 해를 끼칠 수준은 아닌)에 42퍼센트 더 민감하다는 것을 발견했다. 이 통증 관련 뇌 영역들이 모르핀 같은 진정제가 작용하는 바로 그 영역들이기도 하다는 점은 흥미롭다. 수면은 천연 진통제인 듯하며, 잠을 못 자면 뇌는 통증을 더 예리하게 지각한다. 더 중요한 점은 통증을 더욱 강하게 느낀다는 것이다. 말이 나온 김에 덧붙이자면, 모르핀은 바람직한 처방약이 아니다. 호흡 중단, 의존성, 금단 증상 등 안전에 심각한 문제가 있으며, 끔찍하리만치 불쾌한 부작용들도 나타난다. 욕지기, 식욕 감퇴, 식은땀, 가려움증, 대소변 문제 등이 일어나며, 자연 수면을 방해하는 진정 효과는 말할 필요도 없다. 또 모르핀은 다른 처방약들의 작용에 영향을 미쳐서, 안 좋은 상호작용 효과도 일으킨다.

지금까지 나온 갖가지 과학적 연구 결과들로부터 확대 추정할 때, 수면을 개선하면 병동에서 쓰이는 마약류의 투여량을 줄일 수 있다. 그러면 안전 위험도 줄어들 것이고, 부작용의 심각성과 약물들의 상호 작용 가능성도 줄어들 것이다.

478

환자의 수면 조건을 개선하면 약물 투여량이 줄어들 뿐 아니라, 면역계도 강화될 것이다. 그러면 입원 환자들은 감염에 훨씬 더 효율적으로 맞설 수 있을 것이고, 수술 후 아무는 속도도 빨라질 것이다. 회복 속도가 빨라지면 입원 기간도 짧아지면서 의료비와 건강 보험료도 줄어들 것이다. 필요한 기간보다 더 오래 병원에 머물고 싶어 하는 사람은 아무도 없다. 병원 관리자들도 공감할 것이다. 수면은 도움이 될 수 있다.

수면 해결책은 복잡할 필요가 없다. 단순하면서 저렴하고, 혜택이 즉시 돌아오는 해결책도 있다. 우리는 어느 한 환자에게 필요하지 않은 장비와 알람 소리를 없애는 것부터 시작할 수 있다. 그다음은 의사, 간호사, 병원 관리자에게 과학적으로 입증된 건강한 수면의 건강 혜택을 알리는 것이다. 그들이 환자의 수면을 우선시해야 한다는 점을 깨닫도록 하기 위해서다. 또 우리는 표준 병원 입원 서약서에 환자의 일반적인 수면 시간표를 적게 한 다음, 가능한 한 정확히 습관적인 수면 - 각성 리듬을 파악하고 검사할 수도 있다. 나는 맹장 수술을 받고서 회복되기를 기다린다면, 6시 30분에 일어나고 싶지 않다. 본래 일어나는 시각인 7시 45분에 일어나고 싶다.

그밖의 단순한 방법들은? 장거리 비행 승객에게 항공사에서 무료로 여행용품을 제공하듯이, 입원하는 날 모든 환자에게 귀마개와 안대를 제공하는 것도 있다. 밤에는 흐릿하게 LED가 아닌 조명을 쓰고, 낮에는 아주 밝게 한다. 그러면 환자의 하루 주기 리듬을 강하게 유지하는 데, 따라서 강한 수면 각성 패턴을 유지하는 데 도움이 될 것이다. 이런 방법들 중 비용이 많이 드는 것은 없다. 대부분은 내일

당장이라도 쓸 수 있으며, 모두 환자의 수면에 상당한 기여를 할 것
이라고 확신한다.

사례 2 — 신생아

조산아를 건강하게 살리는 일은 위험 부담이 많은 과제다. 체온 불안
정, 호흡 스트레스, 체중 감소, 높은 감염률 때문에 심장 불안정, 신
경 발달 장애, 사망으로 이어질 수 있다. 이 조산 단계의 유아는 낮이
고 밤이고 대부분의 시간을 잠을 자야 한다. 그러나 대부분의 신생아
집중치료실은 강한 조명을 계속, 때로는 밤새도록 켜놓곤 한다. 머
리 위에서 가혹한 전기 조명이 아기의 얇은 눈꺼풀을 뚫고 들어간다.
하루 24시간 똑같은 조명 아래에서 잠을 자려고 애쓴다고 상상해 보
라. 신생아가 이런 조건에서 잠을 정상적으로 못 잔다는 것은 당연하
다. 여기서 수면 박탈이 사람과 쥐에게 어떤 영향을 미치는지를 다룬
장에서 배운 내용을 다시 복습하는 것도 좋다. 심부 체온 유지 능력
상실, 심혈관 스트레스, 호흡 억제, 면역계 붕괴가 일어난다.

　신생아 집중 치료실과 간호 체계를 가장 중요한 수면 시간을 늘리
는 방향으로, 그럼으로써 대자연이 완벽하게 갈고 닦은 생명 구조
도구인 수면을 사용하는 쪽으로 설계하지 않는 이유가 대체 뭘까?
지난 몇 달에 걸쳐서 우리는 몇 군데 신생아 집중 치료실을 대상으
로 낮에는 흐릿한 조명을 쓰고, 밤에는 거의 완전히 어둠을 유지하
는 예비 단계의 연구를 해왔다. 이런 조건에서 신생아는 수면의 안
정성, 시간, 질이 모두 향상되었다. 그 결과 수면을 우선순위에 놓지

않은 일반적인 집중 치료실에 있는 조산아들보다 체중 증가 속도가 50~60퍼센트 향상되었고 혈액의 산소 포화도도 상당히 올라갔다. 더 나아가 이 푹 자는 조산아들은 5주나 더 빨리 퇴원했다!

저개발국에서는 비싸게 조명 시설을 바꿀 필요 없이, 단순히 조산아 요람 위에 플라스틱 같은 빛을 막아 주는 덮개를 치는 단순한 방법으로도 이 전략을 시행할 수 있다. 비용은 1달러도 안 들겠지만, 빛을 상당히 줄여줌으로써 더 안정적으로 더 오래 잠을 자게 해줄 것이다. 나는 아기를 한밤중에 목욕시키는 사례도 봤는데, 그렇게 늦게가 아니라 잠자기 직전에 목욕을 시키는 단순한 방법으로도 수면을 교란하기보다는 도울 수 있을 것이다. 두 방법 다 전 세계에서 쓸 수 있다.

여기서 모든 나라의 모든 소아과 병동에서 아이들을 위해 비슷한 강력한 방법들을 써서 수면을 우선순위에 놓는 것을 막을 이유가 전혀 없다는 말도 덧붙여야겠다.

공공 정책과 사회 변화

가장 상위 수준에서는 대중에게 잠에 관한 교육을 할 더 나은 홍보 활동이 필요하다. 우리는 마약이나 알코올과 연관된 사고를 줄이기 위해 무수한 홍보와 인식 제고 노력을 펼친다. 졸음운전의 위험을 경고하는 데 쓰이는 교통안전 예산은 그에 훨씬 못 미친다. 마약이나 음주로 일어나는 교통사고보다 졸음운전 때문에 생기는 교통사고 건수가 더 많고, 더 치명적임에도 그렇다. 정부가 졸음운전 예방 홍보 활동을 더 적극적으로 펼치면 수십만 명의 목숨을 구할 수 있을 것이다. 그러면 졸음운전 사고에 따른 보건 의료 및 응급 구조 예산이 그만큼 절감되므로, 홍보 예산도 쉽게 확보할 수 있을 것이다. 물론 의료 보험료와 자동차 보험료와 할증 요율도 줄어들 테니 개인에게도 이득이다.

졸음운전 관련 형법 조항을 활용하는 방법도 있다. 미국의 몇몇 주는 수면 부족 상태에서 자동차를 몰다가 사망 사고를 일으키면 살인 혐의로 기소한다. 물론 혈중 알코올 농도보다 입증하기가 훨씬 어렵긴 하다. 하지만 몇몇 대규모 자동차 제조사와 협력한 경험이 있기에, 나는 운전자의 반응, 시선, 운전 습관, 충돌 사고 특성을 토대로 졸음운전 사고 여부를 확실히 알려 줄 근본적인 〈증후〉에 해당하는 것을 알아내는 데 도움이 될 스마트 기술이 머지않아 차량에 장착될 것이라고 말할 수 있다. 이를 개인의 역사, 특히 수면 추적 장치가 널리 쓰이게 되면서 확보될 개인사 기록과 결합하면, 음주 검사기의 수면 부족판에 해당하는 것을 개발할 수도 있다.

이 말이 그리 달갑지 않게 여겨지는 이들도 있을 것이다. 하지만 피로와 관련된 사고로 사랑하는 이를 잃었다면 생각이 달라질 것이다. 다행히도 현재 출현하고 있는 준자율 운전 차량은 이 문제를 피하는 데 도움을 줄 수 있다. 자동차는 바로 이 피로의 증후들을 이용하여 감시 수준을 높이고, 필요할 때면 운전자로부터 차량 제어 권한을 더 가져갈 수 있다.

가장 최고 수준에서 사회 전체를 변모시키는 일은 사소하지도 쉽지도 않을 것이다. 그러나 우리는 다른 건강 분야들에서 검증된 방법을 빌려와서 사회의 수면을 개선하는 데 쓸 수 있다. 사례를 하나만

들어 보자. 미국의 많은 건강 보험 회사들은 헬스장에 등록한 가입자에게는 보험료를 할인해준다. 수면 시간이 늘 때의 건강 혜택을 생각하면, 더 일관적이고 더 풍족한 잠을 위해 비슷한 유인책을 제공하지 않을 이유가 어디 있겠는가? 건강 보험 회사는 판매되는 수면 추적 장치를 승인하여 가입자가 널리 쓰도록 유도할 수도 있다. 그러면 가입자는 수면 점수를 보험사에 올릴 수 있을 것이다. 보험사는 연령 집단별 합당한 수면 시간을 기준으로 단계적인 산출 방식을 써서, 월간 수면 점수에 따라 보험료를 할인할 수 있을 것이다. 운동에 적용되는 것과 마찬가지로 수면에 적용되는 이 방식도 사람들이 더 건강하고 더 오래 살 수 있게 도움으로써, 사회 전체의 건강을 도모하고 보건 의료 서비스 비용을 줄일 것이다.

가입자가 내는 보험료가 줄어들어도, 건강 보험 회사는 여전히 이익일 것이다. 가입자에게 지불해야 할 보험금 부담이 크게 줄어들어서 이익률이 더 높아지기 때문이다. 따라서 모두가 이익을 얻는다. 물론 헬스장 회원이 그렇듯이, 잠깐 하다가 그만두는 이들도 있을 것이고, 정확한 수면 평가를 못하게 장치에 장난질을 치거나 교묘히 속일 방법을 찾는 이들도 있을 것이다. 하지만 가입자 중 50~60퍼센트만 진정으로 수면 시간이 늘어난다고 해도, 건강 비용이 수천만 또는 수억 달러 절약될 수 있다. 수십만 명의 목숨을 구할 수 있다는 것은 말할 필요도 없다.

나는 이 생각의 여행이 언론 매체에서 으레 접하는 건강에 관한 온갖 부정적인 기사들과 달리 낙관론을 전파했기를 바란다. 하지만 희망하는 차원을 넘어서, 이 책이 독자 스스로 더 나은 수면 해결책을 찾도록 자극했으면 하는 마음이다. 비영리적 또는 영리적 벤처 사업으로 이어질 법한 착상도 나오지 않을까.

결론

자느냐 안 자느냐, 그것이 문제로다

겨우 100년이 지나는 사이에, 인류는 잠을 충분히 자야 한다는 생물학적 명령을 내쳐 왔다. 진화가 생명에 필수적인 기능들을 위해 340만 년에 걸쳐 완성한 필수 조건을 말이다. 그 결과 선진국 전역에서 수면 단축이 일어나면서 우리의 건강, 기대 여명, 안전, 생산성, 아이 교육에 재앙 수준의 영향을 미치고 있다.

수면 줄이기라는 이 소리 없는 유행병은 21세기 선진국이 직면한 가장 큰 공중 보건 과제다. 수면 소홀이라는 질식시키는 올가미, 그것이 일으키는 때 이른 죽음, 그것이 초래하는 건강 악화를 피하고 싶다면, 수면의 개인적, 문화적, 직업적, 사회적 인식에 근본적인 전환이 일어나야 한다.

나는 우리가 게으름이라는 불리한 낙인이 찍히거나 난처한 표정을 짓는 일 없이, 밤잠을 푹 잘 권리를 되찾을 때가 되었다고 믿는다. 그렇게 함으로써 우리는 건강과 활력을 주는 가장 강력한 묘약과 다시 하나가 될 수 있다. 상상할 수 있는 모든 생물학적 경로로 혜택을 주는 묘약이다. 그리고 나면, 가장 심오하면서 충실한 존재감과 더불어 낮에 진정으로 깨어 있다는 느낌이 어떤 것인지를 다시 떠올릴 수 있을 것이다.

건강한 수면을 위한 열두 가지 비결*

1. 수면 시간표를 지켜라.

매일 같은 시간에 잠자리에 들고 일어나라. 사람은 습관의 동물이므로, 수면 패턴을 바꾸면 적응하기가 어렵다. 주중에 부족한 잠은 나중에 주말에 더 잔다고 해서 완전히 보충할 수 있는 것이 아니며, 그렇게 하다가는 월요일에 일찍 일어나기가 더 힘들어질 것이다. 잠자러 갈 시간에도 알람을 설정하자. 우리는 일어나려는 시간에는 알람을 설정하곤 하지만, 자러 갈 시간을 위해 알람을 설정하는 일은 거의 없다. 이 열두 가지 비결 중에서 단 한 가지만 기억하겠다면, 수면 시간표를 지키라는 이 항목을 택하자.

---

* NIH Medline Plus(인터넷). Bethesda, MD: National Library of Medicine (US); 2012년 여름. Tips for Getting a Good Night's Sleep. https://www.nlm.nih. gov/medlineplus/magazine/issues/summer12/articles/summer12pg20.html에서 확인할 수 있다.

2. 운동은 좋지만, 너무 늦게 하지는 말라.

매일같이 적어도 30분은 운동을 하려고 애쓰자. 하지만 잠자기 두세 시간 이전까지는 끝내자.

3. 카페인과 니코틴을 피하라.

커피, 콜라, 특정한 차, 초콜릿에는 자극제인 카페인이 들어 있으며, 그 효과가 완전히 사라지는 데에는 여덟 시간까지 걸릴 수 있다. 따라서 오후 늦게 마신 커피 한 잔은 밤에 잠들기 어렵게 만들 수 있다. 니코틴도 자극제이며, 그래서 때로 흡연자는 아주 얕은 잠만 자곤 한다. 게다가 흡연자는 니코틴 금단 증상 때문에 아침에 너무 일찍 깨곤 한다.

4. 잠자러 가기 전에는 알코올 함유 음료를 피하라.

잠자러 가기 전에 밤술이나 알코올 함유 음료를 마시면 긴장을 푸는 데 도움이 될 수도 있지만, 많이 마시면 렘수면이 사라지고, 더 얕은 잠만 자게 된다. 폭음을 하면 밤에 호흡에도 지장이 올 수 있다. 또 알코올의 효과가 사라지는 한밤중에 깨기도 한다.

5. 밤에는 음식을 많이 먹지 말라.

가벼운 간식은 괜찮지만, 많은 음식은 소화 불량을 일으킬 수 있고, 그러면 잠이 방해를 받는다. 밤에 음료를 너무 많이 마시면, 소변이 마려워서 자주 깰 수가 있다.

6. 가능하다면, 잠을 못 이루게 하거나 설치게 하는 약을 피하라.

몇몇 흔히 처방되는 심장약, 혈압약, 천식 약뿐 아니라, 기침, 감기, 알레르기에 쓰이는 비처방 약과 허브도 수면 패턴을 교란할 수 있다. 잠을 자는 데 문제가 있다면, 의사나 약사에게 자신이 먹는 약 중에서 불면증을 일으킬 만한 것이 있는지 물어보고, 있다면 복용 시간을 낮이나 이른 저녁으로 바꾸어도 되는지 알아보자.

7. 오후 3시 이후에는 낮잠을 자지 말자.

낮잠은 부족한 잠을 보충하는 데 도움을 줄 수 있지만, 오후 늦게 낮잠을 자면 밤에 잠들기가 더 어려워질 수 있다.

8. 잠자리에 들기 전에 긴장을 풀어라.

긴장을 풀 시간조차 없을 만큼 일정을 지나치게 많이 만들지 말라. 책을 읽거나 음악을 듣는 등의 긴장을 푸는 활동을 잠자리 습관의 일부로 만들어야 한다.

9. 잠자러 가기 전에 뜨거운 물에 목욕을 하라.

욕조에서 나온 뒤 체온이 떨어지면 졸음이 더 잘 올 수 있고, 또 목욕은 긴장을 풀고 느긋하게 만들어서 더 쉽게 잠들 수 있게 해준다.

10. 침실을 어둡게 하고, 차갑게 하고, 침실에서 전자 기기를 치워라.

소음, 밝은 빛, 불편한 침대, 따뜻한 온도 등 잠을 방해할 만한 것들을 침실에서 없애라. 침실 온도를 서늘하게 유지하면 잠을 더 잘 잔다. 침실에 텔레비전, 휴대 전화, 컴퓨터 같은 것들이 있으면, 주의가 산만해져서 필요한 잠을 제대로 못 잘 수 있다. 편안한 매트리스와 베개는 숙면을 취하는 데 도움이 될 수 있다. 불면증이 있는 사람은 시계를 계속 쳐다보곤 한다. 잠자려고 시도할 때 시간에 신경을 쓰지 않도록 시계 문자판을 안 보이는 쪽으로 돌려놓아라.

11. 적절히 햇빛을 쬐어라.

햇빛은 하루 수면 패턴을 조절하는 데 대단히 중요하다. 매일 적어도 30분 동안 실외에서 자연광을 받도록 노력하자. 가능하다면, 햇빛을 받으면서 일어나거나 아침에 아주 밝은 빛을 접하자. 수면 전문가들은 잠이 드는 데 문제가 있다면 아침 햇빛을 한 시간 동안 접하고 잠자리에 가기 전에 조명을 다 끄라고 권한다.

12. 말똥말똥하다면 잠자리에 누워 있지 말라.

누웠는데 20분 넘게 잠이 안 오거나 불안하거나 걱정스러운 마음이 들기 시작한다면, 일어나서 졸음이 올 때까지 긴장을 푸는 활동을 하라. 못 잘지도 모르겠다는 불안감은 잠들기 더 어렵게 할 수 있다.

감사의 말

이 책은 동료 수면 과학자들 및 우리 연구실에 있는 학생들의 엄청난 헌신이 있었기에 나올 수 있었다. 그들의 영웅적인 연구 노력이 없었다면, 아주 얄팍하고 별 내용도 없는 책이 나왔을 것이다. 하지만 과학자들과 젊은 연구자들은 발견으로 이어지는 방정식의 절반만을 차지할 뿐이다. 연구에 기꺼이 참가하여 이루 헤아릴 수 없는 기여를 한 참가자들과 환자들이 있었기에 근본적인 과학적 돌파구가 열릴 수 있었다. 그 모든 이들에게 진심을 감사를 드린다. 고맙습니다.

이 책이 나올 수 있도록 기여한 이들이 셋 더 있다. 첫째, 이 책과 사회를 바꾸겠다는 이 책의 고상한 임무를 믿고 지원한 더할 나위 없는 출판사 스크라이브너가 있다. 둘째, 뛰어난 실력을 지니고 의욕을 북돋아 주고 몹시 헌신적이었던 편집자 섀넌 웰치와 캐서린 벨던이 있다. 셋째, 현명한 글쓰기 스승이자, 늘 등대 역할을 해준 탁월한 저작권 대리인 티나 베넷이 있다. 여러분이 내게 준 것만큼 이 책이 가치가 있기만을 바랄 뿐이다.

찾아보기

집중 치료실 454,480,481

옮긴이의 말

잠이 중요하다는 말에 고개를 끄덕이지 않을 사람은 아마 없지 않을까? 하지만 얼마나 중요한지, 잠을 얼마나 자면 충분한지에 관한 생각은 저마다 다르다. 어떤 이는 네댓 시간만 자도 아무 문제없다고 본다. 하룻밤쯤이야 거뜬하게 셀 수 있다고 장담하는 사람들도 있다. 커피를 들이키면서 밤을 새서 일을 끝냈다고 뿌듯해하는 이들도 있다. 그런 이들을 보면 잠이라는 것이 필요하긴 하지만, 꼭꼭 다 채워서 자야 할 필요까지는 없는 것인 양 여겨진다.

　이 책은 우리가 지금까지 알고 있던 잠에 관한 그런 태도와 상식이 얼마나 잘못되었는지, 그리고 개인뿐 아니라 사회 전체가 잠을 얼마나 푸대접하고 있는지를 깨닫게 해준다. 며칠 동안 잠을 적게 잔 뒤에 주말에 몰아서 자도 된다고? 하룻밤을 샌 뒤에 다음 날 열두 시간쯤 푹 자면 괜찮다고? 잘 먹고 운동 열심히 하면 다섯 시간만 자도 충분하다고? 의지만 강하면 일주일쯤은 쪽잠만 자도 충분히 버틸 수 있다고? 수면 과학자인 저자는 그런 주장들이 다 헛소리라고 말한다. 수면을 과학적으로 연구한 무수한 자료들이 결코 아니라고 말하고 있는데, 사회 전체가 귀를 막고 못 들은 척하고 있기에 모두가 그런 착각 속에서 살고 있다고 이야기한다.

저자는 인간이 본래 일고여덟 시간을 자야 한다고, 적어도 그런 기회를 자신에게 주어야 한다고 말한다. 생물학적으로, 유전학적으로 본래 그렇다는 것이다. 원래 그렇다고 할지라도, 수면 시간을 줄여서 더 오랜 시간을 일하고 활동하고 놀고 즐길 수 있으면 좋지 않냐고 말할 이들에게 저자는 과학적 증거를 들이댄다. 수면 시간을 줄이면 그 줄어든 시간만큼 우리는 빚을 지고 살아가는 것이라고. 게다가 그 빚은 다음에 좀 더 잔다고 해서 온전히 갚을 수 있는 것도 아니라고.

저자는 잠을 줄이라고 부추기고 다그치고, 잠을 덜 자면서 이만큼 많은 일을 해냈다고 자랑하는 이들에게 감탄하고, 잠을 줄이면서 열심히 공부하고 일하는 이들을 칭찬하고 격려하는 우리 사회가 얼마나 잘못되었는지를 말해 주는 수많은 증거 자료를 제시한다.

이 자료들은 새벽에 출근하여 밤늦게까지 일하는 경영자나 직원이 기업에 기여를 하기는커녕, 수면 부족 때문에 잘못된 판단을 내려서 기업에 큰 손해를 입히고 사내 분위기를 엉망으로 만드는 주범이라고 알려 준다. 말 그대로 병원에서 숙식하면서 한 번에 30시간씩 일하는 수련의들이 진단을 잘못 내리고 수술 도구를 배에 넣고 꿰매는 등의 실수를 저질러서 환자를 위험에 빠뜨릴 확률이 몇 배나 높다고 말한다. 졸음운전이 음주 운전보다 훨씬 더 많은 자동차 사고를 일으키고 있는 데에도, 졸음운전을 예방하려는 노력은 음주 운전을 예방하려는 노력의 2퍼센트도 안 된다고도 말한다.

그런 한편으로 저자는 잠이 우리에게 얼마나 많은 혜택을 주는지도 차근차근 설명한다. 잠을 푹 자면 암, 고혈압, 심장병 같은 질병에 걸릴 확률이 훨씬 낮아지고, 정신 건강도 훨씬 좋아지며, 매력과 활력도 좋아진다는 것을 사례들을 통해 보여 준다. 읽다 보면 미인은 잠꾸러기, 잠이 곧 보약, 한숨 자고 해, 같은 흔히 하는 말들에 얼마나 많은 진리가 담겨 있는지를 실감하게 된다. 등교 시간을 9시로 늦춘 것이 자라나는 아이들에게 얼마나 중요한 결정이었는지를 말해 주는 사례도 있다.

우리 주변에는 점심 때 커피 한 잔을 마셔도 밤새 잠을 설친다는 사람도 있다. 하루 여덟 시간을 꼬박 자야 다음 날 머리가 맑다고 말하는 사람도 있다. 사회는 그런 이들을 예민한 축에 든다고 치부해 왔다. 이 책을 읽고 나면 생각이 바뀔 것이다. 오히려 그런 사람들이 건강한 삶을 살아간다고 말하고 있기 때문이다. 그리고 모두가 그런 이들을 부러워할 때, 사회 전체가 얼마나 건강하고 나은 곳이 될지도 깨닫게 된다.

덧붙이자면, 역자는 지금껏 밤을 한 번도 제대로 샌 석이 없다. 새벽녘이 되면 자신도 모르게 곯아떨어지고 만다. 그럴 때면 밤을 새고도 끄떡없어 보이는 친구들이 부럽기도 했는데, 이 책을 읽으면서 그런 생각이 얼마나 어처구니없었는지를 깨달았다. 그런 한편으로 내가 얼마나 잠을 소홀히 대했는지도 반성하게 된다. 이 책을 읽는 독자라면 누구나 똑같은 깨달음과 반성에 이르게 될 것이라고 장담한다. 그리고 밤이 되면 스마트폰을 손에서 떼어 놓아야 한다는 의무감도 가지게 될 듯하다.

옮긴이 이한음

서울대학교 생물학과를 졸업한 뒤 실험실을 배경으로 한 과학 소설『해부의 목적』으로 1996년『경향신문』신춘문예에 당선됐다. 전문적인 과학 지식과 인문적 사유가 조화된 번역으로 우리나라를 대표하는 과학 전문 번역자로 인정받고 있다. 케빈 켈리, 리처드 도킨스, 에드워드 윌슨, 리처트 포티, 제임스 왓슨 등 저명한 과학자의 대표작이 그의 손을 거쳐갔다. 과학의 현재적 흐름을 발 빠르게 전달하기 위해 과학 전문 저술가로도 활동하고 있다. 저서로는 과학 소설집『신이 되고 싶은 컴퓨터』,『DNA, 더블댄스에 빠지다』가 있으며, 옮긴 책으로는『인에비터블, 미래의 정체』,『제2의 기계 시대』,『복제양 돌리』,『인간 본성에 대하여』,『쫓기는 동물들의 생애』,『핀치의 부리』,『DNA : 생명의 비밀』,『살아 있는 지구의 역사』등이 있다.『만들어진 신』으로 한국출판문화상 번역 부문을 수상했다.

우리는 왜 잠을 자야 할까

지은이 매슈 워커 **옮긴이** 이한음 **발행인** 홍예빈·홍유진

발행처 사람의집(열린책들) **주소** 경기도 파주시 문발로 253 파주출판도시

대표전화 031-955-4000 **팩스** 031-955-4004

홈페이지 www.openbooks.co.kr **email** webmaster@openbooks.co.kr

Copyright (C) 주식회사 열린책들, 2019, *Printed in Korea*.

ISBN 978-89-329-1958-4 03510

발행일 2019년 2월 25일 초판 1쇄 2023년 12월 5일 초판 24쇄